50岁以后的健康生活全书

翁良／编著

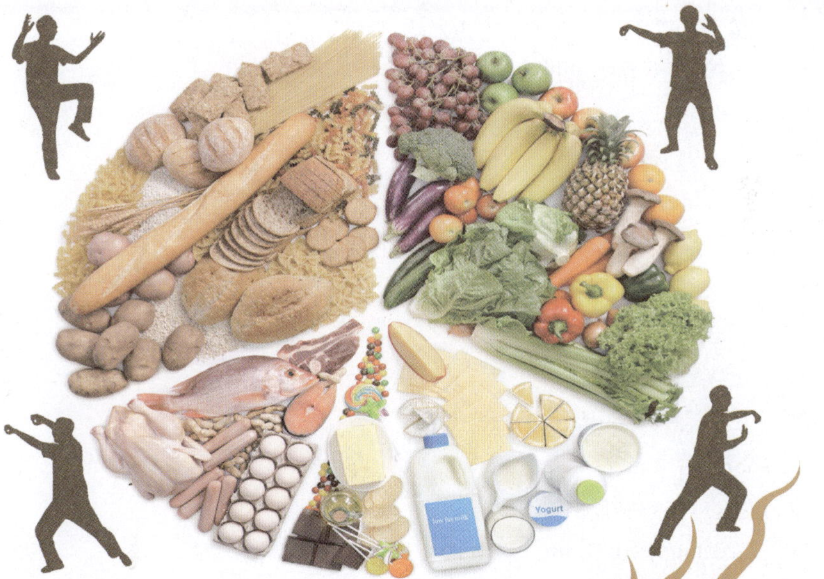

新疆人民出版社
新疆科学技术出版社

图书在版编目（CIP）数据

50岁以后的健康生活全书：彩图白金版／翁良编著.—乌鲁木齐：新疆科学技术出版社，2013.8

ISBN 978-7-5466-2012-1

Ⅰ.①5… Ⅱ.①翁… Ⅲ.①中年人—保健—基本知识 ②老年人—保健—基本知识 Ⅳ.①R161

中国版本图书馆CIP数据核字（2013）第192521号

出版发行	新疆人民出版总社 新疆科学技术出版社
地　　址	乌鲁木齐市延安路255号
邮政编码	830049
电　　话	（0991）2870049 2888243
E-mail	xjkjcbhbs@sina.com
责任编辑	顾雅莉
封面设计	李艾红
图片提供	金版文化
经　　销	全国新华书店
印　　刷	北京鑫海达印刷有限公司
版　　次	2015年4月第1版
印　　次	2015年4月第1次印刷
开　　本	720 mm × 1020 mm　　1/16
印　　张	28
字　　数	530千字
定　　价	29.80元

前言

人过50天过午，过了50岁也进入多事之秋。50岁，是什么概念？也许很多人从来没有认真地思考过50岁对于一个人意味着什么。当他们从忙碌的中年走过来，慢慢远离了上有老下有小、是社会中坚力量、身心极易疲劳的中年时期，终于把孩子抚养大。孩子们像小鸟一样飞走之后，他们可以喘一口气了，却发现前面是茫然一片。他们可能或正在面临着退休，收入下降；健康已经不在，生理和心理上的疾病不断侵袭着他们的身体；丧偶，死亡的阴影；儿女不在身边，养儿不再防老等诸如此类的问题，使得许多老年人的生活和心理走入了困境。50岁后不论男女，身体都会出现一个更年期状态，这个时候体内激素水平开始下降，内分泌系统发生改变，人体的免疫功能逐渐降低。50岁，是显性衰老的起点！50岁，也是各种疾病初露端倪的起点！

到了50岁左右，就会出现老花、视物不清，并且开始有些健忘，许多老年性记忆力减退者不久便会发展为老年痴呆。而吸烟、喝酒、生活不规律、长期饱食或睡眠不足等不良生活习惯，都会加速大脑衰老。在人迈入50岁大关后，关节也开始出现问题，长期地工作使得膝关节、脊柱、尤其是腰、颈、髋关节等出现不同程度的劳损，还有骨质疏松，是导致骨质退行性病变的元凶。

进入50岁就意味着你老了吗？当然不是，50岁正是开始享受生活的年龄，关键是提前做好充足的准备。50岁也可以是这样一个起点！ 50岁，是健康良性发展的新起点！50岁，同样还是延续幸福人生的重大起点！停泊在这个起点上的你决定了航行的方向了吗？50岁的你，回顾你的前半生，为所有的成就骄傲、自豪，看到儿女长大成人心满意足，你的前半生总为了事业、家人操劳，但是你想过没有，你付出的是什么？是身体健康——你生命中最重要的财富。50岁以后，我们将要开始怎样的生活呢？

本书是针对中老年人量身打造的一本健康生活指导用书，运用轻松流畅的语言叙述方式，结合科学有效的健身理疗方法，将现实生活与中老年人健康相结合，指出中老年人日常衣食住行等方面易犯的错误和疏忽的细节，进行相应的指导，以达到祛病健身的目的，使得中老年朋友能有一个健康科学的生活方式。50岁以后，你需要减少热量的摄入，并保证营养足够；50岁以后，你得关注血压、血脂和血糖了，因为血脂异常会导致心脏病和中风；50岁以后，还需要进行精神、情绪及智力方面的检查。研究表明，对于老年痴呆这类的疾病，如果能及早发现并治疗，预后要好得多。对于女性来说，进入50岁或在刚刚绝经之后，就应该进行骨密度测量，做好骨质疏松的预防工作：摄入足够的钙和维生素D等。规律锻炼、参加社交活动，拥有好身体，拥有好心态，是生活得健健康康、快快乐乐、轻轻松松的最根本保障。

针对中老年人普遍存在和迫切需要解决的心理问题和健康问题，本书进行了全面的阐述，除了介绍中老年人的基本生理特点、代谢状况、合理的膳食搭配和正确的用药方法及行之有效的养生之道外，还围绕中老年人常见和多发的疾病进行指导性讲解，如高血压、高血脂、冠心病、糖尿病、哮喘病、老年性痴呆、老年心理卫生等。从心理健康、娱乐休闲、饮食健康、常见疾病、房事养生、家庭和睦、运动健身、情感婚姻等方面，为中老年人的生活提供全方位指导，旨在帮助中老年朋友树立正确的健康观念、了解合理的营养、运动和生活方式对健康的影响，从而使得大家学会怎样做健康、快乐的老人。本书内容通俗易懂，贴近生活，可读性和操作性强，是儿女送给老爸、老妈的一份好礼物，更是一份孝心的体现。

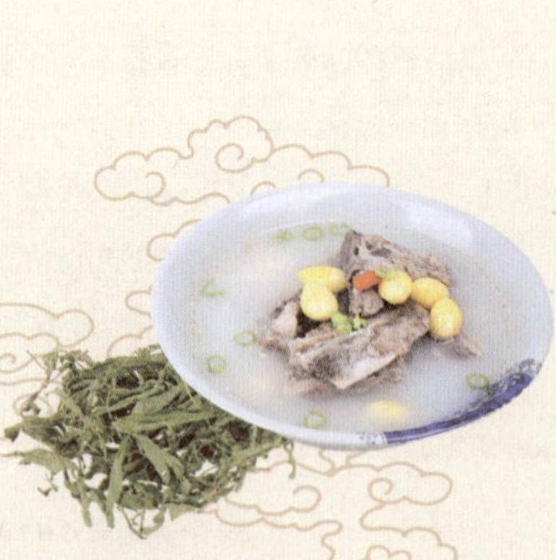

目录

第一章　防止身体衰老

第二章　保持健康活力

第六章　健康生活方式

第七章　疾病预防治疗的常识

第一章

防止身体衰老

●想要健康长寿，就要防止身体衰老。虽然身体衰老是不可避免的，但我们可以通过预防有效地延缓衰老的过程。不衰老，什么都会好。

怎样认识现代人的年龄

年龄指一个人从出生时起到计算时止生存的时间长度，通常用年岁来表示。年龄是一种具有生物学基础的自然标志，一个人出生以后，随着日月流逝，年龄也随之增长，这是不可抗拒的自然规律。所以，正确计算年龄具有十分重要的意义。

古人的年龄有时候不用数字表示，而是用其他称谓来表示。年龄称谓大多是记载在书籍之中，然后被沿用至今。比如，古人云：二十“弱冠”、三十“而立”、四十“不惑”、五十“知天命”、六十“花甲”、七十“古稀”、八十“耄”、九十“耋”、一百“期颐”。现代社会对人年龄的分类，大致可分为如下几种类型：

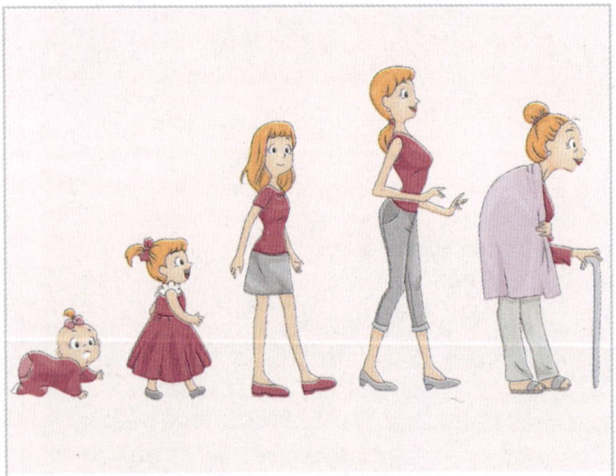

◎年龄指一个人从出生时起到计算时止生存的时间长度，通常用年岁来表示。

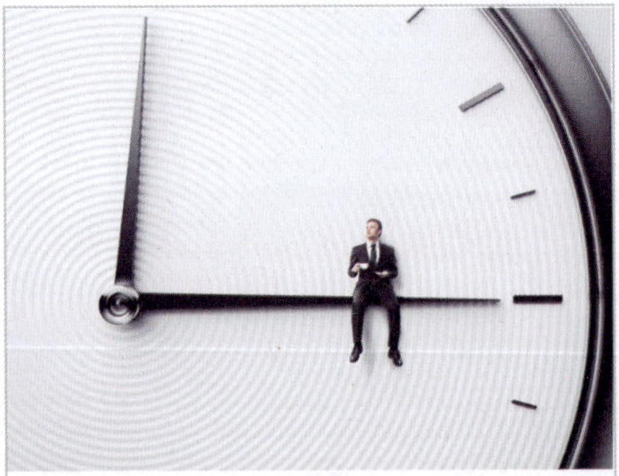

◎时间从我们出生开始算起，它一直陪伴至我们终老。

日历年龄	人自出生伊始，随着时间的推移，其年龄也在逐年增长，日历年龄也就是我们通常所说的实际年龄。
生理年龄	每个人身体的生理器官都要经历诞生、成长、成熟、衰老、消亡这些过程。可是有些人未到中年就暮气沉沉、萎靡不振、疾病缠身、器官功能逐渐衰退，未老先衰。
外貌年龄	人的外貌是估算、猜测年龄大小的一个参考因素。然而，外貌年龄与日历年龄之间存在着一定的差距。例如两位同龄的中年人，由于遗传因素、职业环境、精神状态、锻炼保养诸方面的原因，其外貌年龄与实际年龄就有较大的差异。
社会年龄	人的天赋、才能、知识、经验之积累，和所谓社会年龄是成正比的。人们常说一个人的资格“嫩”或与“老”，指的就是其社会年龄的深浅与成熟。学识渊博、足智多谋、经验丰富是社会年龄高深的标志。
心理年龄	顾名思义，心理状态能促使心理年龄发生变化。有些人年纪轻轻却终日忧心忡忡，久而久之会导致思想僵化，坠入暮年。有的年过花甲还孜孜不倦著书立说，树立常青的信念。

50岁以后防止身体衰老的9项规划

（1）生活方式。

寻找一个朋友或家人与你一起共同改变生活方式。

（2）阅读。

仔细阅读本书并把本书介绍给你周围的朋友。

（3）相互支持。

与你的爱人相互支持，投入感情地进行沟通。

（4）树立目标。

确定可行的目标，比如以下四点：

①“我的整个身体感觉年轻了10岁，我感觉和从前一样健康。”

②“我选择的生活方式及穿着打扮和对皮肤的养护，使我看上去年轻10岁。”

③挑选一个与你的家庭生活有关的目标。如“每天我都给我家人的生活带来一些积极的变化”。

④选择一个与个人生活有关的目标，努力实现。如减轻几斤体重，或增加慢跑的距离。

（5）运动。

选择自己喜欢的适合运动，每周投入3个小时。如果你喜欢集体活动，可以与朋友一起进行上述活动，或参加集体项目，如羽毛球、排球、足球等。如果你开车上班，可以把车停在几个街区之外（也许还能节省点停车费），然后走路上班，下班时走回来取车。你还可以爬楼梯以代替乘电梯。

（6）交换心得。

与朋友交换心得，互相鼓励，共同庆贺成功，把注意力集中在健康状况和外表的改变上。

（7）习惯。

改掉不良饮食习惯，养成好习惯。这需要你下定决心并付出毅力。当面对虽美味却不健康的食物时，你想想它会使你加速衰老，那太可怕了。

（8）半年计划。

在今后的半年中，每个月选择本书的一章来陪伴你。阅读并记住它，尝试一下书中的建议。你不必按章节顺序选，选择当时最吸引你的来读。

（9）不断前进。

在各方面都缓慢而坚定地前进。

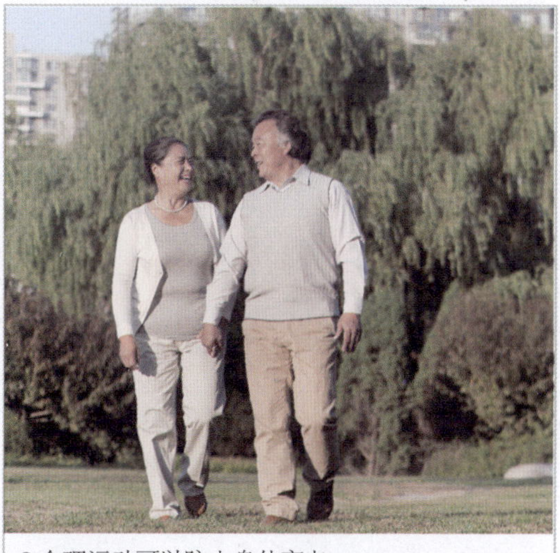

◎合理运动可以防止身体衰老。

吸烟是长寿的天敌

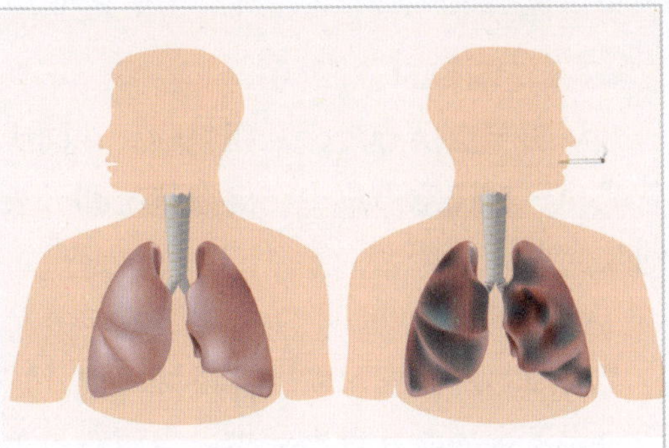

◎正常人的肺　　◎吸烟人的肺

吸烟的习俗从哥伦布发现新大陆之后开始，其历史至今不过几百年，可是在世界各国，吸烟的人数和吸烟的数量却在以难以置信的速度增加，远远超过了喝酒的人。

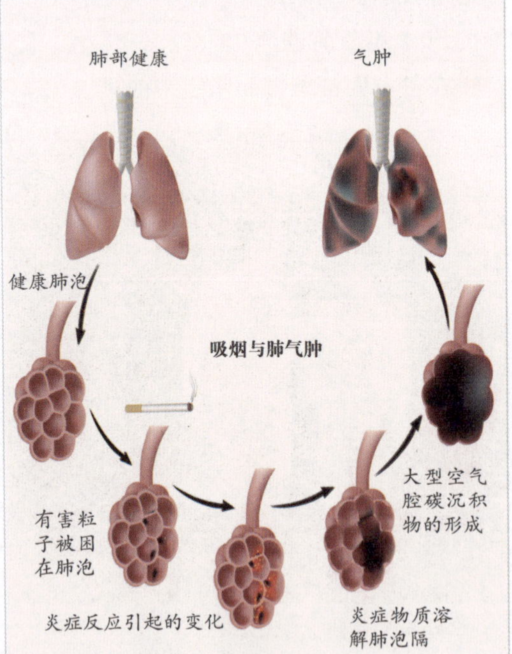

◎吸烟对于肺部可能造成很多危害。

吸烟危害健康。不同的香烟点燃时所释放的化学物质有所不同，但主要有焦油和一氧化碳等化学物质，是肺癌的重要致病因素之一。

对人的生命来说，新鲜空气、食物、水是最重要的因素。从大气污染的角度看，在一般通风不良而吸烟者又较多的地方，那里每一毫升烟雾里含有50亿个烟尘颗粒，它是平常空气中所含尘埃微粒的5万倍。那里一氧化碳的浓度超过工业允许阈值的840倍。大量的一氧化碳存在使人精神疲惫，劳动效率降低，血液中碳氧血红蛋白浓度可上升到中等中毒程度。

吸烟害处多得无法历数，还是让科学的数据说话吧！

烟草所含毒物中，毒性最大的是烟碱。烟碱即尼古丁，是一种剧毒物质。动物实验结果表明，一支烟所含的烟碱，能够毒死一只老鼠；20支纸烟所含的烟碱，可使一头牛在几分钟内死亡。烟碱对人体的危害也是惊人的。如果把一支香烟里的烟碱全部吸入肺中，人就会出现头晕、头痛、恶心和呕吐等中毒症状；5支香烟里的烟碱全部吸入，就会使人呼吸器官麻痹，甚至窒息进而危及生命。

虽然由于吸烟时只有不到20%的烟碱被吸入，所以暂时看不出上述的症状，但日久天长，慢性中毒的危害是显而易见的。

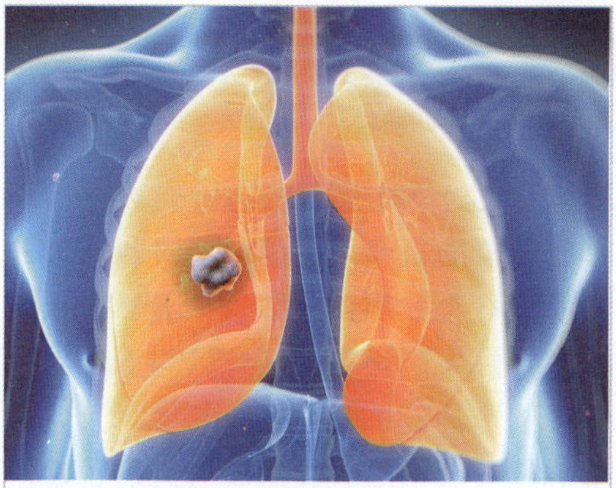
◎吸烟多的人很容易就患上肺炎。

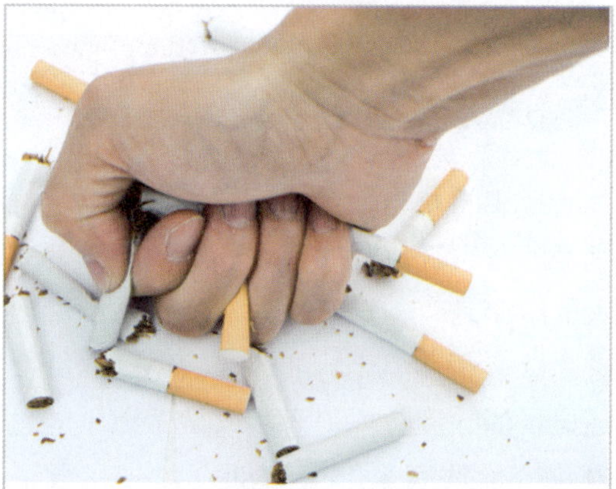
◎戒烟可以有效地防止衰老的进度。

烟雾对呼吸道的刺激也是不容忽视的。试问有几位吸烟者没有慢性支气管炎？

吸烟与肺癌的关系早已被科学所证实，肺癌患者中80%以上是吸烟者，吸烟者比不吸烟者发病率高10～50倍。大量事实证明，吸烟过多，会使人头晕、头痛、失眠，神经系统的灵活性和准确性降低，大脑的反应迟钝，记忆力减退。吸烟时的刺激，使大脑皮层一时地处于一定的兴奋状态，使人感到精神很好，但这样会干扰大脑皮层细胞的正常活动规律，扰乱脑细胞功能。由此可见，吸烟真的是有百害而无一利。

戒烟方法

点燃香烟之前，先问问自己	在最渴求吸烟时，身体的感觉如何？是厌烦、紧张还是疲倦？在你周围发生了一些什么事情？有哪些人或哪些事情促使你想吸烟？除了吸烟之外，还能做些别的什么事使你更为舒适一些？你能否避开那些容易使自己吸烟的环境？
避开香烟	把买香烟的钱去买需要的其他物品，这样会看到原来买烟的钱确实很可惜。如果身边还存有一些香烟，或者丢掉或者用纸包起来，再用绳扎起来，这会让你感到要拿到一支烟是非常困难和麻烦的事。
疏远	虽然突然戒烟比缓慢戒烟更为困难，可是，企图慢慢戒烟往往难以收效。不管怎样，可以试着停抽一小时或一天，逐渐地能够延长不需要香烟的时间。如果今天停不下，明天再试试，下决心停它一天。
学会松弛	当烟瘾发作时，可以试着做几次深呼吸来代替吸烟。定期参加一些既能健身而又富有兴趣的运动转移自己的注意力。
认识吸烟的危害	如果有人诱惑你吸烟，想想每支烟可能缩短5～15分钟寿命，你就不会想吸了。记住，戒烟的特效药是你的意志和毅力！
获得支持	你应该正式向你的朋友和家人公布“我正在戒烟”。

过量饮酒损寿命

其实酒并非一无是处，适量饮酒，特别是一些有针对性的药酒和红葡萄酒，对人的健康是有一定好处的。少量饮酒可增进食欲、帮助消化、加速血液循环、舒筋活血、消除疲劳。美酒可口但千万不能过量。少量饮酒是健康的朋友，多量饮酒就是罪魁祸首。统计数字表明：监狱里罪犯的50%、交通事故的40%、病人中的25%都和过量饮酒有关。所以，人生保健中提倡戒烟限酒的原则，这“限”字很重要。

酒的主要成分是酒精，化学名称乙醇。不同类型的酒含有不同浓度的酒精，高粱酒和烧酒一般酒精含量为40%～60%；白兰地和威士忌为50%左右；绍兴酒和黄酒为10%～15%；葡萄酒也含酒精10%～15%；啤酒酒精量少，为2%～7%。

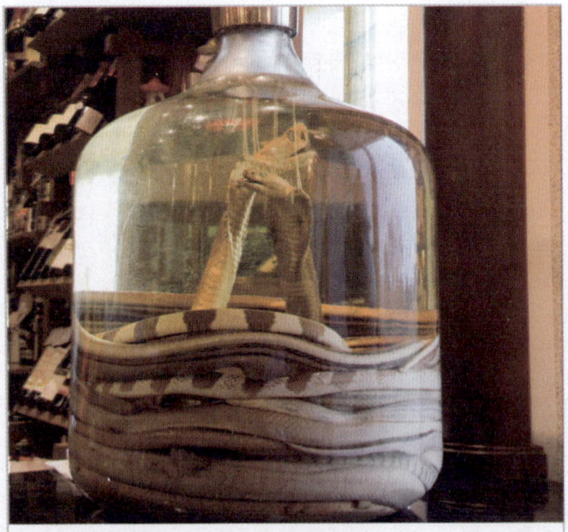
◎适量饮用药酒可以有效改善身体健康。

饮酒后酒精经胃肠道吸收后进入血管的速度受很多因素影响，吸收速度最快的是空腹饮酒，害处也最大。人体的神经系统对酒精极为敏感，当血液中的酒精浓度达到0.05%时，酒精对人体的影响就表现出来，饮酒者会有一种欢快感，把以往的忧愁和不悦忘却，这就是人们常说的借酒消愁了。其实借酒消愁愁更愁。当血液中的酒精浓度升高到0.1%时，人就会失去自控力，“酒后吐真言”就是在这个时候出现的。有人则会大吵大闹，但由于舌根失灵故口齿不清，走起路来也是踉踉跄跄、东倒西歪,这就已属酒精中毒了。当血液中的酒精浓度增加到0.2%或0.3%时，则酩酊大醉或醉成一摊烂泥、连站也站不起来。当酒精浓度达到0.4%时，人就会失去知觉、昏迷不醒，严重者危及生命。

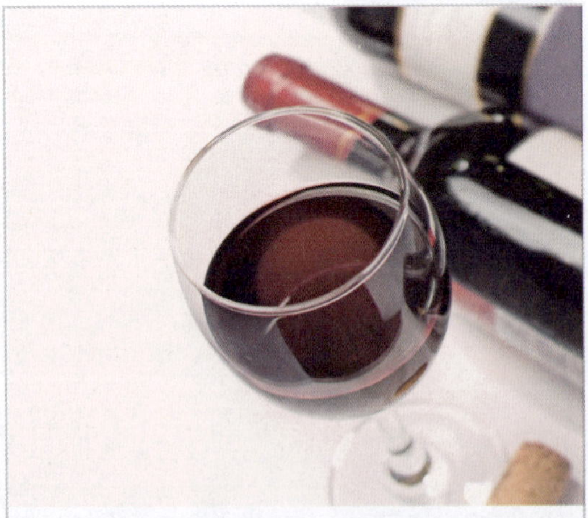
◎红葡萄酒可以延缓衰老、预防心脑血管病、预防癌症、美容养颜。

这就是酒精对神经系统作用的过程，即先兴奋后抑制。下面是大家不知道的酒精危害。

酒精对消化道会产生强烈的刺激，久之能引起慢性胃炎，尤其容易引起慢性胃炎中的萎缩性胃炎、胃溃疡甚至是胃癌。

进入体内的酒精，除少量从尿液、汗液和呼出的气体中以原有的酒精形式排出外，大部分要在肝脏氧化分解，先在肝内氧化成乙醛，乙醛再继续氧化为乙酸，最后变成二氧化碳和水。乙醛是有毒物质，如果酒精量很大，肝脏来不及处理有毒的乙醛，则会引起乙醛中毒。长期大量饮酒，酒精及其代谢的产物直接损害肝细胞，造成肝功能不正常，许多肝硬化就是酒精性的。

过量饮酒导致肝功衰竭，食道静脉曲张出血，甚至大呕血而死亡。酒精也会产生热量，热量变成脂肪，使血脂增高，脂肪沉积于血管壁上，血管腔变窄，为心、脑血管的梗塞埋下隐患。酒精会使血压升高，还可使心肌失去正常的弹性。酒精能使呼吸道的防卫降低，酒精还会使全身的各种感觉器官变得迟钝。酒精还会危害人的生殖细胞，使精子畸形、数量减少、发育不良，导致男性不育和男性的性功能障碍。

肝硬化也是长期大量饮酒的后果之一，80%～90%的肝硬化病人可能与饮酒有关；乙醇影响人体正常的脂肪代谢，以至形成脂肪肝，并可发展为肝硬化，在此基础上再出现肝癌。另外大量饮用啤酒，脂肪在腹部蓄积，可形成“啤酒肚”；脂肪在心脏肌肉中蓄积，形成“啤酒心”；这些都不利于健康。

父母饮酒，还影响下一代子女的发育。在受孕前3个月，父亲经常酗酒，下一代子女容易患肺动脉狭窄、血管瘤、输尿管发育不良等疾病。母亲在受孕前3个月至子女出生后半年内大量饮酒，可使子女智力低下。

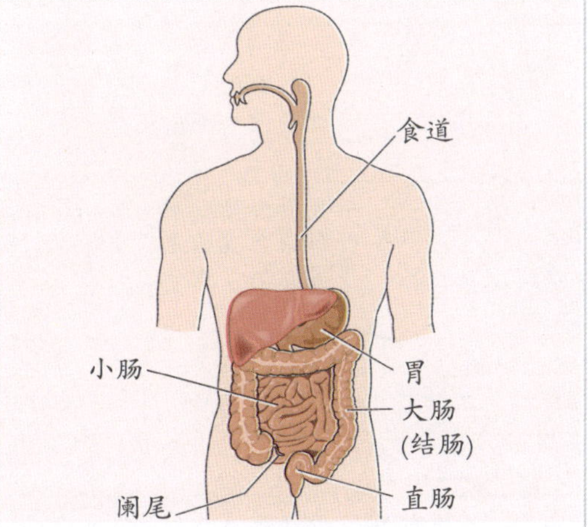

◎过量饮酒可以对体内的食道、胃等很多器官造成危害。

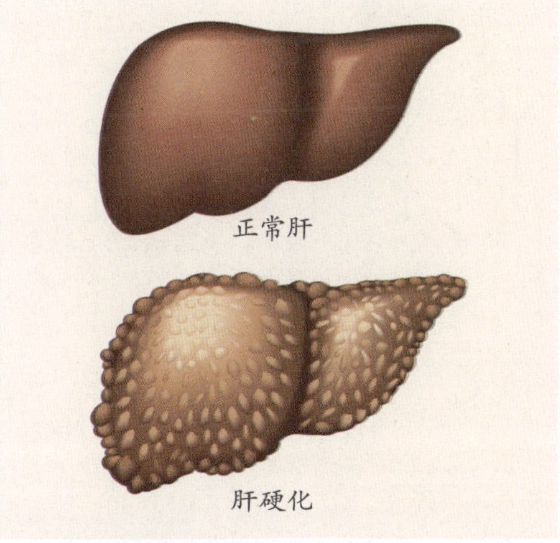

◎过量饮酒形成的肝硬化症状的肝。

防止50岁以后身体器官衰老的膳食原则

随着人民生活水平的提高，膳食结构的改变，肥胖病、糖尿病、高血压、高血脂症等现代病也随之出现，成为威胁人类健康的隐形杀手。预防这些现代疾病、调整膳食结构，已成为当务之急。下面的膳食原则供参考使用。

中老年人膳食原则参考

进食千万淡些	世界卫生组织建议，每人每日食盐的摄入量为3～5克，最多不超过6克。而我国居民的饮食习惯使绝大多数人食盐的每日摄入量都超过了这个限量。所以，营养学家告诫，一定要逐渐养成饮食淡些、淡些、再淡些的良好习惯，做到三口之家每月食盐用量不超过500克。
至少每日吃够500克蔬菜	有人错把蔬菜当做低档食品，其实不然，蔬菜是人体维生素、无机盐、纤维素等营养素的重要来源。有的食品如大蒜还有抑菌、杀菌、抗癌、降脂、解毒和止血等作用；萝卜富含精氨酸、胆氨酸、胆碱、淀粉酶等，营养丰富，有消化通便功能。所以建议每日要吃够500克的蔬菜。
让蛋白糖代替蔗糖	蛋白糖甜度超过蔗糖很多倍，但只产生极低的热量。让蛋白糖代替蔗糖，既解决了膳食中的甜味，又克服了蔗糖带来的弊端。
每天只吃一个蛋	蛋是天然食品中营养价值极高的食物，可提供极为丰富的人体必需的氨基酸，而且蛋中的氨基酸的构成比例又非常符合人体的需要。
每天要喝一袋奶	我国膳食结构优点虽多，但是缺钙。每天的膳食中最多只有500毫克钙，可每个人每天却需要800毫克钙，儿童、青少年和孕妇对钙的需求量则更高。一袋牛奶既补够了每天需要的钙，也增加了良好的动物性蛋白质营养。
用鸡鸭白肉代替猪红肉	鸡肉的蛋白质高、脂肪低，与猪肉大不相同。脂肪摄入过多对预防现代病是极为不利的，因此，营养学家建议，改变以猪肉为主的动物性食物结构，增加禽类食物的摄入量，以鸡、鸭肉代替猪肉。
每周至少一顿海鱼	研究发现，鱼油特别是海鱼油中含有丰富的不饱和脂肪酸，其中的脱氢表雄酮等物质的作用已早为人知，可防止冠心病等心脑血管疾病的发生。每周餐桌上有一顿海鱼对防治高血脂症大有益处，同时不饱和脂肪酸还有预防心肌梗死和中风的功效。
菌菇类要纳入日常饮食中	蘑菇、木耳等菌菇类食物，不仅味道鲜美，而且所含蛋白质也比一般蔬菜高，氨基酸比例合适，还富含多种微量元素。但菌菇在我国居民的菜肴中所占比例不大，摄入量不多，所以建议在生活水平提高的前提下，应把菌菇类食品纳于膳食结构中，经常食用。
均衡饮食	所谓均衡饮食就是各种各样的食物都吃一些。现代营养学研究证明，只有各种营养都适量给予，人体各种组织细胞才能发挥正常作用，否则，就会导致细胞功能降低，细胞老化。但是没有一种或几种食物可以满足人的这种全面营养的需要，只有各种食物都吃一些，才能得到全面营养，因此须提倡均衡膳食。
增食豆类及豆制品	黄豆营养丰富，堪称营养食品中的一朵鲜花。黄豆及其豆制品是肿瘤预防和心脑血管疾病防治专家推荐的理想蛋白性食物。谷类与豆类混食，两者起到互补作用，营养价值显著提高。

50岁以后衰老的变化和表现

衰老可分为两类，即生理性衰老和病理性衰老。从生物学上讲，衰老是人随着时间的推移自发的必然过程，它是复杂的自然现象，表现为人体结构和机能的衰退，身体的适应性和抵抗力减退。

引起异常衰老的原因很多，诸如遗传、疾病、中毒或精神紧张等。好逸恶劳、不爱用脑，常会使人丧失活力，从懒散无力到智力衰退，变成痴呆；酗酒过度，酒精侵蚀人体，促使细胞老化；厌世者，丧失人生乐趣，终日消沉，也促人早衰。相反，热情开朗、乐于为社会服务、有时代使命感、心态很好的人往往能延缓衰老。

衰老是个漫长而又不平衡的退化过程，不可能由单一因素引起，是多种因素综合作用的结果。通常老年人的生理衰老与病理衰老往往很难区别开来，它们通常相互并存，相互影响，形成一系列复杂的变化。

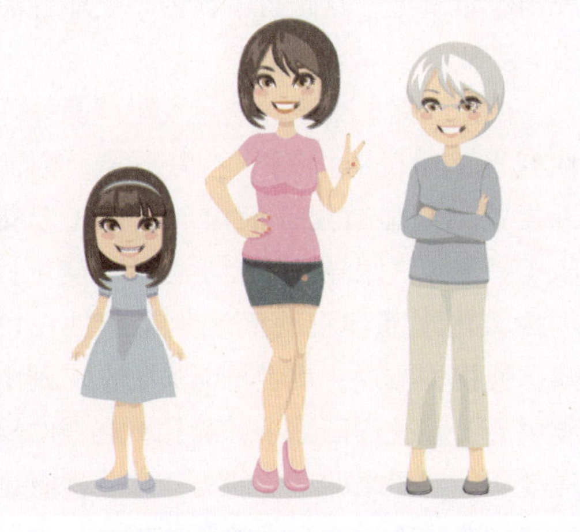

◎正常衰老：成熟期后所出现的生理性退化，即人在体质方面的变化，亦称正常衰老。

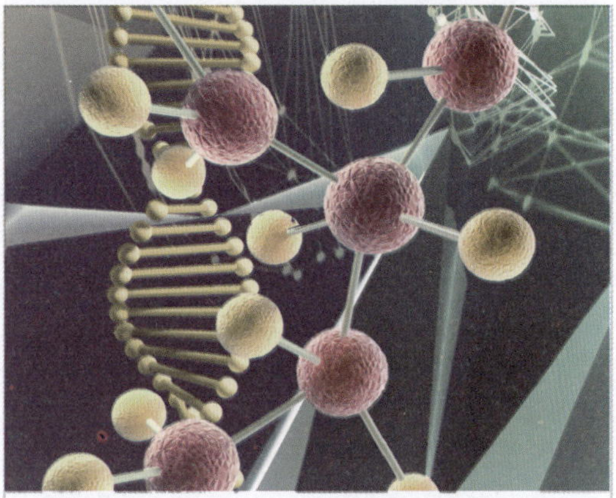

◎病理性衰老是指在生理性衰老的基础上，由疾病或由某种外来因素所导致的衰老过程的加速。

实质细胞数量减少：如脑、肾、肺、肌肉的细胞数在70岁时约相当于发育旺盛时期的60%。

细胞内主要成分发生衰老变化：如细胞核失去光滑的轮廓；细胞核增大或缩小，有时变成双核；核内染色体不规则或聚积成块；染色体失常（过多或过少）；线粒体数量减少，体积膨胀等。

衰老色素：即脂褐素在细胞浆内积累，有的可占细胞体的大部分，影响了细胞的正常代谢。

细胞酶发生老年性变化：有的酶减少导致功能减退，有的酶增加导致功能亢进，使细胞功能失常。

细胞外组织的衰老变化：细胞与细胞之间的大大小小的空隙称为细胞外组织或细胞间质。间质主要有两种成分，即胶态的基质和埋在基质中的纤维。衰老使基质的水分相对减少，黏度增高，使细胞的营养交换发生障碍，从而影响人体的营养运输和代谢。基质中纤维数量和性质改变，使机体某些组织如皮肤弹性丢失，骨关节灵活性和动作幅度减退等。

身高、体重的变化：由于某些人体组织成分的减少，尤其是细胞内液体的减少，使老年人的体重有相应的减轻，这是正常现象。但有的老年人由于脂肪代谢减退，体内脂肪积聚过多而发胖，使体重增加，则需注意防止超重。老年人由于脊柱、下肢弯曲，身高均略有下降。据日本的一项统计，从20岁到90岁，男性身高平均下降2.25%。

人体结构组成的衰老变化：主要是细胞内水分下降，各种组织和骨骼占的比重减少，而脂肪的比重却增加。如75岁的老人与25岁的青年相比，人体的组织成分自17%下降至12%，相当于人体的组织细胞减少至30%；骨组织由6%降至5%；细胞内水分自42%降至35%（细胞外水分无变化）；脂肪自15%增至30%。

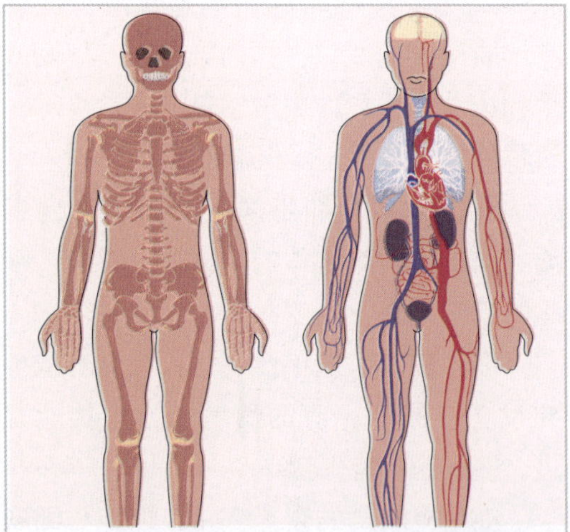

◎人体结构组成的衰老变化：主要是细胞内水分下降，各种组织和骨骼占的比重减少，而脂肪的比重却增加。

毛发、指甲和趾甲的衰老变化：老年人头发变脆，色素脱失，因而使头发变白易脱落。老年人指甲和趾甲变脆变薄，有的还出现畸形、变色和脱落。

皮肤的衰老变化：皮下脂肪减少，皮肤松弛、弹性降低、无光泽、显粗糙、呈浅褐色。加上体内水分减少，使皮肤的皱纹增多和加深，皮肤变薄和萎缩。皮肤的皱纹最早出现在额部，以后在眼角、耳前、口角，最后在面部出现。皮肤的皮脂腺分泌减少，使老年人皮肤容易干裂。老年人的皮肤还会角化过度，在脚底、手掌出现“老茧”。人在50岁以后，在身体的暴露部分如前臂、手背和面部出现色素沉着而形成老年斑，或色素减少而形成脱色斑。有的会生长突出皮肤表面的老年疣。老年人皮肤的再生和愈合能力下降，受外伤后愈合减慢。一些妇女绝经后，面部会长出少量茸毛，这是由于体内缺乏雌性激素的缘故。

视力的衰老变化：老年人眼球晶体弹性减退，眼部肌肉调节能力下降，因而近视能力明显减退，而出现远视（老花眼）。老年人眼球晶体发生退行性变化，不少人出现晶体混浊而发生老年性白内障，使视力减退，重者可能失明。人到中年以后，瞳孔逐渐缩小，瞳孔对光线的反应变弱，对黑暗的适应能力变慢，视野也普遍缩小，而感觉光亮的阈值提高。老年人眼角还可能出现一个白圈即老年环，其发生率50岁时为25%，60～69岁为54%，70岁以上达75%，这是一种类脂质沉着，对健康无影响。

听力的衰老变化：老年人耳内的鼓膜混浊加重，加上老年听神经活力减弱，使老年人逐渐发生听力减退。老年人听力下降为进行性的，男性老人较女性老人明显。显著的听力减退常发生在60岁以上，主要是对频率为4000赫兹（指每秒音叉振动次数）以上的高频音丧失听觉。而对频率为250～1000赫兹的声音，一般到90岁时尚能听到。

心脏的衰老变化：50岁以后心肌细胞发生褐色萎缩（脂褐素沉着于心肌细胞中所致），使部分人心脏重量减轻。供应心脏血液的冠状动脉有不同程度的粥样硬化，容易发生冠心病。心脏瓣膜钙化硬化，开启与闭合功能减退，并产生心脏杂音。从30岁起心脏排出量开始下降，平均每年约下降1%，到70岁时比

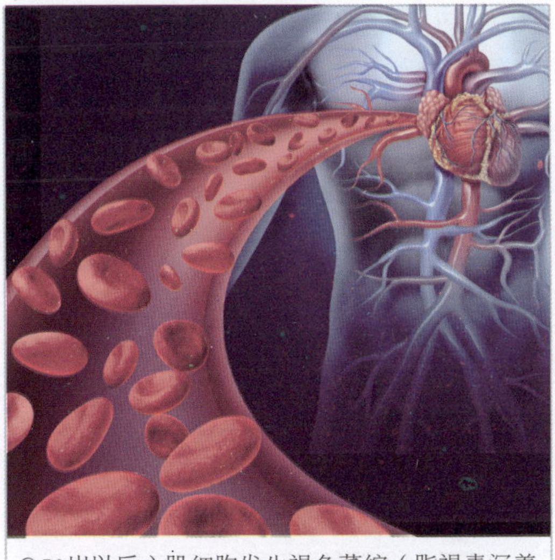

◎50岁以后心肌细胞发生褐色萎缩（脂褐素沉着于心肌细胞中所致），使部分人心脏重量减轻。

青年人低30%～40%。心脏的潜力70岁为40岁的50%。

嗅觉、味觉、疼觉、冷热觉的衰老变化：（1）老年人嗅觉神经纤维数目减少，约有10%丧失嗅觉，更多的人有嗅觉减退的现象出现。

（2）老年人舌上味蕾逐渐减少，味觉功能减退，从而在一定程度上影响了老年人的食欲。

（3）老年人多数有痛觉和对疼痛刺激的敏感性减退等现象，因而造成易受异物撞伤、刺伤而不知觉，也有的易发生无痛性冠心病（如无痛性心肌梗死）。

（4）老年人的冷、热觉也有不同程度降低，易受烫伤（如热水袋过热）和冻伤。

血管的衰老变化：老年人血管弹性纤维收缩、断裂、消失，血管内膜常有动脉粥样硬化改变，中层常有钙质沉着，因而老年人血管弹性减退，阻力增加，易发生高血压和血管破裂。由于血管弹性减退等原因，老年人血流速度减慢。血液的总循环时间在20～29岁时为4.78±2.67秒，70～79岁增至65.3±2.24秒。老年人毛细血管变脆，容易破裂出血而形成淤斑。

牙齿的衰老变化：老年人牙齿咬合面的牙釉质和牙本质逐渐磨损，牙本质向牙髓腔内增厚，牙髓腔缩小，加上牙龈退化、萎缩，使牙齿逐渐脱落，咀嚼消化能力削弱。依靠强化肠内消化以弥补咀嚼消化之不足，从而刺激了肠内菌群的发展，并出现了一些腐败菌和化脓菌。

胃肠的衰老变化：胃肠道黏膜和平滑

肌萎缩，分泌消化液和消化酶的能力下降，造成胃酸偏低或缺乏。加上胃肠蠕动力减弱，胃排空延迟，使老年人易发生消化不良或便秘。又因动脉硬化供血减少，容易形成胃黏膜病变，如糜烂、溃疡或出血。在消瘦的老年人中还易出现胃和其他内脏下垂现象。

血压的变化：人从20岁至79岁，动脉收缩血压（即测量血压时的高血压值）逐渐增高。而舒张压（即测量血压时的低血压值）则一生变化不大。随着年龄增长，静脉压也逐渐增高。老年人对压力的感受性反应减弱，易发生体位性低血压（即由卧位变为坐位或立位时，血压下降）。

食管的衰老变化：食管平滑肌收缩减弱，蠕动波收缩和张弛的幅度变小，有时亦可能主动脉弓突出或颈椎骨质增生，即使无食管病变，也可能发生吞咽困难。

肝胆胰腺的衰老变化：老年人肝脏体积缩小、重量减轻，肝细胞体积增大、数目减少，并有变性。肝脏解毒能力下降，代谢速率减慢，易引起药物性肝损害。肝脏代偿功能差，肝细胞损害后恢复慢。胆囊及胆管变厚、弹性差，胆囊常下垂，胆汁量减少而黏稠，并含有大量胆固醇，因而易发生胆囊炎和胆结石症。胰腺重量减少，位置亦有改变，胰岛细胞有变性，胰腺外分泌脂肪酶减少。

血液和淋巴的衰老变化：产生血细胞的骨髓组织减少，红骨髓减少，黄骨髓增多，造血能力降低，至60岁时这种退化特别明显。红细胞的生成较白细胞的生成受影响更大。红细胞和血色素的减少，使老年人易发生贫血；白细胞和淋巴细胞减少，使老年人对感染的抵抗力降低，易受感染而不易恢复。老年人能产生淋巴细胞的组织如骨髓、脾脏和淋巴结等减少，重量可减轻一半，使淋巴细胞总数减少。

呼吸系统的衰老变化：由于肺和胸腔的老化，肺活量随着年龄增长而减少，而肺内残气量则增加。老年人经肺运送氧气进入组织的能力降低，29岁青年每分钟可输氧4升到组织中去，而70岁时只能输送2升。老年人胸廓常有变形，与呼吸有关的肌肉（肋间肌、膈肌）衰退，使呼吸运动受到影响。呼吸道黏膜的纤毛逐渐萎缩，活动力减少，使肺的清除功能减退；肺泡弹力纤维衰退，呼吸功能下降，易发生肺部感染。老年人呼吸频率增加，20～29岁男性每分钟呼吸14.4 ± 0.9次，而70～79岁增至19.1 ± 0.6次。老年人也常见呼吸节律不齐甚至短暂的呼吸暂停等现象。

神经系统的衰老变化：50岁以后人的

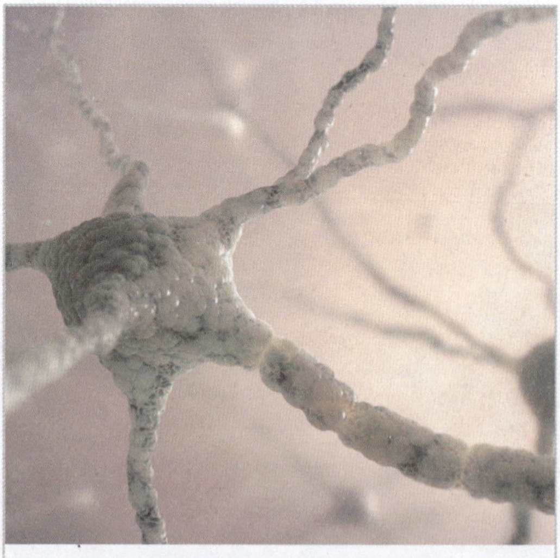

◎50岁以后人的脑神经细胞数目减少，细胞萎缩，细胞内脂褐质（老年色素）沉着增多。

脑神经细胞数目减少，细胞萎缩，细胞内脂褐质（老年色素）沉着增多，脑的重量下降6%～11%，脑血流量减少约16%。老年人记忆力尤其是近记忆力下降，注意力不易集中，易疲劳，睡眠欠佳。老年人神经传导速度减慢15%～30%，对外界事物反应迟钝，动作协调能力下降。但人的中枢神经系统具有高度的调节能力，机械记忆力的减退可被逻辑理解力所代替，参考过去的经验，可对复杂的事物作出较准确的判断，因而老年人能维持较高的智力活动和一定的体力活动。

泌尿系统的衰老变化：50岁以后人的肾脏萎缩变小，肾实质约减小1/3，肾血流量减少47%～73%，尿的浓缩力和稀释力均下降，水分及电解质排泄较多，易发生脱水和酸碱中毒。由于肾脏贮备力很大，肾功能一般仍可维持日常生活所需。但如有重大病伤，则易出现电解质紊乱。老年人膀胱肌肉萎缩，容量减少，膀胱括约肌萎缩，尿道因纤维化而变硬，故常多尿，并易出现尿失遗。此外，男性常患有前列腺肥大而影响排尿。

男性生殖系统的衰老变化：一般50岁以上的男性睾丸萎缩和纤维化，体积变小，生成精子的能力逐渐下降或消失。但不少老年男性精液中仍有精子，不过数量大为减少，精子的活力下降。部分老年人出现阳痿，但并非因男性激素的减少，多为心理因素所造成。

肌肉的衰老变化：50岁以后肌肉弹性降低，力量减弱，易疲劳。70～80岁，手的肌力下降约58%，肌腱韧带萎缩，肌腱附着处甚至发生钙化、僵硬，使其动作反应逐渐迟钝。

蛋白代谢的衰老变化：随着年龄增长，蛋白代谢有明显改变，肌肉、脑、肝、肾和血液中各种蛋白的比例有明显变化，如血清中的白蛋白含量降低，而球蛋白含量增高，20～29岁时白蛋白与球蛋白的比值是1.38±0.03，而70～79岁时变为1.02±0.02。而且蛋白分子可随着年龄增加而形成大而不活跃的分子，积累于细胞中，使细胞活力降低。蛋白代谢的衰老变化，是人体功能衰退的重要表现。

糖和脂肪代谢的衰老变化：50岁以后人的糖代谢能力下降，吃一定量的糖后，血糖浓度明显升高。而血糖浓度要恢复到吃糖前水平的时间延长，所以比较易得糖尿病。

能量代谢的衰老变化：人的基础代谢率随着年龄增长而下降，直至老年达到最底线。自10岁到90岁，平均每增长10岁，基础代谢降低3%。能量代谢减退，使老年

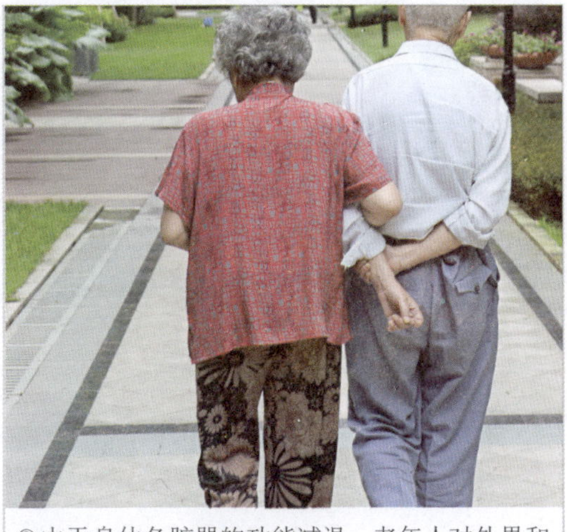

◎由于身体各脏器的功能减退，老年人对外界和体内环境改变的适应能力下降。

人的活动能力降低。

适应能力的衰老变化：由于身体各脏器的功能减退，储备能力降低，代谢过程减弱，老年人对外界和体内环境改变的适应能力下降。如在体力活动中容易发生心慌气喘。在停止活动后，老年人呼吸和脉搏恢复到原来水平的时间延长；老年人对外界寒热的适应力也减弱，一般易患感冒。

由于储备力降低，在年轻时易于应付的体力和脑力劳动，对老年人则会负担过重。老年人血压波动大，也与对体位改变的适应力减弱有关。但适应能力下降的速度与老年人过去所受训练及是否积极从事有关活动有密切关系。

测定50岁以后衰老的依据

有人刚过50岁就叹息自己已经老了，也有人两鬓斑白，仍精力旺盛。那么，究竟怎样算衰老呢？目前还没有一个“量”的指标能进行明确地定量测定，只能是从个体老化的过程，当外形和功能的衰退达到一定程度时，才认定这个人已经衰老了。

除年龄外，外观形态是判断衰老的主要标志之一，如白发、脱发、皮肤松弛、牙齿脱落等。除此之外，还有身体的柔韧性、听力、记忆力、做出反应的时间、平衡感、腿部力量以及心脏功能、肺功能等都是测定是否衰老的标准之一。

从全身状态来看，主要是腹部、腰部脂肪的积累。同时，最明显的自我感觉是体力衰退，稍一活动就感到疲劳，而且恢复缓慢，走路稍快一点就气喘吁吁，视力和听力都逐渐降低，味觉也缓慢减退。此外，对气温变化不能适应，易患感冒。随之可能出现各种老年人多发的疾病和症候，如高血压、动脉粥样硬化、食欲不振，夜间多尿等。

记忆力也是判断衰老的标志之一。记

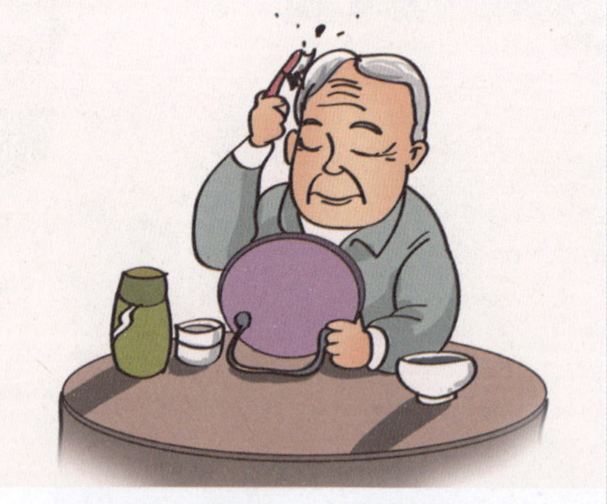

◎判断一个人是否衰老，一个重要的标准就是外貌，比如头发。

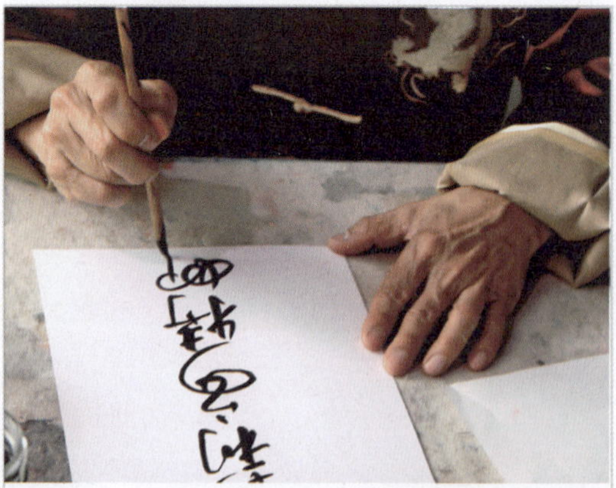

◎皮肤也是判断一个人是否衰老的外在标准。

忆力对于人的生活是非常重要的，如果一个人老记不住事情，对他的生活与工作会出现很大的影响。想要了解记忆力，首先我们要来看一下记忆力的形式，记忆的形式有很多种，如形象记忆、概念记忆、逻辑记忆、情绪记忆、运动记忆等，一般来说，因为每一个人的体质不同，那么他的记忆能力也会不同，有的人形象记忆很好，有的人情绪记忆很好，有的人运动记忆很好。衰老的另一个明显的标志是性能力下降，而且在性活动后感到疲劳，不易恢复。

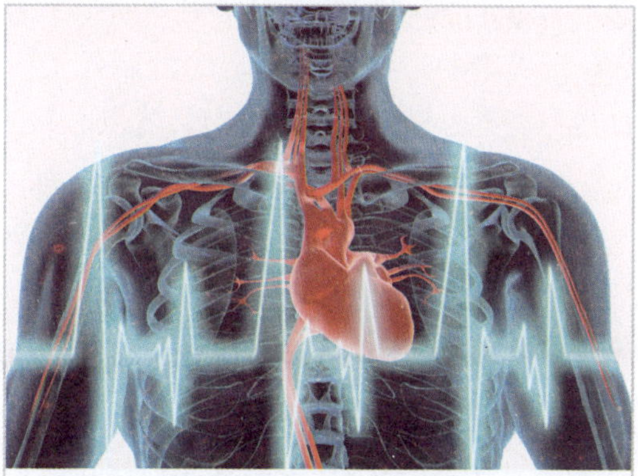
◎心功能是否良好也是测定是否衰老的项目之一。

此外还可通过对一些器官功能的测定，取得必要的数据，根据器官功能降低的情况，可大致了解被测者的衰老速度。国外学者测定人类衰老速度的项目很多，美国巴尔的摩老年学中心测定人类衰老速度的项目共24个，其中主要项目有：1秒钟用力呼气量、血液收缩压、血红蛋白量、血清蛋白量、血清球蛋白量、口服葡萄糖2小时后血浆葡萄糖含量、听觉、视敏度、基础代谢、X线测定手骨皮质的情况、肌酐排出量、最大工作效率、反应速度等。

上海“抗老研究协作组”对不同年龄的人进行衰老测定的主要项目有：肺活量（肺功能）、内生肌酐清除率（肾功能）、神经传导速度（神经传导功能）、嗅觉、握力、血压（血管功能）、运动频率（神经运动功能）、骨皮质厚度（使用手部X线的平片）、心电图（心功能）、白发、老年斑等。

衰老速度判断的敏感性

主要项目	包括肺活量和视力调节能力等。这类项目所测出来的数据，不仅随被测者年龄的增长而逐渐减少，还可以测出一两年之内的衰老进程。
次要项目	包括内生肌酐清除率、握力、运动频率、骨皮质厚度、白发和老年斑等。这类项目虽然也可因衰老而有所改变，但在目前的技术条件下，很难测出被测者在一两年内因衰老而发生的变化。这些次要项目也被称之为“参考项目”。
意义不大的项目	心电图、血压、神经传导速度和嗅觉等。这类项目，有时老年人和青年人测出的数据相差不多。因此，很难用它们来比较人与人之间的衰老差异。但对于同一人，定期进行测定，比较其数据，则有一定的参考价值。

老年色素与衰老

老年色素在医学上称为脂褐素，是一种不溶性棕色颗粒，有淡黄色或橙红色的自发荧光，广泛存在于人或动物的心脏、血管、大脑、脊髓、神经节、肝、汗腺、肾上腺、睾丸等脏器组织的细胞中。随着年龄的增长，脂褐素在细胞内的含量逐渐增加，并日趋密集。

目前认为，脂褐素的产生与体内产生的自由基有关。细胞中大量的脂类成分可因自由基的反应而过氧化，产生醛基或羰基，导致大分子交连，最终形成不溶于酸、碱和有机溶剂的脂褐素。在脂褐素的主要成分中，脂类约占50%，蛋白质约占30%，其他物质约占20%。此外，脂褐素中有多种水解酶类，有的酶类活性甚高。

随着人体的逐渐老化，脂褐素不但含量渐增，而且产生沉积。专家们指出，人的心肌中脂褐素的沉积量与年龄成正比；脂褐素沉着在神经组织中，可引起老年性痴呆；脂褐素沉着在循环系统时，可影响心血管功能；脂褐素增至某一水平后会损伤细胞，使细胞萎缩或死亡。此外，在某些疾病中也可见脂褐素加速沉积的现象。总之，脂褐素可促进人体老化，是人体中的有害物质。

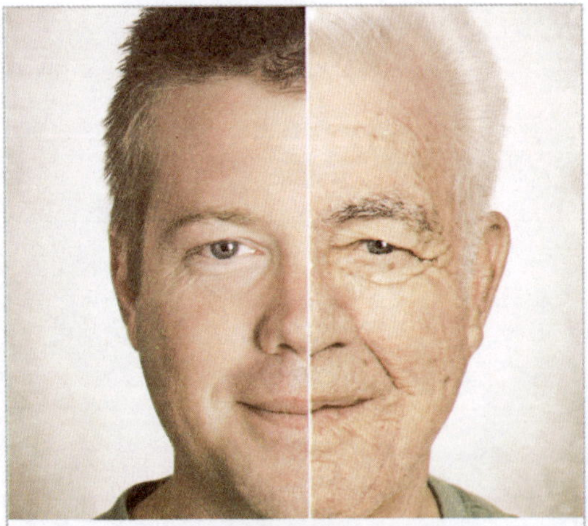
◎脂褐素沉积在皮肤细胞中，使皮肤粗糙、黯淡、无光泽，出现皱纹、色斑等。

实验证明，外界因素可促成脂褐素的沉积，也可抑制脂褐素的产生。如维生素E对脂褐素的形成具有一定的抑制作用，所以缺乏维生素E可引起脂褐素沉积。

维生素E是一种较为理想的抗氧化剂，它能阻止不饱和脂肪酸生成脂褐素。从60岁以上健康老人的血浆检查中发现，维生素E的含量随年龄的增长而降低，这说明维生素E与化学自由基的活跃有一定关系。动物实验证实，维生素E能阻止脂褐质生成，并有清除自由基与延长寿命的功效。因此，维生素E自然也就有较强的抗衰老性能。老年人除遵医嘱服一定量的维生素E外，还可多吃含维生素E丰富的食物，如植物油、谷类、豆料、深绿色植物以及肝、蛋和乳制品等动物性食物。大豆、芝麻、花生、核桃、瓜子仁、动物肝、蛋黄、奶油以及玉米、黄绿色蔬菜中，均含有丰富的维生素E。

从近代研究成果来看，除维生素E外，氯酯醒、氯丙嗪、维生素C、乳清酸镁、辣椒素以及经常进行体育运动等都可以减少脂褐素在体内的沉积，其中，氯酯醒的作用尤其明显。

如何延缓50岁以后皮肤的衰老

有人从汗腺蒸发、细胞生长、血液供应、弹性测验等几方面进行研究，得出的结论是：对于健康者来说，15～50岁的皮肤应无变化，就是说，50岁的人的皮肤也应是光滑柔润的。

延缓皮肤衰老的方法

营养	注意多吃含有高蛋白、多种维生素的食品。蛋白质是构成人体各种组织细胞最重要的成分，皮肤、肌肉、软组织内除了水分，主要就是蛋白质。多吃含蛋白质丰富的食品，如肉、蛋、奶和豆制品等，能增强皮肤的弹性，延缓皮肤皱纹的出现。各种维生素也能增强皮肤的弹性和光泽，延缓皮肤干燥、粗糙的过程，尤其是维生素E，对于抗皮肤老化作用更加明显。
注意洗脸的方法	洗脸水的温度最好和室温相同，尽量不刺激皮肤。用温、凉水交替洗脸是个好办法，最后一遍用凉水为宜。洗脸水不要过热，否则会使皮肤松弛，出现皱纹。每天洗脸次数不要太多，以早晚各一次为宜。也不要使用碱性太大的肥皂，以免破坏由皮脂腺和汗腺形成的脂肪膜，造成皮肤干燥，一般说来，不用肥皂最好。可以使用有保护皮肤作用的润肤水，用棉球蘸润肤水涂搽即可。
按摩	用温毛巾敷面部两三分钟，再擦上一些药物雪花膏，用手背轻拍额下的皮肤；接着将两手的食指从鼻子两边轻轻滑过整个面颊到太阳穴，反复数次；再将两手从鼻梁向上，经过前额向两颊作曲线按摩，反复数次；最后将两手中指由下而上，沿眼睑周围按摩，反复数次。每个动作都要单向进行，不要来回按摩。每天按摩两三次，每次15分钟左右，这样可促进血液循环，增强皮肤弹性。
皮肤护理	自古以来，就有许多行之有效的护肤秘方沿用至今。在这里，介绍几种简单的配方供你选用。 （1）用等量的鸡蛋和蜂蜜调和，或用蜂蜜和甘油各一份加冷水三份，与适量的极细的米粉调和，加热成膏，每日搽脸两到三次，每次10～15分钟后洗去，这样可保持皮肤柔软而有光泽，延缓皱纹的出现。 （2）用一个蛋黄，一茶匙扁桃仁粉，一茶匙橄榄油，6～10滴柠檬汁，拌匀后涂在脸上，15～20分钟后用水洗去。 （3）用鸡蛋清与等量的冷开水调和，或用米醋5份加甘油1份调和后搽脸，也是有效的方法之一。
避免阳光暴晒	使用防晒品，并根据需要不断补用防晒品；戴宽边太阳帽；穿保护性的服装；尽量在早晨或傍晚进行户外活动。
保证充足的睡眠	在7至8小时的睡眠时间里，身体会分泌出特殊的皮肤生长因子及人体生长激素。这些激素加速了生胶质—增加皮肤弹性的蛋白质及维护皮肤组织的物质的生长，增强了皮肤的新陈代谢能力。

影响寿命的因素

（1）环境因素：自然环境优美不仅有益于身体健康，而且可以美化人的生活和心灵，它为家庭个人提供了舒适、安静、优美的居住环境，是健康、幸福、长寿的摇篮。

（2）心理（或精神）因素：人的心理、情绪与健康长寿有着密切的关系。经常处于心理紧张状态下的人，往往容易罹患疾病。相反，乐观、豁达和坚毅无畏的精神，则能增强人体的抗病能力，让人保持健康。

（3）饮食、营养因素：饮食、营养与长寿密切相关。我国内地长寿地区百岁老人的饮食结构大都为低热量、低脂肪、低动物蛋白、多蔬菜类型。新疆长寿老人的饮食虽然以奶类、奶制品及羊、牛肉蛋白质为主要来源，但他们常吃粗粮，没有其他不良嗜好。四川百岁寿星超过千人，多数老人吃素，常吃蔬菜、豆制品。前苏联有个长寿村，村民平均年龄120岁，据村民们介绍，村民长寿与饮用一种桑树的果汁有关。

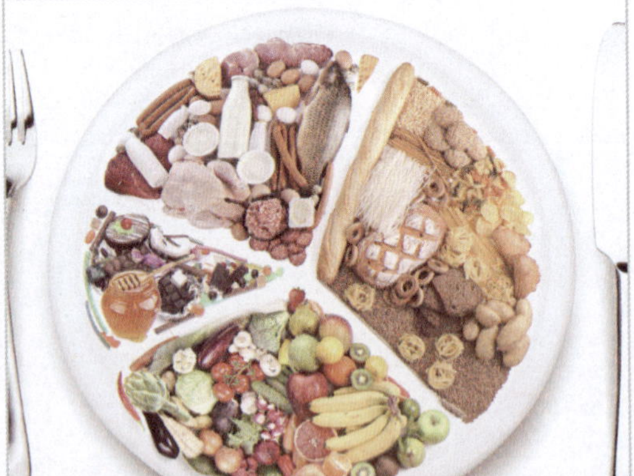

◎我国内地长寿地区百岁老人的饮食结构大都为低热量、低脂肪、低动物蛋白、多蔬菜类型。

（4）家庭因素：一个人一生中大部分时间在家庭中度过，家庭环境的优劣，特别是夫妻感情的好坏，直接关系到人体的心理和生理健康，进而影响寿命。从医学上来说，夫妻双方争吵、怄气，会引起体内激素升高而导致疾病，而且紧张的家庭成员关系、不良的心理状态都很容易导致众多身心疾病而有损于寿命。

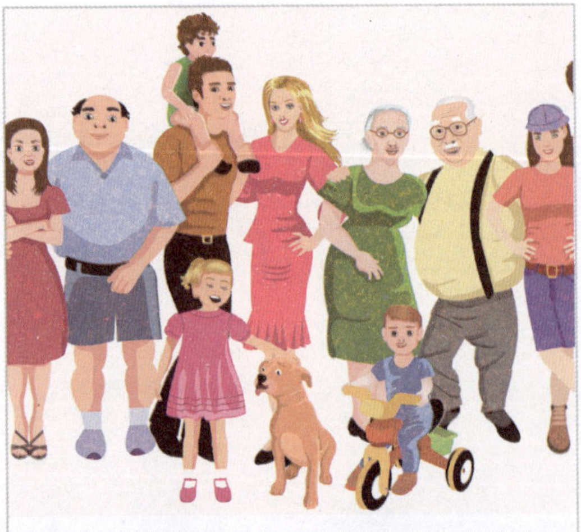

◎家庭环境的优劣、夫妻感情的好坏，直接关系到人体的心理和生理健康，进而影响寿命。

（5）寿命与遗传：人的寿命与遗传有一定关系。古今中外都有一些长寿家族，在这些家族里，有许多长寿老人。郑州市对长寿者调查结果显示，亲属有长寿史者占66.6%。遗传学家追踪了1600名孪生老人，发现他们的年龄非常接近，同卵生的寿命平均只差3岁，两卵生的寿命平均差6岁，而且许多孪生子女引起死亡的疾病也往往类似。

（6）寿命与优生：据统计，近亲生育的遗传性疾病比非近亲生育的疾病高出10倍以上。长寿者很少是近亲生育的。因近亲生育容易使下一代得遗传性疾病，对人的健康和寿命有很大影响。人类现已证实的遗传性疾病有3000多种，人类疾病中有1/4～1/3与遗传因素有密切关系。科学调查还发现，长寿者中约2/3属第一、二胎生，即生于父母生命力最旺盛的时期；而且晚婚、少育长寿者的生活能力较强，高血压病患病率也较低。

（7）寿命与阳光：阳光对地球上万物的生长发育以及对人类的健康长寿起着重要的作用。阳光直接作用于人体，能增加血液循环，促进人体代谢功能；能刺激造血器官，使体内红、白血球和血蛋白增加，增强抗病能力；能使皮肤色素沉着，增强皮肤防御能力；能提高体温调节中枢的灵活性，增强机体的耐热性；能使人体内固醇类物质转变为维生素D，改善钙磷的代谢，有利于防止老年骨质疏松和肺结核等。世界各地长寿老人多居住在阳光适度的地方。适度的阳光，可使动植物生长茂盛，饮食中营养充分，也有利于人的健康长寿。当然，需要注意的一点是，也应避免过度的阳光直接曝晒，以防引起皮肤病等。

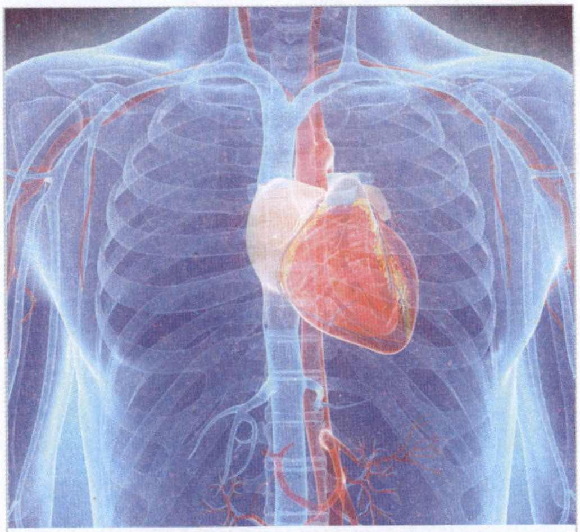

◎阳光直接作用于人体，能增加血液循环，促进人体代谢功能。

（8）寿命与性别：从不同国家在不同时期男女平均寿命统计来看，历来女性长于男性。而且，随着人类寿命的延长，男女平均寿命的差别更为明显。先天因素是人体细胞有46条染色体，配成23对，其中有一对决定性别的性染色体，男性为XY型配对,女性为XX型配对。X染色体粗大，具有完整的遗传信息；Y染色体弱小，所含遗传成分很少。如果妇女的某一个X染色体中有一个致命的成为遗传性疾病的基因，则第二个X染色体可提供一个修复这种状况的基因。而男性只有一个X染色体，一旦有一个致命的基因，没有改正的机会，容易潜伏遗传性疾病。也有的专家指出，妇女有两套免疫系统，一套是保护妇女本身，另一套是保护胎儿。而男性则没有后者，因而其免疫力不如妇女强。后天因素是男性一般能量消耗比女性大（基础代谢男性比女性大5%～7%，能量消耗男性比女性大30%～40%），以及男性一般从事的工种较复杂、艰巨，因战争和各种意外事故而死亡也较多，精神与身体过度损伤较女性多等，也对男女寿命差别起一定作用。

（9）寿命与性格修养：长寿者多心胸宽阔，性格开朗，不务名利，道德观念很强。据我国长寿老人的调查表明大部分人性格开朗、乐观。

（10）寿命与心理状态：老年人的心理状态对其健康和寿命有明显影响。常见有的癌肿病人，在得知自己患癌肿后，心理压力很大，精神萎靡不振，病情很快恶化，以致加速死亡。而有的病人，能正确对待疾病，不气馁、不麻痹，积极配合治疗，病情就相对稳定。老年人如常有衰老感、孤独感和忧郁心理，会使之情绪低沉、意志减退、体力减弱，加重原有疾病并易得新的疾病。相反心理上如能保持“青春”，则可使之情绪稳定，精神振作，抗病能力增强，充满生命活力，可以延缓或推迟生理上的老化，有益于健康长寿。

（11）寿命与用脑：人类的发展是与人脑的发展分不开的。随着脑的发展，人类的寿命也逐渐延长。有人曾将欧美16世纪以后的400名杰出人物进行研究，发现他们较同时代人寿命更长，平均年龄达60～67岁。其中寿命平均年龄达79岁的正是那些脑力劳动非常艰苦、取得成就最大的发明家和科学家。科学研究已证明，用脑可延缓脑的老化。美国加利福尼亚大学的科学家玛利安·戴尔门德从事大脑发展过程的研究已30余年，她发现大脑里的神经细胞不仅比人们原先想象的要衰老得慢，而且旧的神经根还能在经历新鲜的刺激下派生出新的神经来。

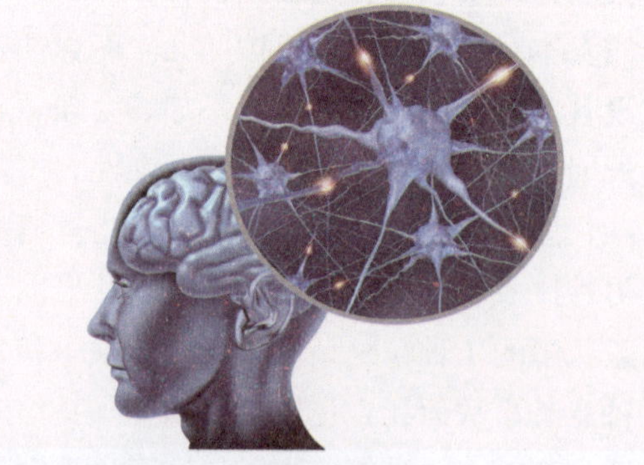

◎人类的发展与人脑的发展是分不开的，科学研究已证明，用脑可延缓脑的老化。

（12）寿命与心跳：生物学家观察到动物的寿命与其心跳频率约成反比。这与心跳缓慢，心脏相对休息的时间较长有关。一般说相同时间内体态大的动物心跳次数少，寿命也相对较长。如鲸鱼体重150吨，心跳7次/分，寿命为300～400岁；大象体重3吨，心跳46次/分，寿命为150～200岁；猫体重1.3千克，心跳240次/分，寿命8～10年；煤山雀体重8克，心跳1200次/分，寿命2～3年；人的体重平均70千克，心跳70次/分，寿命为70～80年。在一般情况下，个人的心跳平均频率与寿命也约成反比。心跳缓慢，因此其搏动功能较强，潜力较大，寿命也相对较长。不参加锻炼的人每次心跳搏出量为60～80毫升,而经常锻炼的人每次心跳搏出量达80～100毫升。

（13）寿命与睡眠：睡眠是人体一种生理性保护状态。睡眠时体内各种生理活动减弱，能量消耗减少，体内合成代谢超过分解代谢，使人们所消耗的能量得以补充，疲劳得以恢复。人一个月或更长时间不吃饭可能不会死，但如不睡觉，只能活10～14天。睡眠良好不仅精力旺盛，而且可延年益寿。长寿者多有良好的睡眠，而长期失眠的人，很少有长寿的。科学研究证明，成人每夜睡眠不足4小时，其死亡率比每夜睡7～8小时的人高出180%。但如果每夜睡眠超过10小时，其死亡率比每夜睡7～8小时的人高出80%。每个人所需的睡眠时间，因体质、习惯等相差很大，但以睡后疲劳消失，周身感到轻松舒适，精力充沛，头脑清晰，能很好地进行一天的工作、学习和生活为准。一般来说能睡6～7小时就够了，也有的老年人需睡8～9小时才够，但中午应有1小时左右的午休为佳。

（14）寿命与运动：由于工业和科学技术的发展，人的体力劳动逐步被机器所替代。据统计，100年前全部工业生产活动的94%靠肌肉力量去完成，而现在大部分是由机器去做。在自动化、机械化程度较高的部门，95%以上甚至100%的肌肉劳动都被机器所代替，使人们从繁重的体力劳动中解放出来。由于体力活动过少，造成了所谓“肌肉饥饿”这一现代社会的流行病症，也给人的健康和长寿带来危害。体力活动过少，会造成人体代谢和机能减退，皮下和内脏器官脂肪沉积，动作不便，心脏负担加重，易得动脉粥样硬化、冠心病、高血压和糖尿病。而体育运动是解决这个问题的主要办法。定时体育锻炼，可以减少血清中的胆固醇含量，降低体重，防止和减轻心血管系统疾病的发生，改善心血管系统和神经系统以至整个机体的活动能力，是促进人们健康和长寿的有效手段。18世纪法国名医蒂索曾说过一句名言：“运动就其作用可以代替药物，但所有的药物都不能代替运动。”

（15）寿命与癌症：癌症是老年人长寿的大敌，在老年人的死因中占第一位，工业发展带来的环境污染和生态平衡被破坏，使癌症发病率有升高的趋势。人类癌症90%是由化学物质引起的，已知的化学致癌物质有1000多种，其中煤烟和砷化物可引起皮肤癌，苯和氧化铁可引起肺癌，芳香胺染料可引起膀胱癌，不少金属如铅、钴、锌、镍等也有程度不同的致癌作用。另一种致癌因素是物理因素，如放射线可引起皮肤癌，机械刺激可引起舌边癌、颊黏膜癌、宫颈癌。致癌因素还有微生物因素，如存在于霉变食物中的黄曲霉素能引起肝、肾、胃、结肠和肺癌，某些病毒对鼻咽癌、乳腺癌的发生也起一定的作用。

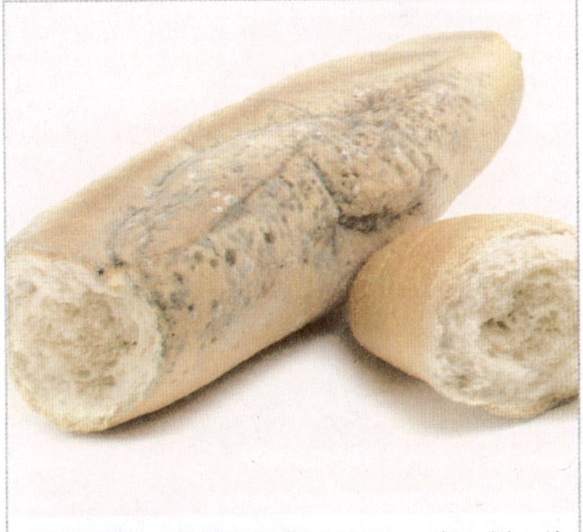

◎霉变食物中的黄曲霉素能引起肝、肾、胃、结肠和肺癌。

吃糖与长寿的关系

人体需要的营养物质很多，但也不是越多越好，要适时、适量，否则就会造成营养过剩，对人体的生命活动不利。所谓适量，就是指蛋白质、脂肪、碳水化合物、维生素、无机盐和水这6种营养素在体内的代谢作用恰好能满足人体正常生命活动的需要。

糖类食物属于碳水化合物，是人体不可缺少的营养物质之一。老年人的碳水化合物应占总热量的55%～60%。我们指的糖，并不单指甜味食品。糖有3种形式：葡萄糖、果糖，双糖。糖在人体内最容易被吸收利用，它的代谢作用和消化作用也比其他营养迅速。

我国人民历来习惯于以多糖类的淀粉做主食，如大米、小麦、玉米、高粱等。以大米为例，0.5千克大米能提供的热量，足够一人一天能量的消耗。但对老人来说，果糖更适宜，因为果糖在机体内更容易被吸收，又能经过氨基化和转氨基作用合成氨基酸。

通常过量的糖类食物进入人体后，除了供血糖正常消耗外，还会在细胞内转化为脂肪积存起来，使人发胖，而果糖转化成脂肪的可能性要小一些。

有些人平时虽然很少吃脂肪食物，但由于过多食用糖类食物，结果也长胖了，原因就在于糖向脂肪的转化。过多的蛋白质除了氧化释放能量、构成人体组织蛋白外，也会转变成糖类或脂肪。多食糖类食物会诱发胰腺分泌大量的胰腺素，胰腺素能促进糖类转变为脂肪，并在皮下、腹腔内的大网膜和肠系膜上沉积起来，会使腹部肥胖，其结果是造成腹压增高，腹壁肌肉松弛。这些都不是健康的象征，还会使人的寿命缩短。

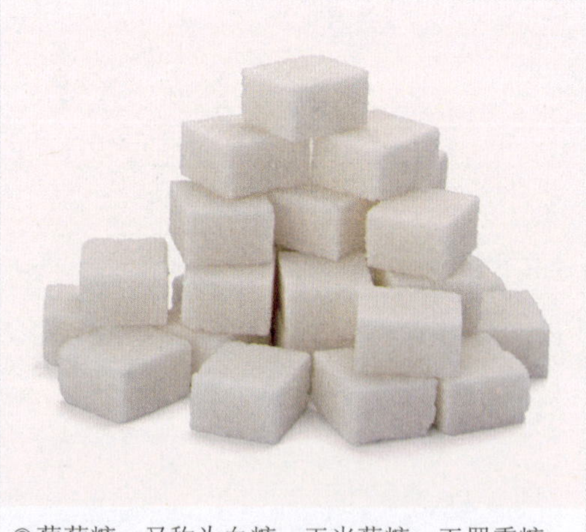

◎葡萄糖，又称为血糖、玉米葡萄糖、玉蜀黍糖，甚至简称为葡糖。

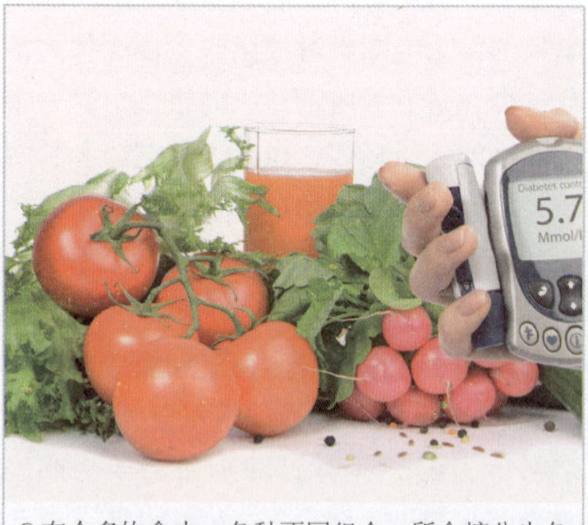

◎在众多饮食中，各种不同组合，所含糖分也各不相同。

吃盐与长寿的关系

食盐的化学名称叫氯化钠或钠盐，其中氯的含量占60.66%，钠占39.34%。人们常用食盐作调味品，盐能刺激味觉，促进食欲和增加唾液的分泌。人们吃盐主要是吸收其中的钠离子，以及钾、镁、钙离子，以维持人体内的盐代谢平衡、水平衡、渗透压和酸碱度的平衡，即人体的“内环境”平衡。据测定，一人一天只需3～10克食盐，就足以满足其生理功能的需要。在炎热的天气或大量活动后，因排汗较多，体内的盐含量大大减少，这时需要有适当的补充，否则，如肌肉的钠离子减少过多却未及时补充，会引起肌肉痉挛。

人的味觉主要由舌组织的味蕾产生。味蕾在出生后11个月形成，70岁以后味蕾数量急速减少。高龄老人的甜、咸、酸、苦四种味觉发生了改变，其中以甜味和咸味下降最明显，这使老人不自觉地增加糖和盐的摄入量。

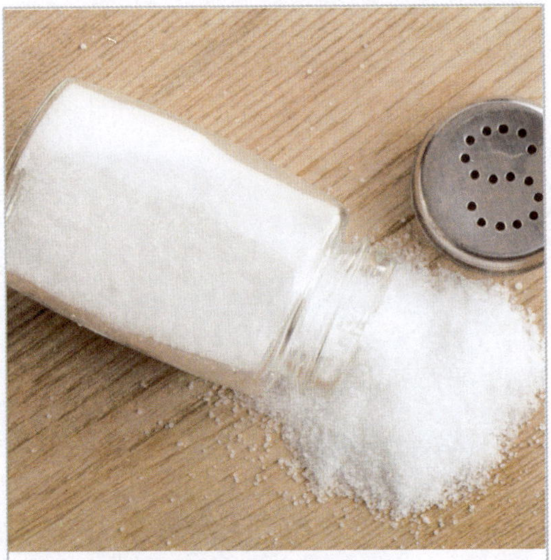
◎食盐能促进食欲和增加唾液的分泌。

如果食盐超出人体的正常需要，就会造成“内平衡”失调，细胞外渗透压增高，细胞内的水分被吸到细胞外，或细胞外的水分排不出去，导致水肿。另外因食盐中的钠离子主要分布在血浆和组织液中，而血液中的钠离子增多就会把组织液中的水分吸收过来，形成血管内血容量增加。同时，由于小动脉血管壁内钠离子及水分潴留，引起小动脉收缩而增加血管压力，造成血压升高。

长期过多地进食咸味重的食品，血压上升后不下降，就变成高血压病。如果再不注意调整饮食，则肾脏排泄钠离子和水的功能就会明显减退，血压升高还会引起心力衰竭。为此，老年人的膳食要以清淡少盐为宜。

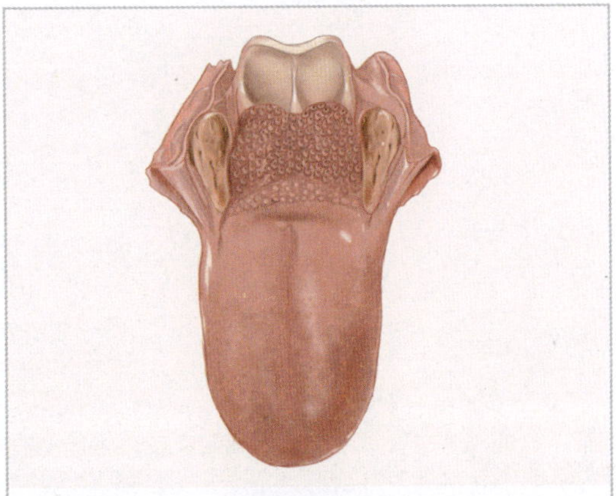
◎味蕾是接受味觉刺激的感受器，分布在舌头的表面，能辨别滋味。人上了年纪后味觉会发生改变。

饮茶、饮水与长寿的关系

水是构成人体组织的重要成分，占整个体重的65%。我们吃的食物，包括糖、蛋白质、维生素、无机盐等，都要先溶于水，才能被消化吸收。近年来，科学家还发现，到了老年期，人体细胞内的水分一般会减少30%～40%，因而影响了身体对各种营养的吸收，皮肤逐渐老化干燥，失去弹性，皱纹增加。有些老年人则表现为“津液不足”，易患慢性便秘等。由此可见，中老年人必须注意及时补充水分。

老年人因生理上的变化，往往对口渴不敏感，加之体内容易缺水，所以要养成每天不渴也要适当饮水的习惯。如果觉得白开水淡而无味，可以喝茶。茶叶中含有大量的氟，喝茶可增加氟的摄取量，减少骨质疏松症的发生。每天喝上两三杯茶对身体是有益的。

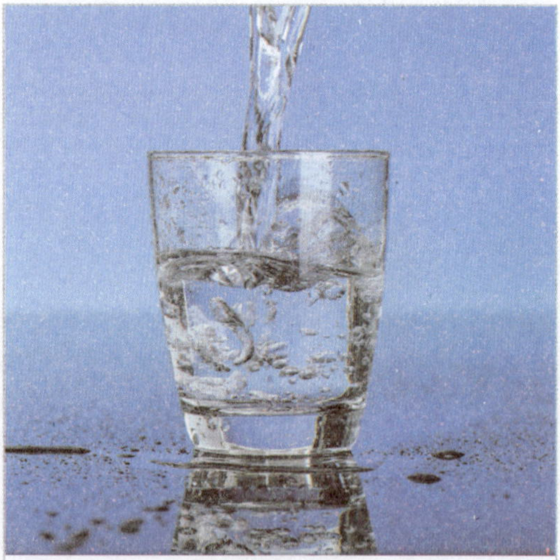
◎水是由氢、氧两种元素组成的无机物，在常温常压下为无色无味的透明液体。

老年人不宜喝浓茶，因为茶叶里的咖啡因会导致兴奋过度、心动过速、心律不齐或失眠等，对身体产生不利影响。老年人宜饮绿茶，因为绿茶中的咖啡因含量比红茶要少。

老年人补充水分的最好方法是喝汤。把肉、鱼、瓜菜等煮成汤，既有营养，又味美可口。

清晨起床后先饮一杯水对身体大有益处。因为经过一夜的睡眠，胃和小肠食物基本上都已排空，喝了水，就等于给排空的肠胃来一次清洗，既有助于当天食物的消化吸收，又可防治便秘。

应该注意的是，摄水过多、过快对机体也不利，对老人尤其有害。因为突然大量地补充水分会增加心脏和肾脏的负担。因此说，老年人饮水的方法以少量多次为宜。

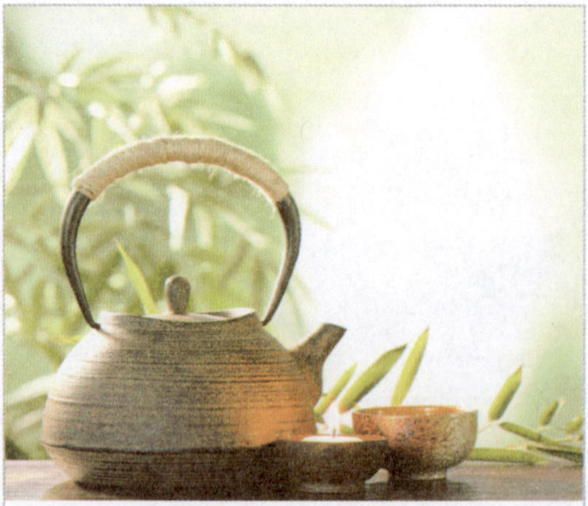
◎老年人不宜喝浓茶，浓茶会对身体产生不利影响。

缺钙对寿命的影响

中老年人要怎么知道自己是否缺钙呢？科学且简单的方法是去医院作血钙含量测定。正常人的血钙维持在2.18~2.63毫摩尔／升（9~11毫克／分升），如果低于这个范围，则认定为缺钙。但对于60岁以上的老年人，由于生理原因，老年人甲状旁腺激素长期代偿性增高，引起了“钙搬家”，使血钙增高，这样，测量结果就不能真实反映体内钙的含量。此时，为了更准确地了解是否缺钙，就应进行骨密度测量。

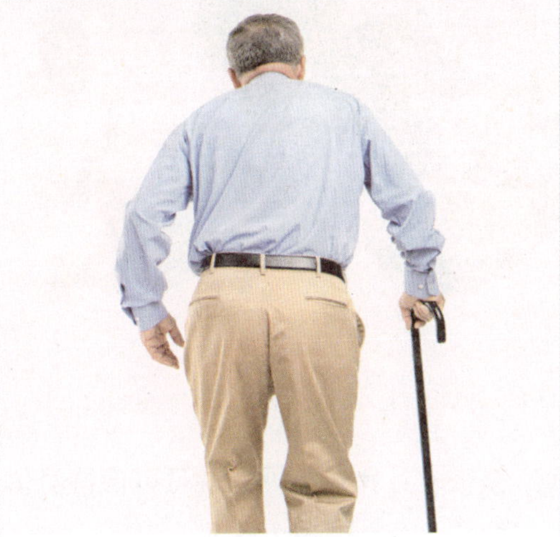

◎身体缺钙极易造成弯腰驼背的症状。

成年以后，人体就慢慢进入了负钙平衡期，即钙质的吸收减少、排泄加大。老年人大多是因为钙的流失而造成缺钙现象。

他们自我诊断的症状有老年性皮肤病痒；脚后跟疼，腰椎、颈椎疼痛；牙齿松动、脱落；明显的驼背、身高降低；食欲减退、消化道溃疡、便秘；多梦、失眠、烦躁、易怒等。

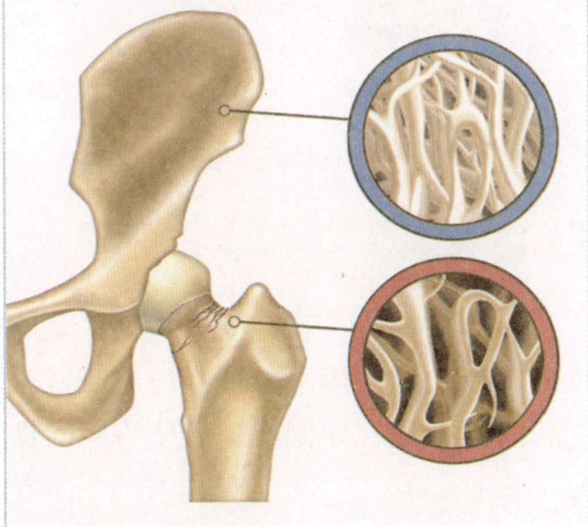

◎缺钙造成的骨质疏松。老年人大多是因为钙的流失而造成缺钙现象。

这种体态的变化，很重要的一个原因就是缺钙。儿童生长发育时需要补充钙，老人防衰益寿也需要补充钙。老年人活动量少，进食少，加之胃肠道功能减弱，从食物中摄取的钙不能被完全吸收，势必引起钙的缺乏。随着年龄增长，身体各器官的代谢机能降低，骨骼中的大量钙质离开骨组织进入血液中，通过肾脏排泄到尿里，随小便排出体外，致使骨内钙质减少，骨的脆性增加，也就容易弯曲和断裂。如何延缓这种现象的发生呢？

下述每种食物可补充大约300毫克的钙：2杯松软干白酪；2杯牛奶；5盎司鲑鱼；1杯脱脂牛奶；1杯酸奶。通常每天喝上几杯脱脂奶或无脂酸奶，吃上一些豆

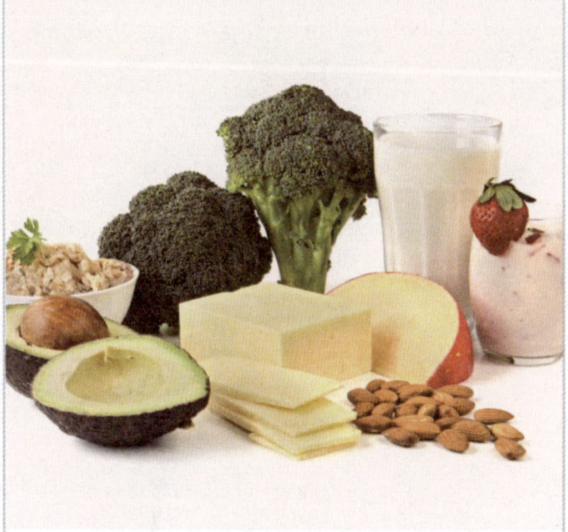
◎老人吃高蛋白、高钙食品有利于身体健康。

子、全麦麦片和鱼肉等，就可以保持身体的柔韧性。

如果出于某种原因，你需要摄入钙补品。有可咀嚼和不可咀嚼的两类。服用钙补品，最好是吃饭前或睡觉前服，以保证吸收。

有一点需注意：钙补品不能和铁补品或含铁的多维片（多种维生素片）同时服用，因为钙能干扰身体对铁的吸收。

❶ 注意营养，增加食物中钙质的含量

高蛋白食物有利于基质的形成，因此，老人要吃高蛋白、高钙食品。有专家建议，每天应摄取1000毫克的钙。最好的办法是从食物中而不是从补品中摄取。可以补充钙的食物有：奶制品（脱脂奶、酸奶和无脂奶酪）、鱼和贝、水果、蔬菜、谷物和豆类。尤其是牛奶，蛋白质和钙的含量很高，是老人不可缺少的食品。

❷ 参加体育锻炼

“生命在于运动”，健康的体魄、旺盛的精力来源于适度的持之以恒的劳动或体育锻炼。肌肉的收缩对骨骼中生骨细胞的活动有着良好的刺激作用；适度的肌肉运动，还能促进血液循环和胃肠道的消化吸收，有利于钙质的吸收。

❸ 补充维生素

缺少维生素C会影响细胞间质的发育，使骨的皮质变薄。维生素D和维生素A可促进肠道对钙质的吸收，所以，老人服用钙剂时，应同时服用维生素，特别是维生素D。

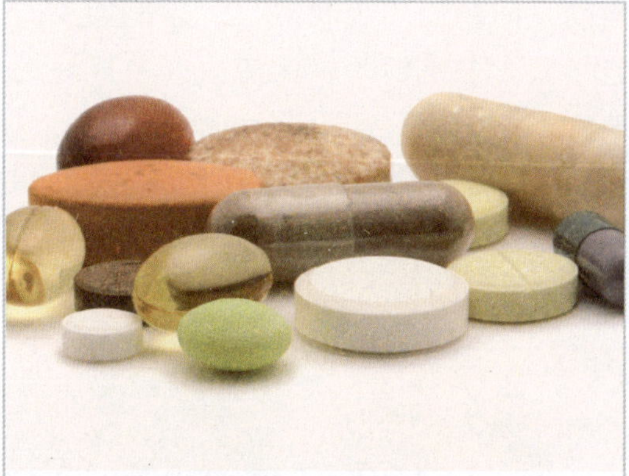
◎日常服用一些维生片，有利于老年人身体健康。

❹ 日光浴

中老年人每天晒晒太阳，对防止骨质疏松有一定的作用。经过紫外线照射，皮肤内的7–脱氢胆固醇即转变为胆固化醇（维生素D），这种人体自身的维生素D的转变，可以改善肠道对钙质的吸收功能，从而延缓骨骼系统的老化。

老年斑与健康的关系

时间悄悄地把人们带入了老年，人的外观形态及各个器官都发生着退行性变化。在身体表面经常暴露的部位，如手背、面颊、前臂等处出现色素沉着，即老年斑。

老年斑，医学上称为“老年性色素斑”也称老年疣或“脂溢性角化症”，是指在老年人皮肤上出现的一种脂褐质色素斑块，多见于高龄老人，人们又称其为“寿斑”。老年斑分为老年性雀斑、老年性点状白斑、老年疣（老年疣又叫脂溢性角化病）。现代医学研究结果表明，这个雅号名实不符，它并非长寿的标志。专家们发现，随着人口平均年龄的增长，老年斑在老年人中并不普遍，仅占27%。

老年斑大小不一，边缘清楚，稍有隆起，呈淡褐色、褐色或黑色的圆形或卵形的斑点或斑块，皮肤学上称之为老年疣或皮脂溢性角化病，是老年人常见的一种良性表皮肿瘤。

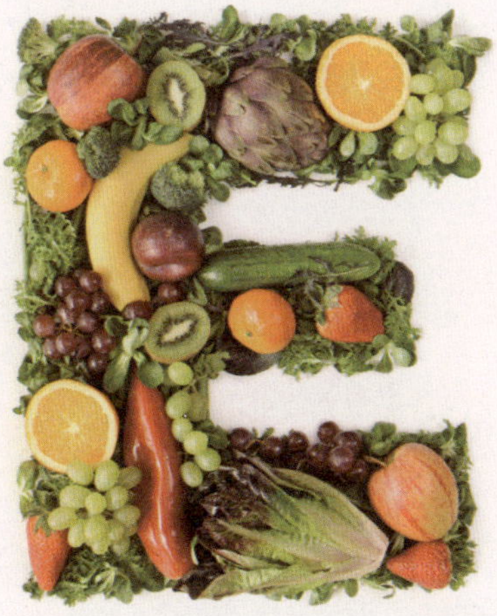

◎可以食用一些含维生素E的食物来阻止脂褐质生成。

老年人为什么会出现老年斑？其原因尚不十分清楚，但是老年斑出现的时间和量的多少，一般认为和机体衰老的程度无关。它的发生可能有以下几种原因：内分泌失调、病毒感染或家族显性遗传等。

老年斑是组织衰老的一种先兆斑，表示细胞进入了衰老阶段。脂褐素不仅聚集于皮肤上，而且还侵扰机体内部，如果沉积在血管壁上，会使血管发生纤维性病变，导致动脉硬化、高血压、心肌梗塞；积存于脑细胞时，影响脑功能，从而加速了脑衰老过程，还会引起老年人记忆、智力障碍，抑郁症，甚至老年痴呆。这种物质在细胞内积蓄，便会妨碍细胞的正常代谢，引起整个机体衰老。要想不长或少长老年斑，只有增加体内的抗氧化剂。

老年斑进程慢，无自愈倾向，新损害可逐渐发生。虽有报告说，老年斑可并发基底细胞癌，但非常罕见，所以老年人大可不必担心。

老年斑在临床上无任何不适感，因而不需特殊治疗。一般防治方法有：避免长时间的日光曝晒和异常刺激；为防止日晒，可外用一些防晒软膏或乳剂，例如，10%的二氧化钛乳剂或防晒霜等。

肥胖与长寿的关系

年纪大了，体力活动少了，如果所吃食物含脂肪和胆固醇（如肥肉、蛋黄、鱼子、动物内脏等）过多，脂肪类物质会沉积到动脉血管壁上，形成动脉粥样硬化，成为冠状动脉心脏病和脑动脉硬化、中风等的发病基础。

据国内有关统计数字显示，冠心病患者中肥胖者发病率为体重正常者的5倍，特别是超过标准体重20%以上的肥胖者。因此可以说，肥胖是导致冠心病的危险因素。

在血脂中有一种高密度脂蛋白，这种脂蛋白在血液中含量越高，患冠心病的机会就越少。脂肪越多，超出标准体重越多者，其体内含有的高密度脂蛋白就越少，患冠心病的机会也就越多。

原发性高血压与肥胖及饮食密切相关，体重增加越多，血压就越高。因此，控制饮食，食用低盐、低脂肪、低热量食品，防止肥胖，是当前大家公认的防治高血压病的有效措施。同时，高血压是冠心病的主要诱因之一，老年人控制血压即可预防冠心病的发生。

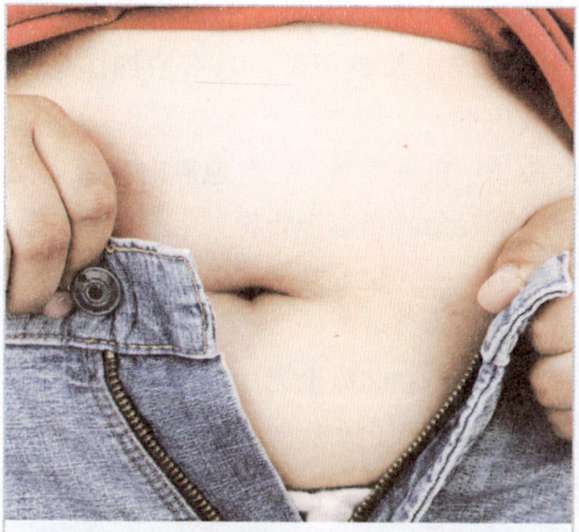

◎肥胖是体内脂肪尤其是甘油三酯积聚过多而导致的。

另外，医学专家认为，过重或肥胖的人比体重正常或体重轻的人更容易患癌症，而且病死率也更高。流行病学研究证明，肥胖与小肠癌、肝癌、泌尿系统癌有关，肥胖者与直肠癌关系密切。动物实验表明，当饲料中的脂肪含量由2%或5%增至20%或27%时，动物肿瘤发病率明显升高。动物实验还表明，限食可以降低小鼠肿瘤的发生率。

减肥必须采取有效而不伤身体的措施，因此要在医生指导下进行。尤其要注意循序渐进，最好是在中年甚至一生都要控制体重增长的趋势。

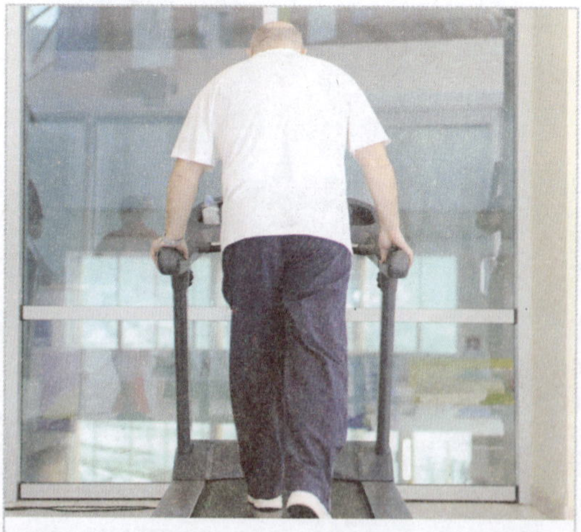

◎老年人减肥时，必须在全面检查身体后，对症治疗疾病，必须在医生的指导下采取减肥措施。

健美锻炼与长寿的关系

人们十分强调青少年的健美锻炼，成年以后，身体已基本定型，便认为无所谓了。其实不然，人的一生中，随着年龄的增长体态不断变化。如果中老年人能根据自身的体质情况，经常进行体型健美锻炼，注意保持正确的姿势，就可以减少或推迟弯腰驼背的发生，甚至可以不发生，推迟衰老的进程。

随着年龄增长，大多数人都出现腹腔、腹壁脂肪的堆积，体态不雅，一些老年性疾病也随之而来，此时最好的改善方法就是运动。

锻炼腹肌的方法很多，广为流传的有“健美操”、“平腹操”、“龙转功”和印度的“瑜伽功”，还有美国罗特·柏克的“腹部健美术”以及运动员素质练习中常用的一些腹肌锻炼方法等。这些方法归纳起来，主要动作不外是体前屈、体侧屈、体转、腰回环、扭髋、举腿、蹬腿或打腿等，其姿势或仰卧、或俯卧、或侧卧、或立、或坐等。

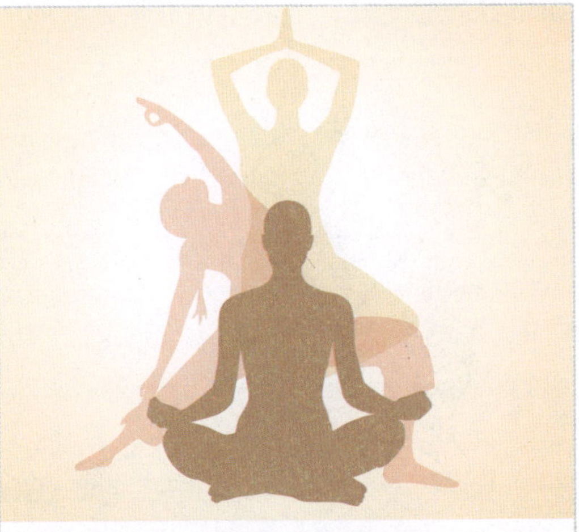
◎锻炼腹肌的方法很多，有“健美操”、“平腹操”、“龙转功”和印度的“瑜伽功”。

颈部与腰、腿部一样易于脂肪堆积，给人一种衰老的感觉，还容易发生颈椎骨损伤及骨质增生等症。常用的颈肌力量练习方法是：

放松站立，两臂自然下垂，做低头、抬头、侧转头、侧倒头和环转头部练习，动作要慢，以防止头晕。

驼背是椎间盘萎缩和脊椎弯曲造成的。严重的驼背不仅妨碍生活和工作，而且还影响内脏器官的功能，因此要加强背伸肌的锻炼。最简易可行的方法就是俯卧背锻炼——飞燕点水法，即俯卧床上，抬头挺胸，后腿同时抬起，两臂后伸，然后放松。每天做2～3遍，每遍30～40次，持之以恒，可见效果。

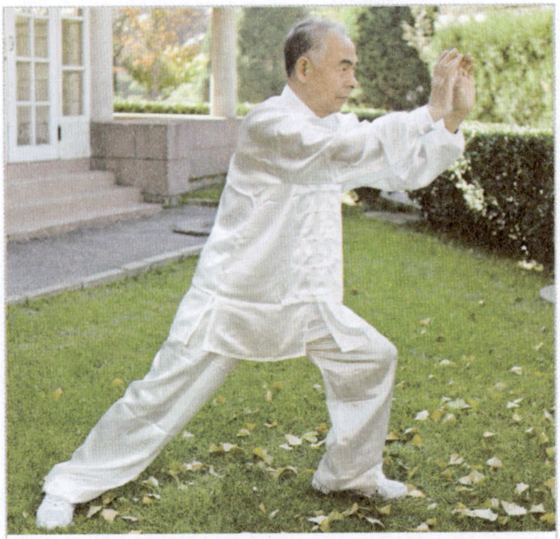
◎中老年人多运动一下，对保持健康很有益处。

合理安排生活有助长寿

50岁以后的离退休中老年人生活方式改变，打乱了过去的节奏，为了保持健康，需要重新安排好生活，建立新的作息规律。

离退休后有的人会因为打乱了节奏感到不适应，得了“离退休综合征”，“离退休综合征”并不是一种临床疾病，而是老年人在离退休前后，因为生活环境、生活方式的变化以及不能适应新的角色定位，导致心理、行为偏离常态的心理障碍，会表现出心情沉闷，不愿与他人交往沟通，时常无缘由发脾气，经常莫名紧张、恐惧，有时会急躁易怒、坐立不安，还可能不自觉地自言自语，注意力不集中，做事经常出错，听到他人谈论工作时烦躁不安，容易多疑等许多反常的症状。

“离退休综合征”持续时间较长，如果超过半年，对心理的危害会明显增加；如果超过一年，那就需要借助专业心理辅导的帮助，否则就会对退休者自身、家人乃至家庭氛围造成不利影响。避免“离退休综合征”要提前预防，在离退休前就进行自我心理建设，把自己的工作量、责任适度减轻，避免离退休前后个人心理变化过大。

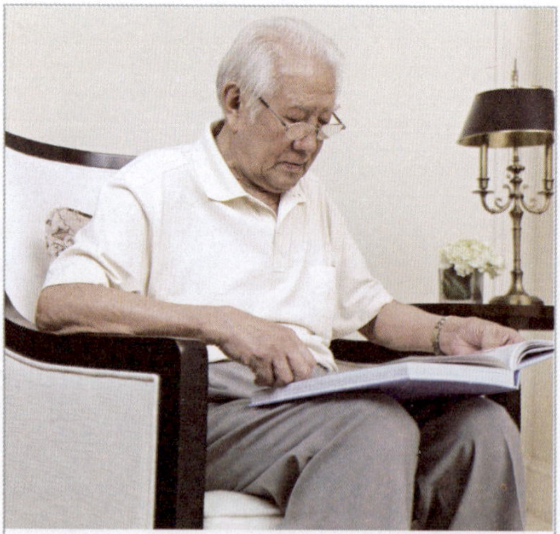

◎离退休中老年人因不适应会造成困扰或者怀旧。

正确对待自己年龄增大、精力减少的现实，遇事不要和自己较劲，理性对待人生变化。培养其他爱好，比如旅游、摄影、养花，既可以消磨时间，又能活动手脚、愉悦身心。如果已经出现“离退休综合征”，就需要及时调理，扩大人际圈，结识新朋友，多参与社会活动，比如做志愿者、参加公益事业，帮助离退休者寻回自己的价值感。

退休后重新找到目标追求非常重要，如培养兴趣爱好，学习琴棋书画等。如果

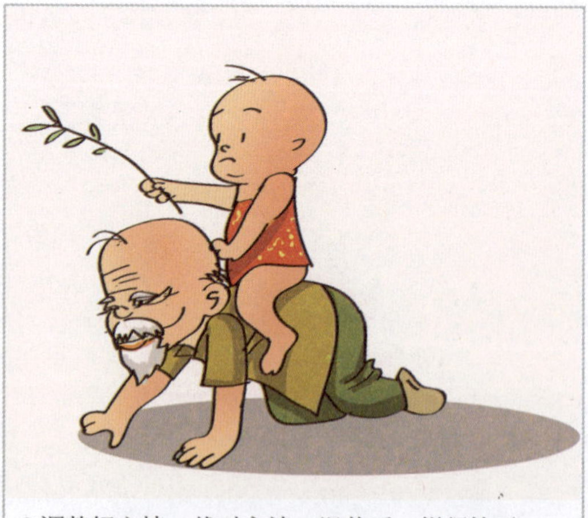

◎调整好心情，找对方法，退休后一样很快乐。

身体健康，又有一技之长，可以积极寻找机会，实现自我价值。有研究结果显示，退休后仍然工作的人，身体和精神健康状态好于完全停止工作的人；精神健康测试中，前者比后者的分数也高。

退休后朋友圈子会越来越小，孤独感加重。这时老人应该勇敢地去结交新朋友，主动接受邀请，通过自己的爱好或参加社区活动，建立起新的朋友圈子。很多老年人觉得自己上岁数了，再怎么打扮也没必要了。其实“美丽是一种责任”，打扮意味着“生活中有美好的事物值得我去追求”。一个人的退休生活是否幸福，知足乐观是免疫剂，也是晚年修养身心的智慧源泉。

家人应当理解离退休者的心境，尽量多抽点时间陪伴和开导，帮助他们尽快度过适应期。

生活规律主要是指有秩序的作息时间安排。

可以从以下几个方面并结合个人的生活和身体特点、饮食、睡眠特点等进行妥善安排。

退休后如何合理安排生活

首先订出总体计划	制订在一年中要完成哪些设想，如学习或要做的工作。这样可使精神有所寄托，并对自己有所要求，使生活的目的性明确，避免离退休后出现空虚、寂寞、孤独等心理活动。
进餐要定时定量	进餐要定时定量，同时，在质的方面要安排合理，早餐要吃好、午餐要吃饱、晚餐要吃少。
坚持锻炼身体	坚持锻炼对保持老年人身体健康、精神振奋非常重要，因为锻炼可使身体的各种生理功能保持正常的活动，并能推迟各个器官及各种组织的老化。要获得这些效应，必须坚持锻炼，即每天定时锻炼，时间至少半小时。锻炼方式包括散步、慢跑、游泳、打太极拳、练气功、做操等，可根据个人情况选择合适的锻炼方式。
睡眠要充足	睡眠对脑有保护作用，每天至少安排7～8小时睡眠，中午要午睡。环境安静、空气新鲜、温湿度合适、光线暗、被褥舒适均是保证良好睡眠的条件。失眠时，尽量避免用安眠药，因这类药物对肝脏、脑及造血器官均不利；可采用物理方法，如睡前热水泡脚、按摩躯体或散步等。另外，睡前尽量使情绪安定，可以喝一杯热牛奶，避免看书报、饮浓茶或咖啡等。
防止便秘	由于老年人胃肠蠕动减慢，喜食含纤维素少的精细食品，对肠的刺激性过小，容易导致便秘。便秘给老年人带来一定的不利，当老年人过度用力排便时，有时可出现心律失常或脑血管意外等。防止便秘的方法：养成定时大便的习惯，多吃蔬菜、水果等含纤维素食物，早晨空腹饮一杯蜂蜜水。另外锻炼身体可促进胃肠蠕动，对防止便秘也有一定作用。总之，应尽可能避免使用药物，否则易形成习惯性便秘。
应注意劳逸结合	休息可采取各种方式，如闭目静坐、聊天、下棋、听音乐、绘画、书法、短时间散步等。

良好的心理因素有助长寿

良好的心理因素会使人精神愉快，不良的心理因素可使人发生疾病。因此医学专家对“自我保健医学”的定义为：认识人体生理规律和心理规律，掌握综合平衡理论，运用自我调适方法，发挥主观能动作用，达到预防疾病、延缓衰老、健康长寿的目标的一门大众医学。

心理学研究与生活实践表明，积极的情绪有利于身体健康，而消极的情绪则对健康带来不良影响，这是因为情绪有它的生理机制。

当人处在情绪状态时，会引起身体的外部和内部的一系列的生理反应。生理心理学研究表明，人在发怒时，心跳加快，常达80~200次/分；血压上升，收缩压从正常的130毫米汞柱到230毫米汞柱以上；呼吸每分钟可达40~50次。人在恐惧时或突然震惊时，呼吸加强而短促，甚至会出现中断；心跳加速，每分钟增加20次；血压也会随之增加。

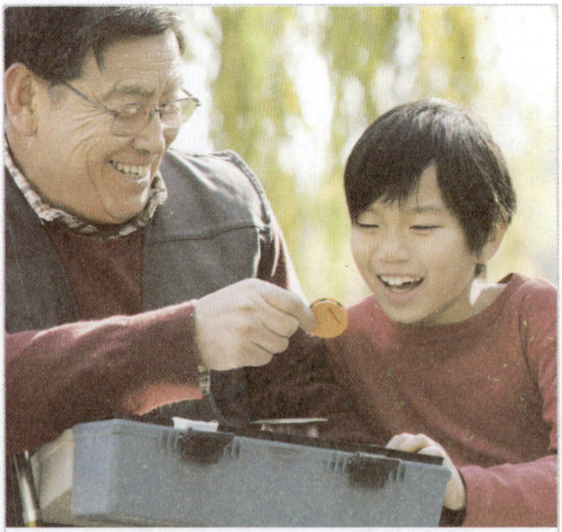

◎良好的心理素质可以让我们生活得更快乐。

人在焦虑、忧郁时，会抑制胃肠蠕动和消化液的分泌。对老年人来说，抑郁、烦恼、发怒等消极情绪往往是引起或激发某些疾病的心理因素。例如，由于过分抑郁或恐惧，会导致心肌梗塞、脑溢血等疾病。

临床实践证明，许多癌症患者在发病前大多曾有过持续的消极情绪，或遭受过重大的情绪挫折。生物学实验表明，消极情绪因素可以使人的大脑活动功能降低，引起免疫力的降低，使有机体抗癌力量下降。而相反，积极的心理可以增进身体健康，达到延年益寿的目的。俗语说，“笑一笑，十年少”。据研究，笑可以促进身体内部的激活水平。大笑一次，身体内横膜大约可以蠕动18次，而小笑的蠕动程度

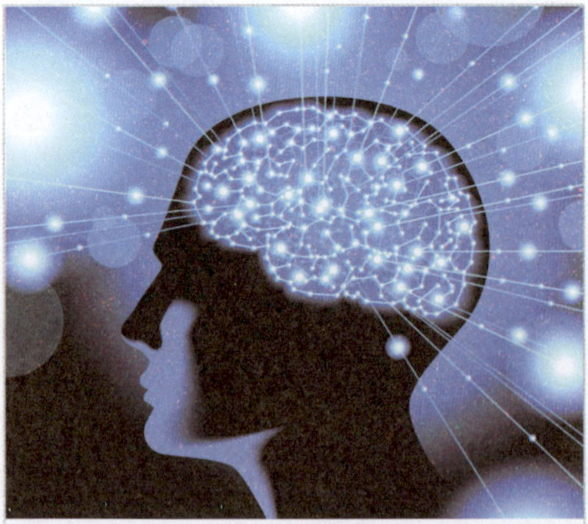

◎脑细胞会随着我们年龄的逐渐增长发生萎缩并减少。

略小些，笑可以促使肌肉放松。临床观察发现，很多疼痛是由于肌肉紧张所造成的，大笑可以降低或缓和肌肉的紧张程度，从而减轻或消除疼痛。

根据各种因素分析，为了使老年人的心理状态保持良好，应加强锻炼以减慢各种生理功能老化。此外保持心情舒畅、坚定信念、合理安排生活等都可促进良好的心理状态，使老年人永葆青春。

随着年龄的增加，各种生理功能减退，并出现一些老化现象。如神经组织，尤其是脑细胞逐渐发生萎缩并减少，导致精神活动减弱、反应迟钝、记忆力减退、尤其表现在记忆方面。视力及听力也逐渐减退。皮肤出现老年斑、毛发变白并减少。由于骨骼和肌肉系统功能减退，运动能力也随之降低。

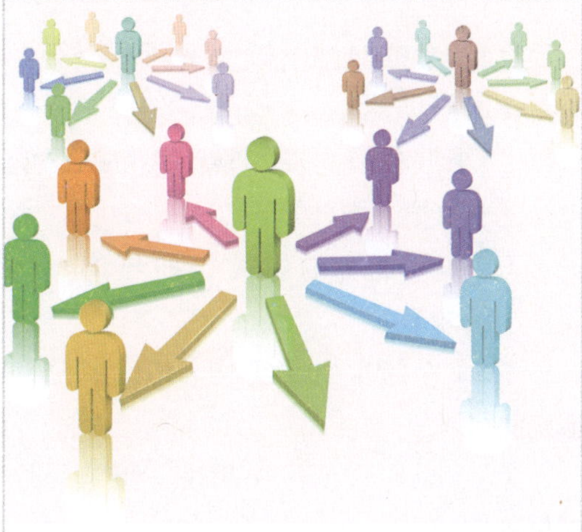

◎影响老年人心理因素的有社会地位的改变、文化程度、家庭人际关系、体力或脑力过劳、营养状态、疾病等。

使老年人心理发生改变的因素

社会地位的改变	由于社会地位的改变，可使一些老年人发生种种心理上的改变，如孤独感、自卑、抑郁、烦躁、消极等。这些心理因素，均可能促使身体老化。
文化程度	思想意识的修养、道德伦理观念、理想与信仰等，均可影响心理状态。思想觉悟高、信念坚定，事业心强，可促进良好的心理，推迟老化并保持健康。
家庭人际关系	离退休后，老年人主要活动场所由工作岗位转为家庭。家庭成员之间的关系对老年人影响很大，如子女对老人的态度，非同龄人之间思想境界不同而产生的矛盾等，对老年人的心理均可产生影响。
营养状态	为维持人体组织与细胞的正常生理活动，需营养充足，如蛋白质、糖、脂肪、水、盐类、微量元素、维生素等都是必需的营养物质。尤其是神经组织及细胞对营养物质的需要更甚，当营养不足时，常可出现精神不振、乏力、记忆力减退、对外界事物不感兴趣，甚至发生抑郁及其他精神及神经症状。
疾病	有些疾病可影响老年人的心理状态，如脑动脉硬化，使脑组织供血不足、缺氧，使脑功能减退，使记忆力减退加重，晚期甚至发生老年性痴呆等。随年龄增加，肝脏血流供应减少，也可引起神经方面的异常，智能与性格均发生改变。另外，还有些疾病，如脑梗死等慢性病，常可使老年人卧床不起，生活不能自理，以致产生悲观、孤独等心理状态。
体力或脑力过劳	体力及脑力过劳均可使记忆减退、精神不振、乏力、思想不易集中，甚至产生错觉、幻觉等异常心理。

催人年老的食品

有4类食品对健康极为不利，应努力避免食用：

（1）红色肉类及其制品，包括汉堡包、芝士汉堡、肉糕等。

（2）经加工的肉类，如热狗、火腿、午餐肉等。

（3）全脂牛奶和奶酪（低脂奶酪和酸奶除外）。

（4）烘烤食品，如甜饼、蛋糕、炸面包圈等。

这些食物是脂肪的主要来源。体内过多的脂肪会导致癌症、糖尿病、高血压、消化系统疾病、关节炎并发症，更不用说心脏病和高胆固醇了。

肉类的保存和烹制方法是导致这些后果的原因之一。例如，熏制热狗的方法会导致癌症，就像烧烤食品会产生癌症一样。油煎肉或烤肉会在肉中，特别是在其表面产生致癌物质，这种物质存在于肉类的1/3表层处。

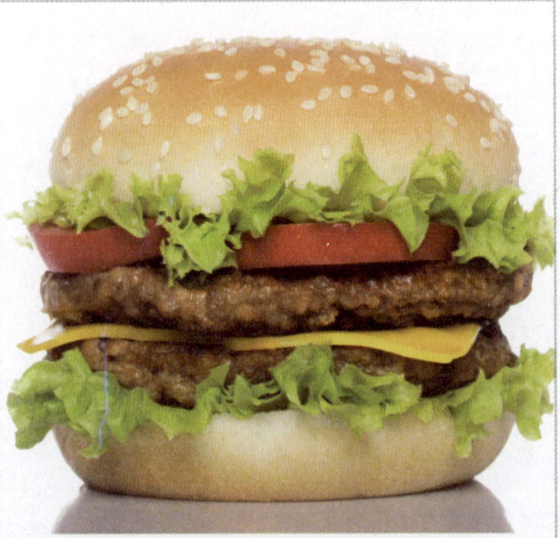

◎汉堡等食品对老年人的健康极为不利。

其他一些脂肪含量较高的食物也应该注意避免，如昆士兰果、杏仁、花生、新鲜椰果、鳄梨、肉汁和奶油调味汁、沙拉油（无脂肪类除外）、油炸食物和饼干等。

另一类会使你变老的食物是加工并包装好的微波炉即食食品。

这些食品通常是高热量、低纤维的食品，其中的脂肪提供的热量常常超过30%，含盐量通常也比较高。

最后，还有一些会使你变老的食物是：

某些包装好并标明“流行、健康”而其实却又并不是那么回事的食品。例如，一半以上的奶产品广告宣传上被称为“低脂奶”。其实我们更应选择对保持年轻、健康有益的脱脂奶。

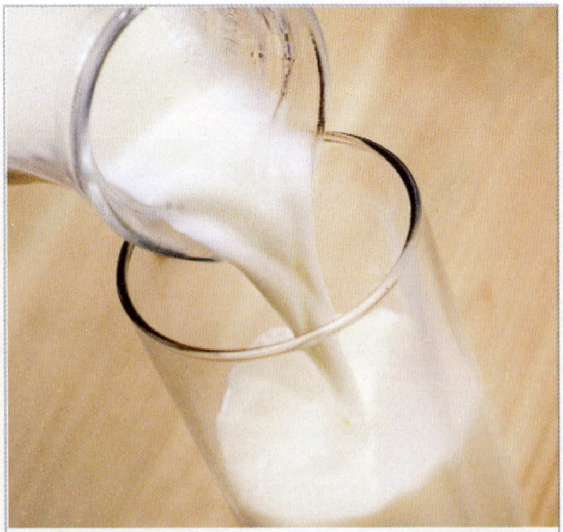

◎日常生活中常喝脱脂奶更加有益于身体健康。

第二章

保持健康活力

●要想保持健康有活力，就要有好的生活习惯。养成好习惯需要多做锻炼并持之以恒，还要求自我克制。

50岁以后怎样保持健康活力

要想保持健康有活力，就要有个好的生活习惯。养成好习惯需要多作锻炼并持之以恒，还要求自我克制。

（1）有规律地洗热水澡。

这样可以保持细胞的活力，促进新陈代谢，有助于新细胞的生成。但要注意，热水浴后，不要用冷水猛激。

（2）尽可能多走路。

不要总是坐公共汽车或出租汽车。经常走路对腿、肺、动脉等器官有益而无害，或许你所需要的各种锻炼都可以通过走路实现。

（3）保证睡眠充足和有规律的起居。

你的躯体和头脑对一种稳定的有规律的睡眠模式会有良性反应，一旦形成生物钟，它会使你很快入睡，进入熟睡状态，且使你睡得宁静。从而使你睡眠充足，醒来后精力充沛。

（4）早饭、中饭吃饱，晚饭吃少。

每天上午所摄取的热量，应是你一天所需热量的大部分。这就要求你早饭、中饭吃饱，以保证摄取足够的热量；晚饭则只需要吃得七八分饱，既可补充够所需的热量，又不会为睡眠前的消化系统带来太大负担。

（5）每天坚持做双手抱膝到胸部的动作以保持背部肌肉的健康结实。

（6）饭后应及时刷牙。

防止中老年人因牙齿结构疏松，饭后残垢堵塞牙缝引起牙龈和牙根发炎。

（7）洗澡时用泡沫石或硬而平滑的小物件把脚上粗糙的皮肤刮掉，这样可以有效地防止鸡眼。

（8）定期修剪头发。

以保持头发整齐、清洁，给人以健康的感觉。

（9）多食清淡食物,少食多盐多脂食物。

比如做菜少放盐少放油，多吃新鲜水果，少吃糕点。多喝水，会给你的身体带来很多好处。

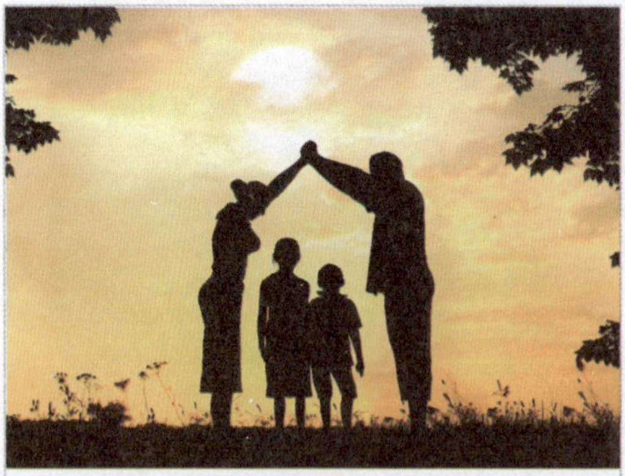

◎可以多和小孩在一起，这样可以舒缓心情。

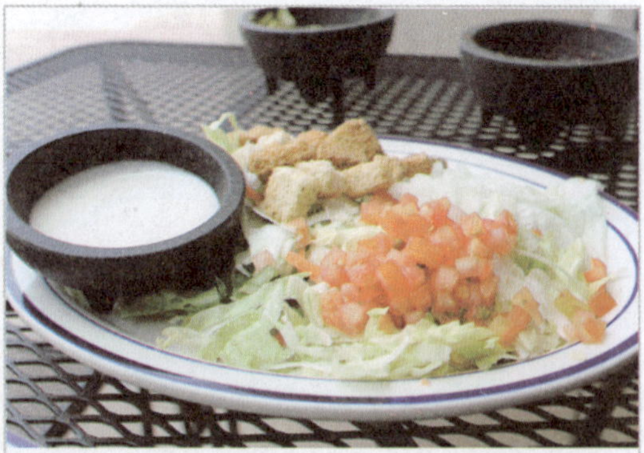

◎在生活中老年人在饮食上一定要注意清淡，过多食用多盐多脂肪的食物，会给身体带来危害。

50岁以后自我保健的要点

中年其实是人生的黄金时代，中年人年富力强，才华横溢，是各行各业的主力军。

从生理上讲，中年是人体生理功能全盛时期，又是开始进入衰老的关键阶段。此时各种器官的功能开始降低，许多疾病有可能乘虚而入。所以，中年又是决定生命长短的一大关口。

中年人特别是中年知识分子，由于他们既肩负着社会的重任，又承担着赡老育幼的家庭重担，许多人往往过分忘我而忽视了自己，常常处于超负荷状态而不知疲倦，以致不少的人在黄金年华就英年早逝！因此，中年人如何珍视自己的健康与自我保健，就成为他们的一个极其需要重视的问题。

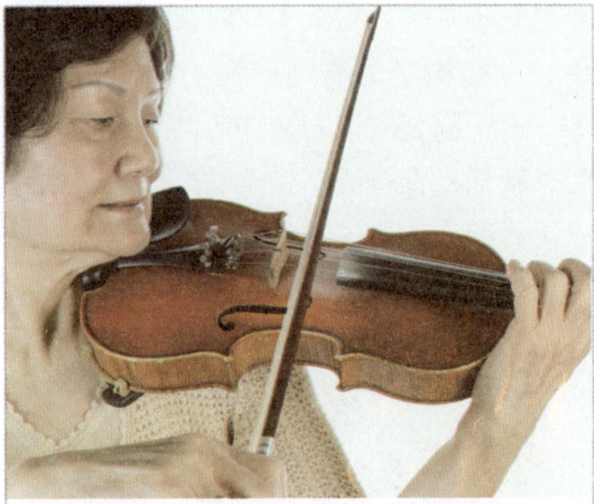

◎现代医学认为，中年人保持健康的四大因素是情绪、营养、保健和锻炼，音乐可以让人保持精神愉快。

过好中年关注意事项

饮食习惯	要养成良好的饮食习惯，保证每日身体对各种营养素的需要量。中年人要多吃青菜、水果，含蛋白质、维生素丰富的食物，少吃含脂肪多的食物。
体察健康的微妙变化	要细心体察自身健康状况的微妙变化，感觉不舒服不可掉以轻心，最好是定期全面检查身体，或有所侧重地单项检查，力求对疾病早发现、早诊断、早治疗。
锻炼	要有适量、适度的体育锻炼，并持之以恒。坚持体育锻炼，能增强机体各器官的生理机能，提高抗病防衰的能力。
有劳有逸	对待工作要量力而行，有劳有逸，切不可不顾主观条件，一味蛮干，以致积劳成疾。
保持良好的心态	要有一种豁达乐观的情绪，保持良好的心态。长寿学家胡夫兰德在《人生长寿法》一书中说："一切不利的影响中，最能使人短命夭亡的莫过于不好的情绪和恶劣的心情，如忧虑、颓丧、惧怕、贪求、怯懦、忌妒和憎恨等。"这是因为当人的情绪不好时，往往引起内分泌系统紊乱，影响各部分器官功能。有人曾做过调查，发现癌症病人中性格忧郁、精神压抑者是正常人的16倍；在肝脏病、心脏病和肾脏病人中，情绪不好者分别是正常人的3倍、6倍和1.2倍。

50岁以后如何预防和矫正驼背

首先要注意坐立姿势。坐的时候，要挺直腰杆，胸部向前挺起；站立时，也要挺胸不猫腰。伏案工作时桌椅高度要适中，一般椅子的高度应和小腿的长度相等，桌子高度应该同胸部等高。看书写字时，腰板挺直胸部不要紧贴桌面。经常弯腰工作的人，要注意多活动，直直腰杆，挺挺胸脯，使腰部肌肉不致过度疲劳。司机手握方向盘时，身体应保持端正姿势，胸部不可同方向盘挨得太近。睡觉最好用硬板床，褥子最好不要过厚过软，枕头不可过高。要经常参加体育锻炼，增强肌肉的张力。有了强壮的肌肉，才能保持正确的身姿。

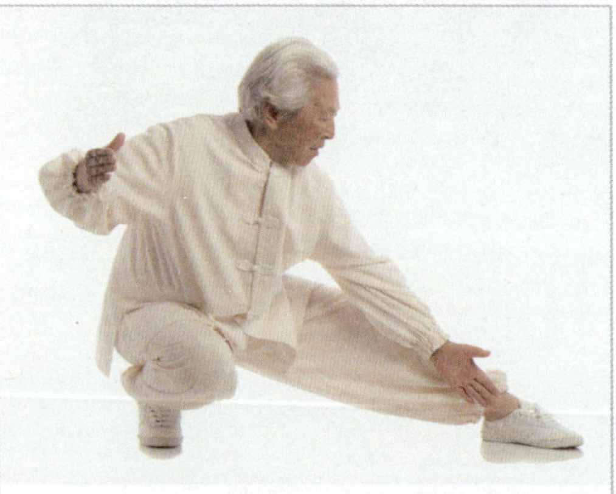

◎日常生活中多运动关节可以有效防止驼背的发生。

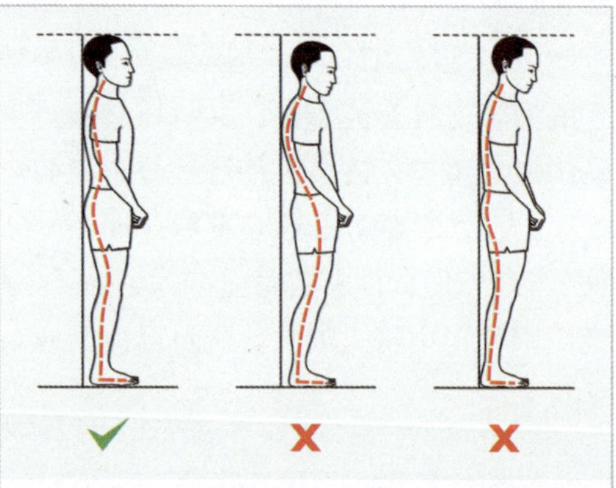

◎在生活中保持正确的坐立姿势，可有效防止驼背及矫正脊椎变形。

矫正体操

背靠墙	距墙30厘米左右，两脚开立同肩宽，两臂上举后伸，同时仰头，手触墙后还原，做10次。
面对墙	面对墙一臂半距离站立，两臂前平举，手掌抵墙，做屈伸动作。屈臂时，挺胸抬头，尽量使胸部贴近墙，做10次。
坐在椅子上	双手于臀后抓住椅面两侧，挺胸、向后张肩，头尽量后仰。2～3秒放松一下，做5次。
或坐或立	两手持体操棒水平放于肩背部，挺胸抬头，感到肩背部肌肉胀即可。
仰卧于床上	在背凸处垫5～7厘米的物体，全身放松，两臂自然伸直，手掌朝上，两肩后张，每次静卧5分钟以上。

以上矫正体操主要作用是锻炼背部肌肉力量和减少背部脊的后凸度，对矫正驼背有一定效果。如能配合其他体育运动效果会更好。

50岁以后怎样保持腹部健美

人的腹部是骨盆和胸部之间的身体部分。在解剖学上，腹部是从胸底的横隔膜直到骨盆的真假骨盆界限。真假骨盆界限从腰骶角（第五腰椎和第一骶椎之间的椎间盘）到耻骨联合，骨盆入口的边缘。在骨盆入口和胸膈膜之间的空腔称为腹腔。腹腔的边界是腹腔壁。

腹壁分为后、侧和前腹壁。它们的构造一样：最深的一层为腹膜外的脂肪、壁层腹膜和一层筋膜，后者根据其不同的位置、覆盖物的不同有不同的名字（如腹横筋膜、腰肌筋膜）。这些结构的表层（但后腹壁缺少）是三层肌肉：腹横肌，腹内斜肌和腹外斜肌。

随着年龄的增长，再加上很多中老年人不良的生活习惯，比如饭后就睡觉或者坐着休息，这就会导致腹部脂肪堆积。而脂肪堆积就会导致赘肉的产生，不但影响美观，同时也会影响中老年人的身体健康。那么，中老年人应该怎么减掉腹部脂肪呢？有什么健身操可以减少腹部赘肉呢？下面就与各位分享一下有效的腹部健身操，教您减掉腹部脂肪。

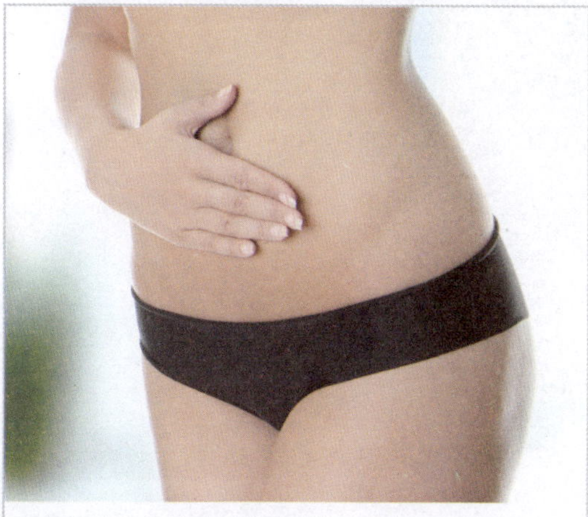

◎保持腹部健美要经常科学地进行锻炼。

两脚开立同肩宽，肩负铁杠或简易杠铃。

坐在凳上，脚尖勾住固定物，双手交叉托头，上体慢慢后仰。

脚不动，慢慢先向左、再向右扭转躯干到最大限度。扭转时吸气，还原时呼气，做10次。

上体仰至后屈体时吸气，还原时呼气，做15次左右。

仰卧，双手放体侧。

两手撑地，右腿蹲立，重心放在右脚上，左腿侧伸脚尖点地；左腿收回，右脚伸出。

收腹举腿，尽可能使脚尖触及头后地面，吸气，还原时呼气，做15次左右。

身体重心提起时吸气，下蹲时呼气，做10次左右。

仰卧，两手放在体侧，两腿抬离地面10～20厘米。

两脚开立同肩宽，两手交叉托头，上体先向左、后向右交替转动。

两腿轮换屈膝提腿练习，脚跟不着地。也可加大难度，将小腿绑上重物，做15次左右。

转动时吸气，还原时呼气，做15次左右。

50岁以后怎样保护好膝关节

人的膝关节由大腿骨下端和小腿骨上端对合而成的，两骨端之间行块是半月板的软骨垫。半月板前面覆盖着膑骨，也叫膝盖骨，四周及关节内由韧带将膝关节各组成部分固定在一起。

在生活和生产劳动中，膝关节不断地受到磨损。在正常情况下，膝关节可以轻微地屈曲、旋转。人每天上千次的活动都靠膝关节承担。再如跑、跳、跪和踢足球、举重、游泳、滑冰等运动使膝关节的负担就更重了。人到50岁以后，膝关节就开始出现衰老迹象，如韧带和肌腱松弛、老化，半月板退化，致使膝关节容易受损、疼痛，活动受限。保护膝关节要做到以两点。

首先，尽量不要使身体超重，减轻膝关节的负荷。不要长时间蹲着，因为下蹲时膝盖骨承受的压力急剧增加，通常可超过自身体重的4～7倍。

其次，中老年人走路，尤其是走远路，不要穿鞋跟过高或鞋底过薄的鞋，以减少膝关节反复受到冲击力。平时未经过训练的人不要猛然将腿抬至肩高，避免膝关节韧带组织因过度牵拉而损伤。

有的人在长跑后感到膝关节酸痛，这主要是由于运动量过大，着地时又没有利用脚的弓形结构缓冲落地时的震动，以及长期在坚硬不平的道路上跑步等原因造成的。所以，要学会科学的锻炼方法，选择合适的路面，跑后避免受凉，防止膝关节受损。

骑自行车则要调节好车座高度，车座过高或过低都会使膝关节过度用力，以双脚踏在脚蹬上，使双腿最大限度伸展时膝关节仍稍有弯曲为宜。

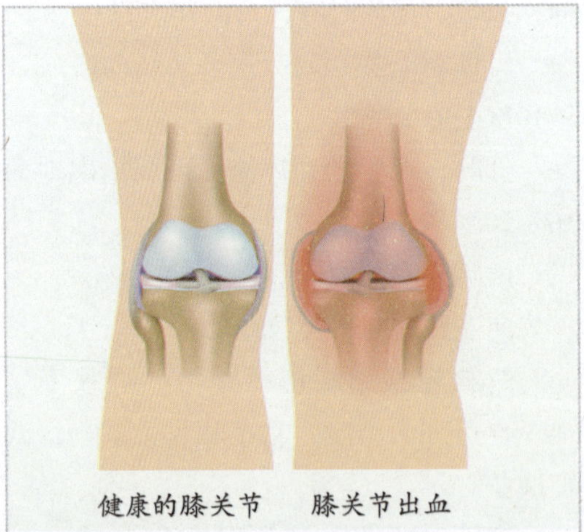

◎50岁以后的膝关节很容易出问题，一定要注意科学地锻炼。

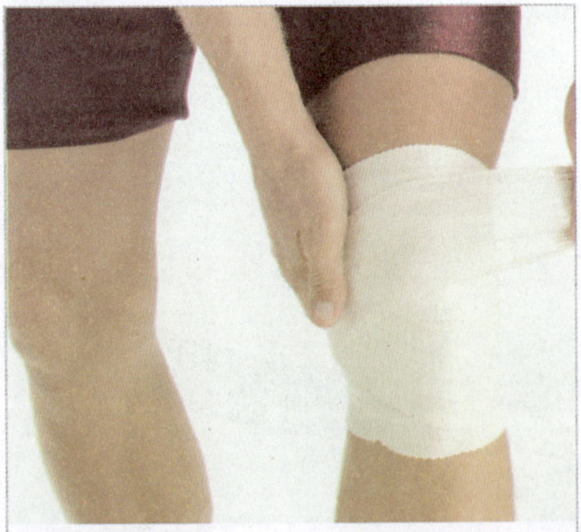

◎如果膝关节受伤，一定要用科学的方法妥善处理。

职业者怎样消除疲劳

职业者肩负家务和工作双重负担，生活紧张，长期处于身心交困之中，不少人患了心理学家所说的“持续性疲劳症”。毫无疑问，长时间持续下去，这种状态会影响职业者的身心健康。那么应如何改善此种情况，减轻劳累对身心健康所造成的伤害？心理学家提供了以下几项建议：

❶ 精神上自我放松

为改善这种过度紧张的精神状态，专家提出一种“方格论”。即把每天当做一个独立的方格，人们应先好好地活在今天的方格里，在这个有限的空间里，将事情逐一分析清楚。这样，可忧虑的事情就少多了，当心情平静下来时，再去总结过去和计划未来。

此外，你可以每天沉思10分钟，闭上双眼，神游物外。想一想最美好的事物，运用想象力，制造身历其境的感觉，这是消除紧张的妙诀。

❷ 有计划妥善安排生活

在生活中，常有一些必须处理的琐事，若是一直拖着，心里总觉得事情未了，如果订个工作时间表，并切实执行，这样就不必经常惦念了。

动员家中的每个人分担家务。告诉子女，你每天也需要放松一下自己。规定每个家人负责特定的家务，可能的话，还可列出每人的工作内容和完成的时间，这样可以将自己解放出来。

放宽家务标准。当自己忙得透不过气来而耽搁家务时，不要感到内疚。

坚持每天有100分钟的“私人时间”。利用这段时间做运动，与爱人温存，或与孩子们玩乐。这有助于恢复精力，克服疲惫。

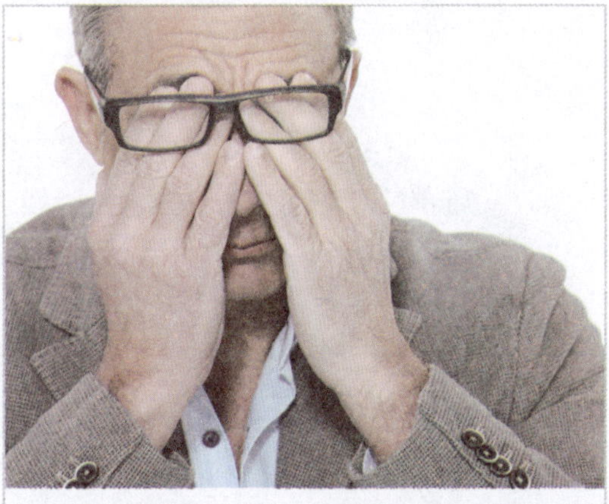

◎50岁以后还在工作的，一定要注意合理地安排作息时间，避免因疲劳给身体造成伤害。

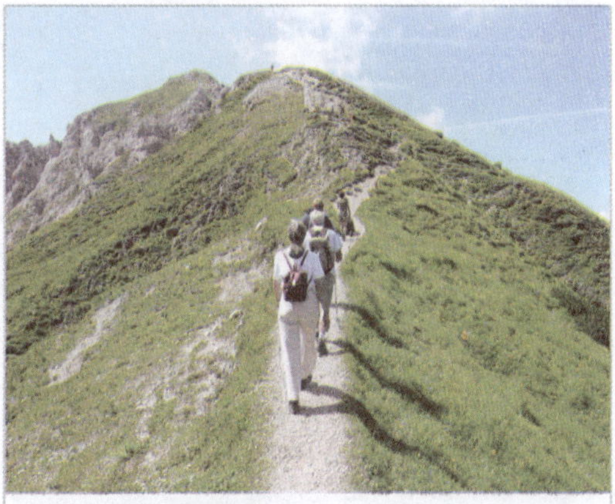

◎常与家人或朋友一起运动一下，这有助于消除疲劳，恢复精力。

怎样才能睡好

① 怎样创造良好的睡眠环境

最为重要的是床要舒适。首先，床的宽度和长度适宜，使人有足够的伸展余地。单人床至少要有100厘米宽，双人床至少要180厘米宽。长度比人身高长20厘米即可。另外，床要软硬适度，软的程度要达到躺着时不窝到床中间，硬的程度要达到使髋部、肘部和肩部不感到疼痛。

睡觉时不应穿太多衣服。这是因为衣服扭着和拧着时易使人做噩梦。

卧室墙壁的颜色要柔和。人们普遍认为，某些颜色如鲜红色和明黄，可以使人睡眠时脉搏加快。这类颜色在卧室里是应该避免的。

尽量减少睡室内的灰尘。地毯以及其他织物容易扬起灰尘来，因此，卧室内的地上不应铺满地毯，室内不宜摆设其他织物的装饰。

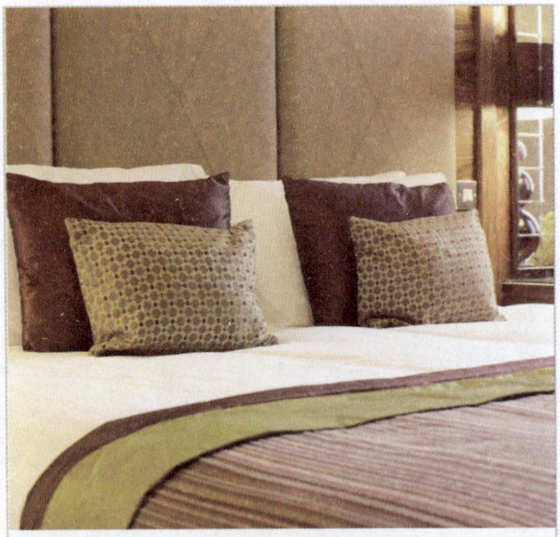

◎一张好的睡床可以提升睡眠质量。

不要把花和其他植物放在卧室内。医学上早已证实，人对植物有不同程度的过敏，而这种过敏则影响睡眠的质量，重则令人无法入眠。

卧室的温度不宜过高和过低。专家们建议，最佳温度应保持在19℃～20℃。如果温度超过24℃的话，人就会在床上辗转反侧，不容易熟睡。当然，被子如果厚的话，温度得作相应的调节。如温度低于18℃的话，容易做噩梦。

要保持室内的干湿度。北方冬季，屋内有暖气的时候，要注意保湿；南方夏季室内易潮，要注意除湿。

卧室里不要有亮光。也有例外，有些人在睡觉时习惯于有亮光，因为他们害怕屋里漆黑一团。

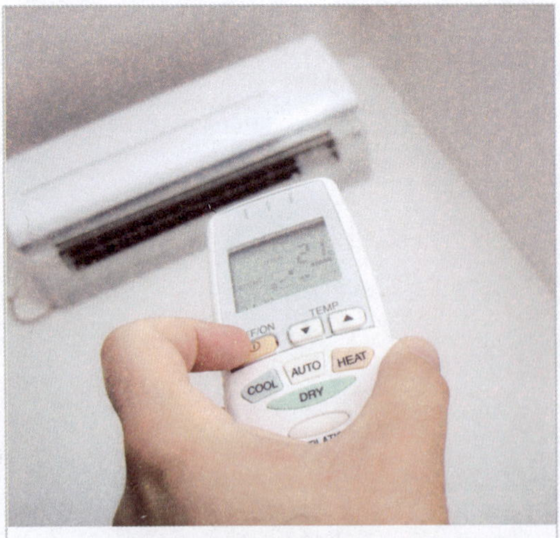

◎合理科学的室内温度同样重要。

保持室内的安静，减少噪声的干扰。可是有些人经过一段时间后，却能在吵闹中安然熟睡，这种现象还无法解释。

最好是单独就寝。同享一张床或同住一个卧室的人无疑是要相互影响的，比如鼾声、磨牙声、动作等等都会影响睡觉的质量。

2 怎样选择最佳的入睡时间

现代人讲究办事效率，就应该讲究睡眠的科学性。有些人往往就忽略了这一点，该休息时不休息，一误工作，二误健康。

科学告诉人们：晚上9：00～11：00，中午12：00～1：30，凌晨2：00～3：30，这几个时间入睡最佳，这时入睡，能取得最好的睡眠质量。究其原因，睡眠具有两种不同的时相状态，即快波睡眠和慢波睡眠。人们入睡后，首先步入的是慢波睡眠，持续时间一般在80～120分钟；然后进入快波睡眠，维持时间在20～30分钟；此后又回到慢波睡眠；接着，再悠悠地转入快波睡眠。

整个睡眠期间，反复转化4～5次。越接近觉醒，慢波睡眠相对缩短，快波睡眠相对延长。人们可以从慢波睡眠或快波睡眠直接来到觉醒状态，却不能从觉醒状态直接跳到快波睡眠而入睡。因此，要使机体很快地进入慢波睡眠，就应该尽量避开人体昼夜生理上的3个兴奋期：早上9：00～10：00，晚上7：00～8：00，深夜11：00～12：30。此时人体精力充沛、反应敏捷、思维活跃、情绪激昂，是不利于机体转入慢波睡眠的。相反，晚上9：00～11：00，中午12：00～1：30，凌晨2：00～3：30，人体精力下降、反应迟缓、思维减慢、情绪低下，利于人体转入慢波睡眠，进入甜美的梦乡。

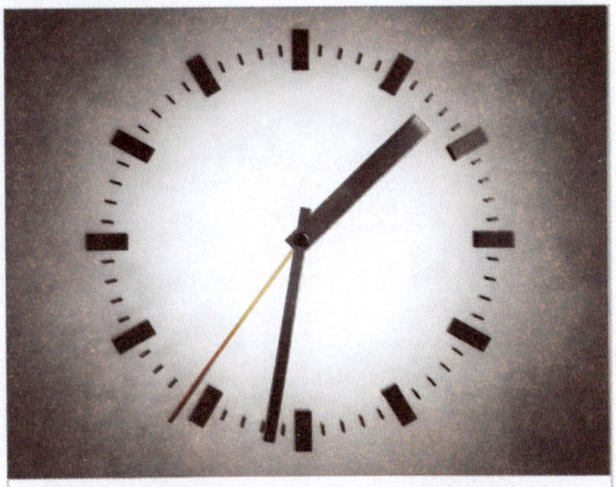

◎科学地选择睡眠时间，可以让心情更加愉悦。

3 怎样才能睡得香

中老年人怎样才能睡得香呢？如果能做到以下几点，就应该能睡得好了。

（1）养成正常的有规律的工作、生活和睡眠习惯。该工作的时候工作，该休息的时候休息，该睡眠的时候睡眠，在大脑中形成规律，即生物钟规律。这样，一到睡眠就能毫不费劲地睡着了。

（2）养成做事拿得起且放得下的习惯，抛弃烦恼才能安然入睡。很多人失眠的原因就在于做事情放不下，或是急于求成，或是心事重重，忧这虑那。结果，到时间时安不下心来，造成失眠。

如果躺在床上想着烦心事，就会难以入睡。睡觉前花30分钟想清楚，然后把烦恼抛在脑后，轻松上床睡觉，不要将床作为烦恼、生气的地方。

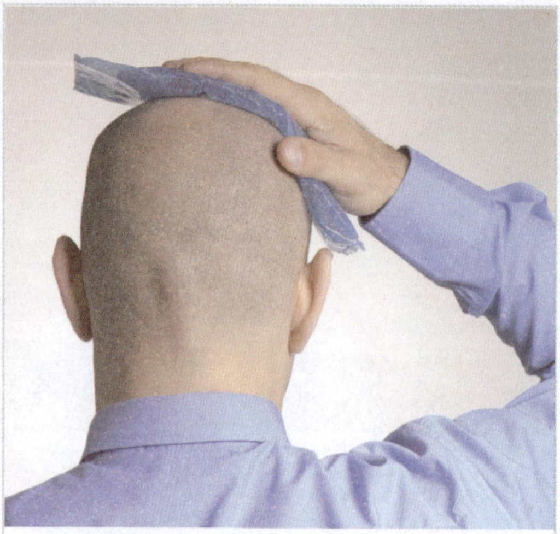

◎睡眠质量低的人，会反应迟缓及头不舒服。

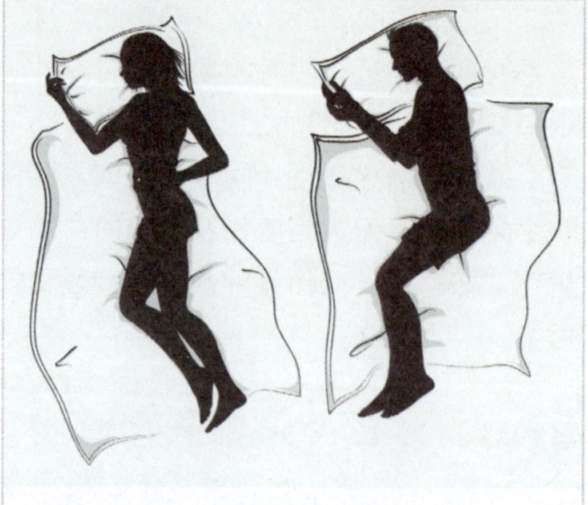

◎正确的睡眠姿势可以让人更快地入睡。

（3）在临睡前不过分用脑，不作剧烈的体育活动。避免大脑过于兴奋，静不下来。临睡前2小时，散散步，听听轻音乐，有利于睡眠。

（4）日间加强体育锻炼和进行力所能及的体力劳动。这样，一是可以促进脑的新陈代谢，增强兴奋和抑制的平衡能力；二是使人有一种累的感觉，促进睡的速度。

（5）要注意培养良好的饮食习惯。晚餐过饱和饥饿都不利于睡眠。因为这样会不断地刺激胃，信号传向大脑，使某些脑神经细胞处于兴奋状态，不利于睡眠。另外，规律地定时定量饮食，有助于生物钟的正常运转，从而对中老年人的睡眠有帮助。

（6）临睡前不吸烟、不喝酒、不喝浓茶或咖啡之类的饮料，也不要喝过多的饮料或流汁。

烟、酒、茶和咖啡等会刺激大脑，使大脑不容易进入抑制状态。而饮服过多的流汁，会使小便量增多而使起床次数加多，这样也不利于再次入睡，会影响睡眠质量。

（7）白天午睡时间不宜过长。尤其是容易失眠的人，尽量不要睡午觉。使人一天活动下来有一定的倦意，利于晚上的睡眠。

（8）临睡前要用温水洗脚，有条件的应该洗温水澡。这样对脑形成一个良性刺激，容易入睡。

（9）睡眠一定要注意姿势。最好朝右侧睡。俯卧和向左侧睡会压迫心肺，影响心肺功能，结果会减缓脑用氧的新陈代谢，影响睡眠。

（10）实在睡不着，可以暂时服安眠药，但不要常服，更不要成为习惯。要知道到目前为止，任何一种安眠药都有一定的副作用。失眠有不同的情况，到底服用哪种安眠药合适，一定要遵医嘱。另外，建议采用中药类的安神药。

如果长期失眠，就要用积极的方法治疗，自我催眠就是一种。

④ 怎样正确使用枕头

在日常生活中，人跟枕头做伴每天都占1/3时间。可见，枕头是人们必不可少的用品。人睡觉时，如果没有合适的枕头，一定会感到不舒服，影响睡眠，有些人还会出现头昏脑涨、眼皮浮肿、颈项酸痛、腰痛麻木等，甚至会引起某些严重疾病。

人睡觉不枕枕头，或用过薄的枕头，头部位置过低，血液流入头部就偏多。会导致头部的血管充血，血管壁压力增大，这样就会使头发涨、眼浮肿等，久而久之还易患高血压病等。倘若枕上适当高度的枕头，那么头部就不会充血，呼吸也通畅，下半身血液回流相应地减缓，可减轻心脏负担。

同时，枕上合适的枕头，头部会略向前弯曲，颈项肌肉可充分放松，不会发生麻木、酸痛、落枕。

特别是患高血压的人，睡觉时必须要枕枕头，而且以枕高枕头为好。这样可以防止头部充血、失眠、血压升高。室内气温高或天气炎热时，患高血压的中老年人用绿豆充芯枕、油甘子叶芯枕等散热性能高的枕头更为适宜。绿豆芯枕，有明目治头痛之功；油甘子叶芯枕，软硬适中，散热能力尤佳。

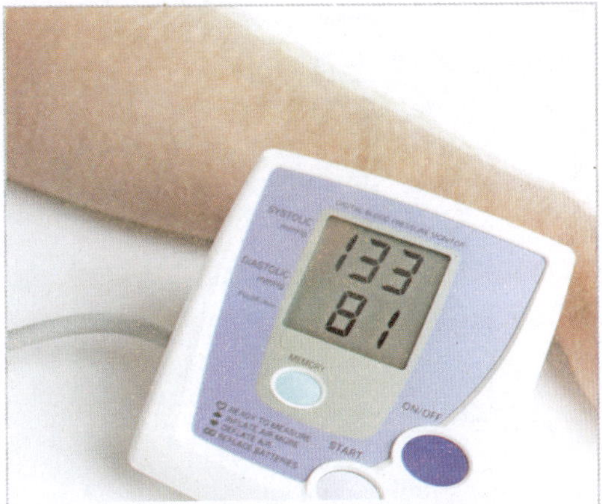

◎特别是患高血压的人，睡觉时必须要枕枕头。

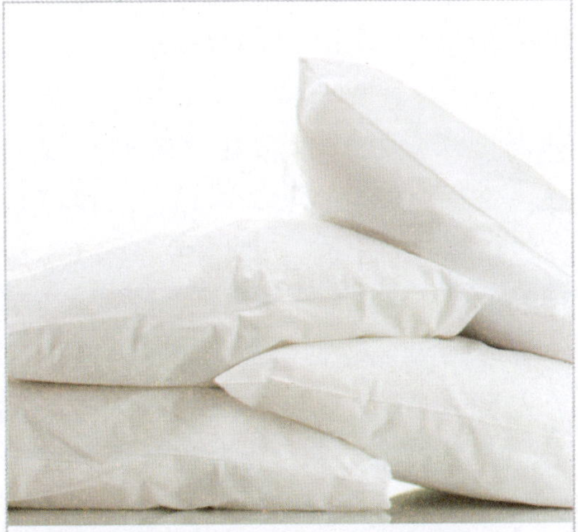
◎科学地使用枕头可以有效提高睡眠质量。

高血压患者最不适宜用木棉枕头和泡沫胶枕头，因为这两种枕头不但不易散热，而且还能产生热量，会加重高血压患者头晕、头痛、失眠、出汗等症状。

⑤ 充足的睡眠有助于保持活力

如果你被告知不用花一分钱，不用走出家门一步，你就能精神焕发，充满青春活力，你应该怎样做呢？答案：睡眠。

一点也不夸张，睡眠可提高生活质量。但是当工作过于劳累，疲惫不堪时，常会硬撑着花两三个小时做完另一件事：熨熨衣服，读份报告，擦擦浴室的地板……而睡眠常常首先被排除在外。而欺骗睡眠在一定程度上就是欺骗

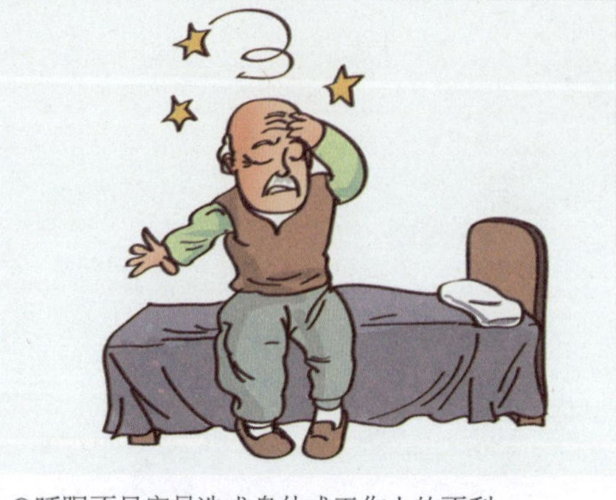
◎睡眠不足容易造成身体或工作上的不利。

自己。

（1）睡眠是神秘的青春兴奋剂。我们都知道一个被剥夺了睡眠的人会如何：低垂的双眼，黑黑的眼圈，一副迷蒙、忧郁、淡漠的表情；举止失度，行为缓慢，言语不利，甚至暴躁易怒，这可不是青春的画面。但如果我们在日常生活中养成良好的睡眠习惯会怎样呢？我们能给这些衰老的表情带来点活力与转机吗？

如果不存在其他健康问题的话，答案是肯定的。睡眠是提高生活质量的诸多行为之一。如果睡得好，就会感觉好，将因此拥有良好的工作状态，保持健康的生活方式。将睡眠与其他良好生活行为联系起来，与青春相关的所有东西——容貌、精力、人生态度——都将得到极大的改善。

（2）是小憩还是不憩，需要根据个人情况而定。很多晚间睡眠不足的人从下午的短暂午睡中受益匪浅。在中午存在一个精力的自然低谷，这是我们生物节律的一部分。很多睡眠被剥夺的人或有着极强小憩天性的人常能从30分钟的小憩中恢复精力。

但并不是每个人都有时间小憩片刻，同时，小憩并不是适合于每个人。如果你患有失眠症，你会极希望在下午小憩一会儿，但这可能会加重你的晚间失眠现象。另外，很多人是可怜的小憩者，由于睡眠惯性，他们会在小憩后感觉更差，头晕感会持续数小时，影响白天的状态。

（3）身体在睡眠时释放高浓度的生长激素，而生长激素是促进机体修复损伤组织的物质。睡眠剥夺性实验动物饱受基本功能完全破坏之苦。近年研究表明，被剥夺睡眠者的自然杀伤细胞和其他促进机体抗感染的免疫系统成分的活性均下降。

多数睡眠专家认为，大脑也同样会从良好的睡眠中受益。

剥夺睡眠会使我们情绪特别激动，易激怒，它也影响我们的注意力、判断力和思维活动。结果会影响我们的工作效率，更严重的会导致工作和交通事故。

从某种意义上讲，睡眠实际上是一种高度活动状态，包括一系列常规循环。每个循环包括数个时相：时相1到3在浅睡眠期间出现，时相4（亦称代尔他睡眠）代表深睡眠，时相5（亦称快动眼睡眠或REM）在做梦时出现。专家们认为充足的代尔他睡眠和REM睡眠是极重要的。没有任何一相，我们就会感到昏昏欲睡，学习、记忆和推理能力也大大削弱。

怎样增强活力

（1）尽量减少身体多余脂肪，最好保持标准的体重和身材，否则想潇洒自如就很难了。

（2）当感到疲倦时，切勿用糖质丰富的食物来保持精力。糖类可以暂时提神，但一段时间后，就会变得血糖偏低而再度感到疲倦。

（3）要想增加活力，就多吃点含复合碳水化合物较高的果类、蔬菜、五谷类食物，只要是热量低的，则食物中的葡萄糖再多也不会增肥。食物的最佳比例是：脂肪含量为30%，蛋白质为20%，碳水化合物为58%。

（4）多吃复合碳水化合物能增加纤维质，令人便畅通。

（5）多喝水，特别是在夏天，它是人体中必不可少的营养。

（6）少吃含咖啡因的茶和咖啡，它会增强心跳率。身体功能因一高一低而造成心烦，人也更没精神。

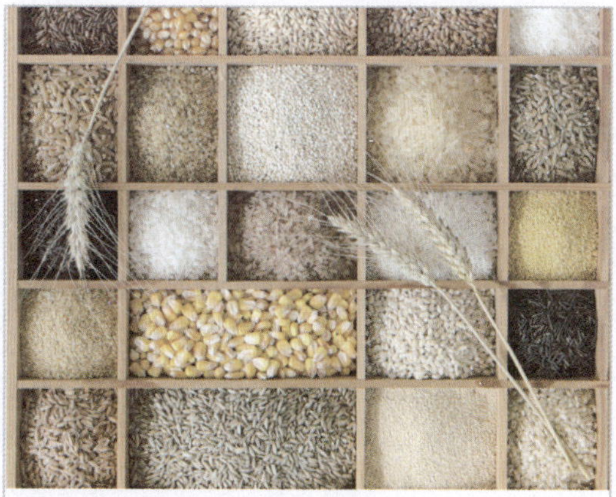

◎减掉多余脂肪可以多吃五谷食物。

（7）安眠药会令人睡足8小时，但仍觉困倦。所以应尽量避免服食安眠药，以免改变自己的睡眠模式。

（8）每星期要抽空松弛一下，到户外活动或干点与平时工作不同的事情。以使精神的注意力转移，让平日里劳累的那部分细胞得以憩息。坚持运动或健身可能是预防衰老、保持活力的最佳方式。常常锻炼身体的肌肉，可以让关节更灵活，增强食欲和减少压力。

（9）要是神经过于紧张，或感烦闷，就应静下来，找找原因，然后消除这种因素。

（10）要是平时工作不太紧，但仍感活力不够，就应去检查是否患上贫血，或染上别的慢性病，这些都是引起人们没精打采的主要原因。

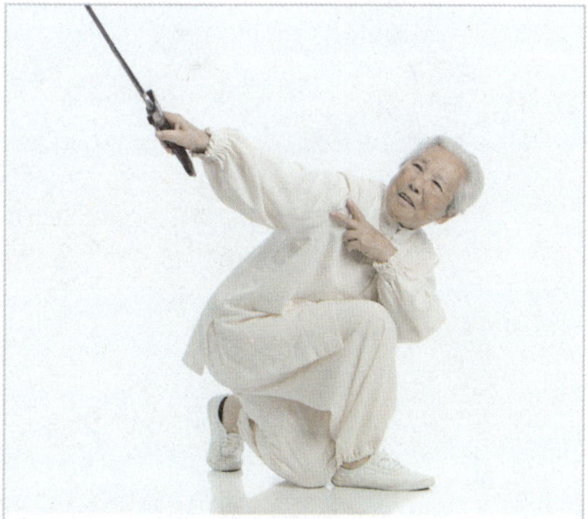

◎多运动，有助于增强活力。

中年人怎样防止体力下降

体力是指人以最大力量可以连续对外做多少的运动，这涉及到人的最大力量，最大耐力。

人到了中年，由于事业和家庭等方面的劳累，各种负担的加重，往往会感到体力下降和不支。加上平时不太注意，时间一长，就会引起心血管和其他器官等方面的疾病。怎样才能有效防止体力下降呢？除加强饮食营养，合理安排起居，注意调节精神生活外，最有效的办法是经常进行体育锻炼。

科学家的研究证明，人的体力下降与精力最充沛时期的体育锻炼不足有很大关系。

一般来说，中年时期的体育锻炼以全身性的轻缓运动为宜，尽量避免剧烈的运动，因为剧烈的运动会引起暴发性腰痛、跟腱断裂等伤害事故。

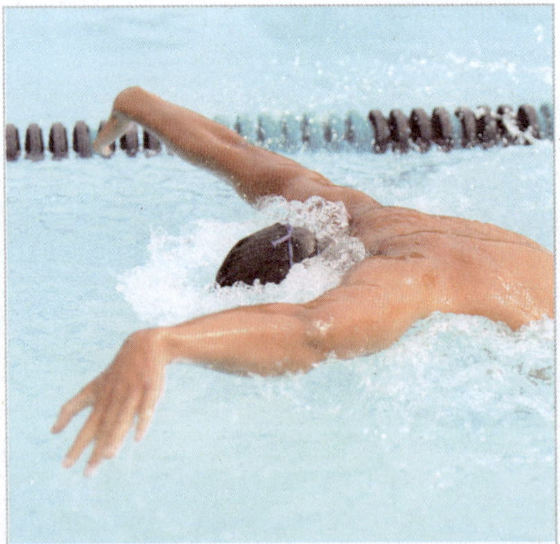

◎中年时期的体育锻炼以全身性的轻缓运动为宜，尽量避免剧烈的运动。

轻缓的运动以每周3次左右的频率较为适宜，锻炼方式可采用慢跑，慢跑对于保持中老年人良好的心脏功能，防止肺组织弹性衰退，预防肌肉萎缩，防治冠心病、高血压、动脉硬化等，具有积极的作用。

还可散步，散步对骨质疏松症、颈腰椎病、肥胖症、高血糖、高血脂、高血压、冠心病、动脉硬化、中风后遗症、神经衰弱、抑郁症、便秘、免疫力低下等疾病，有着辅助治疗的作用。散步与“生命振荡说”、“天人合一”、“有氧运动”等科学理论有着不解之缘。

或者打太极拳，太极拳是一种按照道家阴阳学说的理论，通过柔和缓慢的形体动作修身养性，去寻求人体自身的协调、人与自然的协调、个体与社会的协调的运动形式，对保持健康有很好的作用。

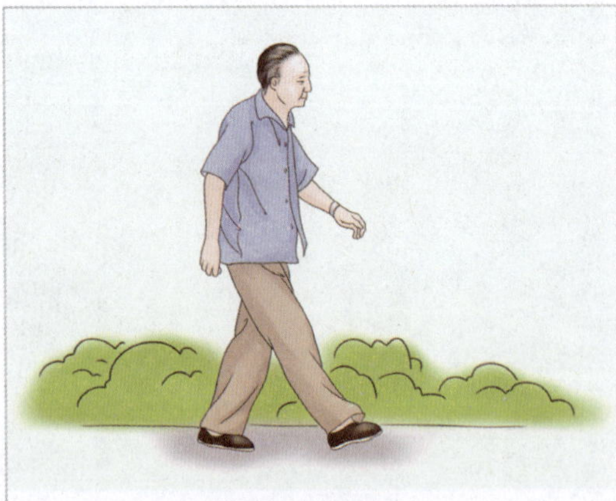

◎散步对骨质疏松症、颈腰椎病等疾病，有着辅助治疗的作用，可以增强体力。

怎样测算体力年龄

在一些古代书籍中就有一些描述体力的文字，如晋张华《博物志》卷五："初小困，十数日后，体力壮健，不复思食。"明吴承恩《贺杨封君七十障词》："神明益茂，体力逾康。"

一个人的体力年龄可以和实际年龄相差10年甚至20年。测验体力年龄是通过以下6个方面来综合评定的。

平衡性：闭上双眼，抬起一只腿，离地面20厘米，测定单足站立的时间。30秒为及格，站立时间越长，说明平衡性越好。

敏捷性：两足并拢，前后左右跳跃，看一分钟能跳几次，跳的次数越多说明越敏捷，150次为中等。

柔韧性：双腿并直，屈体触地，手指能触地为及格，手腕触地为优秀。

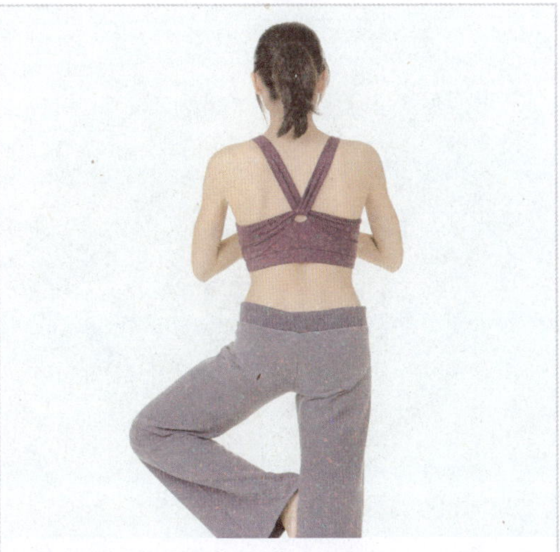

◎测算体力年龄有几个方法，单足站立就是其中一种。

耐久力：深吸一口气，屏气，看能坚持几分钟。半分钟为及格。坚持时间越长，说明肺活量越大。

腹肌力：腹部皮下为"脂肪库"，腹部脂肪越多，腹肌越无力，仰卧靠腹肌收缩能坐起者为及格，双手扳头能坐起者为优秀。

爆发力：爆发力是由力量和速度决定的。一个十分强壮的人，爆发力并不一定大。下蹲后运用下肢弹跳向上跃起，然后下蹲为一次。计算一下25秒钟内能做几次。25秒内能做15次为及格，25次为优秀。

最后把6项指标综合起来，有4项指标均在中等以上水平者，说明体力年龄年轻10岁。如果有3项不及格，说明体力年龄比实际年龄衰老10岁。

以上只是粗略说明，准确结论，必须通过体力指数换算表来计算。

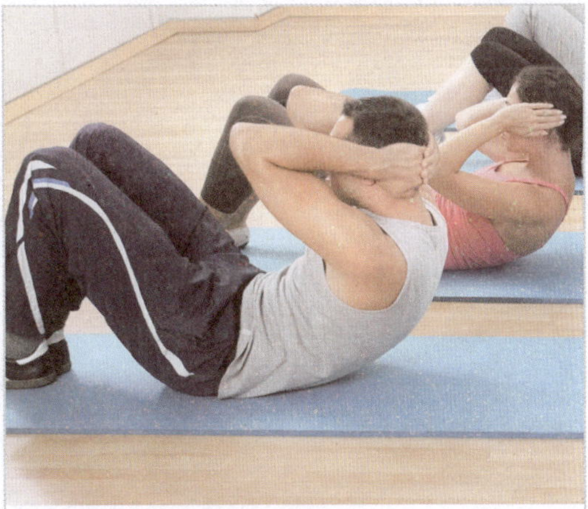

◎腹肌力也是测算体力的一种。

高能量早餐有助健康

人到中年是“多事之秋”，肩负工作、家庭两大重任，身心负担相对较重，为减缓中年人的衰老过程，其饮食既要含有丰富的蛋白质、维生素、钙、磷等，又应保持低热量、低脂肪。

早餐还可以吃些菜，如菜包之类的，水果与菜不同，另外吃些菜的话营养更加好，包括葱、青菜、萝卜，但是不用太多,只要把粮食的一些分量换过来就行了，水果也可以，至于饮料有200~250毫升就好了。

明尼阿波里斯医疗中心作了一项研究：请14名志愿者在早餐三个半小时后去一家快餐店随意进午餐。结果发现，那些早餐吃了高纤维麦片的志愿者比其他人在午餐时要少摄入45卡的热量。

进一步的研究是把志愿者分为两组。一组早餐吃高纤维麦片，另一组吃低纤维麦片。随后享用自助餐时，前者比后者少摄入90卡热量。可见，以吃高纤维麦片（加脱脂奶）来开始一天的生活非常重要。这小小的一个改变如能坚持一年，就可以减轻4.5千克体重。

要保持年轻、健康，每天至少应吃5份蔬菜和水果，特别是绿色和黄色蔬菜及柑橘类水果。

除了脱脂奶冲燕麦片，还可以喝新鲜的果汁，如一杯脱脂奶酪或低脂酸奶加新鲜果汁（如香蕉或菠萝）。如果你喜欢吃鸡蛋饼或薄煎饼，可在上面加些水果片而不是抹上糖浆，长期保持，这对你的健康大有好处。

如果你没时间坐下来吃早餐，可以只喝些混合果汁，如一个香蕉加上一两个其他水果制成的低脂食物，会让你在上午保持活力。

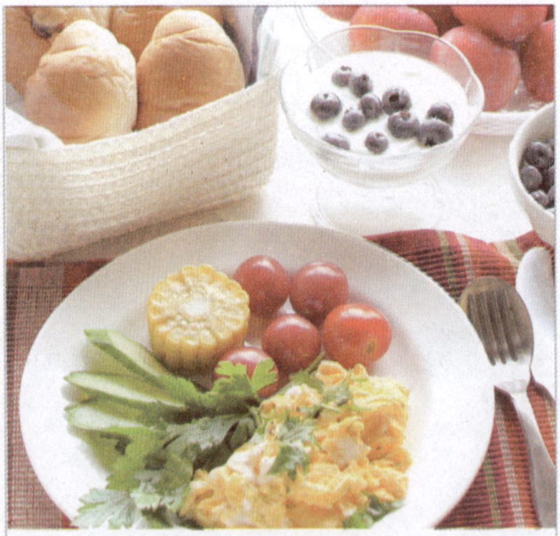

◎这几种早餐可以让身体更加健康。

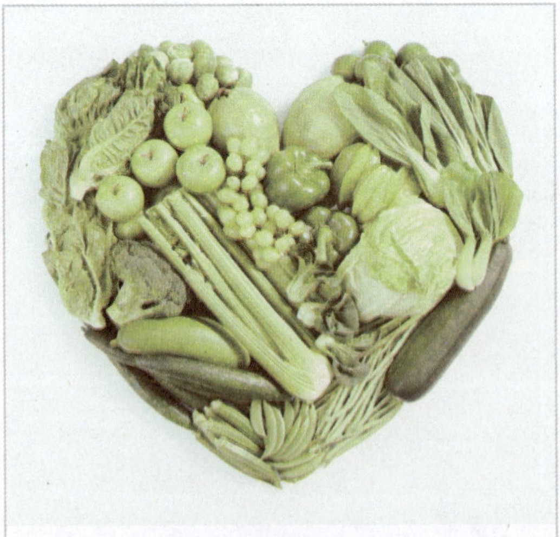

◎应多食绿色食物，它们可以增强身体的免疫力。

高纤维低脂肪的食品使人青春常在

要想不太费力地减轻体重，主要靠的不是斤斤计较热量的摄入或每顿只吃少量食物，靠的是改变饮食习惯：吃高纤维、低脂肪的食物，少吃低纤维、高脂肪、高热量的食物。

高纤维食物有益成分多，能有效预防癌症，高纤维食品和低脂肪食物有助防心脏病。

纤维素比重小、体积大，进食后充填胃腔，需要较长时间来消化，会延长胃排空的时间，使人容易产生饱腹感，可抑制你一下就吃太多，减少热量的摄取；纤维素在肠内会吸引脂肪而随之排出体外，有助于减少脂肪积聚，这样就可达到减肥目的。

食用高纤维食物还有排毒、通便的作用。食物在消化分解的过程中，必定会产生不少毒素，这些有害物质在肠腔内会刺激黏膜上皮，日久引起黏膜发炎；吸收到

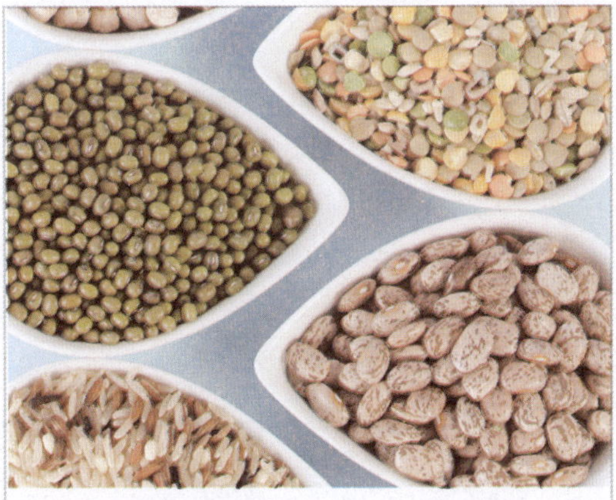

◎高纤维食物有益成分多，能有效预防癌症，高纤维食品和低脂肪食物有助于预防心脏病。

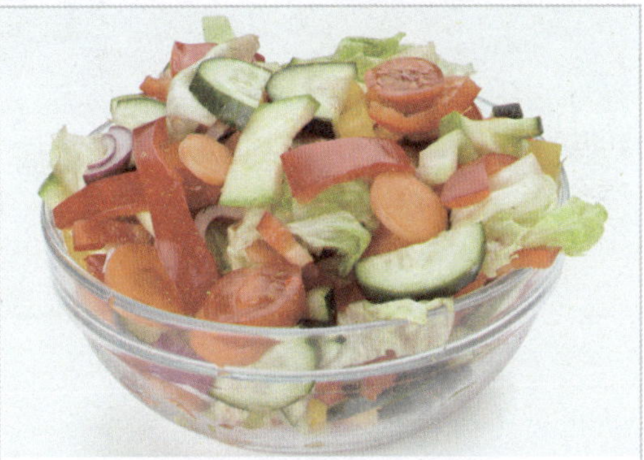

◎低脂饮食常用于减肥，也适于防高血脂、高血压、心脏病、糖尿病等，但都需合理运用。

血液内，可加重肝脏的解毒负担。纤维素在胃肠道中遇水形成致密的网络，吸附有机物、无机物、水分，对维持胃肠道的正常菌群结构起着重要作用；同时，肠内容物中的毒素会被纤维素吸附，肠黏膜与毒物的接触机会减少，吸收入血量亦减少。食物纤维体积大，可促进肠蠕动，其中的水分不易被吸收，从而有通便作用。

吃高纤维食物不仅可以帮助排除身体里的有害物质和废物，还可以减肥，使我们的身体变得更加健康，更有活力。现代医学和营养学经研究确认了食物纤维可与传统的六大营养素并列称为“第七营养素”。

传统富含纤维的食物有麦麸、玉米、糙米、大豆、燕麦、荞麦、茭白、芹菜、苦瓜、水果等。富含食物纤维的食品虽然有上述种种好处，但也不可偏食。正确的饮食原则是：减少脂肪的摄入量，适当增加蔬菜和水果的比例，保

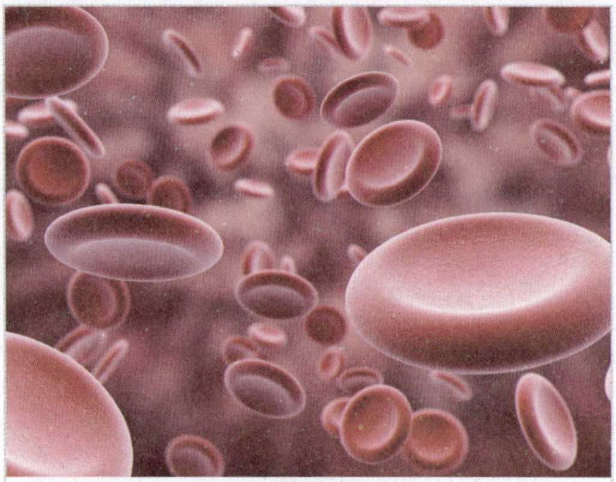
◎食低脂食物可有效降低血清胆固醇。

持营养的均衡。

众所周知，人类赖于生存的物质必须从食物中取得，这些物质可以分为六大类：包括水、蛋白质、脂类、糖类、矿物质、维生素类。

正常人为了保持身体健康，必须使这六类物质均衡地进入人体，也就是说不能使任何一类有所过量。但是，对于不同疾病的病人，这六类物质的比例就必须进行调整。

例如维生素缺乏的病人，就必须增加食物中维生素的比例，脱水的病人就必须增加饮食中水的比例。高脂血症患者血中脂类物质甘油三酯、胆固醇已超过正常需要量，若想尽可能减轻高脂血症对机体的危害，必须进行膳食结构的调整，进食含脂类物质尤其是甘油三酯、胆固醇比例较少的食物，这种结构的饮食被称之为低脂饮食。

重要的不是你每天吃多少，因为不同的人对食物的需要量不同。重要的是你吃的是什么，并且你所吃食物中脂肪和纤维的含量。日常生活中应尽量少吃高脂肪的肉类（特别是油煎的）和奶油制品（特别是比萨、奶油蛋糕和冰淇淋中的奶油），而多吃有益健康的水果、蔬菜和谷物。这样你不仅会显得更年轻，活得更长久，而且你也会感觉更好，更加健康，充满活力。

再说，这也容易做到。你不用经常去计较要少吃多少食物，而只需作出一个重要选择，即只吃健康的、有营养的食物。这样你就不必总是去想你没吃到的食物，而是会逐渐适应并享用起你自己选择的健康食物。

这种饮食方式不用你去想就自然会增加纤维摄入量。一顿由脱脂牛奶冲燕麦片加半只香蕉和一些橙汁组成的高纤维早餐完全可以使你坚持几小时。午餐时，你可以吃加蔬菜和沙拉的通心粉，并加些低脂肪的调味汁或调料。

要记住的一条原则是：加工越简单的食物越好。生的蔬菜和水果最好。其次是糙米、高纤维面包、燕麦片、土豆和面条。

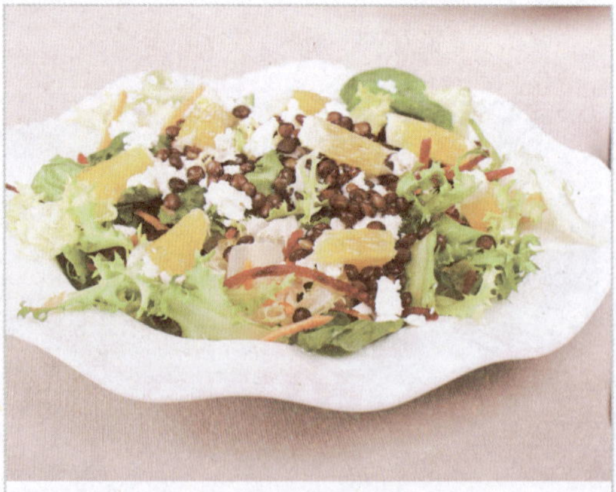
◎医学研究已经证明，素食饮食是最有效、最持久的减轻体重和保持年轻的方法。

鱼比家禽好，而家禽又比红色肉类好。家禽的皮应少吃。注意尽量选浅色肉类而不是深色肉类，因为后者脂肪含量是前者的2倍。

事实上，科学研究表明，食谱中的少量脂肪将带给你修长、苗条的身材。对于低脂饮食者而言，即使他们并不刻意去限制总热量的摄入或食物总量时，体重也会逐渐减轻。

研究还显示低脂饮食可降低慢性疾病的发病风险。研究人员证实血清胆固醇水平处于中等程度的50岁以后的中老年人，只要把脂肪摄入量降至总热量的25%左右，就能将血清胆固醇水平下降9%。而血清胆固醇易引起动脉阻塞，并引发高血压、心脏病及中风，血清胆固醇水平下降，会降低身体的患病几率。

更有甚者，当低脂饮食与大量可溶性纤维素相伴时，血清胆固醇水平可下降13%之多。而纤维素是不含脂肪的物质，在燕麦麦麸中富含。

总之，如果保持健康活力是你的目标，那么，高纤维、低脂肪的饮食可助你一臂之力。

下面深入了解一下脂肪：

脂肪实际上由称为脂肪酸的物质组成。营养学家根据脂肪酸的化学组成将其分为3种基本形式：饱和脂肪酸、单不饱和脂肪酸与多不饱和脂肪酸。

所有3种形式的脂肪酸对腰围都有着同样的增肥作用，因此如果你在检查自己的脂肪摄入时，最好把这3种形式的脂肪酸都除掉。但专家们认为，要想保持健康的身体更应特别强调少吃富含饱和脂肪酸的食品。

另一方面，单不饱和脂肪酸并不会引起血中胆固醇水平的升高，而且研究表明多不饱和脂肪酸可以降低机体的胆固醇水平。这就解释了为何在食用烹饪油或含有单不饱和或多不饱和脂肪时，身体受到的影响要小得多的原因。

每种脂类食品都含有这3种脂肪酸，但其组成比例不一。例如，动物脂肪、黄油和热带植物油（如棕榈油和椰子油）均

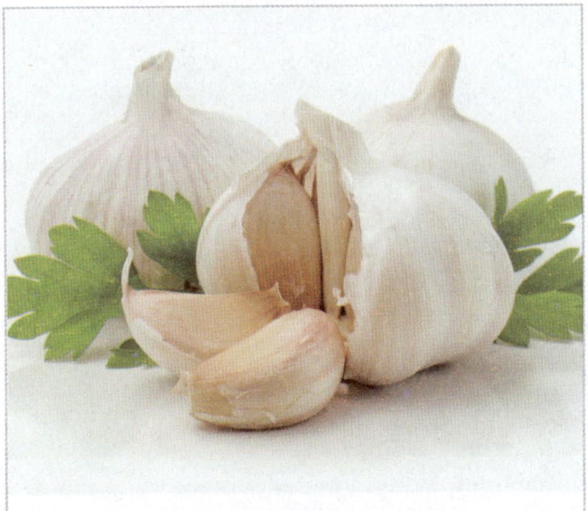

◎吃大蒜可以大大减少血液中的胆固醇。

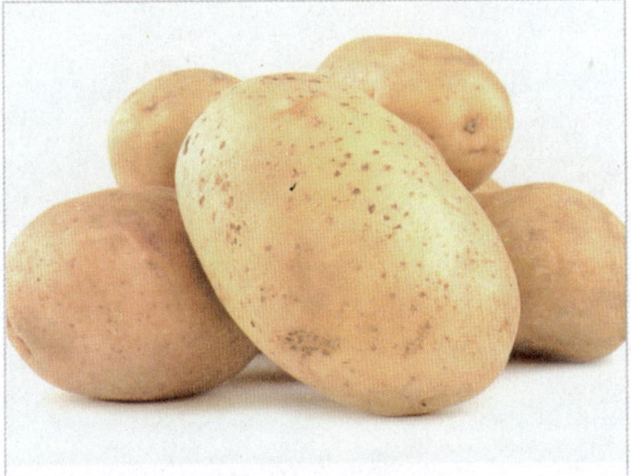

◎马铃薯又名土豆，营养价值很高。土豆中的维生素C除对大脑细胞具有保健作用外，还能降低血液中的胆固醇。

低脂明星

马铃薯和甘薯	各种烹调形式的马铃薯都是一种口味轻淡、富含能量的食物。
豆类	大豆、豌豆和小扁豆可提供相同量的极重要的维生素、矿物质和肉类所含有的蛋白质，并且不含脂肪。
水果和蔬菜	尽管很多水果和蔬菜（如鳄梨和椰子）富含脂肪，但大多数仅含极少量或不含脂肪，并且所含的少量脂肪通常是单不饱和或多不饱和脂肪。水果和蔬菜同时也是下列营养物质的良好来源，如纤维素、维生素、矿物质和碳水化合物。
全谷物面包和玉米、面和粽米	这些食物是真正的无脂食品，除非人为地加上黄油和酱汁。它们同时也是人们获取碳水化合物的最佳来源，而这些来源是机体最可靠的长效能源，并且这些食物可提供抵抗疾病和促进消化的纤维素。
鱼和禽类	低脂饮食并不意味着不吃肉。如果把鱼、贝类和禽类作为首选的肉食来源，将获取鲜肉中的各种蛋白质和矿物质，而不会摄入很多脂肪。
低脂奶酪	奶酪在饮食中是最普通的提供脂类的食品。大多数乳酪类食物中约66%的热量来自于脂肪，有些甚至高达80%。通常可据它们的颜色来区分高脂和低脂食品。白色奶酪和瑞士奶酪、乳清奶酪及帕门森奶酪是低脂奶酪，而黄色奶酪如美国奶酪则为高脂奶酪。

含有较高浓度的饱和脂肪酸。人造黄油、鱼和某些烹调用油（如红花油和玉米油）含有很多的多不饱和脂肪酸。另外一些油（如橄榄油）与鳄梨和某些坚果中大部分为单不饱和脂肪酸。

其实，人们吃的大多数食品的脂肪含量都很低，除非人为地加入黄油、奶油等调味品。低脂饮食计划应从减少调味品和脂类添加剂开始。譬如可以用一勺果酱代替黄油抹在早餐面包上，将减

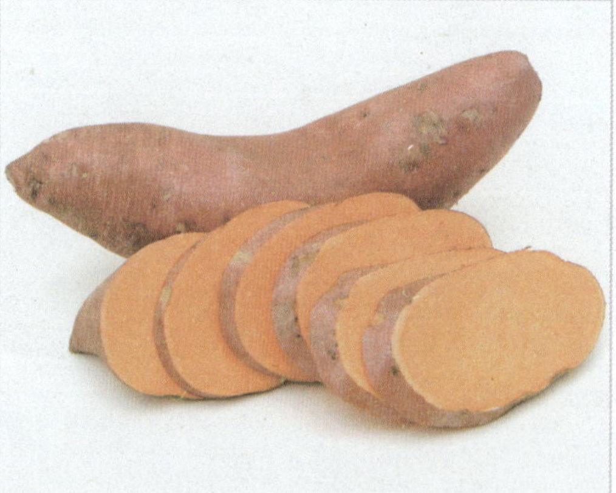

◎甘薯有“长寿食品”之誉。具有抗癌、保护心脏、预防肺气肿、糖尿病、减肥等功效。

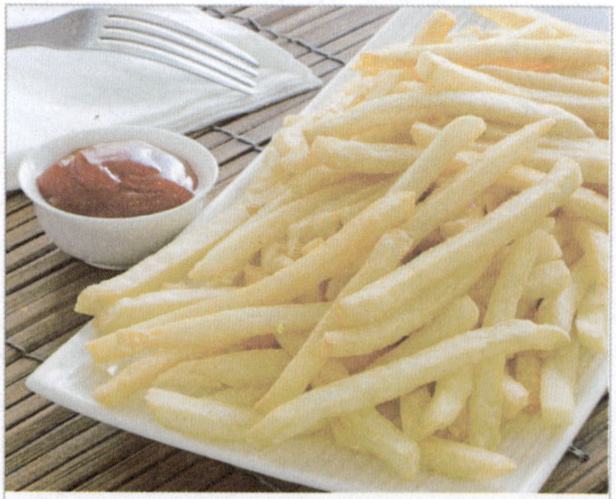

◎油煎食品是导致心血管疾病的元凶，会使人发胖，还有致癌作用。

少的脂肪摄入。

无须为了减少脂肪摄入而不吃瘦肉。

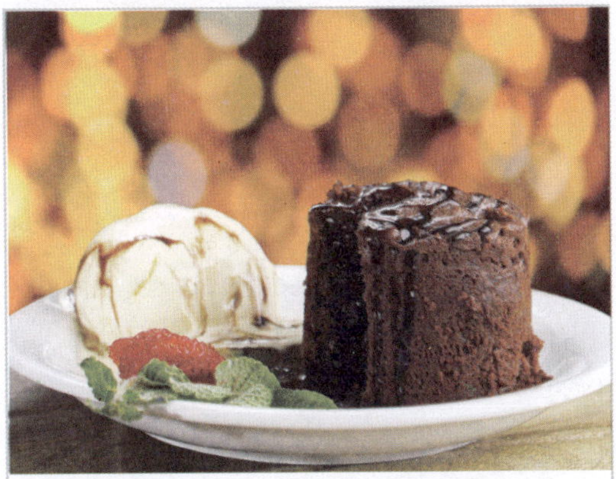

◎日常生活中要少吃或不吃含有巧克力类的食品。

饮食习惯的简单、渐进性改变可大大减少脂肪的摄入，让中老年人的身体保持健康和活力。

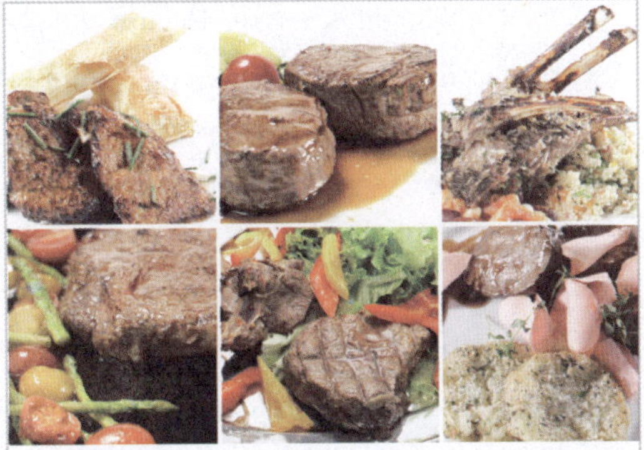

◎放弃油煎食品会大大减少饮食中的脂肪摄入。

降低脂肪摄入小方法

改变调味剂	用香菜、香料或西红柿、柠檬汁作为调味剂来增加食物的新鲜口味，而不要用脂类。
放弃油煎食品	放弃油煎食品会大大减少饮食中的脂肪摄入。做菜时总是用油，甚至对瘦猪肉亦如此，将明显增加饮食中脂肪的含量。
减少牛奶中的脂肪	从全奶转变为1%牛奶可大大降低脂肪的含量。1%牛奶中脂肪提供了23%的热量，而全奶中脂肪提供了48%的热量。如果选择脱脂牛奶，效果会更好，因为它本身不含脂肪。如果不习惯脱脂牛奶或低脂牛奶的口味，最好慢慢改变，先将它们和全奶混在一起，然后逐渐增加脱脂牛奶和1%牛奶的含量。
饿了吃碳水化合物	当饥饿时，如果用除脂肪外其他更占地、营养价值更高的食品，将会吃得更多，但仍会变瘦或能保持健康的体重。用碳水化合物—面食、米饭、面包、豆类和大多数蔬菜、水果等不含脂肪的食品来填饱肚子，由于大多数食品在未加工前或完整食用时富含纤维素，纤维素可与脂肪结合，加速脂肪从体内排出。
肉类去皮	每周最好只吃两次肉，而且尽可能只吃瘦肉。鸡肉和火鸡肉作为牛肉和猪肉的替代食品会更瘦一些，但如果在吃之前能去皮的话，它们会变得更瘦，脂肪含量会更少。
少吃甜食	很多甜食的脂肪含量很高。例如巧克力类食品，大部分热量来自脂肪。对甜食的渴求常反映了消化系统对脂肪的需求。如果想吃点甜的，那么应吃点新鲜水果或一碗混有低脂牛奶的甜味早点。

保持健康活力的方式

美国得克萨斯大学最新研究显示，那些看喜剧时由衷发笑的人，血液循环速度会增加21%，并且效果可以持续24小时之久。而当他们看严肃的记录片时，血液循环速度会下降18%。“所以，尽可能发现生活中的‘笑点’吧！”

纽约罗斯威尔·帕克癌症研究中心的新研究显示，长期牙病导致的头颈部肿瘤占其总发病率的80%。而消灭致病细菌的方法很简单，定期刷牙并用牙线清洁牙缝即可。

美国加州大学洛杉矶分校医学院的研究显示，每天喝三杯以上茶的人，比喝茶少于一杯的人中风风险低20%。不论红茶绿茶，其中的茶多酚和氨基酸都可以为血管和动脉提供更好的保护。

享受人生的收获季节：后半生使我们得以从容享受已有的好时光。心理学家把该年龄段称作人生的收获季节。在这个年龄段我们得以体味生命进程的延续，而不是仅仅把它当做一连串互不相关的事件；与人交往是因为关心他们，而不是由于社会或经济责任被迫接触他们。现在我们终于有时间重新探寻自我的内心世界，并在此放松和冥想。

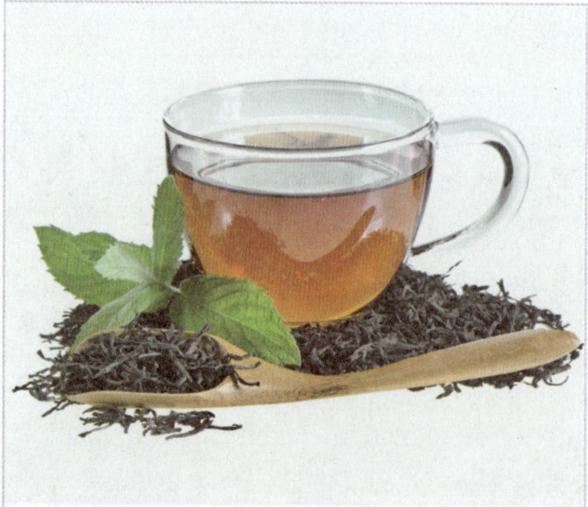
◎每天喝三杯以上茶的人，比喝茶少于一杯的人中风风险低20%。

在这“人生的收获季节”，我们得以运用全部的人生经历来发现自我独有的个性，并向那些我们所爱和关心的人们传达这种独特性。我们进入了精神生活的黄金时代。

任何人都生活在一个特定社会群体之中，不可能脱离社会或群体而离群索居。对于中国很多在岗位上兢兢业业了一辈子的中老年人来说，从退休那一刻开始，就会产生不同程度的失落感。而积极投身到小区或某个领域的兴趣小组中，重新开展社交，可以帮助其及时走出低潮，在获取信息、交流感情的同时，不断丰富自己的晚年生活。

《美国公共卫生杂志》发表文章说，社交活动多的人记忆力更好，平时与家人朋友联系密切的人，年老后出现记忆力减退的几率更低。因此，中老年人要有与人交往的愿望，多参加社交活动，切不可自我封闭，有选择地与朋友交往，与亲人朋友交流感情。感情交流包括诉说和倾听，无论是前者或后者，都得动脑子，而越动脑子，记忆力就会越好，人

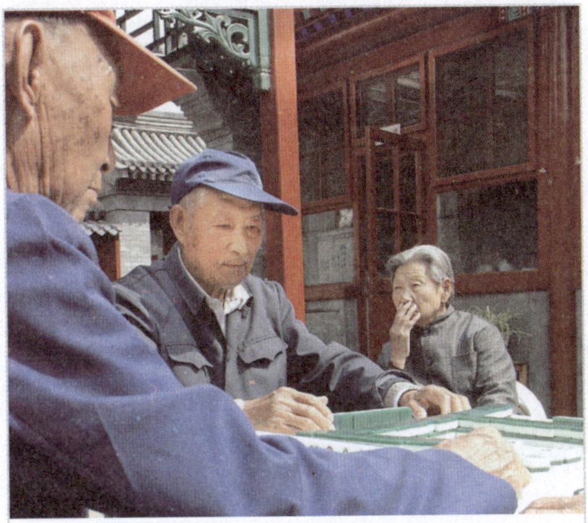

◎这个年龄段应该好好跟朋友一起享受快乐的时光。

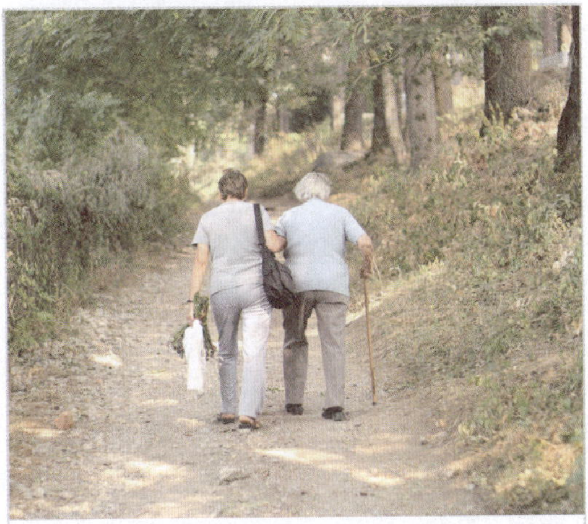

◎和家人或朋友一起去山青水秀的地方转转，可以让感情更加美好。

也会保持活力。

如果感受到社交的阴影，我们就会益发珍惜和欣赏那些给我们带来亲情和欢乐的宝贵的剩余的岁月。我们现在可以正确认识自身的价值，因此，就能宽容异己的价值而无需评判，我们对异己事物变得更加宽容了。

保持健康活力的方式：

（1）停止疯狂工作。

人们大都在前半生从事着从不停歇的单调的工作。而那些事业心强的专业人员每周工作时间会超过80小时，完成一个接一个的紧迫的工作。终身这样，会有损健康。

我们必须学会享受生活中的闲暇之乐——细细品尝美酒的香醇；分享婴儿初生的喜悦；沉浸在历史小说有趣的情节里；或者只是欣赏落日绚丽的余晖。

（2）寻找生命的意义。

以前我们对事业的意义、生活中偶然出现的空虚感，甚至婚姻中是否还有爱情都困惑不解，而现在我们终于得以重新确定各种亲近的关系，根据自己真正的兴趣选择职业或业余爱好，创造生活新意。

我们在探寻完善之道。如果我们已将前半生献给了事业，那现在就可以自在地感受友情的温馨；如果你选择作一位称职、慈爱的母亲，那现在就可以自由地卸去成就个人事业的压力；如果你希望心灵自由自在，那现在就可以回到家中，或者起码可以量力而行地轻松工作。总之，此时此刻我们是在追求完整的人生，弥补韶华已逝的缺憾。

（3）多和我们崇敬之人相处。

如果你可以和自己出生的家庭和平相处，那就更有可能选择和培育那些真正可以反哺自己的友谊。

要选择那些不仅吸引我们，而且也令人尊重或敬佩的人做朋友，因为和他们相处你可以发现共有的价值观，这有助于进一步自我发展。多和这样的人交友吧！如果相距得太远，不妨互通信函，方法虽旧但效果尚好。花时间互诉心声吧！这样的友谊经过精心培育，可以长年不衰，滋润双方的生活。

（4）做个家庭艺术家。

让我们享受一下自封家庭艺术家的快乐吧。如果你喜欢音乐，那就买一件一直喜爱的乐器学着演奏，谱写自己的音乐，表现心灵的节奏和旋律。如果你喜欢视觉艺术，不妨学习或重新学会你中意的任何艺术形式。最起码你应根据自己的喜爱装饰自己的生活空间，比如养花、制作小工艺摆设等。

（5）做个家庭作家。

如果你喜欢写写画画，除了笔和纸，根本无需其他特殊工具；愿意的话也可以用一台文字处理器或计算机来写作。你可以写一篇直抒胸臆的札记，写给朋友至交看，剖析自己的内心世界。最起码还可以写给那个最重要的人——你自己看。这样的文字叫日记。如果你善于鉴别戏剧性事件，那就试着写写能拨动自己心弦的小说，或者写一出戏。如果某位电影制片人看上了你的大作，并求你让他拍成电影，那该多有趣。

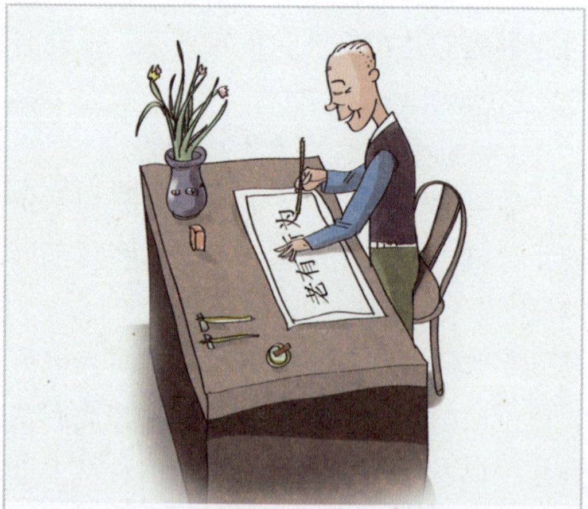

◎要学会重新定位自己，找一些自己喜欢的事情来做，让自己找到新的快乐。

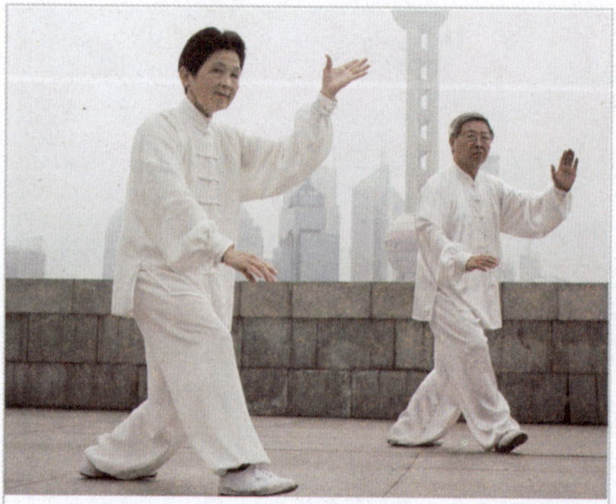

◎平时多运动运动，既可以保持身体健康，还可以保持活力。

写你自己的故事。每个人本身就是一个故事。我们需要挖掘自身的素材：生活的目的，生活中的教益，你在意的事以及该做的事。如果我们的生活是有目的的，那现在就是表现生活的时候，不要等到明天。

认认真真地写一部自传吧，就当做写一部畅销书。

这样的自我表达和自我剖析有助于你多活10年，甚至更长。

找到一种创造性的自我表达方式会有助于你寄托情感受、生活充实、接受新思想以及创造性地回应变化。当这种方式是写作时尤其如此。

通过以上方式可以减轻我们的压力，使我们长久地保持健康活力。减轻生活压力很重要，有助于表现充满活力的愿望，提高适应能力和应变能力并减轻焦虑。

性与活力

对于性来说，按性欲满足和性快感程度，性行为可分为四类：

①目的性性行为。这通常是指性交。性交是性行为的直接目的和最高体现，它能使个体获得性快感和性欲满足，在性行为中居核心地位，故又称核心性性行为。

②过程性性行为。这是指不以性交为目的的、使性欲得到一定程度的满足和获得某种性快感的性行为，如抚摸、拥抱、接吻等，故又称温存性性行为。

③边缘性性行为。这主要是指为了交流爱的情感而进行的行为。在恋爱初期，人们便通常用此种行为来表达自己的感情：情书要写得含蓄热烈，情话要说得温柔缠绵，甚至眉目之间也能传出无限的情思。当然，这种眉目传情很隐晦，很含蓄，有时只有两个人感觉到，其他人是茫然无知的，但双方都可从中获得足以引起脸热心跳的性欲满足和快感。有些学者把边缘性性行为又称为模糊性性行为。

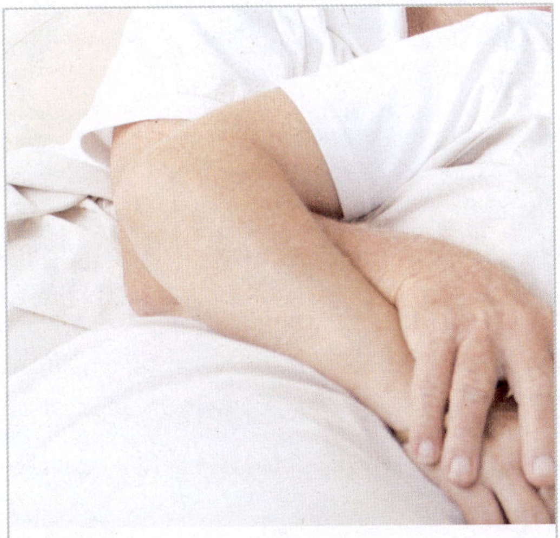

◎精神的愉悦可以促进血液的循环。

④类似性性行为。这是指类似性交以获得性快感、实现性满足的行为。最常见的是手淫。某些性偏离如摩擦淫等亦属此类。

另外一些行为虽不直接类似性交，但内容中含有性交成分，如性梦，性幻想、性感官刺激等，亦可归于此类性行为，因为这些行为常伴有手淫或意淫。

你和你的朋友多年来一直思考着“激情”两字，而这正是获得满意性生活的一种表现。但你们中有几人真正实实在在地看到激情了？等下次做爱后心情舒畅时，起床，看看镜子中的你：你是如此自信、富有朝气，充满活力。看见了吗？这就是“激情”。

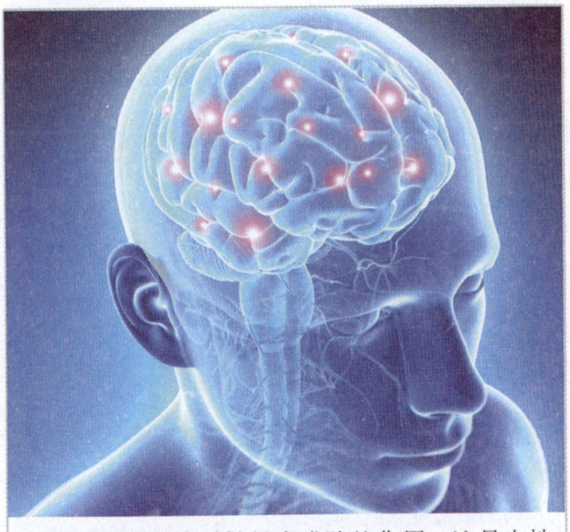

◎科学家将激情看做是内啡肽的作用，这是在性爱之后脑中释放的一种化学物质。

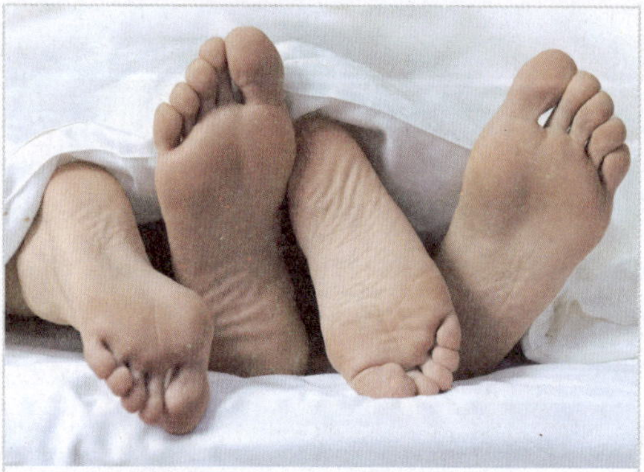

◎适宜的性生活能让人感觉良好、活力倍增，甚至会让你显得更年轻。

医学研究人员认为适宜的性活动可以缓解慢性疼痛，激发创造力，恢复精力，使你显得更年轻。

所有能让你感觉良好、活力倍增、精神振奋的东西都将会使你更年轻，所有这些都与性相关。

亲昵行为也能提高你的机体的免疫力，防止疾病的发生。内啡肽缓解了疼痛，性生活也起着重要的心理学作用。很多时候病人说，疼痛并不是主要问题，她们更关心的是疾病对她们生活质量的影响程度，而性生活是其中主要的一部分。所以患病时若能保持性活动，则有助于促进人们对自己和生活的感觉。

性生活也可以治愈因年老而造成的疼痛。虽然性生活没有什么真正的治疗作用，但研究人员发现它的确能缓解某些头痛。在一项小规模的调查中，47%的周期性偏头疼患者认为性生活可缓解他们的疼痛。

一种原因可能是情欲亢奋抑制了引起疼痛的神经系统的活动。另一方面，性生活有时也可以引起头疼。

为了美好的性生活，应避免吸烟与食用高脂食品，以保持良好的健康状况。这两种不良习惯可导致血管阻塞，使获得性快感和性高潮更为困难。采纳以下建议对你的性生活有一定帮助。

锻炼身体：每周3次，每次20分钟至30分钟的有氧锻炼可提高你的性驾驭能力。研究人员发现经常参加游泳锻炼的40多岁女性每月能有7次性生活，并比那些久坐不动的同龄女性更能享受到性生活的乐趣，后者每月平均只有3次性生活。换句话说，游泳者的性活动与比其年轻10～20岁的女性同样多。

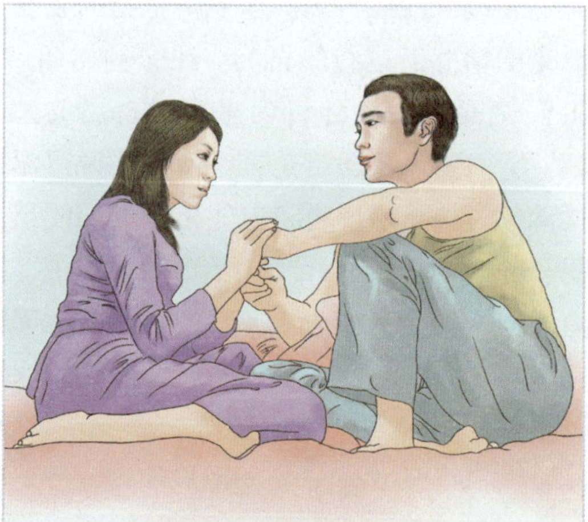

◎与配偶坦诚交谈有助于促进性生活的和谐。

坦诚相见：同配偶坦诚交谈有助于互相了解对方的性需求。如果你不告诉他你的真实想法，那么就不要期望他能使你满足。避免说一些令人不快的话。也应向你的伴侣表明什么能使你感到兴奋，这同样很重要。

调畅情志有助保持健康活力

这里的情志指人的精神思维活动，主要有喜、怒、忧、思、悲、恐、惊七种情志活动，中医称为“七情”。七情亦可用喜、怒两类典型的情绪活动来概括。

自古以来善养生者无不重视调畅情志，调畅情志与现在的心理卫生、心理保健有相似之处，要求人们保持乐观、开朗的性格，去掉消极思想，达到心理及身心健康的目的。随着医学从生物医学模式向社会—心理—生物医学模式转变，心理性因素对疾病的影响备受重视，强调心理卫生与健康的关系，这也是中医理论一贯倡导的思想。

情志变化是机体功能活动的反映；同时，情志活动又可对机体产生反作用，长期的或过激的精神刺激可导致某些疾病。剧烈的情志变化可诱发心绞痛及心肌梗死、中风及大吐血等，重者可能致命。

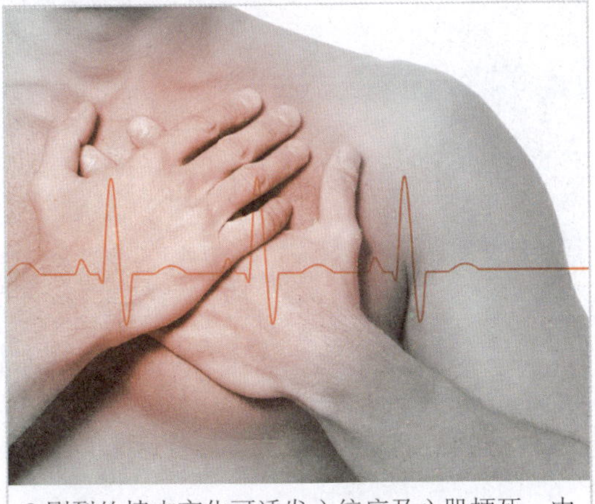

◎剧烈的情志变化可诱发心绞痛及心肌梗死、中风及大吐血等。

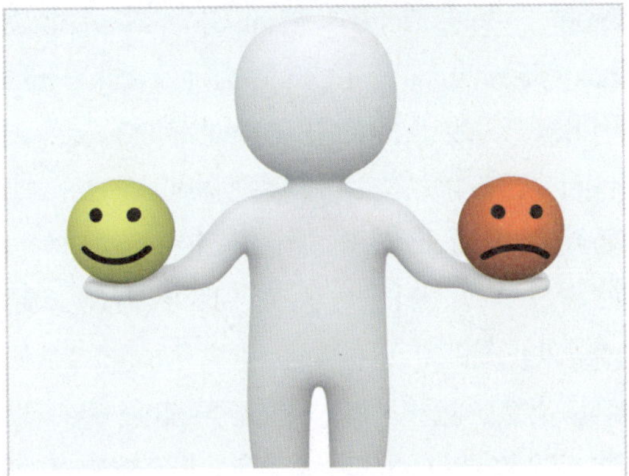

◎为保持心理健康，调畅情志很有必要。

中年人虽已跨入“不惑”及“知天命”之年，阅历丰富，对事物有自己的主见，但仍有许多因素的影响，使之产生不良情绪。这些因素主要有生理上的变化，如更年期，工作中的挫折及退休前的思想准备，家庭生活负担如抚养子女、赡养老人、丧偶及家庭成员关系不融洽，社会及价值观的变迁等，都会给人造成心理上的压力。受这些因素的影响后，都会使人产生情绪低落、意志消

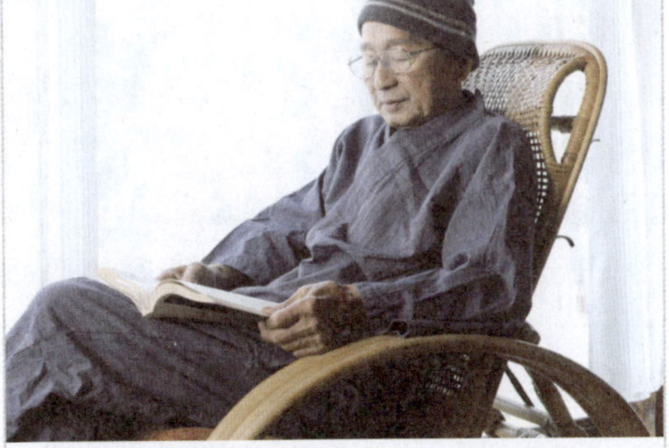

◎“静则神藏，躁则消亡”，故养神的基本要求是“静”。

沉、缺乏进取心，或表现为急躁易怒、紧张、不善与人相处等。

调畅情志的目的在于养神。养神即颐养、保养神气。神是生命活动的总称，养神亦即养生。“静则神藏，躁则消亡”，故养神的基本要求是“静”，各种入静的方法，如气功的内养功、松静功、内视及佛教的坐禅等都是养神的好方法。调畅情志要求“以平为期，使情绪归于平衡、平静”。

为做到这一点，首先要加强精神修养，培养良好的心理素质，达到较高的思想境界，这就是要顺其自然、恬淡虚无、志闲少欲、知足常乐、随遇而安、怡然自得、返璞归真，使精神内守而不外弛，无思想之患，以恬愉为务，勿思虑无穷、忧患不止、孜孜汲汲、舍本求末。

其次是良好的人际关系，现代社会使人与人之间的联系更加密切，古养生家所推崇的脱世离欲对大多数人来讲是不实际的。人们应在动中求静的同时，积极参与社会活动，扩大生活的人际交往，交流思想，广见博闻，增加生活情趣和成功的机会。在此过程中，不暴喜，不暴怒，能自我排解和调节情绪，有较好的自制力，遇事慎思戒怒，严于律己，与人为善，己所不欲勿施于人。这样有助于心身和谐，形与神俱。

最后，对待健康和疾病要有正确的态度，平素要积极养生保健，增强体质，减少患病。

50岁以后又是多事之秋，各种慢性病都有可能发生，经常关心自己的健康是对的，但若受疑恐病症的困扰则是不应当的。生病之后，要不断增强心理承受能力，保持稳定的情绪，积极配合治疗和调养，这样有利于疾病的治疗。日常生活中常可遇到情志因素使病情延误恶化的例子，尤其是某些恶性疾病患者，突如其来的打击使病人精神崩溃，疗效降低。故调畅情志对人的健康至关重要。

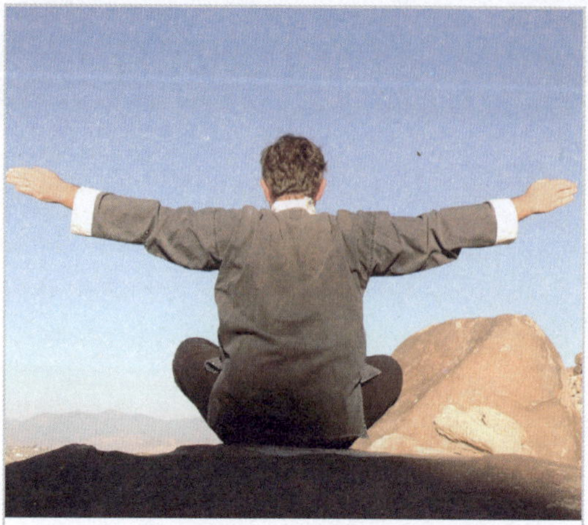

◎万事万物不要强求，以平和的心态处理不顺心的事情。

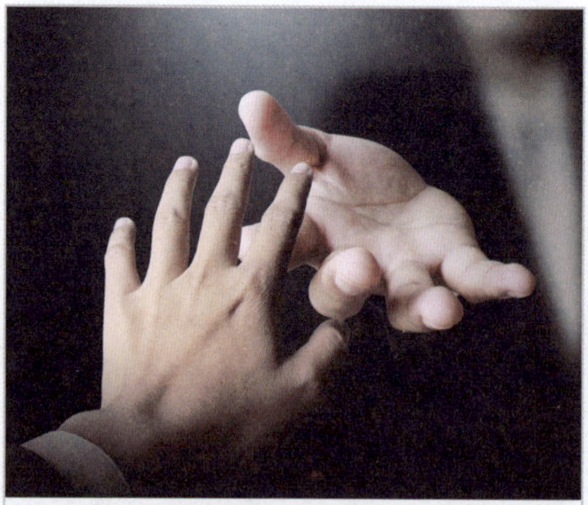

◎日常生活中严于律己，与人为善，宽以待人，有助于心身和谐，形与神俱。

顺应自然，劳逸结合

顺应自然：中医理论认为人与自然界是一个统一的整体。人的起居活动要符合一年四季和一天之中昼夜晨昏的变化。一年四季的气候变化，春暖、夏热、秋凉、冬寒，对人体均有影响。人们应根据四季变化，采用相应的养生方法，“春夏养阳，秋冬养阴，不悖四时”，这样才能健康长寿。

古人所论述的四季养生方法是：春三月，天地俱生，万物以荣，夜卧早起，广步于庭，以使志生；夏三月，天地气交，万物华实，夜卧早起，无厌于日，使志勿怒；秋三月，天气以急，地气以明，早卧早起，与鸡俱兴，使志安宁；冬三月，水冰地坼，无扰乎阳，早卧晚起，必待日光，使志若伏。古人对适应昼夜晨昏变化也有具体论述，如日出而作，日落而息，夜间无扰筋骨、勿见雾露等。昼夜晨昏变化对人体气血、精神状态有较大影响，有规律的作息利于养生。

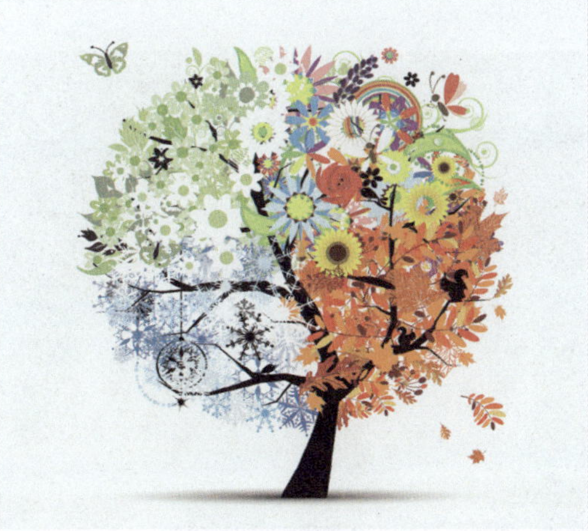

◎一年四季的气候变化，春暖、夏热、秋凉、冬寒，对人体均有影响。

劳逸结合：中年人年富力强，是社会的中坚力量，也是家庭的支柱。因而，中年人事务繁忙，容易操劳过度，积劳成疾，这时更需要劳逸结合，既会工作，又会休息。

“劳倦内伤”是多种疾病的重要病因或诱因。工作劳动要量力而行，不可长期损体力地工作，防止过度疲劳。休息的方式一是要保证足够的睡眠。睡眠不足，就会出现食欲下降、体重减轻、心慌头晕、情绪不稳定等现象。人的一生中的1/3的时间在睡眠，不可忽视。休息的另一类方式是做一些与正常工作无关的其他活动，特别是一些文体活动，既使大脑得以休息，又强健了体魄，可谓一举多得，这对脑力劳动者尤为重要。

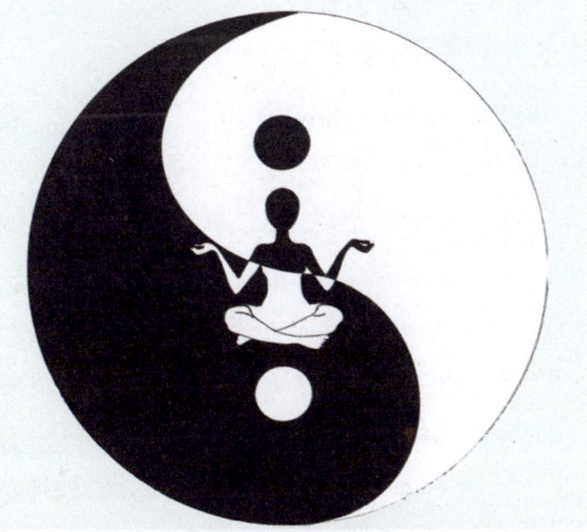

◎在日常生活中要学会平衡之道，劳逸结合可以有效防止疾病的发生。

自我保健的方法

中医理论向来重视运动锻炼对养生的重要意义，创造了多种多样的运动锻炼方式，如五禽戏、八段锦、太极拳、按摩、气功等，下面将一些简单易行的自我保健方法加以介绍。

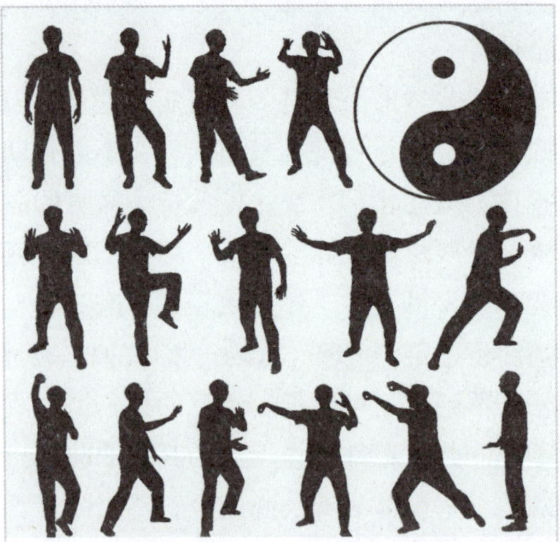

◎运动锻炼对养生非常重要，选择合适的方法对身体健康来说更是重中之重。

① 叩齿咽津法

叩齿与咽津是两种不同的动作，二者可同时练，也可单练。

叩齿可使牙齿坚固、预防牙病。有的中年人牙齿松动，牙根暴露，甚至早脱，需要加强锻炼。

古人将口中津液称为华池之水，“漱而咽之，溉脏润身，流利百脉，化养万神，支节毛发宗之而生也”。善养生者莫不“惜唾如金”。

叩齿法做法是每天清晨，心静神定，口轻闭，先叩臼齿36下，然后叩门齿36下，再叩犬齿36下，然后用舌舔牙周3～5圈。

咽津即咽下口中唾液，方法是先用舌舔上腭或牙齿周围及唇内，同时两腮作漱口动作，待唾液满口时再咽下，并以意念送入丹田，即想象咽下的唾液直接进入了小腹之中。

② 运目转睛法

“目宜常运”，“运睛除眼翳”，运目转睛，能消除眼睛疲劳，去内障外翳，矫治近视、老花眼等，从事对视力要求较高及费眼力工作的人更宜做这种锻炼。方法是双目从左转到右14次，再从右转到左14次，转目时要慢，然后紧闭一下，再骤然圆睁二目。每日做几次，或感到眼睛疲劳时即做这种运动，对消除眼睛疲劳能起到很好的作用。

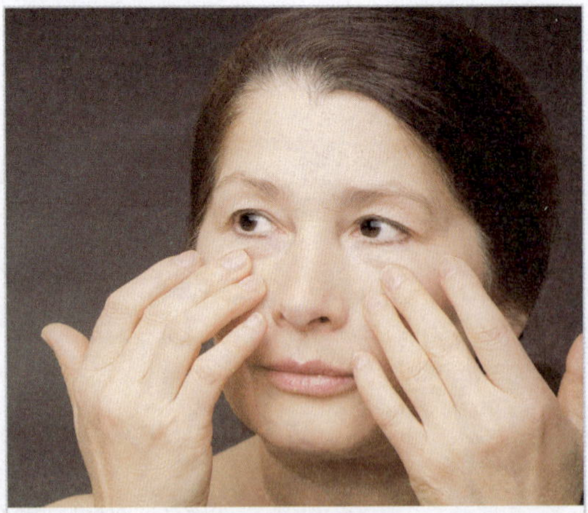

◎经常锻炼眼睛可有效防止或调理眼睛疾病症状。

③ 撮提谷道法

谷道即肛门，“谷道宜常撮”。撮提谷道有升提阳气，防治脱肛及痔疮的作用。痔疮是中老年人的常见病，从事坐位工作的人患痔疮的较多，宜用此种锻炼方法，起到防治作用。

方法是吸气时稍用意用力，提起并缩紧肛门连同会阴上升，稍停顿一下，再放松呼气，反复做5～7次。

④ 保健按摩

按摩，是中国传统医学的宝贵财富。它以中医的脏腑、经络学说为理论基础，经过数千年历代人的实践探索，并结合西医的解剖和病理诊断，是一种用手法作用于人体体表的特定部位以调节机体生理、病理状况，达到理疗目的的方法。从性质上来说，它是一种物理的治疗方法。按摩不但可以治病，而且在保健和预防疾病方面都有重要的意义。

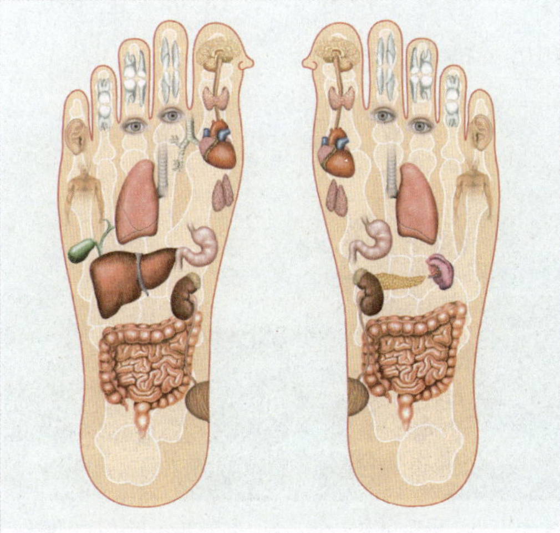

◎按摩脚心是男人补肾壮阳的良方。

自我保健按摩，简便易行，坚持锻炼，能起到强壮身体、预防疾病的作用。按摩前先将两手掌心互相摩擦使之发热，迅即顺皮肤纹理按摩某一部位。

（1）梳发按摩。方法是十指微屈，以指代梳，从前额到枕后，从耳前到头顶，进行梳头，每梳百余下。动作要轻柔，而且以晨起梳头为好。梳发按摩有清醒头目、降压、防止发脱落和早白发的作用。“发多梳，头不白。”是中年人头发保健良法。

（2）脚心按摩。脚心按摩又叫擦涌泉。涌泉是肾经的一个穴位，在正足心。搓擦涌泉可降血压，治头目昏花和失眠，还可治鼻塞不通。方法是将手搓热，然后擦两足心各80次左右。

（3）腹部按摩。腹部按摩包括揉腹、擦丹田。“腹宜常摩”，揉摩腹部可促进腹部脏器的血液循环，增加胃肠蠕动，刺激消化液分泌，还可消耗腹部堆积的脂肪。

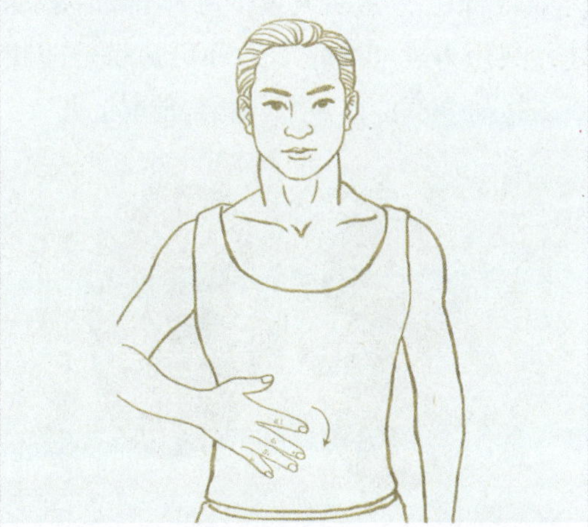

◎腹部按摩可以梳理腹部经脉，缓解各类腹部不适等症。

按摩腹部对慢性胃肠炎、慢性胆囊炎、胆石症、肥胖和习惯性便秘都有一定的治疗作用。擦丹田则能强体壮肾，对性功能减退也有治疗作用。揉腹法是取坐位或卧位，用手掌心从心窝左下方按摩起，经过脐下小腹向右按摩，绕脐至原起点处为1次，共按摩36次。丹田在脐下一寸五分处，擦丹田法是用右手三指在丹田擦摩百余次，附近的关元穴也可同时按摩。

（4）腰部按摩。腰部按摩主要是搓腰眼、擦肾俞。“腰为肾之府”，按摩腰部有疏通经络、壮腰强肾的作用，可防治性功能减退，治疗阳痿、早泄，对椎间盘突出、骨质增生、腰肌劳损等所致的腰腿痛也有一定治疗作用。故腰部按摩是一项宜于中年人的保健方法。

腰部按摩的方法是两手对搓发热后，紧按腰眼处（约与脐相对的脊柱凹隐处称命门，旁开一寸半处叫肾俞，再旁开一寸半略下方凹隐处便是腰眼），用力向下搓到尾骨部位，然后再搓回到两臂后曲尽处，共用力搓30次左右。亦可握拳轻叩腰眼、肾俞等部位，并配合腰部旋转。

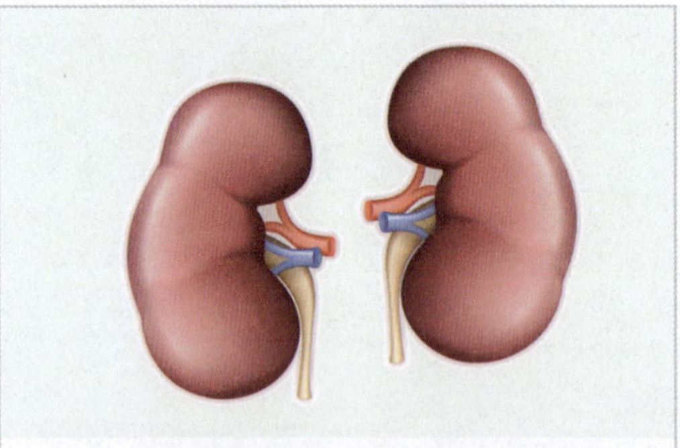

◎肾为先天之本、生命之源，肾气充盈，则精力充沛、筋骨强健、步履轻快、神思敏捷。

5 壮腰健肾法

扭摆腰部可以起到保健肾脏功能的作用，方法是：站立，两手插握在腰部，上身向前稍倾，慢慢将腰部左右扭摆动作，逐渐加快，使腰部感到发热时为宜，每日早晚各做一次。

6 促进睡眠法

每晚临睡前半小时，先擦热双掌，而后将双掌贴于面颊，两手中指起于迎香穴向上推至发际，经睛明、攒竹、瞳子髎等穴位，然后两手分别向两侧额角角后而下，食指经耳门穴返回起点。如此反复按摩30～40次。此法可治神经衰弱症，促进睡眠。

7 散步法

坚持每天散步是极有效的健身之道。散步可增加大脑中的氧，饭后散步有助于消化。如身体过胖，饭前走15分钟可减少食欲，有助于控制体重的增加。散步的时间可灵活掌握。

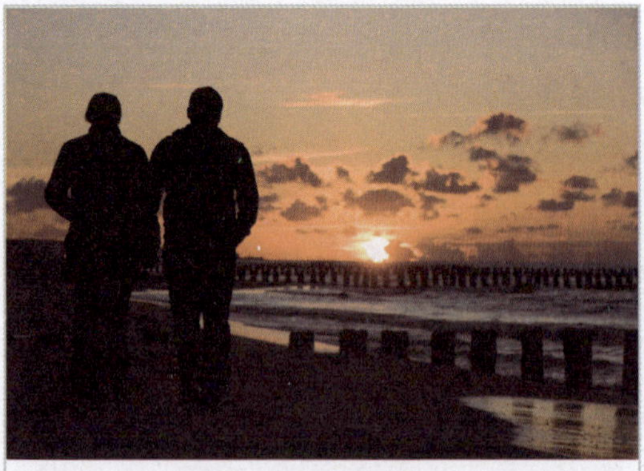

◎散步能增强体质、平衡心态、防治疾病；散步配合医疗体操、内功、足浴等，效果更为理想。

第三章

平衡饮食营养

●从现代营养科学观点看，两种或两种以上的食物，如果搭配合理，不仅不会“相克”，而且还会“相生”，起到营养互补、相辅相成的作用。人到老年，对能量的需求相对有所减少，但对多数营养素需要量并不降低。

老年人的营养素要求

当开始进入老年（一般为65岁）起，人体肌肉组织开始趋向萎缩，基础代谢变低，因此对能量的需求相对有所减少，但对多数营养素需要量并不降低。总的来说，人到老年，食物的数量由多变少，而质量要求却并不因此降低。

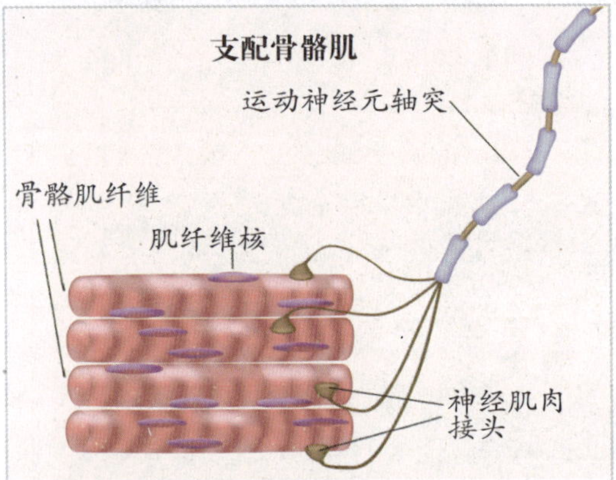

◎肌肉萎缩是指横纹肌营养障碍，肌肉纤维变细甚至消失等导致的肌肉体积缩小。

此外，维生素B_1、维生素B_2等B族维生素也应注意摄取。

老年人的营养素要求：

（1）蛋白质：蛋白质是老年人很重要的营养素，但"量"不宜过多，因老年人消化力减弱，肾功能降低，主要应注意蛋白质的"质"。优质蛋白质，如肉、蛋、奶、豆制品等，有利于体内蛋白质的合成代谢。老年人每日可喝250克牛奶，并经常吃点豆腐、豆浆、蛋类、瘦肉等食物，以保证一定的优质蛋白的摄入。

（2）脂肪：我们摄入的油脂有两种，一种为动物性油脂，如猪、牛、羊油（含饱和脂肪酸较多）；另一种为植物性油脂，如花生油、豆油、菜籽油等（含不饱和脂肪酸较多）。实验证明，在热量不变的前提下，前者可使血清胆固醇含量增加，后者可使血清胆固醇、甘油三脂下降，因此，老年人应多吃植物油少吃动物油。

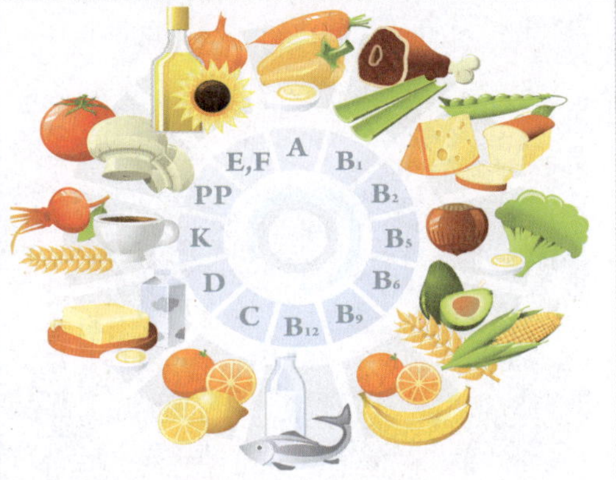

◎维生素是老年人十分需要的，因为很多维生素以辅酶形式参与代谢过程的催化反应。

（3）碳水化合物：随着年龄增长，老年人对糖代谢耐受力减弱。因此，其摄入的碳水化合物应以谷物为主，要尽量减少甜点心、食品和饮料。总的来说，老年人摄入的碳水化合物宜占总热量的50%～55%，最高不能超过60%。

（4）维生素：维生素是老年人十分需要的，因为很多维生素以辅酶形式参与代谢过程的催化反应。老年人的代谢能力下降，而机体老化的种种表现与维生素缺乏有密切的联系。事实上老年人体内维生素的饱和度也较差。所以，老年人要注意补充维生素。

维生素A对维持上皮组织结构的完整有很大作用；维生素E能防止不饱和脂肪酸的过氧化，又能降低血浆胆固醇，改善皮肤弹性，推迟性腺萎缩；维生素C可延缓血管硬化过程、增强抵抗力等。

（5）无机盐：无机盐中最容易缺乏的是钙。由于老年人钙的吸收率低，对钙的利用及贮存能力差，容易发生钙代谢负平衡。中老年人的多发病——骨质疏松就是饮食中钙供给不足又缺乏体育运动的结果。所以，应采取综合防治措施。饮食应注意选用高钙且易吸收利用的食品，如大豆制品、牛奶、绿叶蔬菜、虾皮等，同时要晒太阳，以促进体内维生素D的合成。此外，老年人也常因铁摄入不足导致贫血。同时，老年人宜保持清淡饮食，应限制食盐的摄入量，最好保持在每天摄入量为5～6克，否则会引起体内水和钠潴留，增加心、肾负担。

（6）纤维素：食物纤维是指植物性食物中不能被消化吸收的那部分物质。如谷皮、麸皮等主要都是由纤维组成的。食物纤维不是人类的必需营养品，但是有些疾病，尤其是老年人的常见病中很多与饮食中长期缺乏纤维有关。如冠心病、糖尿病、结肠癌、直肠癌、痔疮、便秘等。

老年人由于咀嚼和消化功能下降，一般膳食较精细，食物纤维的含量很低。因此，老年人应多吃些纤维食物食物中的纤维可使摄入的热能减少，在肠道内的营养消化吸收下降，因而减肥；纤维中的果胶可结合胆固醇木质素可结合胆酸，因此降低了胆固酸，可预防冠心病；纤维中的果胶还可延长食物在肠内停留的时间，降低葡萄糖的吸收速度，有利于糖尿病的改善；纤维素还可促肠胃蠕动，从而防止便秘、预防痔疮和减少致癌物在肠道内停留时间。当然，吃纤维食物也不是多多益善，过多食入可造成肠胀气、腹泻和一些微量元素吸收的降低。

（7）水：人体内水的摄入和排出保持动态平衡。老年人体内的体液逐步减少，70岁时约比25岁时减少30％。但老年人对缺水耐受性差，应注意保持充足的水分。

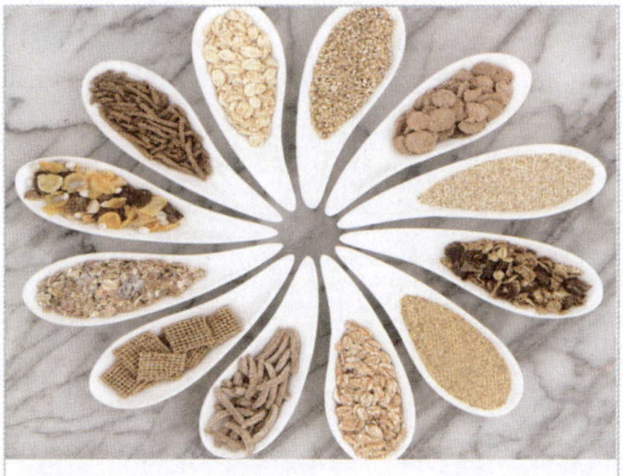

◎食物纤维并不是人们传统认识那样只是食物的残渣，而是人类治病增寿不可缺少的一种营养物质。

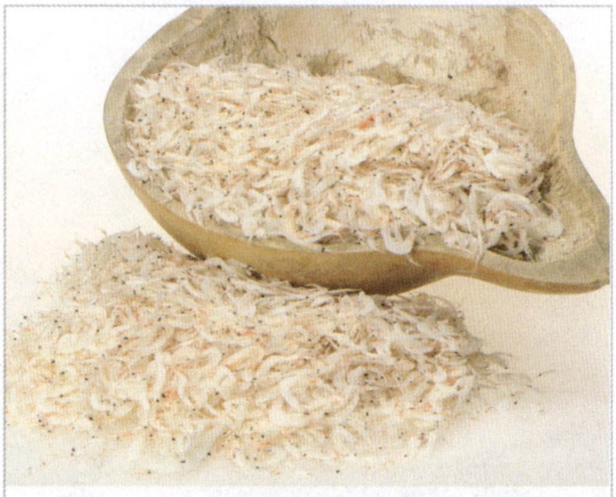

◎虾皮含有丰富的碘等营养物质，是含钙量最高的食品之一。老年人可以常吃些虾皮。

老年人的营养侧重点

随着年龄的增长，人体各系统器官功能会渐减退。据文献报道，80%以上的老年人存在不同程度的营养问题，其中以矿物质元素和维生素不足或缺乏最为突出。这些营养问题已成为影响老年人健康的主要因素之一。

人到老年，无论是机体的抵抗力和消化能力均有所下降。这样更加速了人的衰老过程。而营养物质的缺乏已引起人们的关注。在日常饮食中，老年人应侧重摄入以下营养元素：

老年人的营养侧重点

蛋白质	一般来说，在人体衰老过程中，蛋白质以分解为主、合成减慢。老年人需要素食，但过度素食也会加速肌肉等组织的衰老退化，老年人需要加大蛋白质的摄入。老年人的蛋白质供给量，每日每千克体重1～1.5克为宜。尽管老年人需要较多的蛋白质，但其消化能力弱、肝肾功能差，所以饮食中植物性蛋白质和动物性蛋白质最好持平。
维生素类	一般老年人白细胞中的维生素E的浓度几乎是年轻人的1/2，需每天补充80毫克才能持平。而维生素B_6的浓度就更低了。当这两种维生素浓度降低时，就预示着人的衰老过程加速了。此外，老年人对于维生素D的摄入量也不足。而维生素B_1、叶酸、维生素B_{12}和其他脂溶性维生素等也易引起缺乏。平日可多吃些胡萝卜、鱼肝油、鲜果、猪肝等补充。
无机盐类	老年人常有骨质疏松症，因此饮食中应增加钙，以保持骨骼强健。营养学家建议，老人应保证每日必需的1000毫克钙量。由于老年人细胞摄取营养物质的能力降低，表现在摄取锌的能力降低达40%，也可适当地补些锌。
纤维素	在60～90岁的常食肉类老年人群中，有30%的人患有骨质疏松症。而常食素者仅有18%。所以，在老年人的膳食中适当增加些素食，对增加健康、延缓衰老均是有益无害的。

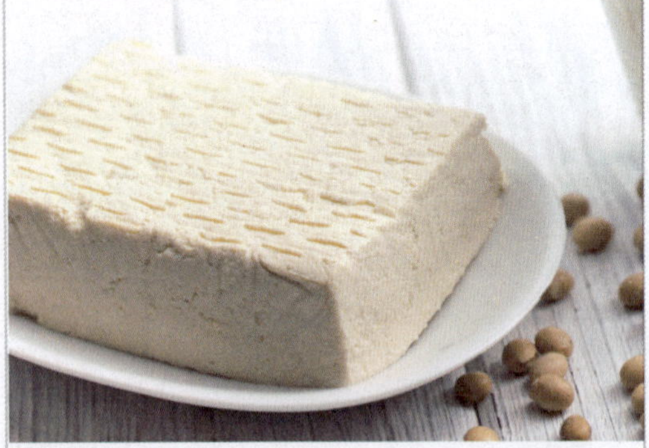

◎蛋白质，是化学结构复杂的一类有机化合物，是人体的必需营养素。

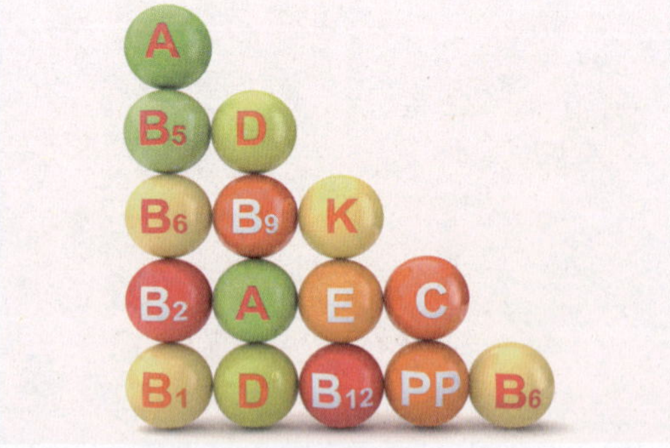

◎维持人体健康和促进发育至关重要的维生素有20余种。它们的结构各不相同，有些是醇、脂，有些是胺、酸，还有些是酚和醛。

老年人的膳食平衡

人到老年，应充分考虑其生理特殊性，采取相应的对策，保持老年人的膳食平衡，才能为其健康长寿打下坚实的基础。老年人的膳食注意事项：

1 调整热能供给

众所周知，老年人的活动量大大减少，因此已不需要过多的热能供应，否则容易引起肥胖而给机体带来一系列的慢性病，给健康带来隐患。一般来说，老年人日常饮食所需总热量在1500～2400千卡。老年人的饮食需要加以调整，以防热量摄入过多，反倒不益健康。

2 酸碱要平衡

人体的各类营养物质中除含有蛋白质、脂肪、糖和水分以外，还含有各种成分的矿物质。当人体吸收后，由于矿物质的性质不同，在生理上有酸性和碱性的区别。含钠、钾、钙、镁的食物，生理上称为碱性食物；含磷、硫、氯的食物，在生理上称为酸性食物。

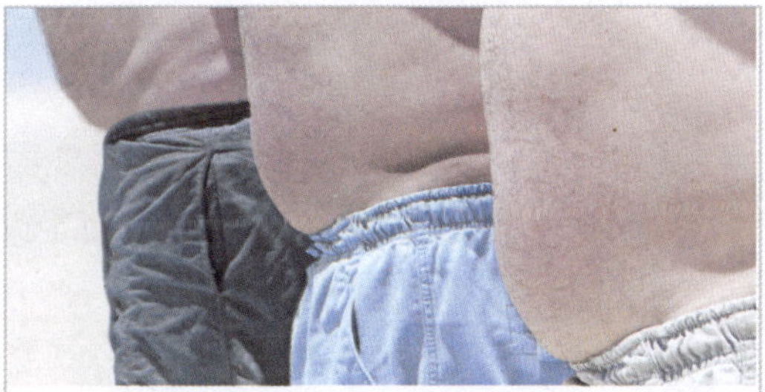

◎肥胖是由于食物摄入过多或机体代谢的改变而导致体内脂肪积聚过多造成的。

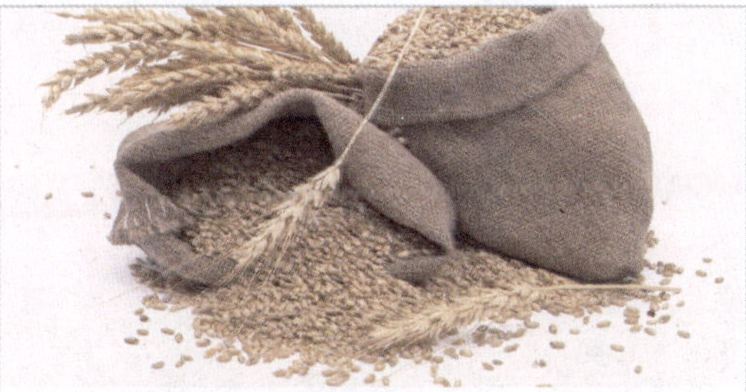

◎粮谷类包括小麦、大米、玉米、高粱、薯类等，其中以大米和小麦为主。

各类食物应占有的比例平衡

粮谷类、薯类	粮谷类、薯类是老年人需要充足的碳水化合物，以维持正常的血糖水平，保证中枢神经系统和身体对能量的需要。
蛋白质食物	老年人膳食中应注意补充足够的蛋白质食物，每日可食用一定量的豆制品、肉、蛋、鱼、禽、牛奶或豆浆，但应注意不宜过多、否则会增加体内胆固醇的合成。
维生素、无机盐和纤维素	蔬菜、水果类含有大量的维生素、无机盐和纤维素，对老年人的健康有重要作用。如维生素A能增加老年人对传染病的抵抗力；维生素D可防治老年人骨质软化和骨质疏松；维生素E能防治动脉粥样硬化和心脏病变，促进血液循环，并抗衰老。
油类	油类可延缓胃的排空，增加饱腹感，促进脂溶性的维生素吸收。因此，老年人吃适量的油是必要的，但不宜过多。
水和盐	水和盐不宜多食用，多了容易引起水肿、高血压及加重肾脏的负担。每日吃盐不宜超过5克；饮水（包括饮料）量为1500～2000毫升即可。

老年人饮食宜注意的要点

由于各器官的衰退、消化功能减弱，抵抗力下降，因此，老年人的日常膳食应着重注意以下几点：

❶ 粗细搭配

老年人日常的膳食应以碳水化合物淀粉为主，主食调配应以细为主，粗细搭配。

某些粗粮比细粮营养价值还高，粗粮要细做，既可提高营养价值，又可调节口味，增进食欲，提高消化率。小米、玉米面、荞麦面、高粱等应经常调配，充分发挥蛋白质的互补作用，同时要采用好烹调方法，减少营养素损失。

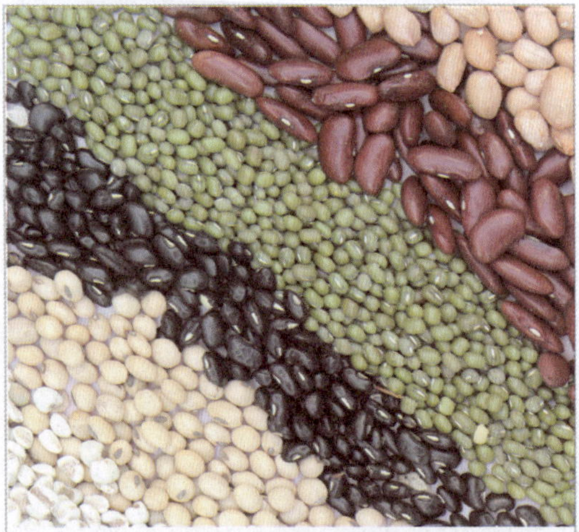

◎粗粮主要包括谷类中的玉米、小米、紫米、高粱、燕麦、荞麦、麦麸以及各种干豆类，如黄豆、青豆、赤豆、绿豆等。

❷ 荤素搭配

这是副食调配的重要原则。老年人大约每千克体重需1～1.5克蛋白质。一般说平衡膳食中，豆类和动物性蛋白质含量占全部蛋白质供给量的1/3。

老年人基本吃素好。如果老年人嗜好食动物性脂肪或动物内脏，如猪肥肉、脑、肝、肾及羊脑、牛脑等势必使人体摄取的胆固醇增多，从而引起高血压、冠心病、动脉硬化等疾病。所以，少吃荤食，就可降低这些病的发生，最好吃大豆及豆制品。如豆浆、豆腐、香干、豆酱、豆腐乳等。其蛋白质量按同等重量计算均超过肉类和鸡蛋，是名副其实的高蛋白质营养品。

其次鱼类、瘦牛肉、鸡肉等也是摄取蛋白质较好的食品，而所含胆固醇低。猪油、羊油等动物油含胆固醇较多，应少食用，最好吃含不饱和脂肪酸多的油，如菜籽油、香油、豆油、花生油等。

❸ 糖、脂肪、蛋白质搭配

老人还应适当吃些食糖、蜂蜜或葡萄糖粉。但不宜过多，每天最多不能超过二两。否则会产生胃酸过多、影响食欲，出现腹胀，还可能引起糖尿病。蛋白质是构成机体各种组织的基本成分，是供给热量、维持机体生长发育及修补创伤不可缺少的物质，特别对肝本身的修补和肝细胞的再生尤为重要。

4 干稀搭配

主、副食最好都有干有稀，避免生硬，应以稀为主。如馒头、锅盔、花卷配玉米粥，凉拌黄瓜配鸡蛋、西红柿等。这样可增加营养，蛋白质可互相补充，易于消化。

5 适度茶水

老年人每日饮水量不宜过多，以免增强心脏肾脏的负担。有的老年人有大量喝茶的习惯，应有所节制。

茶叶中含有单宁、咖啡因、维生素C和鞣酸、芳香油，而单宁味涩，具有收敛和杀菌作用，伤寒菌、霍乱菌和赤痢菌，在茶叶中浸数分钟即失去活动力；咖啡碱可作兴奋剂、强心剂和利尿剂，绿茶中还含有维生素C，叶酸有防御坏血症的作用，甚至对减少胃癌发生有益，并有一定的帮助消化作用和医疗效果。

但饮茶要适量、适时。如果浓茶喝得太多，会妨碍胃液的分泌，影响消化机能的正常活动。临睡之前最好不喝茶，以免神经中枢因受刺激而失眠。尤其是心脏病和高血压患者更不宜喝茶，以免刺激脑血管扩张而致心跳加速，使病情加剧。

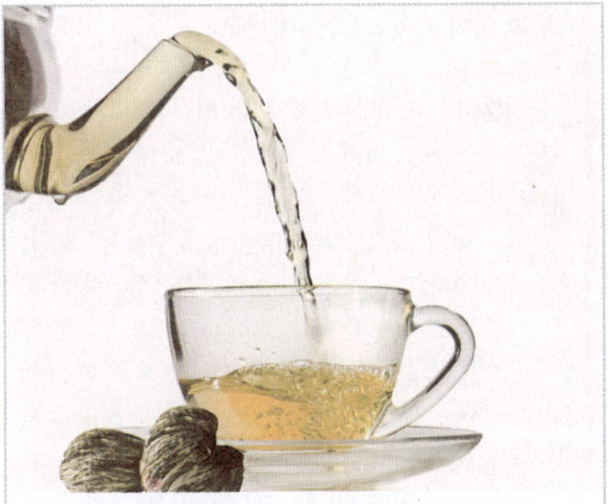

◎老年人每日饮茶水量不宜过多，以免增加心脏、肾脏的负担。

6 饮食宜忌

（1）宜清淡、忌油腻。多吃些蔬菜、水果、豆制品、奶制品、鱼等。少吃动物油、油炸食品、动物内脏。

（2）宜稀软、忌生硬。多吃粥和发酵的面制品。少吃烤饼，坚硬食品。

（3）宜少食、忌过饱。宜少食多餐，过饱易增加肠胃负担，容易发胖，影响睡眠。

（4）宜杂食、忌偏食。注意全面营养，多吃五谷杂粮、蔬菜瓜果。切忌只吃精米精面、高蛋白、高脂肪。

（5）宜温热、忌冰冷。一年四季，饮食宜温热；忌凉冷，夏季更应注意满头大汗突然饮食冰冷，以防病变。

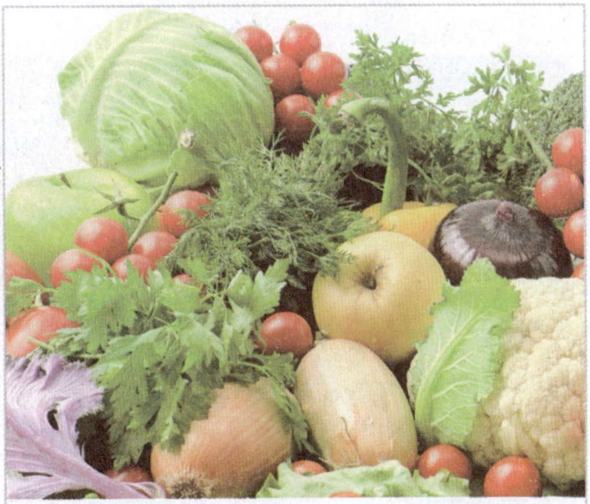

◎蔬菜是人们日常饮食中必不可少的食物之一。蔬菜可提供人体所必需的多种维生素和矿物质。

老年人春季饮食宜养肝

春季是从传统二十四节气的立春开始，经过雨水、惊蛰、春分、清明、谷雨，到立夏的前一天为止。春季，冰雪消融，阳光柔和，万物复苏。然而，春天又是气候多变的季节，环境变化大，许多病毒、细菌繁殖滋生，容易使肝受侵袭而致病。春季是肝炎的高发季节，老年人在饮食上要特别注意养肝。

宜“增甘减酸”。春天是肝旺之时，多吃酸性食物会使肝火偏亢，所以春季宜“增甘减酸”，还应少吃辛辣，多吃些青菜、水果等，可酌情选食蜂蜜、大枣、山药、木瓜、枇杷、洋葱、芹菜、大蒜、莲子等。

春季的时令蔬菜有香椿、马兰头、荠菜、春笋等，吃些这类食物，可以养阳敛阴，养肝健脾。绿茶也有保护肝脏的作用，可养肝清头目、化痰除烦渴的功效。但肝病病人不宜饮过多过浓的茶。

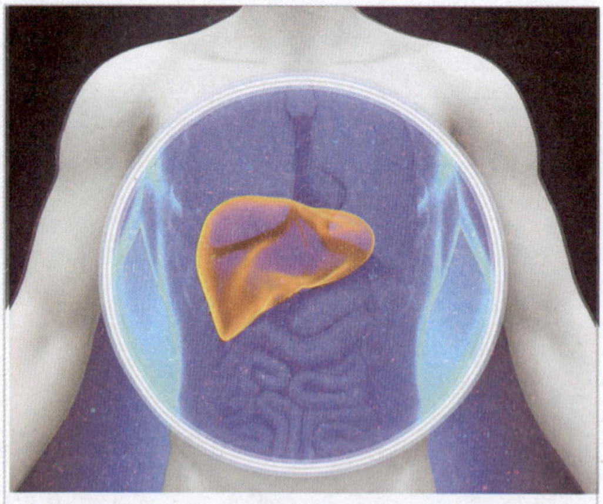

◎春季是肝炎的高发季节，老年人在饮食上要特别注意养肝。

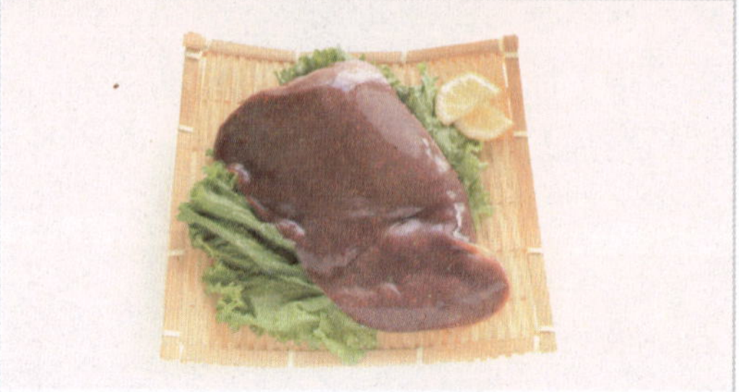

◎猪肝中铁质丰富，是补血食品中最常用的食物，食用猪肝可调节和改善贫血病人造血系统的生理功能。

补宜清与平。到了晚春时，气温渐升高，这时饮食更要注意清淡，不宜吃羊肉、狗肉、麻辣火锅以及辣椒、花椒、胡椒等大辛大热之物。更不可使用温补药物，即使是体质虚弱的病人，也以清补、平补为原则。

养肝的食谱有：

海棠花炒猪肝

材料：海棠花100克，猪肝500克，鸡蛋2只，黄酒50克，葱花20克，生姜15克，酱油、白糖各25克，味精2克，淀粉10克，精制植物油、精盐、胡椒粉各适量。

做法：先将鲜海棠花取瓣洗净。猪肝去筋膜，洗净，切薄片，放入盆里加黄酒、精盐、胡椒粉、味精、葱花、生姜末渍入味。取碗打入鸡蛋，加淀粉调成蛋糊。炒锅上火，放油烧热，将挂糊的肝片下锅炸成金黄色，捞出控油。炒锅上火，放油烧热，下葱花、生姜末偏香，倒入猪肝，加入黄酒、酱油、白糖、精盐、胡椒粉、味精，炒匀后撒上海棠花片，稍炒即成。

功效：芳香怡人，鲜嫩爽口，解毒生津，养肝明目。

枸杞粥

材料：枸杞一份、米三份。

做法：用枸杞一份，入米三份，煮粥。早晚服食，常食甚佳。

功效：补肾益精，养肝明目。治肝肾阴虚、腰膝酸软、头目眩晕、视力减退、遗精，能消渴。

腐竹炒面

材料：面条200克，水发腐竹150克，黄瓜100克，精盐、味精、酱油、醋、葱花、生姜丝、蒜茸、精制植物油各适量。

做法：先将面条下入沸水锅内，煮热捞出过冷开水，沥水备用。腐竹洗净切段。黄瓜洗净切片。油锅烧热，下入葱、生姜、蒜煸香，投入腐竹，加入清水、精盐、酱油、味精、醋，烧至入味，下入面条炒熟，撒上黄瓜片炒几下，出锅即成。

功效：口味鲜香，补心养肝，除热止渴，清肺消痰。

首乌肝片

材料：首乌20克，鲜猪肝250克，水发木耳25克。

做法：首乌洗净煎取浓汁备用。猪肝洗净切薄片，和首乌汁、食盐、淀粉搅拌均匀，另把首乌汁、酱油、绍酒、食盐、醋、湿淀粉和汤汁调和成浓汁。炒锅放油，烧至七八成热，放入拌好的肝片滑透，用漏勺沥去余油，锅内剩油约50克，下入蒜片、姜末和木耳，略炒后下入肝片，同时将少许青菜叶下入锅内翻炒几下，倒入已备浓汁炒匀，淋入明油少许，下入葱丝，起锅即成。

功效：补肝肾，益精血，明目乌发。适用于肝肾亏虚，精血不足。症见头昏眼花，视力减迟，须发早白，腰腿酸软等。本方可作慢性肝炎、冠心病、高血压、高血脂症、神经衰弱患者之膳食。健康人常食，可补肝明目乌发，减缓衰老进程。

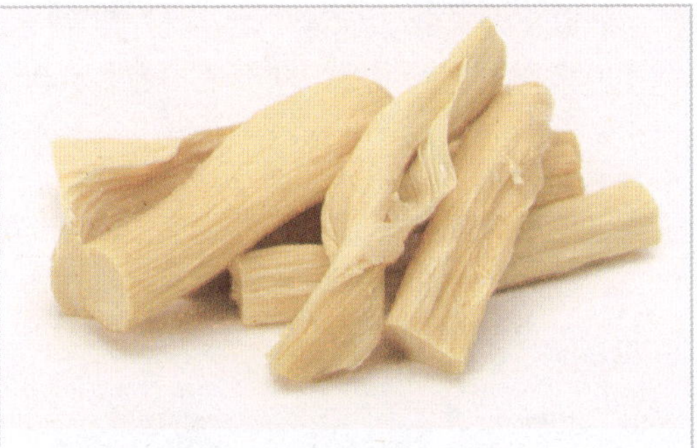

◎腐竹色泽黄白，油光透亮，含有丰富的蛋白质及多种营养成分，用清水浸泡(夏凉冬温)3～5小时即可发开。

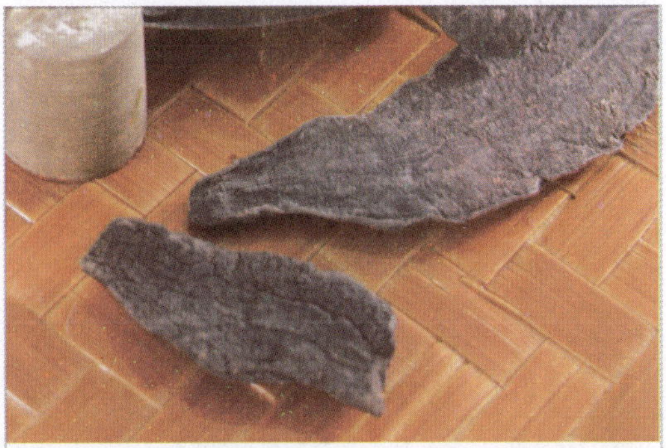

◎首乌又名何首乌，有赤白之分，药用为赤首乌的块根。

另外要注意：春日时暖风或晚春暴热袭人，易引动体内郁热而生肝火，或致体内津液外泄，适当配吃些清解里热、滋养肝脏的食物，如荞麦、薏苡仁、荠菜、菠菜等。这类食物均性凉味甘，可清解里热，润肝明目。

要顺应春升之气，多吃些温补阳气的食物，可选吃韭菜、大蒜、洋葱、葱等。这类蔬菜均性温味辛，既可疏散风寒，又能抑杀潮湿环境下孳生的病菌。

老年人夏季饮食宜养心脾

夏至之后，我国大部分地区进入盛夏酷暑季节，遍地流火，热浪袭人。此时昼长夜短，暑气灼人，老年人由于耐受力弱，适应性差，生活活动与外界环境平衡易遭破坏，容易中暑而诱发多种疾病，产生不测，故更要安全度夏。

“长夏宜养脾胃”是中医的传统观点。这是因为，夏季是人体新陈代谢最为活跃的时期，活动量也相对增加和增大，加之夏天昼长夜短，因而体内消耗的能量多，血液循环加快，汗出亦多。在这个季节，心脏的负担是很重的，倘若不注意对心脏的保养，很容易使心脏受到伤害。因此，夏季应多注意对心脏的保养。同时，此时肠道传染病发病率最高，所以，也应注重对脾胃的保护。

夏季饮食宜清淡营养。夏令人们消化功能较弱，尤其是老年人消化功能更差。因此，老年人的饮食应有规律，定时定量，以湿软易消化、清淡富营养为宜，适当多吃些新鲜瓜果、蔬菜及鱼、虾、瘦肉、豆制品等，还可经常吃些绿豆、莲子、藕粉、薏苡仁、荷叶粥等，对夏季风热感冒、高血压患者均有益。少吃油条、烧饼、肥肉等厚味之物，以防生痰、生热、生湿。最好戒烟酒，忌过食生冷食物，如冷饮、冰制品、凉粉、冷菜等，以免损伤脾胃，诱发疾病。此外，夏季食物易腐败变质，故必须注意饮食卫生，严防病从口入。

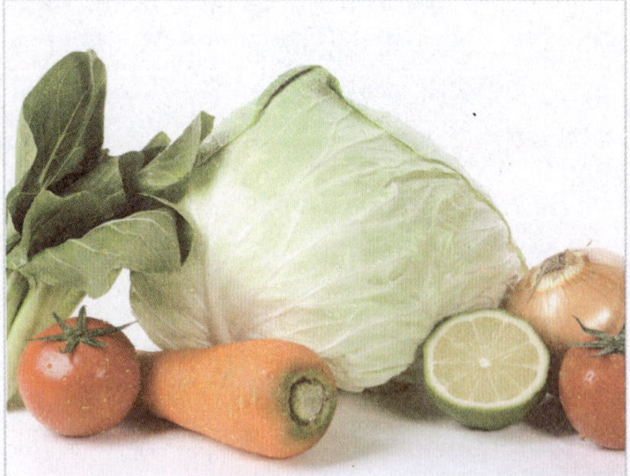

◎夏季老人适当多吃些新鲜瓜果、蔬菜及鱼、虾、瘦肉、豆制品等。

养心脾的食谱有：

荔枝酒

材料：鲜荔枝、糯米各2千克，酒曲250克。

做法：先将糯米洗净，蒸熟，沥半干，待冷后倒入酒坛。然后将酒曲研成细末，加入坛中拌匀，密封置保暖处，酿21天后，启封榨去酒渣，即可饮用。每日3次，早午晚各1盅。

功效：补肝益肾，滋养心脾，益气生血。阴虚火旺者不宜用。

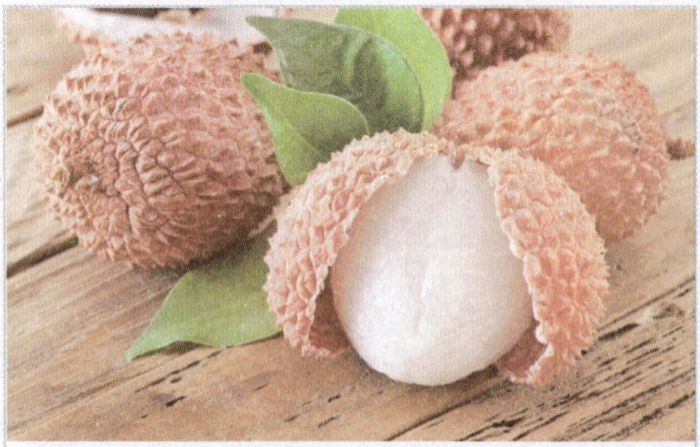

◎荔枝性热，多食易上火，并可引起“荔枝病”。

地黄甜鸡

材料：生地黄100克，当年嫩母鸡1只（约1千克），饴糖100克，桂圆肉30克，大枣5枚。

做法：鸡宰杀去净毛爪内脏，将地黄等物纳入鸡腹内，隔水清蒸，至鸡肉烂，加少许白糖调味，即可服食。每次尽量，不必多服。

功效：补养心脾肾，补益气血。适用于心脾肾俱亏，气血不足。对心悸自汗头晕、气乏，腹背痛不能久立，精神恍惚，睡眠欠佳，面色萎黄无华或头发黄燥无泽等症有效。常人亦可服用。

黄芪蒸鸡

材料：嫩母鸡1只（约1千克），黄芪30克。

做法：鸡宰杀去净毛爪内脏，纳黄花于鸡腹内，加上生姜、葱、花椒、绍酒、盐若干，隔水蒸，至鸡肉熟烂，去黄芪姜葱，食鸡肉与汤，每次适量，不可多食。

功效：补脾益气。适用于脾虚气衰。可治体质虚弱、少气懒言、自汗易感冒、头目眩晕、肢体发麻、食少便溏，或久泻脱水、内脏下垂等症。无病常食，强体健身。

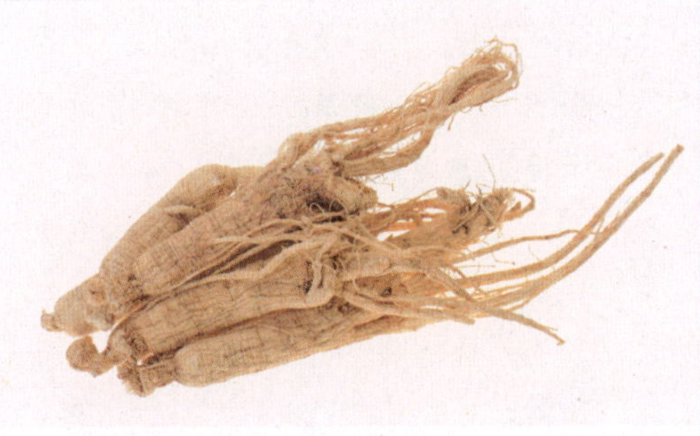

◎人参被人们称为“百草之王”，是闻名遐迩的“东北三宝”（人参、貂皮、鹿茸）之一，是驰名中外、老幼皆知的名贵药材。

人参粥

材料：人参3克，粳米适量。

做法：煮汁放砂锅内加粳米适量，煮烂即可。

功效：养心脾之气。心慌气短、大便稀溏、少气懒言、身体虚弱之人均可食用。

猪脾粥

材料：猪脾1条，熟猪肚50克，粳米100克，白萝卜100克，胡椒粉1克，精盐3克，味精1克，料酒3克，麻油15克，姜葱末3克，清水1000克。

做法：将粳米洗净，沥干水。猪脾清洗后，切成豆粒丁。猪肚、白萝卜也切成豆粒大小的丁。麻油下锅，放入猪脾，猪肚、萝卜炒散，烹入料酒并加上精盐、清水、粳米、葱姜末烧开，煮成粥。调入味精，胡椒粉即可。每日1次，佐餐食用。

功效：益气健脾，除烦渴。主治神疲乏力、气短懒言、纳少、腹胀、大便稀溏；脾胃阴伤、胃气不足、口干渴烦闷等症。

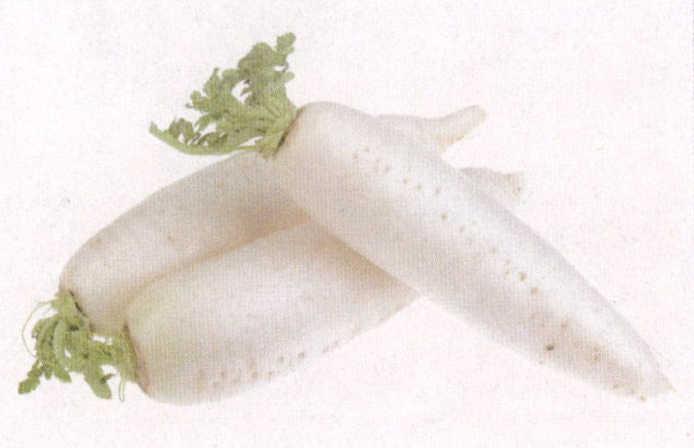

◎白萝卜下气消食、除痰润肺、解毒生津、和中止咳、利大小便。

老年人秋季饮食宜养肺

凉爽的秋意慢慢来临。但是健身运动是一年四季都不能停歇的。运动专家建议，健身者可根据自己的体质和爱好，选择慢跑、爬山、球类运动等比较适合在秋冬进行的运动。

秋季一到，天气渐渐变凉，发生咳嗽痰喘的病人较多。一些有咳嗽老病的老年患者，也容易在秋季犯病。中医根据季节的变化对人体影响的规律，总结出了秋季易损伤肺气的理论。因此，秋季饮食要注意养肺。

秋季老年人的饮食以温和清润为宜。秋天，气候干燥，饮食调理以防燥护阴、滋肾润肺为准。食品应尽量少用椒、葱、韭、蒜之辛辣热燥之物，多用芝麻、糯米、粳米、蜂蜜、甘蔗、乳品等柔润食物，强调暖食，禁忌生冷，多饮开水、淡茶、豆浆等，以益肺胃而生津液，抵御秋燥之侵袭。

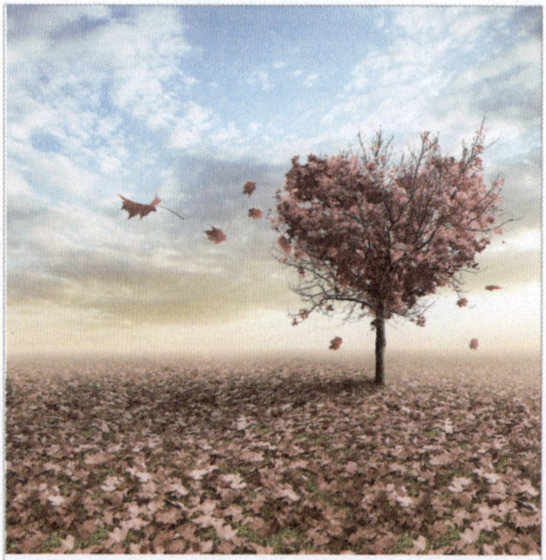

◎秋季是一年四季之第三季。秋季的时候自然景观最明显的变化在树木上面，城市里会开始清扫大量的落叶。

很多中老年人经过夏日疏泄之后，身体渐虚，为适应冬季的潜藏，宜进补而培其本，可选用龙眼、黑枣、莲子、核桃、银耳之类进行食补。

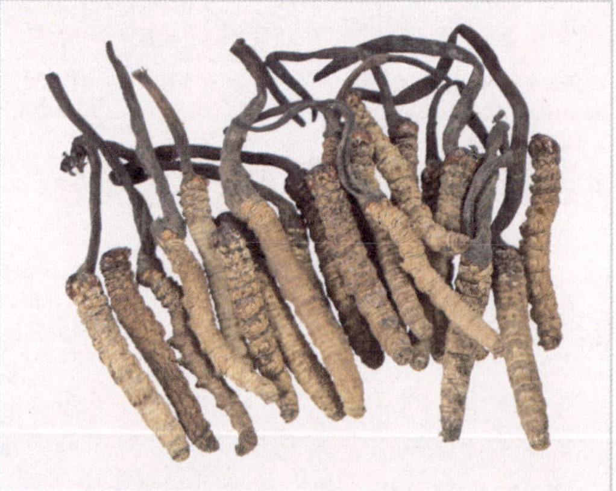

◎冬虫夏草为麦角菌科植物冬虫夏草菌的子座及其寄主蝙蝠蛾科昆虫虫草蝙蝠蛾等的幼虫尸体的复合体。

虫草全鸭

材料：冬虫夏草10～20克，老鸭1只，绍酒15克，生姜5克，葱10克。

做法：老鸭宰杀去净毛爪内脏，冲洗干净。虫草纳入鸭腹内，加入酒、姜葱，隔水清蒸，至鸭熟烂，除去药和姜葱，加食盐少许。食鸭与汤，每次尽量，不必多服。

功效：补肺补肾。适用于肺肾两虚。症见咳嗽气喘，短气乏力，自汗盗汗，阳痿遗精。一般体质虚弱的人亦可服食。

猪胰粥

材料：猪胰1具，大米100克，绍酒10克，葱花5克，盐5克。

做法：把猪胰（或用羊胰）洗净，切成3厘米见方的块；大米淘洗干净。把大米、猪胰放入锅内，加水约60毫升，加入葱、盐、绍酒。把盛有原料、调料的锅置武火上烧沸后，再改用文火煮30分钟至米烂即成。此粥可每日早餐食用1次，每次吃猪胰30～50克即可。经常食用。

功效：猪胰味甘，性平。有健脾胃、助消化、养肺润燥之功此粥有清肺热、止消渴之功效，糖尿病患者宜多食。

水晶核桃

材料：核桃仁500克，柿饼500克。

做法：将核桃仁、柿饼放入瓷盆内，上笼武火蒸透，时时搅拌，使桃柿融化为一体，然后取出晾冷成冻，用刀切片，装入容器内。每次服3～4块，日服3次。

功效：补益肺肾，止咳平喘。适用于肺肾两虚。症见咳嗽气喘，腰膝酸痛。

鹿茸虫冬酒

材料：鹿茸15克，冬虫夏草10克，天冬6克，低度白酒750克。

做法：先将鹿茸、冬虫夏草、天冬加工成粗末，置容器中，加入白酒，密封，每日振摇数下，浸泡15天后去渣即成。

功效：补酒香味厚，补肾壮阳，养肺填精。

沙参心肺汤

材料：猪心肺1副，南沙参、北沙参、山药各100克，玉竹30克，葱25克。

做法：心肺洗净，上述药材清水漂洗装入纱布袋内，扎好口，一同下入砂锅内，加葱注入清水，武火烧沸，去沫，改用文火炖至心肺熟透，去药，加食盐少许。吃心肺喝汤，每次适量，不必多服。

功效：补养肺胃。适用于肺胃明虚。症见燥咳咽干，少津，食少，气乏无力，大便燥结，皮肤干燥不润等。

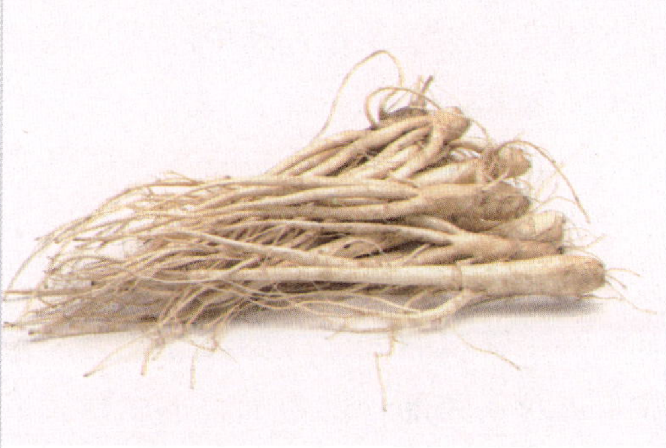

◎沙参具有滋阴生津、清热凉血之功。轮叶沙参水煎液有祛痰作用。

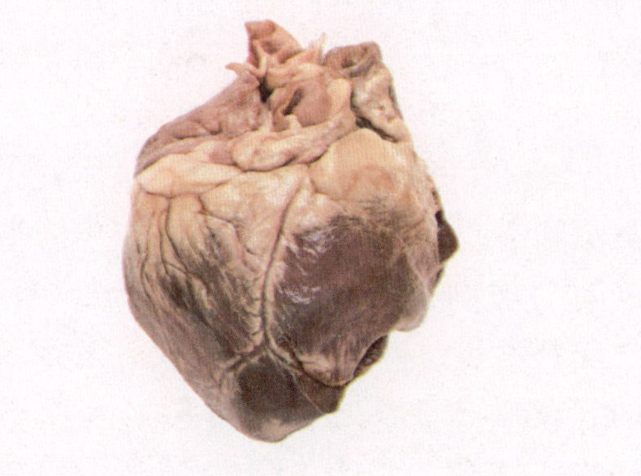

◎猪心含有蛋白质、脂肪、钙、磷、铁、维生素B_1、维生素B_2、维生素C以及烟酸等，这对加强心肌营养，增强心肌收缩力有很大的作用。

老年人冬季饮食宜养肾

冬季3个月是万物“闭藏”的季节，河水结冰，田地冻裂，到处是阴盛阳衰的现象。中医认为：人体内的阳气发源于肾。因为肾是主管生殖机能的，同时，肾又是贮藏营养精华的脏器，所谓“肾藏精”，就是说肾是机体营养的供给者。当寒冬到来之时，人体需要足够的能量和热量以御寒，倘若肾功能虚弱，自然就会出现“阳气”虚弱的现象。所以，冬季养肾，是中医养生保健的传统思想。

冬季天寒地冷，万物凋零，寒气凝滞收引，因人体阳气收藏，气血趋向于里，皮肤致密，水湿不易从体表外泄，而经肾、膀胱的气化，少部分变为津液散布周身，大部分化为水，下注膀胱成为尿液，无形中就加重了肾脏的负担，易导致肾炎、遗尿、尿失禁、水肿等疾病。所以这个季节养生应遵循“秋冬养阴”、“养肾防寒”、“无扰乎阳”的原则，以滋阴潜阳、增加热量为主。

饮食宜进补。冬季寒冷，肌体处于封藏状态，是进补的大好时机，中医学素有“虚则补之”、“寒则温之”、“药补不如食补”之说。因此，老年人的日常膳食要注意温补肾阳，多吃些瘦肉、禽蛋、鱼类、豆类等高蛋白质食品；多食用牛、羊、狗肉等温热食物，驱寒保暖；多食用含多种维生素的食物，如新鲜蔬菜、水果等，以增加食欲，滋润脏腑和皮肤。但冬季老年人应特别注意忌食生、冷、硬食等。

人参枸杞酒

材料： 人参15克，枸杞子100克，熟地100克，冰糖100克，白酒2千克。

做法： 白酒装入酒瓶内（大量可用酒坛），将人参（切片）、枸杞子、熟地放入酒中，加盖密闭浸泡（夏秋高温季节5～7天，冬春低温季节15～30天；或隔水加温至30℃），每日摇晃1次，泡至药味尽淡，过滤后，加入冰糖，搅拌令溶化，再过滤，至澄清为红黄溶液，静置10～30日即可服用。如浸泡3个月后服，则效果更佳。每次10～15毫升，最大剂量不得超过20毫升，每日1～2次，一天最大剂量不得超过30毫升。

功效： 补元气，益肝肾，明目乌发，强体健身。适用于各种虚衰劳损。症见病后体虚、贫血、营养不良、神经衰弱以及食少气乏、腰酸痛、自汗眩晕等。

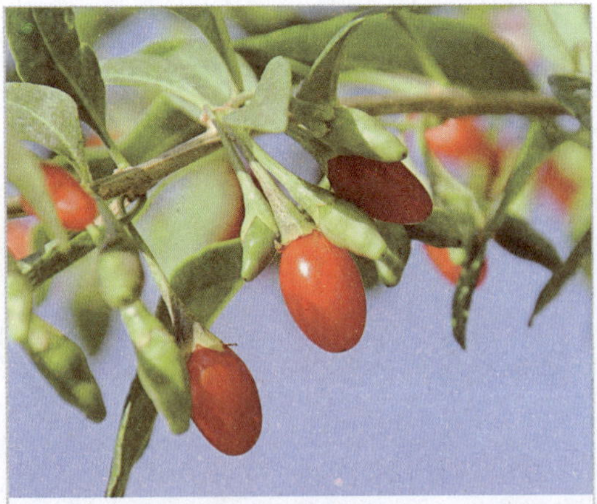

◎中医学上称枸杞为“枸杞子”，能补肾益精、养肝明目。嫩茎和叶可作蔬菜。

杜仲腰花

材料：川杜仲10克 猪肾1对。

做法：杜仲洗净，加清水熬成浓汁，加湿淀粉、绍酒、酱油、食盐、白砂糖和味精若干，烧沸备用。猪腰洗净剖开，去筋膜，切成腰花。炒锅在武火上烧热，倒入混合油（猪油、豆油均可），烧油至八成热，放入花椒，投入腰花和葱姜，快速炒散，沿锅边放入杜仲浓液和醋少许，翻炒均匀，起锅即成。

功效：补肝肾，壮筋骨，降血压。适用于肾虚。症见腰痛、腰肌劳损、尿频而清长、高血压、肾炎以及性功能低下等。正常人服之，强腰肾，健筋骨。

荔枝烧葱

材料：荔枝15克，葱白150克，羊肉30克，海米、白糖、酱油、蒜、鲜汤、精盐、醋、精制植物油各适量。

做法：先将葱白洗净切段，入油锅中炸至金黄色捞出，再入开水中烫一下。羊肉洗净切丝，荔枝去皮核洗净。炒锅上火，放油烧热，下入葱丝、蒜煸香，再放入羊肉丝煸熟，下酱油、精盐、醋、白糖、葱段，翻炒几下，盛出。取碗，葱垫底，放入荔枝、肉丝，上笼蒸10分钟取出。炒锅上火，放鲜汤、海米，烧沸后浇葱上即成。

功效：鲜嫩可口，健脾养肾。

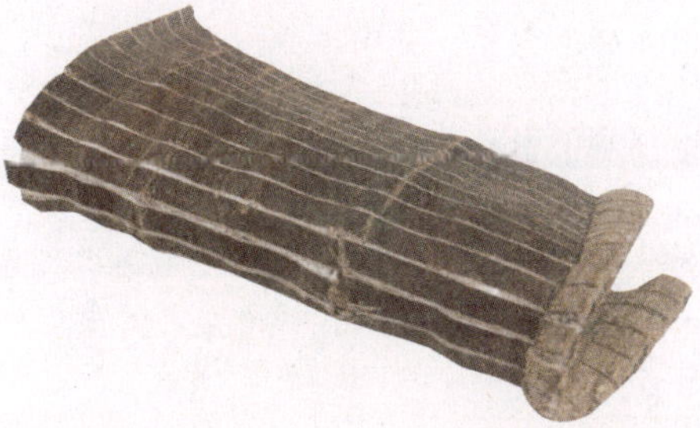

◎杜仲具补肝肾、强筋骨、降血压、安胎等诸多功效。

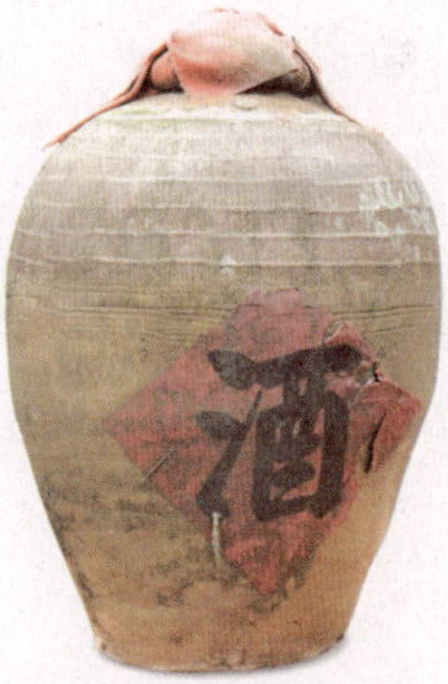

◎黄酒含有21种氨基酸，人体自身不能合成必须依靠食物摄取的8种必需氨基酸黄酒都具备。

补肾地黄酒

材料：生地黄100克，大豆200克，生牛蒡根100克。

做法：上述药材装入绢袋，放入酒坛，加酒2.5升，密封浸6天即成。每日2次，每次1杯。

功效：补益肾水、祛风利湿、滋养皮肤。

地黄花粥

材料：地黄花80克，粟米100克。

做法：将地黄花阴干，捣碎为末，每次用50克粟米煮粥候熟，将地黄花末加入，搅匀，再煮至沸即可。每日1次，每次服用30克。

功效：益脾胃，养肾气，除烦热。主治脾胃虚热、反胃呕吐或脾虚泄泻；烦热消渴、口干等症。

老年人不宜常吃的10种食品

对老年人来说，此时的身体状况与年轻时已经有所不同了，这时的生理特点是脏腑功能减弱，气血不够充实和肾气功能衰退。因此，老年人讲究饮食十分重要，不能像年轻人一样大鱼大肉了，即使你的胃口仍然很好，虽然食得就是福，但也应当在饮食方面有所禁忌了。

以下10种，老年人只能偶尔吃之，但不能常吃，吃多了会伤害老年人的身体。

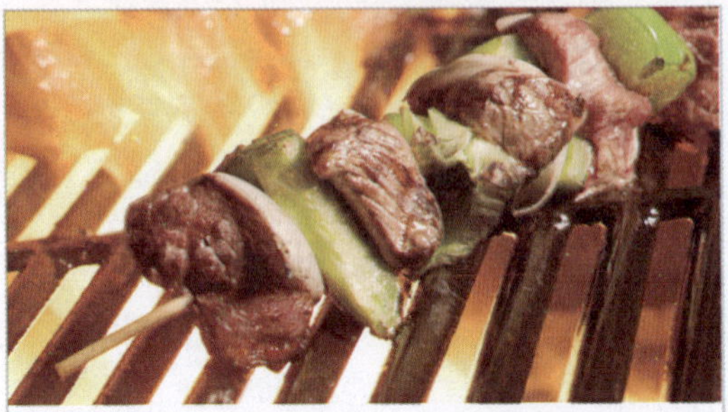

◎熏烤食物中会同时存在一种致癌物质——亚硝胺。油炸食物，如果烧焦，产生的致癌物活性还要大。

老年人不宜常吃的10种食品

油炸类	人到老年，味觉开始减退，多喜欢吃油炸类味道香浓的食品。但是这类食品含脂肪量甚高，一次食入较多的高脂肪食物，胃肠道难以承受，造成消化不良而引发胆、胰疾患，或使这类疾患复发、加重。另外，油炸类食品产热量高，老年人常吃可导致体内热能过剩，引起肥胖，对健康不利。更加重要的是，常吃油炸的食品，还有增加患癌症的危险性。因多次使用的油里含有较多的致癌物质。炸油条的面粉里一般都加入了一定的明矾，而明矾里含有多量的铅，如果老年人常吃油条，可使铅在体内蓄积，对老年人的智能和骨骸均有害。
熏烤类	食物在熏烤过程中，会产生某些致癌物质。老年人本来就比一般人容易患癌症，如果经常吃熏烤类食品，则会增加患癌，特别是胃癌的危险性。熏烤类食物的致癌作用，主要是燃料（松柏枝叶、锯末、炭火、煤火、天然气和液化气等）在不完全燃烧时，产生大量的多环芳烃污染食物所致。如能利用远红外线烤箱烤食品，会增加安全性。
腌渍类	腌渍类食品一般含盐量高，维生素甚低（维生素在脂制过程中大多被破坏），不适宜老年人经常食用。尤其是一些卫生设备差、操作不正规的食品加工厂所生产的腌渍食品，很容易被病原微生物污染，老年人肠道抵抗力减弱，常吃这类食品，容易引起胃肠道疾病。
酱制品	酱制品包括酱油、大酱和各种酱菜。这类食品普遍含盐量极高，如将这类食品经常摆上老年人的餐桌，会使老年人过多摄入盐类，从而加重心血管和肾脏的负担，对其健康十分不利。

续表

冰镇类	在炎热的夏天，许多家庭常饮冰镇饮料和吃冰镇食物。但是，冰镇食品入胃后，会导致胃液分泌下降，容易引起胃肠道疾病，甚至诱发心绞痛和心肌梗死，对患心血管病的老年患者尤为不利。因此，老年人不宜多饮或常饮冰镇饮料和吃过冷的食品。
甜食类	甜食类含糖量高，老年人多喜欢吃，但糖摄入量过高，可引起老年人肥胖（多余的糖可在体内转化为脂肪），并导致血脂增高，对已有动脉硬化倾向和糖尿病的老人尤为不利。糖类摄入过多，还可引起老年人矿物质缺乏。
动物内脏类	动物脑、肝、肾等含胆固醇甚高，老年人如经常吃，会导致血胆固醇增高，还容易使血脂升高。患动脉硬化、高血压和冠心病、糖尿病的老年人尤其不能吃。
动物血类	许多老年人喜欢吃动物血（猪、羊、鸡、鸭、鹅等），但动物血含胆固醇较高，老年人不可以常吃，只能偶尔吃，且一次量不宜过多。
方便食品	许多老年人图方便，经常吃方便面、糕点等方便食品。殊不知，这类食品含有的维生素营养较少，如将其当作主食来吃，容易出现维生素缺乏症，对老年人的健康十分不利。
过生食品	近年来，进食“天然食品”蔚然成风。未加工的食品，有很多的确更加健康，但并不是所有天然食物都可生食。相反，某些食物生食不仅无法提供营养素，而且还会损害人体健康，对老年人则危害更大。比如，经常大量生吃蔬菜可导致体内锌不足，从而引起老年人味觉和嗅觉功能障碍，以及皮肤瘙痒症，甚至可能加重老年人健忘。

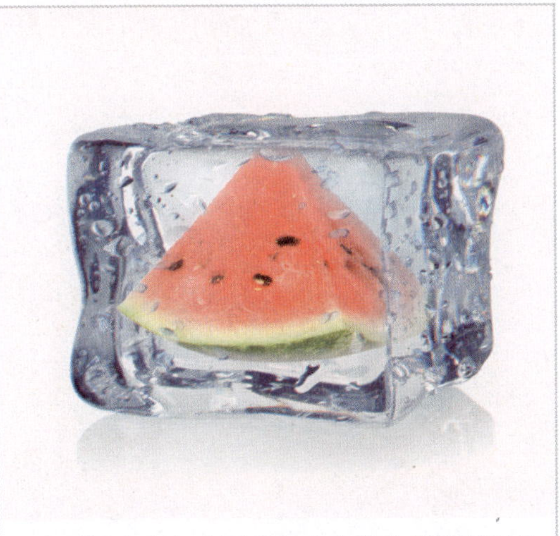

◎在夏天中老年人不宜过多直接食用冰镇过的食物。

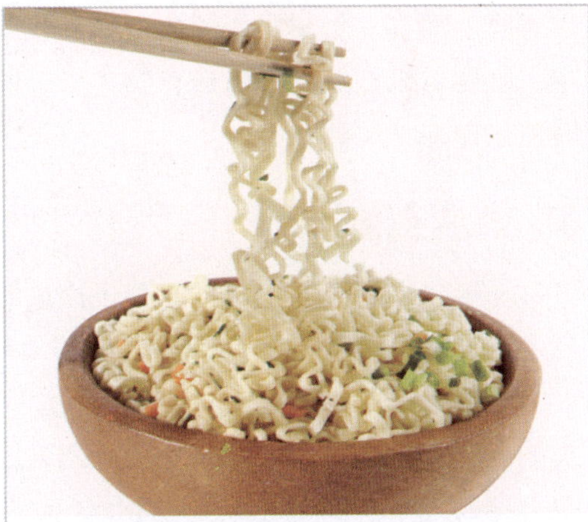

◎方便面吃多了会影响人体健康，原因在于方便面表层的涂蜡层。经常食用，涂蜡层如果在胃里排不出去，容易致癌。

老年人的食谱应当求变

老年人应该吃什么？这是许多人都关心的问题，有人说瘦肉，有人说鱼虾，有人说素食，有人说瓜果蔬菜，总之说法很多。其实，只有把各种食物按比例科学搭配起来食用，这样才是最富营养。

1 种类求变

安排老年食谱绝不应固守一种模式，而要勤于变化。每天最好安排至少20种食物以备选择。如果食物过于单调，不仅影响口味，降低食欲，还会造成某些营养成分的不平衡。

2 三餐求变

老年人一日三餐不可一成不变，应该各有侧重。早餐应坚持低糖低脂的原则，宜选择禽肉、蔬菜、果汁、低脂奶，再辅以谷物、面食。午餐则应以高蛋白食物为主。晚餐可以高糖、低蛋白食物为主，同时应该控制进食量。

3 季节求变

一年四季气候变化很大，养生饮食的目的有很大不同，故食谱应有所不同。

春季要“养脾气”，要突出温补阳气类的食物，应选择葱、蒜、韭菜等蔬菜以及大枣、瘦肉、鱼、禽蛋、豆类等食品。

夏季燥热，要注意补足水分，也要注意摄入钠、钾、钙、镁等矿物质，以及含氮物质及B族维生素、维生素C等。最好每天进食蔬菜500克，豆腐100克以上，另可食用1个鸡蛋及少量瘦肉。另外，苦瓜等夏季苦味食物值得推荐。

秋季气候干燥，而老年人对秋季气候变化的适应和耐受力较差。饮食要点是养阴润肺，因此宜多食芝麻、蜂蜜、梨、莲子、葡萄、萝卜之类食物。同时要多喝开水、淡茶或牛奶、豆浆，少吃辣椒等食性燥热的食品。同时要禁烟、酒以及辣椒等燥热之品。暮秋时可进食具有滋补作用的食品，有利于改善脏器功能，增强体质。体弱多病的老年人，可适当吃些鸡、鸭、牛肉、猪肝、鱼虾及莲子、大枣之类的食品。还应注意禁食生冷。

冬季天气寒冷，饮食上要“保阴潜阳”，因此可多吃些胡麻仁、龟鳖、莲藕、木耳等。同时增加热量摄入，以加强御寒能力，可适当添加狗肉、羊肉等高热量食物。为防止维生素缺乏，冬天还应多吃胡萝卜、油菜、豆芽菜等新鲜蔬菜。

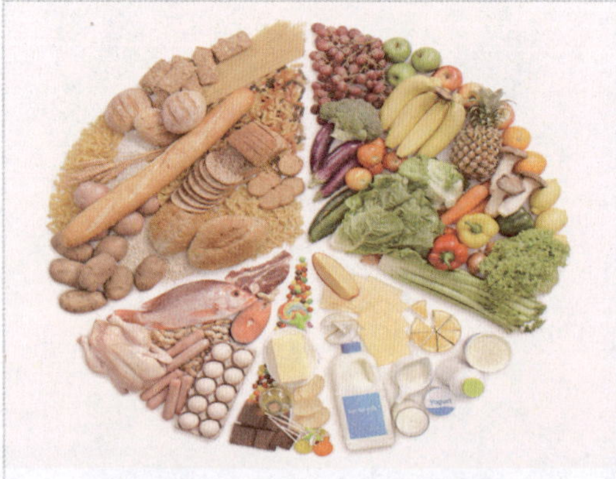

◎老年食谱绝不是一种模式，而要勤于变化。

老年人宜“三低”

人到老年，机体功能逐渐减退衰弱，因此易患各种慢性疾病。引起这些疾病的重要原因之一在于饮食不当。

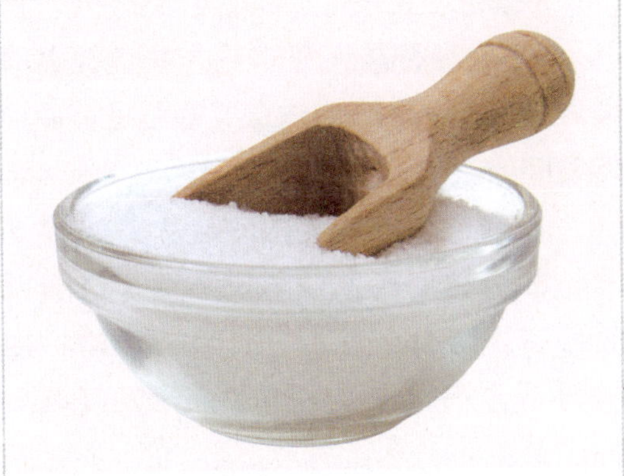

◎人到老年，食盐的摄入量不应太多，否则容易引来疾病。

老年人的饮食宜“低盐、低脂肪、低糖”。这就是老人饮食应注意的“三低”。

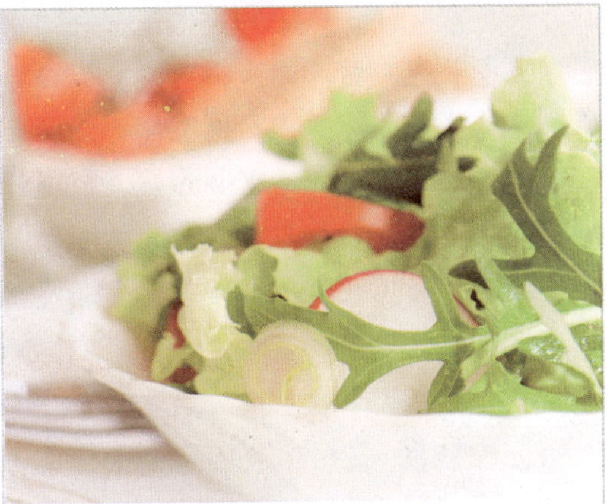

◎低脂饮食常用于减肥，也适于防高血脂等。

老年人宜“三低”

低盐	盐是人类生活中不可缺少的主要调料，也是人体必需的营养素。它能促进胃液分泌，增进食欲，活化唾液中的淀粉酶并促进唾液分泌。一般来说，如无出汗较多，机体一般不会缺盐。而值得注意的是，食盐过多摄入，也会引起冠心病、高血压等一系列心血管系统疾病。 老年人体重较轻，运动量不大，出汗较少，因此耗盐量相对较低，食盐量不应太多，否则容易引来疾病。一般老年人，摄入食盐每天不宜超过8克。高血压、肾炎、肝脏病、心力衰竭等病患者，食盐量还可以减半。
低脂肪	现代医学认为，高热量营养过剩饮食，高脂肪特别是动物脂肪饮食，是引起高血压、动脉粥样硬化等心脑疾病的主要原因，营养过剩者较之其他人发病率要高约10倍。统计显示，长寿者大都体格消瘦。高脂饮食，与发生心血管疾病、胆囊炎、胰腺炎的关系密切。另外，老年人活动减少，消耗的脂肪也少，因此更宜少吃。
低糖	糖进入人体后，就变成葡萄糖和果糖。葡萄糖又变成丙酮酸。糖摄入过多，丙酮酸就会迅速增加，使血液显酸性。而人体血液必须保持弱碱性，才能使身体健康。因此，人体就要动用体内的钙等碱性物质去中和过量的酸，这就可能导致人体缺钙。据研究，钙的摄取量跟癌的发病率成反比例，钙愈少，患癌的机会愈多。老人缺钙，能使骨质疏松，脆弱易折。

哪些老人需冬补

阳气虚的老人：阳气虚的老人表现为易流鼻涕，易生冻疮，手足冰凉，小便清长，大便清薄。常用的补品有熟地、附子、人参、羊肉、干姜等。

患春夏病的老人：一年中春夏最容易患病，这些老人容易在春夏发作一些如哮喘一类的疾病，适宜冬季调养好。常用补品有人参、黄芪、龙眼肉、当归、红枣以及日常用的高蛋白食物，如各种鱼类及牛、羊、狗肉等。

易患冬令病的老人：一到寒冬一些老人的慢性病便易发作，所以称之“冬令病”。常见的有尿多症、慢性支气管炎等。这类病人适合温补，常用的补品为海马、狗肾、人参、熟附子、肉桂、肉苁蓉、枸杞子、炙甘草等。

年老体弱的老人：对于年迈体弱者来说，善于冬季进补也是很重要的。冬补的方法有两种：一是食补，二是药补。冬补的药物有：人参、阿胶、鹿茸等。老年人要谨慎，尤其身体过于虚弱的人，一些中药的药性很大，不一定适合每个人。

冬季进补还须注意以下几点：

（1）进补是增强体质、祛病补虚的良好措施，但老人应注意要避免进补后身体发胖。

（2）冬季是老年人容易发病的季节，如恰逢旧病发作或发热等，进补应暂停，以防补药变邪，可以待病情稳定后再结合疾病致虚的情况或恢复健康后再进补。

（3）在进补时，最好不要吃生冷和过腻的食物，以免妨碍脾胃消化功能，影响补品的吸收。

（4）冬令进补的对象，一般是指有虚弱病证的人。对想增强体质的人来说，还是以体育锻炼和增加一般营养食物为好，可不必吃补品。

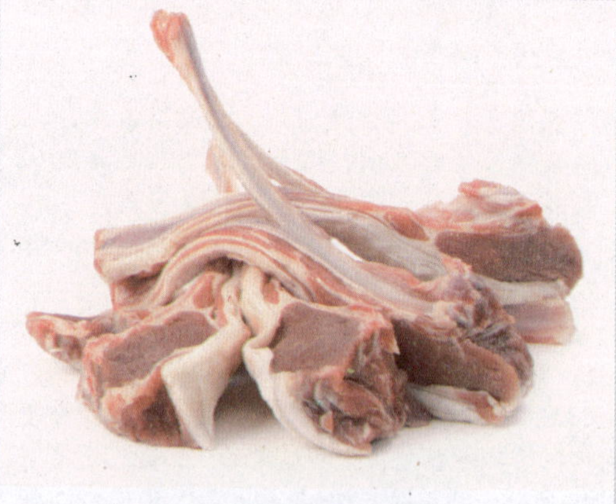

◎羊肉肉质与牛肉相似，但肉味较浓。羊肉较猪肉的肉质要细嫩，胆固醇含量少。

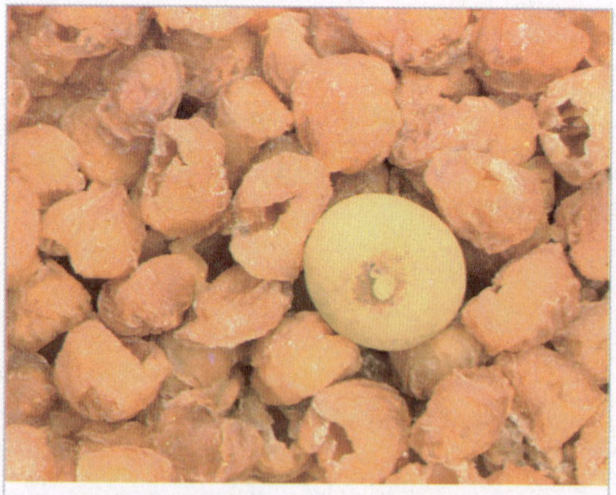

◎龙眼肉补益心脾、养血安神。用于气血不足、心悸怔忡、健忘失眠、血虚萎黄。

过饮过食对中老年人的危害

喜庆佳节，亲朋欢聚，丰宴畅饮几乎成了习惯，然而，欢宴后常常招致不幸。酩酊大醉后的呕吐不止，大吃大喝后的腹痛腹泻，暴饮暴食后的突发病——急性出血性坏死性胰腺炎、心肌梗死、脑血管意外等，均可使病人突然死亡。过饮过食导致伤身毁躯的悲痛教训虽已历历在目，但其危害至今尚未被人们普遍接受，尤其对中老年人，我们必须大声疾呼，过饮过食要不得！

人的胃是一个由肌肉组成的口袋式的器官。它每天分泌1.5～2.5升的消化液，胃还得不停地蠕动，不断地消化食物，如果一次进食量太大，难以消化的食物太多，会使胃机械性扩大，胃的蠕动能力减弱，更不能充分消化食物，可造成急性胃扩张、胃穿孔，或者腹痛、腹泻，排出不消化食物。

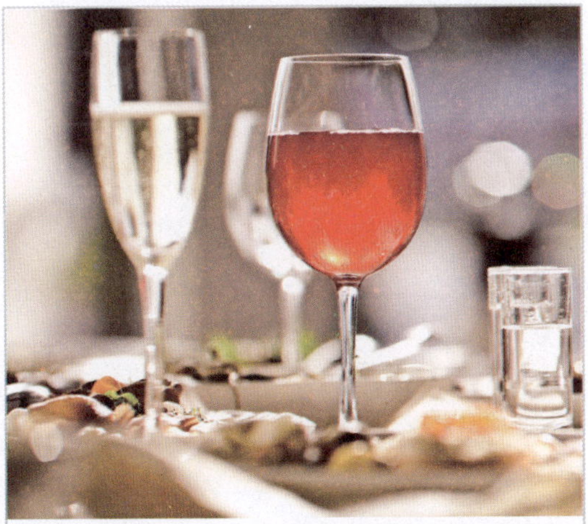

◎过饮过食会导致伤身毁躯的事情发生。在过年过节的时候应小心注意。

过饮过食可促使分泌大量胰液，造成急性胰腺炎发作；过饮过食可使消化器官的血液循环增多，心脏负担加重，可诱发心绞痛、心肌梗死、中老年人动脉粥样硬化、冠心病、脑血管疾病等，过饮过食对中老年人实在是太危险了。

人到中年后，基础代谢率平均每年以0.5%的速度下降，血中胆固醇的含量则是逐年增加。血脂往往偏高，动脉硬化与冠心病的发生率也呈逐渐上升的趋势。在诸多因素中，一些不良饮食习惯对血脂增高亦有很大的影响。

不良饮食习惯与血脂过高、动脉粥样硬化、冠心病等确有密切关系。为了延长寿命，中老年人应该彻底改变以上各种不良饮食习惯，自觉养成良好的饮食习惯，以保证身体的健康。

元朝朱丹溪指出“五味之过，疾病峰起”，这对于今天的老年人的饮食，不是没有教益的。

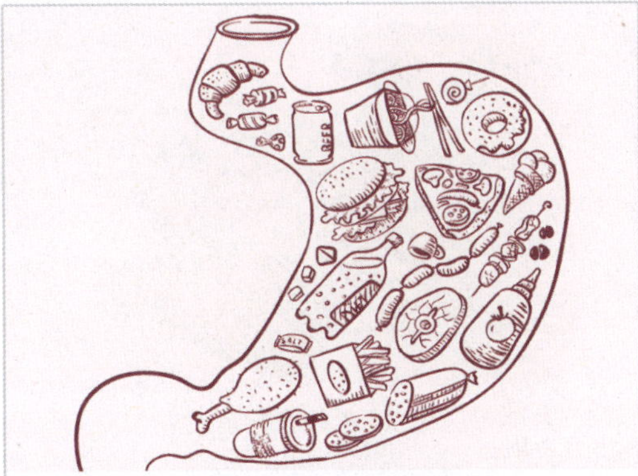

◎过饮过食可使消化器官的血液循环增多，心脏负担加重。

如何制作健康小食品

清凉米酒：先煮一锅稠粥，凉后盛入坛中，加入20克酒药，搅匀并盖严，在室内放7天。待米沉淀而汤清时，将汤倒入另一干净瓶内，密封放置3至5天即可。

酸白菜：把半成芯的白菜放在开水中烫到五成熟，捞出堆在一起，让热气把菜烫到七八成熟，用凉水洗净，堆在盆或缸中，加凉水和一块面肥以及少许白矾，用石头压住白菜，使水没过白菜，一星期后即成。

江米（糯米）酒：将一斤蒸熟（不要蒸烂）的江（糯）米，打散放凉，撒上手指头大的酒药末，拌匀，再淋入少量凉开水后，装入罐中盖好（注意不要让油、盐和尘土等物玷污）。夏天放2至3天，冬天放在温暖处5至6天，即成。

腌咸鸭（鸡）蛋（水腌法）：鸭（鸡）蛋50个，洗净晾干，放入坛内备用。用盐750克，放些花椒、茴香，加清水煮开，凉后倒入坛内（水量最好刚刚没过鸭蛋），把口密封好。经20天后即成。为使蛋黄多出油，可在盐水中加入白酒50～100毫升。

泡菜：首先准备一个陶制的泡菜坛子（坛口周围应有一圈凹形托盘，作盛水之用，坛口倒扣一只碗，使水淹没碗口，可隔绝内外空气流动）；或用一种带磨砂口的大玻璃罐代替（不如泡菜坛好，易发霉）。把水煮沸加入盐（8%的盐水比例），冷却后倒入坛中（一般装至坛子的3/5为宜）；然后根据个人的口味，加适量的花椒、辣椒、姜片、茴香、黄酒（或烧酒）等配料制成菜卤。一般蔬菜如萝卜、白菜、卷心菜、辣椒、豇豆、刀豆、莴笋等都可泡制。泡制时，应将老根、黄叶除去，用清水洗净晾干，切成条或块，放入坛中，泡在菜卤中，盖好盖。7至10天后，即可食用。

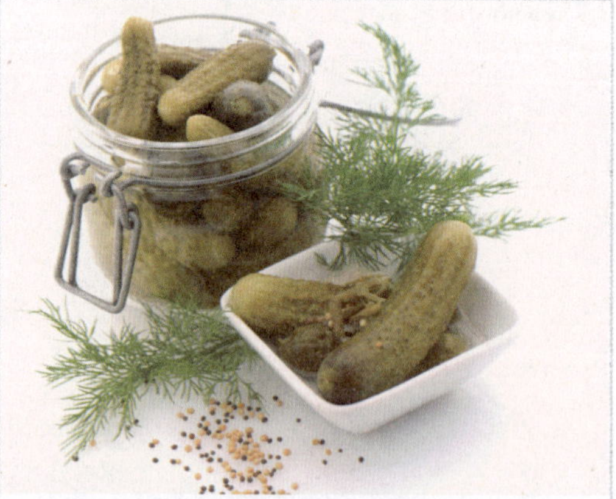

◎泡菜开胃提神，醒酒去腻，能增进食欲，帮助消化。

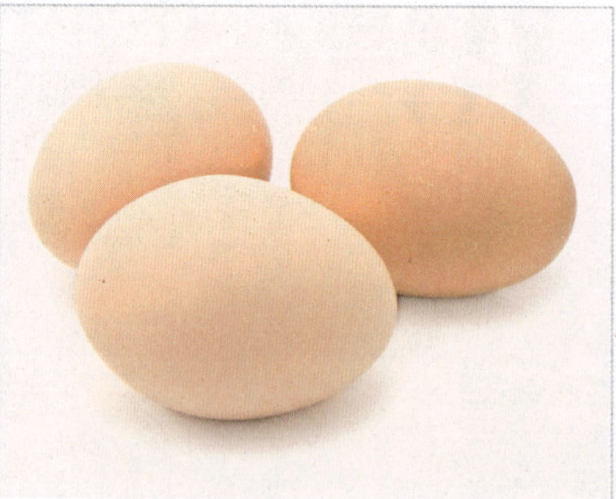

◎咸鸡蛋又叫腌鸡蛋，是城乡民众爱吃的食物，腌制得法，风味更好。

特殊的食物纤维

食物纤维是碳水化合物中不能被人体消化酶所分解的多糖类物质。目前，已经发现的食物纤维有数百种，其中包括纤维素、半纤维素、果胶、木质素、树胶和植物粘胶、藻类多糖等。过去，这些物质未被重视，被当做非营养物质。近年来发现，食物纤维对维护人体健康具有特殊的作用，故也把它作为人体不可缺少的营养素之一。

食物纤维在消化系统中有吸收水份的作用；增加肠道及胃内的食物体积，可增加饱足感；又能促进肠胃蠕动，可舒解便秘；同时膳食纤维也能吸附肠道中的有害物质以便排出；改善肠道菌群，为益生菌的增殖提供能量和营养。

食物纤维对人体健康至关重要，缺少了这个“肠道清道夫”，肠蠕动就会减弱，体内的毒素很难清除，同时，胆酸的分泌减少，降低胆固醇、稳定血糖的作用也很难完全达标。

食物纤维是非淀粉多糖的多种植物物质，主要来自于动植物的细胞壁，包括纤维素、木质素、蜡、甲壳质、果胶、β葡聚糖、菊糖和低聚糖等，食物纤维通常分为非水溶性膳食纤维及水溶性膳食纤维两大类。

中国营养学会建议，每人每天都要摄入30克左右的食物纤维，而我们很多人每天的摄入量只有10克。

所以，营养学家建议要多吃全谷类的食物，如玉米、小米、高粱米，来替代经过精细研磨的大米；多吃有长茎的蔬菜，如芹菜、菠菜，来增加膳食纤维的摄入。

食物纤维的好处虽然很多，但食入过多，可使其他营养物质的消化吸收率降低。因此，食物纤维的摄入须适量掌握。多数营养学家的意见是，每人每天的食物

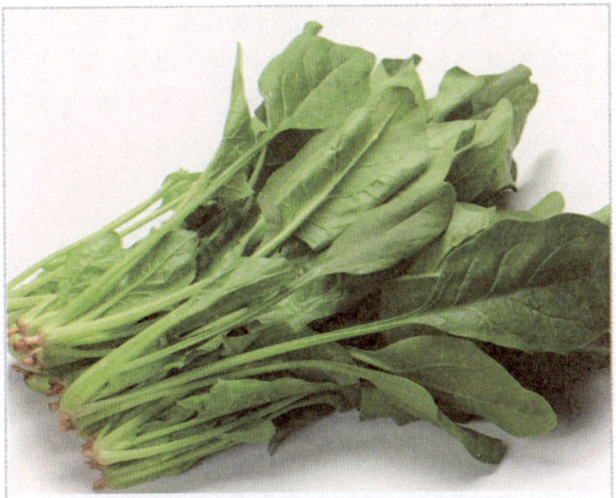

◎日常生活中应多吃有长茎的蔬菜，如芹菜、菠菜，来增加膳食纤维的摄入。

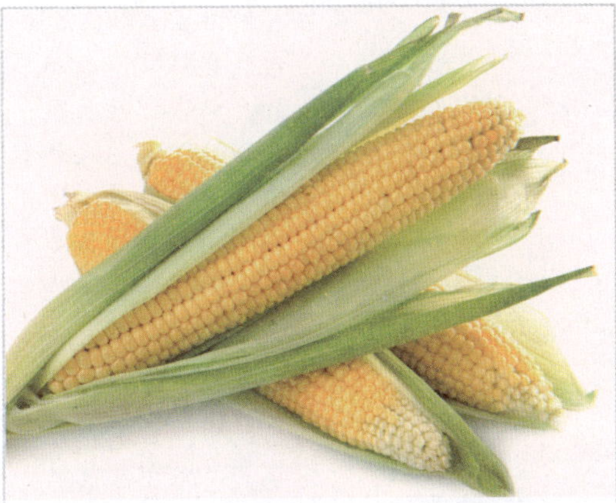

◎玉米是谷实类饲料的主体，也是中国主要的能量饲料。玉米的适口性好，没有使用限制。

纤维供给量不应低于10～15克。

食物纤维是碳水化合物中不能被人体消化酶所分解的多糖类物质。一个人每日进食400克粮食和500克蔬菜，所摄入的纤维素就足够生理需要。我国大多数人的饮食构成不会缺少食物纤维。但年老、体弱，或由于其他原因进食谷物、蔬菜太少者，食物纤维的摄入量就可能偏低，这种情况，应适当多吃些水果、粗粮和蔬菜。

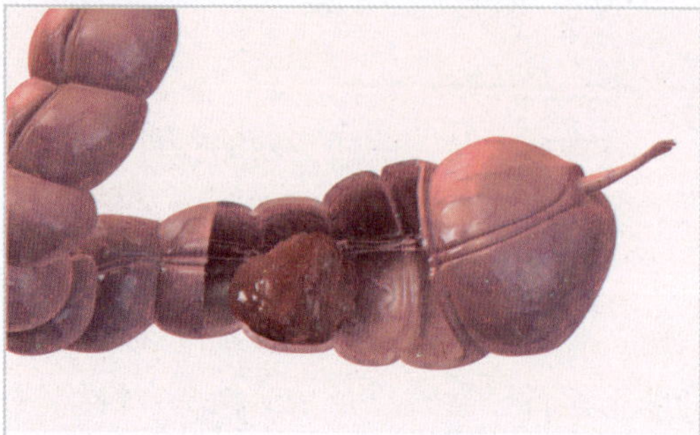

◎结肠癌在四十至五十岁年龄段发病率最高，早期很容易治愈。

饮食中的食物纤维含量多，可使粪便的体积增加，对毒物起到一定稀释作用。这两种作用都有利于预防结肠癌。

食物纤维的作用

吸收水分	大多数食物纤维可使肠道水分储留量增加，促进肠蠕动，并使粪便变软，减少粪便黏度，降低肠内压力，利于排便。可溶性食物纤维吸水后可形成凝胶，能延缓食物在胃肠道排空的时间，从而增加多种营养素在小肠内的消化和吸收。
维持血糖平衡	研究发现，增加饮食中食物纤维的含量，主要指水果、蔬菜、豆类等食物中的可溶性纤维，可降低餐后血糖及胰岛素的浓度。同时，进食高纤维食物还可以满足病人的饱腹感。因此，目前多主张用高纤维膳食来治疗糖尿病。
预防结肠癌	据报道，在欧美一些发达国家，结肠癌的发病率很高，原因就是人们日常的食物中脂肪的比例大，食物过于精细，缺乏粗纤维。而在非洲一些国家，人们以玉米、蔬菜等高纤维食物为主食，结肠癌的发病率较低。 经研究证实，结肠癌是由于某种刺激物或毒素，在结肠内停留时间过长引起的。许多致癌物质，如多环芳烃、霉菌毒素、亚硝胺等常会随食物进入肠道；在正常人的大肠中，各种细菌也不断地产生胺、酚等多种毒性物质，如果食物中纤维成分少，有害物质在肠道内停留时间过长，就会对肠壁发生毒害作用，甚至有些毒物通过肠壁吸收进入血液。粪便在结肠停留的时间越短，诱发癌症的机会就越少。
其他作用	食物纤维可以增加胆酸的排泄，减少胆酸的重吸收，从而降低胆汁和血胆固醇的浓度，有利于预防和治疗动脉粥样硬化、胆结石。食物纤维还可以预防龋齿和治疗肠憩室病。

蔬菜营养丰富

蔬菜中含有多种营养物质，如维生素、无机盐、微量元素和纤维素等。因此，蔬菜是人类膳食中的重要成分之一。

1 叶类蔬菜营养多

常吃白菜保健康

白菜是我国资格最老的一种蔬菜。古时候，人们称之为“菘”。

西安半坡村遗址曾出土过新石器时代的白菜籽，距今已有近5000年的历史了。三国时的《吴录》载有“陆逊催人种豆菘”。宋代诗人陆游写诗云：“雨送寒春满背蓬，如今真是荷锄翁。可怜遇事常迟钝，九月区区种晚菘。”这里的“菘”指的就是现在的白菜。

几千年来，大白菜在我国久传不衰，久食不厌，深受群众所喜爱。究其原因，一是白菜质地鲜嫩、清爽适口，食后给人以舒适之感，俗话说“吃菜要吃大白菜，好菜不过白菜心”就是这个道理；二是白菜含有较多的钙、磷、铁、锌，维生素C、维生素B_1、维生素B_2和纤维素，比很多肉类食物和水果的含量还高，对增强抗病能力十分有益；三是白菜“甘温无毒”，具有“利肠胃，除胸烦，解酒渴，利大小便，和中止嗽”的作用，故可入药以防治部分老年性疾病。

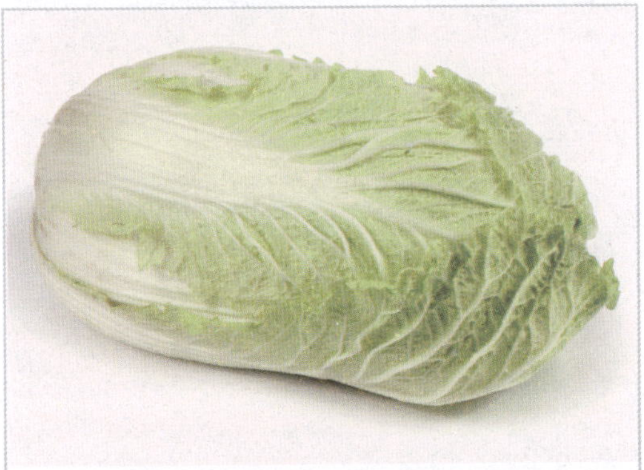

◎白菜为十字花科芸薹属一年生、二年生草本植物。包括结球及不结球两大类群。

吃菜要吃新鲜菜，千万勿食烂白菜。白菜腐烂后，在细菌的作用下，其中的硝酸盐变成了有毒的亚硝酸盐，可使血液里的低铁血红蛋白变为高铁血红蛋白，从而使血液丧失载氧能力，使人发生缺氧中毒。所以保存白菜时一定要注意避免腐烂。

不可轻视卷心菜

卷心菜又称大头菜，1000多年前由西域传入我国，其质地脆甜，食用方便，凉拌热炒，荤素皆可，老少皆宜。卷心菜除含有较多的维生素C和微量元素钼、锰

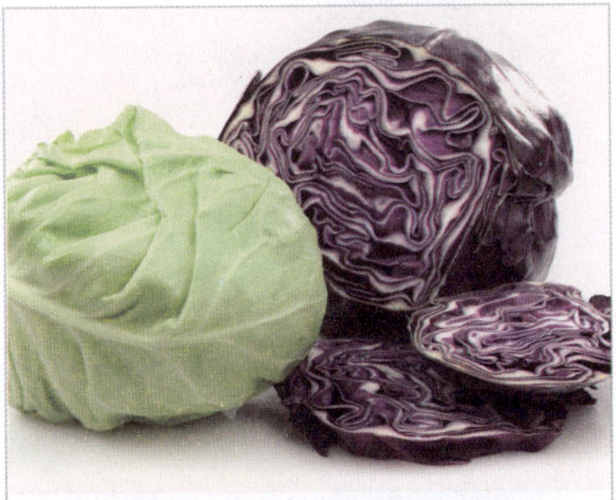

◎卷心菜又名结球甘蓝、洋白菜、疙瘩白、包菜、圆白菜、包心菜、莲花白等。

外，其蛋白质、脂肪和碳水化合物的含量也比其他蔬菜高。

有调查证明，常年食用卷心菜的菜农，其胃病和十二指肠溃疡病的发病率较低，故认为卷心菜中含有能够提高胃肠黏膜上皮抵抗力、改善代谢功能、加速溃疡愈合的物质。还有研究认为，卷心菜所含的果胶，有益于动脉硬化、胆石症患者的康复。

空中之蔬话香椿

自古以来，人们把香椿作为时令佳品食用。每当春暖花开之时，香椿树便长出紫红色的嫩芽，这就是人们常说的香椿头。

香椿头气味芳香，营养丰富，每100克中含蛋白质9.8克，钙143毫克，维生素C115毫克，磷135毫克和较多的B族维生素、铁等，对人体健康有益。

老少皆宜食油菜

油菜中含有丰富的营养物质，每100克油菜中含胡萝卜素1.28～3.15毫克，维生素C37～51毫克，钙140毫克，铁0.7～7毫克。成人每日食用500克油菜，便可满足上述营养物质的生理需要。

菜中之王是菠菜

菠菜曾被阿拉伯人誉为“菜中之王”，公元7世纪时，菠菜由尼泊尔传入我国。

菠菜中含有较多的蛋白质、多种维生素、矿物质和微量元素。500克菠菜中含蛋白质12.5克，胡萝卜素17.2毫克，维生素C174毫克和大量的铁，尤适宜老弱病者食用。老年人食用菠菜，可改善胃、胰腺的分泌功能，缓解高血压、糖尿病的病情，防治贫血、胃肠功能失调。中医认为，菠菜能清理肠胃之热毒，故可用于治疗痔疾和便秘。

菠菜在一年四季均可吃到鲜品，特别是严寒隆冬时节，餐桌上增加一盘翠绿的菠菜，既能点缀气氛，又能使人增加食欲。

纤维之王属芹菜

芹菜原产于地中海沿岸，2000多年前，我国开始栽培。芹菜中以纤维素、钙、

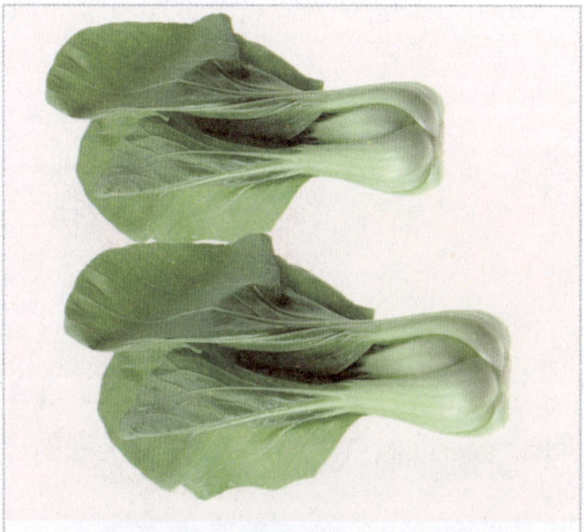

◎油菜又名芸苔、寒菜、胡菜、苦菜、苔芥、青菜。多分枝，叶互生。

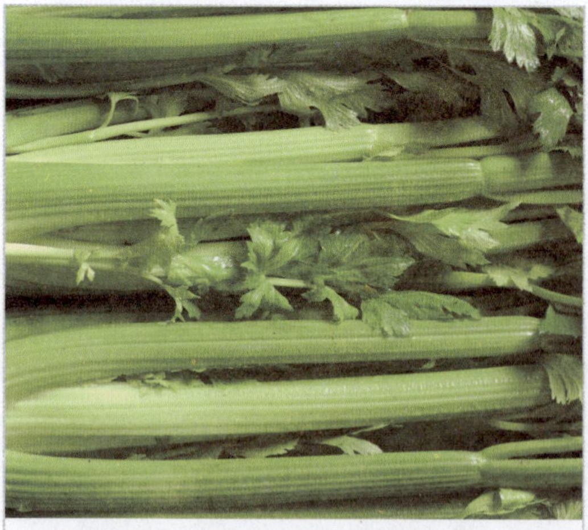

◎芹菜含有蛋白质、脂肪、碳水化合物、纤维素、维生素、矿物质等营养成分。

磷、铁和维生素含量较高，适宜于高血压、动脉硬化、神经衰弱、便秘、贫血、骨质疏松的病人食用。《神农本草经》云："芹菜止血养精，保血脉，益气，令人肥健嗜食。"因此，芹菜是中老年人的一种良好蔬菜。

莴苣浑身都是宝

莴苣又名莴笋，其味清爽，肉质细嫩，荤炒素拌、生熟皆可食用。莴苣叶翠绿清香，凉拌做汤，色泽鲜亮；拌以面糊后油炸食之，更别有一番风味。

莴苣中富含钙、胡萝卜素、维生素C。这些营养素在其叶中的含量高于茎，每100克叶中含钙38毫克，是茎的5倍；含胡萝卜素2.14毫克，是茎的101倍；含维生素C15毫克，是茎的15倍。因此，莴苣是中老年人的良好食品。

中医认为，莴苣性寒，具有利五脏、通经脉、开胸膈、利气、坚筋骨、明目、通乳汁、利小便等功效。

韭菜香飘万人家

韭菜有较强的生命力，一生可被割数十次。韭菜芳香味美，古人喜食，今人愿意吃。

杜甫有"夜雨剪春韭，新炊间黄粱"的吟咏；陆放翁有"鸡跖宜菰白，豚肩杂韭黄"的诗句。

韭菜中富含纤维素、维生素、微量元素、碳水化合物和蛋白质。中医认为，韭菜熟食性温、生食性热，具有兴奋、活血、化淤、止血、补中、助肝、通络的作用，可防治多种疾病。韭菜中的粗纤维可治疗便秘，挥发性精油和含硫化合物可降低血脂等。

野生佳蔬是荠菜

荠菜又名地菜、芨菜、清明草。荠菜是人们喜欢食用的一种野菜，在我国已有2000多年的历史。

现代医学研究证实，每100克荠菜中约含蛋白质5.3克，碳水化合物6克，脂肪0.4克，粗纤维1.12克，钙420毫克，磷73毫克，胡萝卜素3.2毫克，维生素C55毫克和一定量的无机盐和微量元素钾、铁、锰、镁等，对人体健康有益。

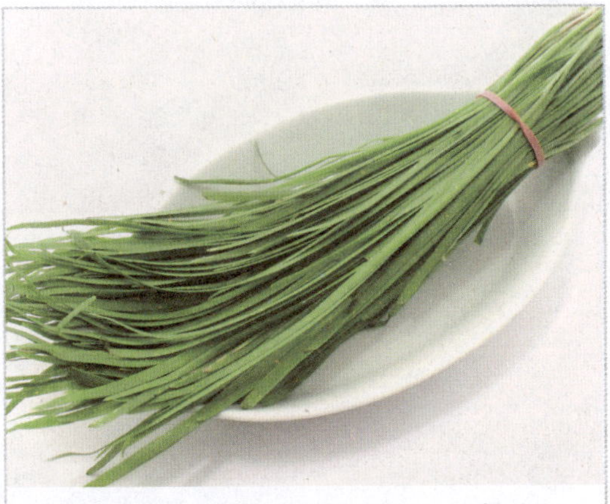

◎韭菜具健胃、提神、止汗固涩、补肾助阳、固精等功效，又名起阳草。

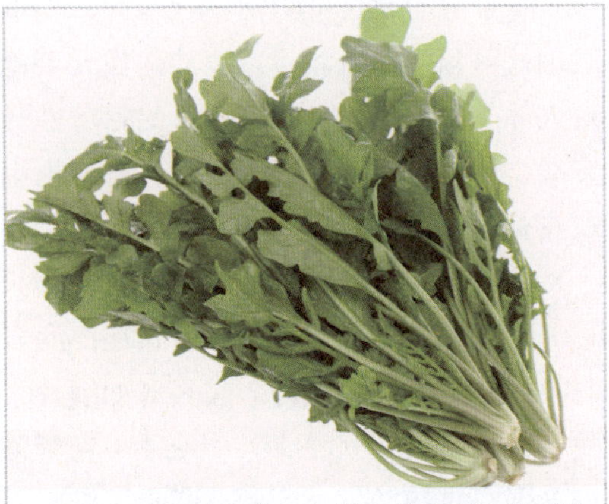

◎荠菜，又名护生草、地菜、地米菜、菱闸菜等，以嫩叶供食。

荠菜具有止血、降压、健胃、消食之功能；有人也用其防治乳糜尿、泌尿系结石、肾炎水肿、肾结核等。

荠菜味道独特，几乎人人喜食。焯后凉拌，滑嫩爽口，令人屡吃不厌；制作成馅料，包饺子、馄饨，鲜美清香，食后回味无穷。

长寿之菜话海带

海带被人们称为“海里的庄稼”、“长寿菜”，功效良多，是中老年人的佳蔬良菜。

海带质柔味美营养好，每100克中含蛋白质8.2克，碳水化合物56克，钙177毫克，铁150毫克，碘240微克，胡萝卜素0.57毫克，维生素B_1 0.09毫克，维生素B_2 0.36毫克，烟酸1.6毫克和一定量的磷、钴、氟、纤维素、脯氨酸、褐藻酸、甘露醇等，由于海带所含成分的综合作用，在含动物脂肪的膳食中掺点海带，可使血中胆固醇含量降低，对动脉硬化、冠心病、高血压、肥胖症有一定的预防和辅助治疗作用。

海带中的碘，可防治甲状腺肿；褐藻酸钠盐可预防白血病，减少放射性元素锶对人体的毒性作用；甘露醇可治疗急性肾衰竭、脑水肿、青光眼等疾病；海带根提取液有平喘作用。

海中良蔬有紫菜

紫菜又名索菜，是一种生长在浅海岩石上的红藻类海生植物。因其薄如纸片，故有人又称其为“纸菜”。每100克紫菜中含蛋白质28.2克，烟酸5.1毫克，维生素B_2 2.07毫克，磷457毫克，碘1800微克，铁32毫克，钙330毫克，维生素C_1毫克，胡萝卜素1.23毫克，维生素B_1 0.44毫克和一定量的脂肪、碳水化合物、胆碱、维生素B_{12}等。

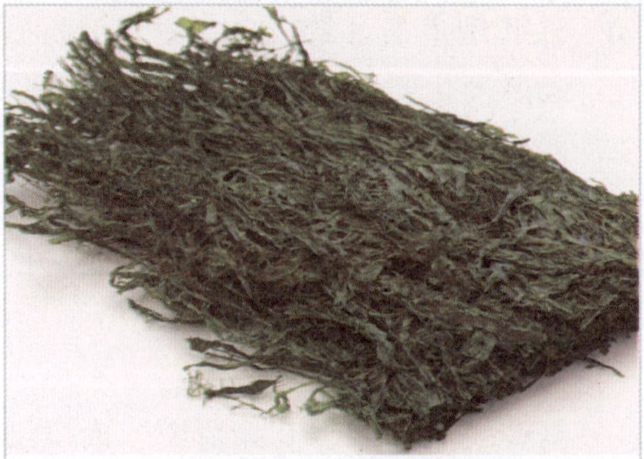

◎紫菜中含有大量人体必需的氨基酸，矿物质和维生素，是很好的营养保健食品。

紫菜中的营养物质，是一般食品不能比拟的。常食紫菜，可降低血中胆固醇含量，防治动脉硬化，对人体健康颇为有益。

蕹菜腹空人喜爱

蕹菜又名空心菜、藤藤菜、蓊菜，水陆皆可生长。《南方草木状》称蕹菜为

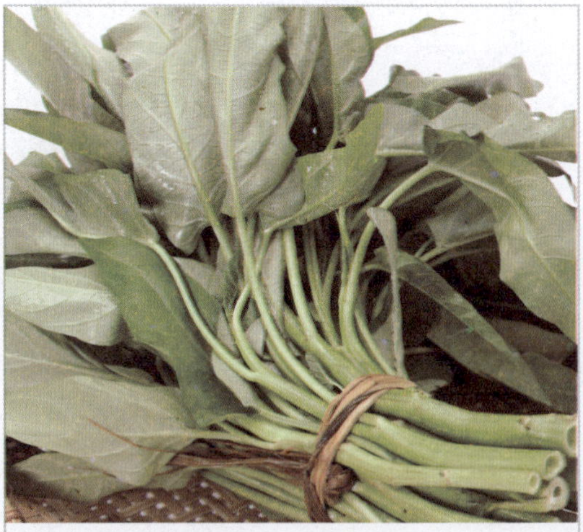

◎蕹菜属于寒凉性蔬菜，故可清热；但身体虚弱、体温不足的人不宜多食。

“南方之奇蔬也”。

蕹菜中富含多种营养素，每100克嫩梢和嫩叶中，含蛋白质3.2克，脂肪0.6克，碳水化合物7.4克，钙188毫克，磷49毫克，烟酸1毫克，维生素C15毫克，铁4.1毫克，它的营养在蔬菜中可算得上出类拔萃了。

蕹菜具有解黄藤、砒霜、野菇中毒，治疗小便不利、尿血、鼻衄、咳血和疮痈肿毒等作用。

蕹菜生熟咸宜，荤素皆美。熟食可做汤、煮面、炒食，生食可制作泡菜。

2 根茎瓜豆营养全

廉价“人参”胡萝卜

胡萝卜对人体具有多种保健功能，故人们誉之为“小人参”、“菜人参”、“防癌蔬菜”。荷兰人将其列为“国菜”，日本人把它珍视为“长寿菜”。它在明朝时由欧洲传入我国。

胡萝卜备受人们青睐，一是含碳水化合物量高于一般蔬菜，芳香味甜；二是含有丰富的胡萝卜素。碳水化合物摄入人体后，经消化酶的作用，成为热量的来源之一；胡萝卜素摄入人体后，可转变成维生素A，维护眼睛和皮肤的健康，防治皮肤粗糙、夜盲症和眼干燥症。

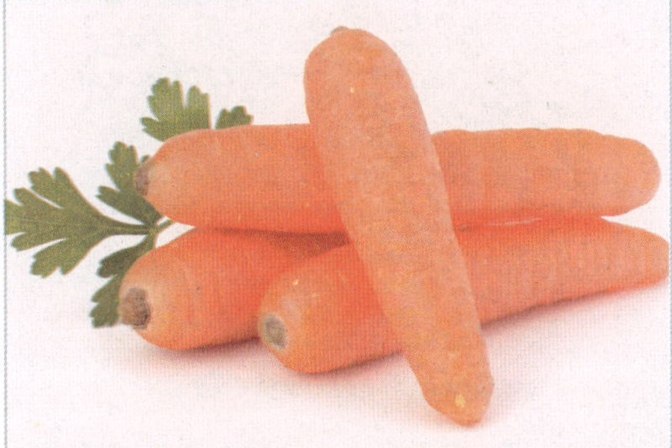

◎胡萝卜含有大量胡萝卜素，有补肝明目的作用，可治疗夜盲症。

胡萝卜含有降糖物质，是糖尿病人的良好食品；所含的挥发油具有芳香气味，能增进消化，并起杀菌作用；现代医学研究还发现，胡萝卜具有强心、降压、抗过敏作用。

胡萝卜可生食、炒吃，若与牛、羊肉共炖，其味尤其鲜美，并能促进脂溶性维生素的吸收利用。

常吃白萝卜保平安

我国是萝卜的原产地之一，古代文献《尔雅》、《诗经》和《神农本草经》中均有记载，所以说萝卜是一种比较古老的蔬菜。

萝卜对人体具有多种功能。它内含辛辣的芥子油，可促进胃肠蠕动，增进食欲，帮助消化；其中的糖化酶可分解淀粉等成分，有利于人体吸收；所含的木质素则可提高巨噬细胞的活力；它含

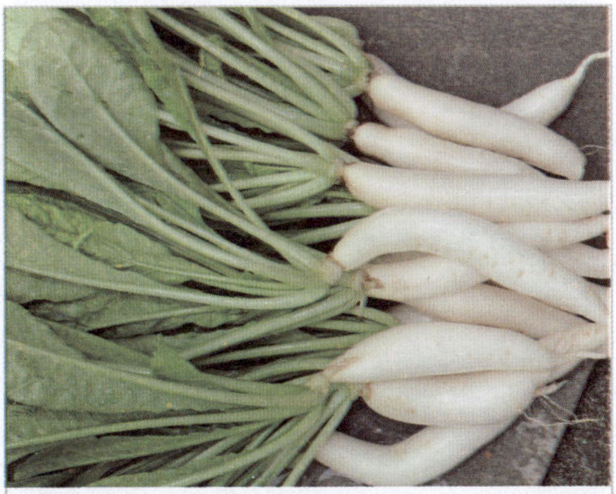

◎白萝卜性偏寒凉而利肠，脾虚泄泻者慎食或少食。

有分解亚硝胺的酶，可增强人体抗癌能力，所谓“萝卜上了街，药铺不用开；冬吃萝卜夏吃姜，不劳医生开药方”就是这个道理。中医认为，萝卜可行气利水、止咳化痰。

萝卜生吃熟吃皆宜。冬春时节，生吃萝卜、对人体健康大有裨益。由于萝卜具有很强的行气功能，故身体虚弱的老年人吃萝卜应当适量。

菜中皇后议洋葱

洋葱质地甜润白嫩，既可为菜，又可为调料，欧美一些国家将其称为“菜中皇后”。洋葱中含有在蔬菜中极少见的降血压物质前列腺素A，可用于防治高血压；其中的降糖物质与甲磺丁脲相似，可防治糖尿病；所含的植物杀菌素，可用于防治肠炎、痢疾、流脑、百日咳等疾病。

食用洋葱不可过量，否则会因产气过多而发生腹胀。

莲下之藕营养高

藕可炒食、凉拌，制成藕粉则味香甜、滑润可口，具有生津开胃、清热补肺、滋阴养血之功效，是老弱者的优良食品。藕含碳水化合物和维生素C比较多，每100克中分别含19.8克和25毫克。

魔力食品是魔芋

魔芋于1000多年前传入我国，因其具有奇特的保健作用和医疗效果，而被人们誉为“魔力食品”。

魔芋的球状茎中，葡萄甘露聚糖量高达50%，可吸水膨胀，使体积增大30～100倍，给人以饱腹感，是糖尿病、体胖欲减肥者的理想食品。魔芋具有增强胃肠蠕动，润肠通便，排除肠道有毒物质，减少体内胆固醇积累，防治动脉硬化的作用。

我国南方人食魔芋早已成习，如四川的魔芋豆腐，别有风味，家喻户晓。

辣椒功过一席谈

辣椒又名榛椒、番椒、辣茄，17世纪由欧洲传入我国。

辣椒风味奇特，营养价值高。每100克中含维生素C198毫克，钙62毫克，铁2.5毫克。其较强的香辣味能刺激唾液和胃

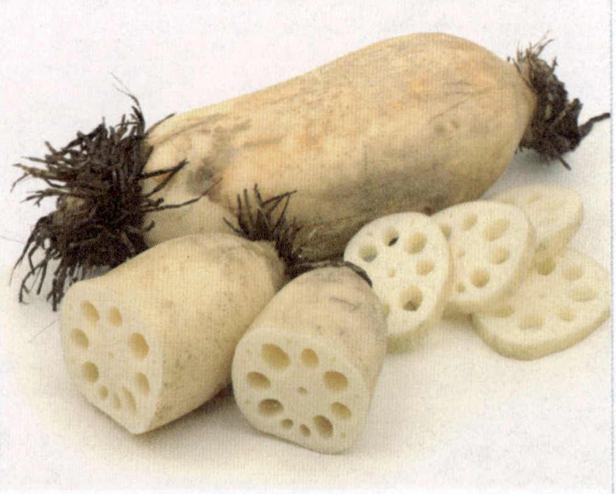

◎藕是莲的地下茎，肥大有节，中间有管状小孔，可以吃，也可作中药。

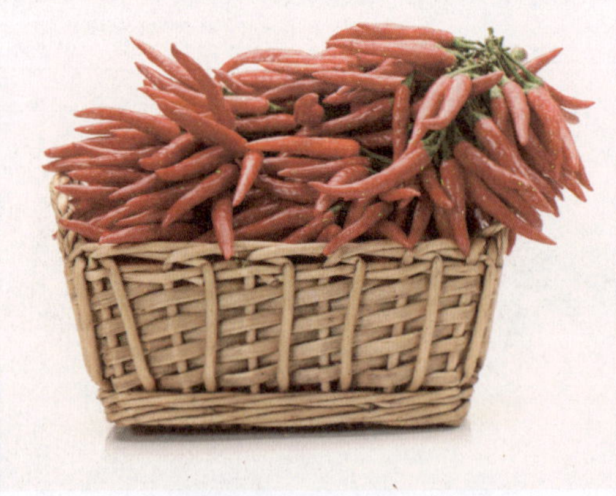

◎辣椒具有抗炎及抗氧化作用。辣椒中维生素C的含量在蔬菜中居第一位。

液分泌，增加食欲；促进肠蠕动，帮助消化；其辣椒素能促进脂肪代谢，防止体内脂肪积存等。

辣椒不宜过食，过食易造成口腔和胃黏膜充血水肿，肠蠕动增强。故口腔炎症、胃溃疡、高血压、疖肿、痔疮、肛裂病人和职业演员、教师等，不宜食用辣味过浓的辣椒。

竹林之蔬寻竹笋

竹笋即竹的嫩茎，古典籍《尔雅》中称之为“竹萌”，也有人称之为“竹胎”。

竹笋分冬笋、春笋、鞭笋3类。冬笋是毛竹冬季生于地下而未出土的嫩茎，色洁白，质细嫩，味清鲜；春笋为斑竹和百家竹春季生长的嫩茎，色白质嫩味美；鞭笋为毛竹夏季生长在泥土中的嫩杈头，状如马鞭，色白质脆，味微苦而鲜。北宋诗人黄庭坚赞曰：“韭黄照春盘，菰白媚秋菜；唯此卷竹苗，市上三时卖。”

自古以来，竹笋一直被视为“菜中珍品”。《诗经》和《礼记》云：“其蔌伊何，性笋及蒲；加豆之实，笋菹鱼醢。”

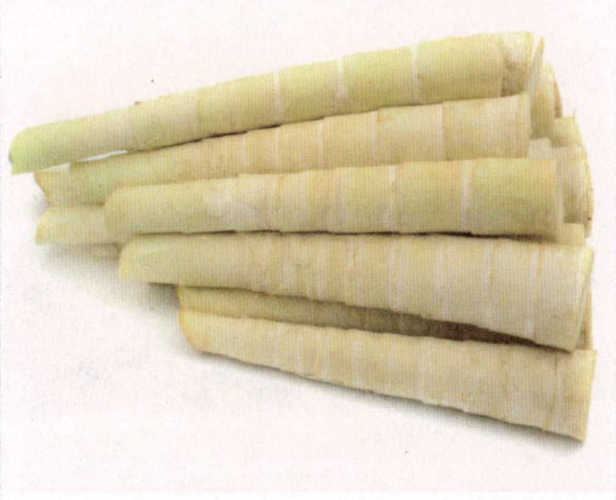

◎竹笋含有丰富的蛋白质、氨基酸、脂肪、糖类、钙、磷、铁等元素。

唐代诗人白居易一首《食笋》诗，更是描绘得惟妙惟肖，令人垂涎。诗云：“置之炊甑中，与饮同时煮。紫箨坼故锦，素肌擘新玉。每日遂加餐，经时不思肉。久为京洛客，此味常不足。日食勿踟蹰，南风吹作竹。”

竹笋具有较好的营养价值和医疗作用，每100克中含蛋白质4.1克，脂肪0.1克，碳水化合物5.7克，钙22毫克，磷50毫克，铁0.1毫克和一定量的维生素。竹笋中蛋白质的质量较好，可分解成为多种人体必需氨基酸。

竹笋具有低脂肪、低碳水化合物、多纤维等特点，食后可促进肠蠕动，帮助消化，去积食，防便秘，利减肥。但中医认为，竹笋性寒凉，脾胃虚寒等病症患者要慎用。

棚架之菜丝瓜香

丝瓜又名蛮瓜，原产于印度，唐代末传入我国。

丝瓜中含蛋白质、碳水化合物、钙、磷、铁、胡萝卜素、维生素C等，是产热量较高的蔬菜。

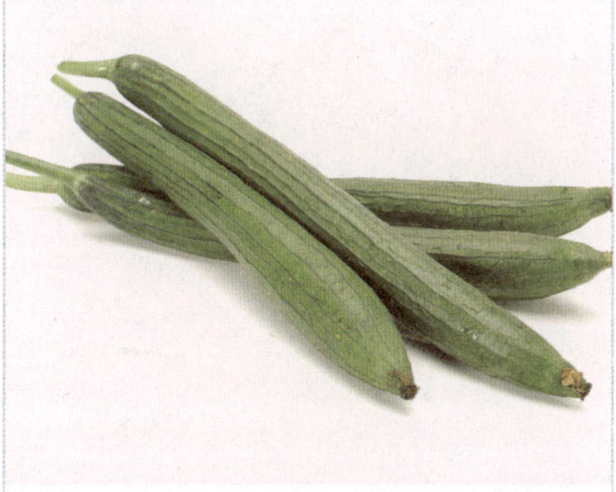

◎丝瓜属于双子叶植物药葫芦科，以成熟果实、果络、叶、藤、根及种子入药。

丝瓜色泽清绿，瓜肉柔嫩，甜滑清香。盛夏时食用，可祛暑清心。丝瓜以炒、烧、汤食为主，尤以丝瓜汤为味美。

菜中之果西红柿

西红柿又名番茄。它那鲜艳的颜色和酸甜可口的味道，深受人们欢迎。西红柿汁多酸甜，生熟均可食用，故被人们誉为菜中之果。西红柿于明代传入我国。典籍《群芳谱》中就有“番柿”的记载。

西红柿中的水分含量达到90%，用来消暑解渴，可与西瓜媲美；每500克西红柿中含蛋白质2～8克，脂肪1.4克，碳水化合物9克，钙38毫克，磷174毫克，铁2毫克和多种维生素及苹果酸、柠檬酸、番茄素等对人体健康具有重要作用的物质。

西红柿中的维生素B_1可保护血管，防治高血压，还可保护皮肤健康，治疗癞皮病，维持胃液的正常分泌，促进红细胞形成；维生素C含量较高，可防治牙龈炎、牙周病、鼻衄和其他出血性疾病；维生素A可保持皮肤弹性，促进骨骼钙化，防治夜盲症、眼干燥症；柠檬酸等可帮助胃液对脂肪物质的消化；番茄中的营养液，具有利尿和对肝病的辅助治疗作用；其中的细菌抑制物质，可防治真菌性口腔炎等。

未成熟的西红柿中含有“番茄碱”，对人体具有毒性作用，故西红柿必须熟透后才能吃。

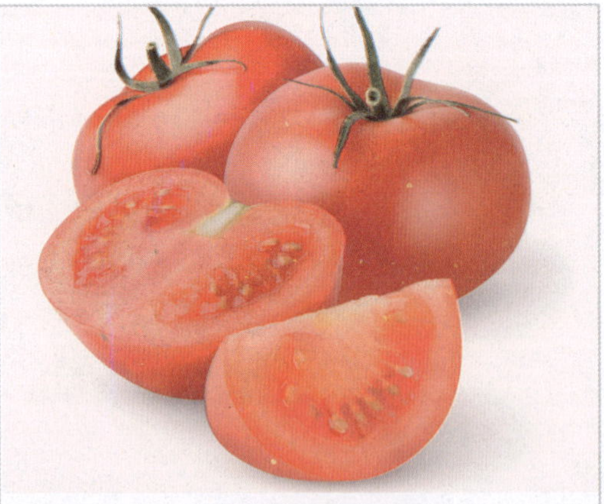

◎西红柿含有对心血管具有保护作用的维生素和矿物质元素，能减少心脏病的发作。

营养丰富的茄子

茄子中的营养比较丰富，内含较多的蛋白质、脂肪、碳水化合物、无机盐和维生素。特别是茄子中所含的芦丁和皂苷，可降低血液中的胆固醇，提高微血管的抵抗力，防止小血管出血，对心脏有较好的保护作用。在国际上，有的国家还把食用茄子列为降胆固醇12法之首。

茄子的吃法颇多，凉拌、煎、炸、红烧均可。如凉拌茄泥，风味美、增食欲。

贮存茄子前，切勿用水洗。因为茄子的表皮有一层很薄的蜡质层，可阻断空气中微生物的侵蚀，若水洗破坏了这层保护膜，则茄子容易变质。

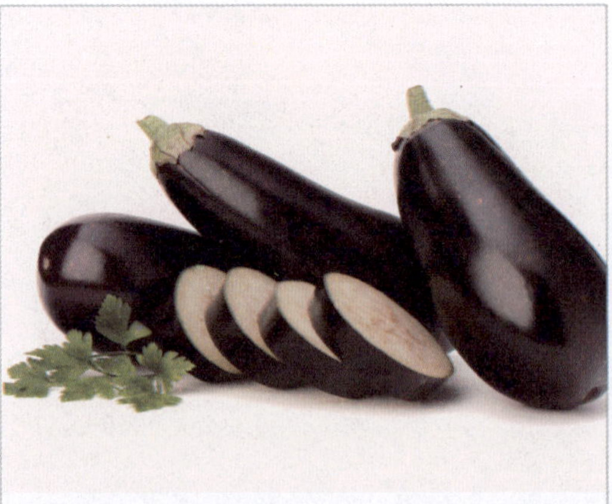

◎茄子属于寒凉性质的食物。所以夏天食用，有助于清热解暑。

甘凉清脆说黄瓜

黄瓜原产于印度热带潮湿的森林地区，2000年前传入我国。黄瓜碧绿淡雅，青翠欲滴，让人赏心悦目；其味甘凉，人人喜食。

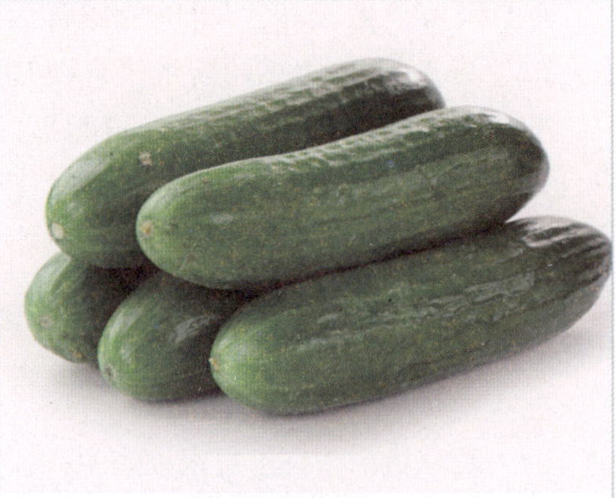

◎黄瓜出自《本草纲目拾遗》。黄瓜原名叫胡瓜，是汉朝张骞出使西域时带回来的。

黄瓜的含水量高达96%～98%，故能生津解渴；其中的纤维素非常娇嫩，能促进肠道中腐败食物的排泄和降低胆固醇；所含的丙醇二酸，可抑制碳水化合物转变为脂肪，故具有减肥作用；有人研究证实，黄瓜捣汁，可用于保护皮肤，具有美容作用；黄瓜中还含有大量维生素、无机盐和微量元素等物质，中老年人食之，对健康有益。

黄瓜可生吃、凉拌、炒食、腌制，特别是夏天，劳动之后，旅途之中，口渴之时，吃一根鲜黄瓜，会顿觉舒适，暑气全消。

减肥佳蔬是冬瓜

冬瓜原产于我国，最早见于东汉的《神农本草经》，可见其历史悠久。自古以来，冬瓜被人们认为是减肥佳品。《食疗百草》云：“欲得体瘦轻健者，则可常食之；若要肥，则勿食也。”

冬瓜性寒、味淡、清香爽口，营养价值高。冬瓜肉及瓤具有利尿、清热、化痰、解渴等功效，可治疗水肿、胀满、痰喘、暑热、痈疽、痔疮等；冬瓜皮具有治疗久病津液缺少、口干舌燥等症；冬瓜籽味甘性平，具有清肺热、利胸膈、除烦闷、止咳化痰、去热毒和排脓等功效；冬瓜叶和藤可治蜂蜇、脱肛等。

冬瓜既是佳蔬，又是良药，中老年人常食之，两全其美。

蔬粮皆宜的南瓜

南瓜又名番瓜、倭瓜，既当菜又代粮，故又被称为饭瓜。

南瓜中含有丰富的钙、磷、铁、锌、葫芦巴碱、腺嘌呤、精氨酸等物质，对人体有益。南瓜瓤可清热利湿，解毒，常用于治疗烧伤、烫伤、异物入肉未出；南瓜子味甘性温，可驱绦虫，且对人体无毒；南瓜蒂、藤可治疗习惯性流产、呃逆、哮喘、阴囊湿疹等；南瓜也是糖尿病人的良好食品，不仅可饱腹，而且可降血糖。

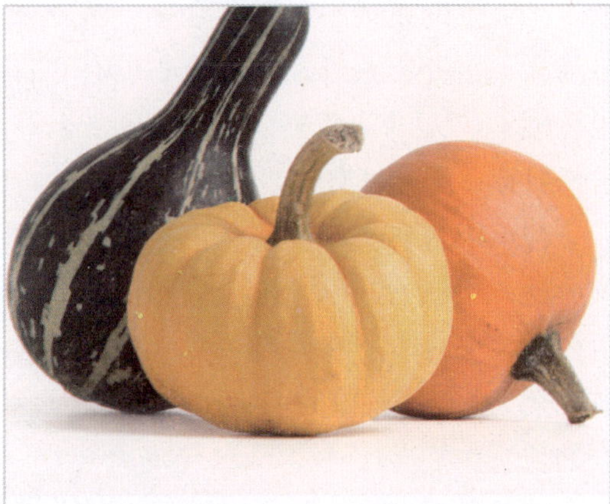

◎南瓜可作饲料或杂粮，所以有很多地方又称为饭瓜。

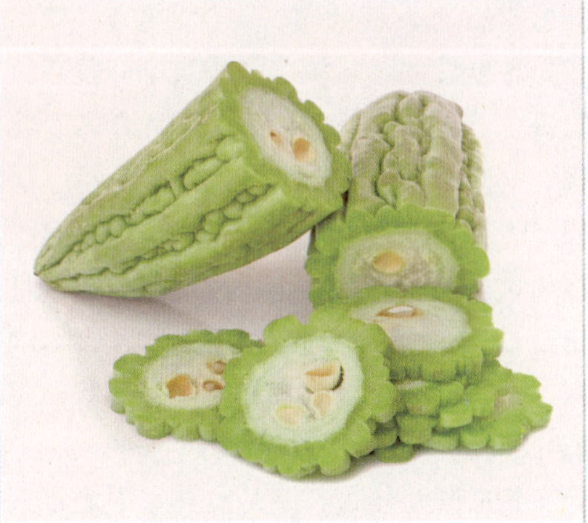

◎苦瓜可促进食欲，帮助消化。此外，还具有解毒等功效，深受广大群众的喜爱。

别具风味属苦瓜

苦瓜中含有苦瓜苷和苦味素，是蔬菜中唯一以苦而独具特色的瓜类菜。虽然苦瓜苦，但用其烧鱼、炒肉时，鱼和肉却染不上苦味，故又有“君子菜”之美称。

1000多年前，苦瓜从印度尼西亚传入我国，因其营养丰富、别具风味而流传至今。苦瓜中尤以维生素C含量为多，每100克中含84毫克。

苦瓜味苦而性凉，故能健胃、增加食欲。当炎热的夏天不思饮食之际，若以苦瓜为食，可开胃爽口，祛暑清心。有一首山歌唱：“人讲苦瓜苦，我讲苦瓜甘；甘苦任君择，不苦哪有甜。”

苦瓜中含有类似胰岛素的物质，可降低血糖，因此，苦瓜是治疗糖尿病的食品；所含的金鸡纳霜，可治疗疟疾；苦瓜中还含有刺激人体巨噬细胞的蛋白成分，能加强巨噬细胞的吞噬能力，提高人体免疫力。

苦瓜可素吃、荤炖、凉拌、热炒。夏季以苦瓜为原料泡制成凉茶饮用，可除烦渴。若苦味过浓，可将苦瓜切片，稍用盐腌或开水浸泡片刻。

豆中之菜说蚕豆

蚕豆又名胡豆，汉代张骞出使西域时引入我国。

蚕豆营养价值较高，每100克中含蛋白质28.2克，脂肪0.8克，碳水化合物49克，粗纤维6.7克，钙71毫克，磷340毫克，铁7毫克，维生素B_1 0.39毫克，维生素B_2 0.27毫克，烟酸2.6毫克和一定量的磷脂、胆碱、微量元素等，是粮蔬皆宜之佳品。

蚕豆对人体健康有益，但患“蚕豆病”的人及家族中曾有过患蚕豆病的人，不宜食用蚕豆。

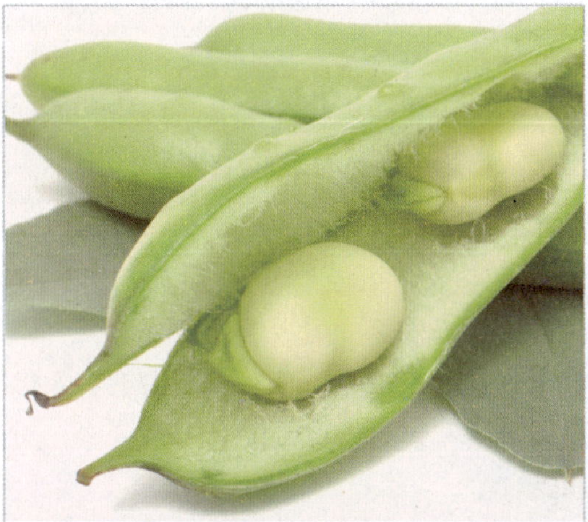

◎现代人认为蚕豆也是抗癌食品之一，对预防肠癌有作用。

金钩银钩说豆芽

豆芽有绿豆芽和黄豆芽等，是一种物美价廉的上乘蔬菜。

豆类经水浸泡出芽，在某些酶的作用下，部分蛋白质水解为氨基酸、多肽，淀粉转化为单糖和低聚糖，提高了生物效价

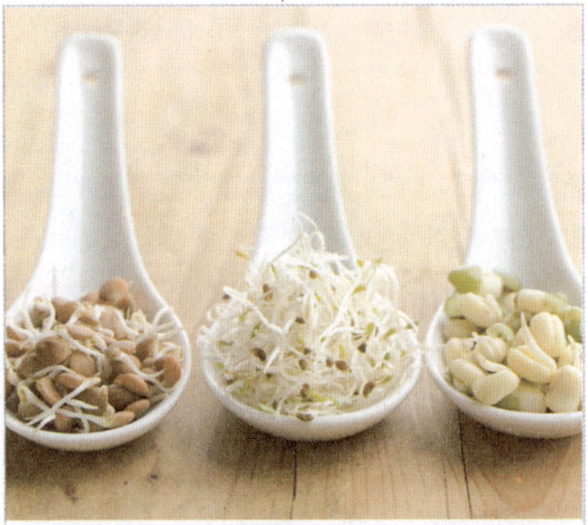

◎豆芽能减少人体内乳酸堆积，消除疲劳，增加体内抗生素，抗病毒等作用。

和利用率。如黄豆芽中的蛋白质利用率比黄豆提高了5%～10%；在发芽过程中，豆中的植酸降解，释放出更多的钙、磷、铁、锌等，有利于人体吸收和利用；发芽后的豆类中，胡萝卜素可增加2～3倍，核黄素增加2～4倍，烟酸增加2～3倍，维生素B_{12}增加10倍，维生素C从无到有并大幅度增加。

豆芽具有利湿清热、降脂破淤、除胃积散气结的作用。国外有人研究认为，豆芽中含有大量磷酸酶，可缓解因大脑中缺乏此酶而频繁发作的癫痫病。

盘中青青豌豆菜

豌豆因其苗柔弱宛宛而得名；又因其始于胡戎，嫩时色青，故又名胡豆、戎豆、青豆。鲜食豌豆，其味醇厚香甜，若豆未老浆满之时食用，则清香爽口，百吃不厌；豌豆苗绿茵诱人，食之软滑细腻，是南方人喜欢食用的蔬菜。

豌豆及豆苗富含营养，每100克豆苗中含蛋白质4.5克，脂肪0.7克，碳水化合物2.9克，粗纤维1.3克，钙156毫克，磷82毫克，铁7.5微克，对人体健康十分有利。

③ 花类蔬菜营养高

黄花飘香金针菜

金针菜又名黄花菜，每100克中含蛋白质14.1克，脂肪1.1克，碳水化合物62.6克，钙463毫克，磷173毫克，胡萝卜素3.41毫克。金针菜肉质肥嫩，香味浓郁，食之清香爽滑，为干菜之珍品。中老年人常食金针菜，有益健康长寿。

金针菜可炒、煮、熘、汤或红烧，其味甚美。鲜金针菜中含秋水仙碱素，在人体内被氧化后可产生剧毒，出现喉干、恶心、呕吐、腹胀、腹泻、尿血、便血等中毒症状，故切勿鲜食。

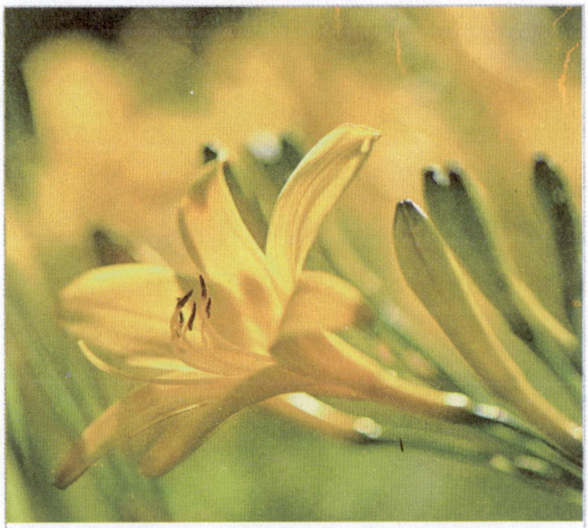

◎黄花菜性味甘凉，有止血、消炎、清热、利湿、消食、明目、安神等功效。

花中之菜话菜花

菜花是清代由西欧传入我国的。菜花中也含有较多的营养物质，特别是维生素C含量较高，每100克中含88毫克。近年来科学研究发现，菜花中还含有多种

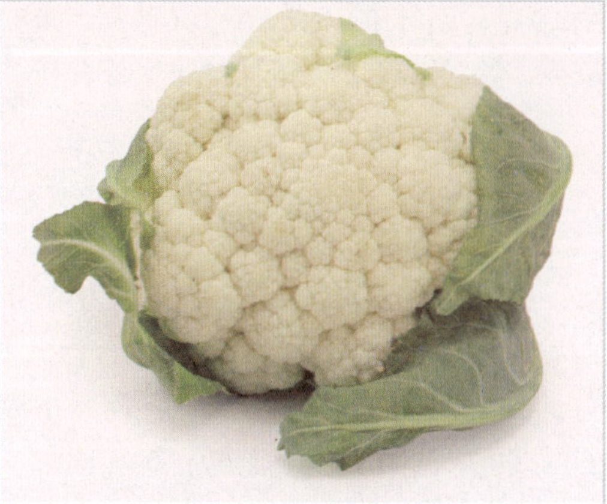
◎白花菜和绿花菜的营养、作用基本相同，绿花菜比白花菜的胡萝卜素含量要高些。

吲哚衍生物，如芳香异硫氰酸、二硫酚硫酮等，可抵抗苯并芘等致癌物质的毒性作用，故被列在抗癌食谱中。

菜花中含纤维较少，质地细嫩，容易消化。菜花以急火快炒和凉拌为好，以减少维生素C和吲哚衍生物的损失。

4 菌类蔬菜营养高

平菇味美人皆宜

平菇是人工栽培的食用菌，一年四季均可食之。每100克干品中含蛋白质高达36～38克，含脂肪3.6克，碳水化合物31.2克，钙131毫克，磷718毫克，铁188.5毫克及其他微量元素5-磷酸腺苷、酪氨酸酶等。

平菇中的糖蛋白具有抗癌作用；牛黄酸是人体合成胆汁酸的成分，胆汁酸有助于脂类物质消化，如胆固醇的溶解等。

真菌之王数香菇

香菇又名冬菇，是生长在木材上的一种食用菌。香菇在我国的食用历史已达4000余年，到明代则成为宫廷贡品。

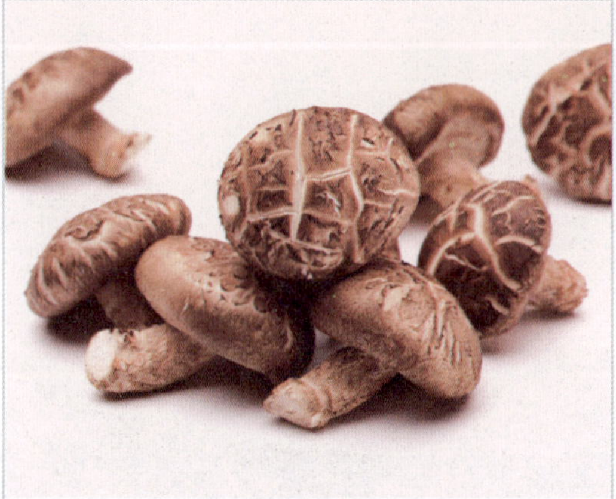
◎香菇含有双链核糖核酸，能诱导产生干扰素，具有抗病毒能力。

目前，香菇已被列为保健食品。

香菇香气沁人，风味独特。每100克鲜品中含蛋白质12～14克，碳水化合物59.3克，钙124毫克，磷415毫克，铁25.3毫克和一定量的维生素。

香菇中的天门冬氨酸和天门冬素，具有降血脂、维护血管功能的作用；所含的β-葡萄糖苷酶，具有抗癌能力。香菇还可调节人体内的新陈代谢，帮助消化，降低血压，预防肝硬化，消除胆结石，防治佝偻病。

菌中良药黑木耳

黑木耳是一种生长在朽木上的食用真菌，在我国栽培已有千余年历史，被人们誉为“素中之荤”。

黑木耳营养丰富，味鲜滑嫩，古时候南楚人称之为“树鸡”。每100克黑木耳中含蛋白质10.6克，脂肪0.2克，碳水化合物65克，钙357毫克，磷201毫克，铁185毫克和较多的维生素、磷脂、植物固醇等。

黑木耳中的胶质有较强的吸附能力，

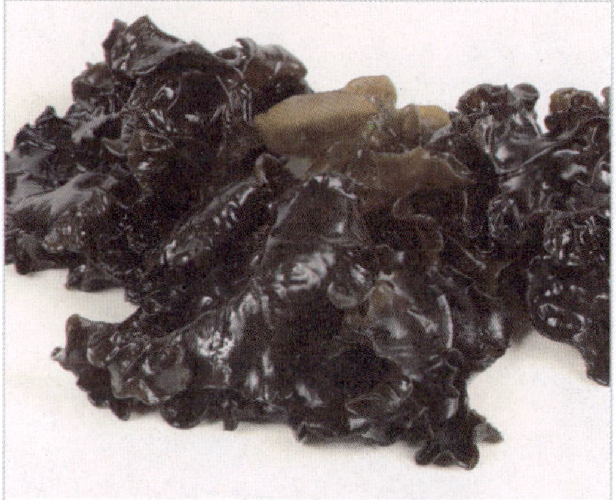

◎黑木耳有益气、充饥、轻身强智、止血止痛、补血活血等功效。

可起清理消化道的作用，适宜于矿山、冶金、毛纺、理发等行业的工作人员食用；所含的抑制血小板聚积的水溶性低分子物质，可影响凝血过程，抑制胆固醇的生成，延缓冠状动脉粥样硬化，是中老年人的保健食品。

黑木耳质地厚嫩，口感像肉，既可作主料成菜，又可作配料点缀花样。食用时用水浸泡洗净，凉拌、热炒、成汤皆可成美味佳肴。

黑木耳由于生长季节、气候条件和采集方法不同，其质量各异。小暑前采集的春耳，朵大肉厚，水发性好；立秋后采集的秋耳，质量稍次于春耳；小暑后至立秋前采集的伏耳，肉质较薄，大小不匀，水发性差。

滋补强身白木耳

白木耳因其皑白如雪，故又名雪耳、银耳，是生长在栗树朽木上的胶质真菌。

自古以来，白木耳被人们看做是延年益寿的珍品。每100克中含碳水化合物79克，钙380毫克，磷250毫克，铁30.4

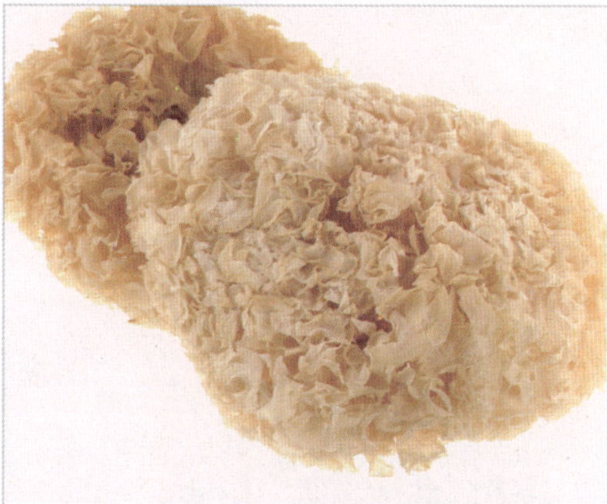

◎银耳具有扶正强壮的作用，是一种高级滋养补品。

毫克和多种氨基酸及维生素。

白木耳能提高人体免疫力，控制恶性肿瘤；作为滋补强身之品，尤适宜于年老体弱，患高血压、动脉硬化者食用。如“冰糖银耳羹”，其味美浓甜、营养丰富。银耳与大米共煮成粥，更别具风味。

若银耳根部变黑或外观呈褐色，闻之有异味，触之有黏手感时切勿食用，以免发生中毒而出现恶心、呕吐、腹泻、腹痛、头痛、头晕、乏力、肝脏肿大、意识不清等症状。

5 调味蔬菜有营养

抗菌大王属大蒜

大蒜又名胡蒜，相传是汉代张骞出使西域带回的。大蒜既可调味，又能防病健身，常被人们称赞为“杀菌勇士”、“天然抗生素”、“地里长出来的青霉素”。

大蒜除含有多种营养物质外，其主要特点是含有挥发性大蒜辣素，具有很强的杀菌作用，对痢疾杆菌、大肠杆菌、白喉

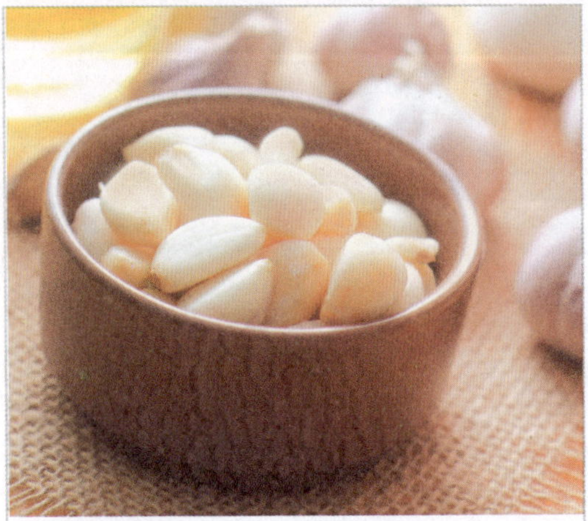

◎大蒜能治脘腹冷痛、痢疾、泄泻、肺痨、百日咳、感冒、痈疖肿毒、肠痈、癣疮等。

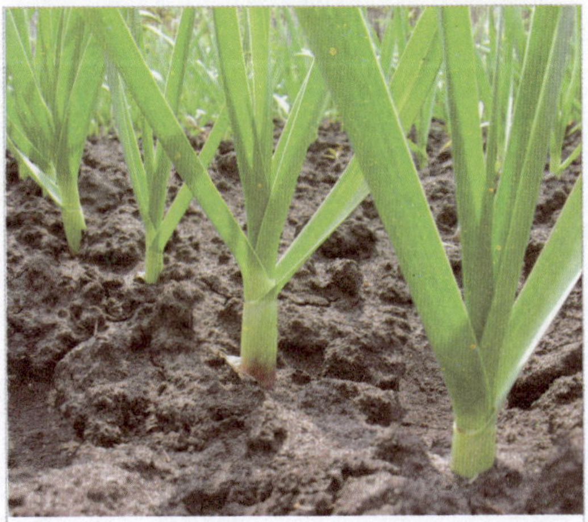

◎大蒜，性热善散，善化肉，故人喜食，多用于暑月。

杆菌、结核杆菌、炭疽杆菌、霍乱弧菌、沙门氏菌属、葡萄球菌、黄癣菌、白癣菌、霉菌、阴道滴虫、蛲虫、立克次体等，具有较好的杀灭和抑制作用。

1∶15的大蒜稀释液，5～10分钟即可杀死病原微生物。大蒜所含的硫化物，可降低血液中的胆固醇；其中的锗和硒，在人体内可与其他物质合成乙烷硫代磺酸乙酯、二烯丙三硫等生物碱，具有抑制肉毒杆菌代谢，阻断亚硝酸盐类在消化道中的形成与累积，防治癌症的作用；大蒜素还能激活巨噬细胞的吞噬能力，增强人体的免疫力。中老年人若常食大蒜，可刺激胃液分泌，增进食欲，帮助消化。

虽然大蒜有许多用途和好处，但一次不能吃得过多。中医认为，大蒜辛温，多吃可动火、耗血、有碍视力，凡阴虚火旺以少吃为宜。

现代医学研究认为，高血压、糖尿病、肥胖症、痛风、胃及十二指肠溃疡、胃炎、胃酸过多症和口舌咽喉疾患者要慎食或禁食。

食用大蒜后会产生一股难闻的气味，故有的国家规定，刚吃过大蒜到戏院看戏是犯法的；也有的国家规定，理发师在上班期间严禁吃大蒜。若吃大蒜后嚼上一点茶叶、用浓茶漱口，或嚼几粒熟花生米，可减轻或消除大蒜的难闻之味。据报道，日本有人培植出一种没有难闻气味的大蒜，如果推广开来，则可消除大蒜的这一缺点。

蔬药兼用话大葱

葱与蒜、姜、辣椒共称为“四辣”，且居四辣之首。葱原产于西伯利亚，后传入我国。我国栽培葱的历史已近3000年。

《礼记·曲礼》上已有葱的记载。明朝《农政全书》云：“二月别小葱，六月别大葱，七月可种大小葱。”

相传神农氏尝百草找出葱后，用于日常饭菜调味，故古籍中葱又有“和事草”之雅称。

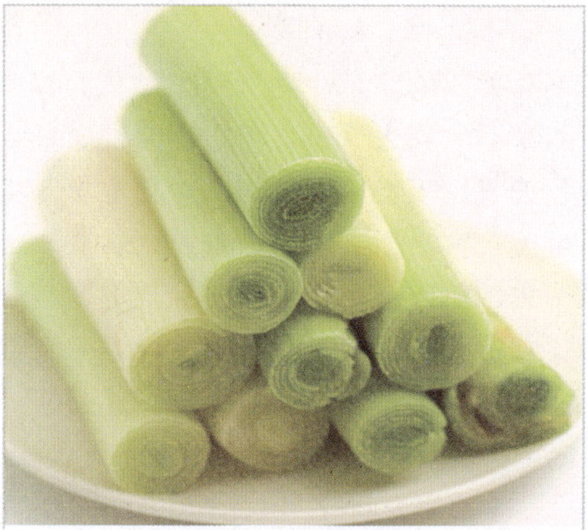

◎大葱能防治疫病，可谓佳蔬良药。一般都是生食或拌凉菜用。

自古以来，葱就与人体健康联系在一起。每100克葱中含蛋白质14克，脂肪0.3克，碳水化合物41克，胡萝卜素16毫克和部分微量元素、维生素C、无机盐等，俗话说“大葱蘸酱，越吃越胖”。

大葱中含有植物杀菌素即葱素，有较强的杀菌作用。中医认为，大葱性味辛平甘温，能治寒热外感和肝中邪气，其葱叶、葱白、葱汁、葱须、葱花等均可入药。

葱叶能利五脏，益眼睛，疗水病足肿；葱白连叶捣烂与蜂蜜调和敷下腹部，可通小便；葱叶煎汤洗渍可消湿气足肿；葱白可除风湿身痛麻痹、虫积、心痛、妇人妊娠溺血；葱汁能散淤血、止血、止痛、治头痛耳聋、消痔漏、解药毒；葱须有治疗便血等功效。

大葱生食熟吃，作蔬入药均可。其种类繁多，不胜枚举，尤其是山东章丘县产的大葱，身长体重、嫩白青翠，远销国内外，可谓之“葱中之王”。

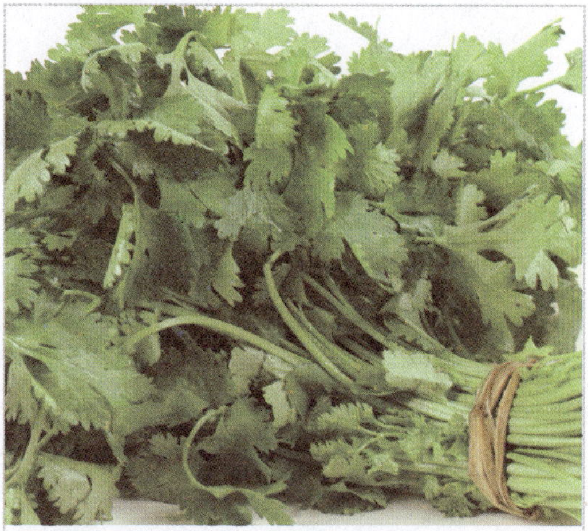

◎香菜营养丰富，香菜内含维生素C、胡萝卜素、维生素B_1、维生素B_2等。

香菜香味人尝香

香菜又名芫荽、胡荽、香荽，原产于地中海沿岸国家，后传入欧洲，汉代张骞出使西域时带入我国。

香菜除含有挥发油、维生素等营养物质供人们食用外，自宋代始便已入药。

中医认为，香菜味辛性温，入肺胃经，能诱发麻疹风疹，有促进血液循环、祛风解毒、健胃的功效。名医华佗认为，患口臭、狐臭、龋齿及生疮之人，不可吃香菜，吃了会加重病情。李时珍则说，凡服一切补药和白术、牡丹者，均不宜食用香菜。

香菜作为调料撒在菜或汤里，具有特殊的香气；作为蔬菜，炒食凉拌，别具一格；作为点缀品制作拼盘，可增加餐桌上的气氛。有诗为证：香菜香味人尝香，香气飘香香万家。

生姜辛辣益寿年

自古至今，人们爱姜，原因是它既供食用，又作药用。

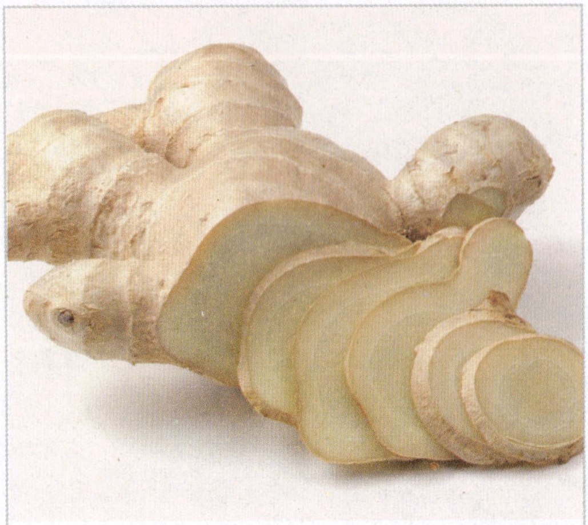

◎阴虚火旺、胆囊炎、肾盂肾炎、糖尿病、痔疮者，都不宜长期食用生姜。

明末清初著名思想家王夫之一生爱姜，晚年隐居乡下，自号“卖姜翁”，所住草堂叫做“姜斋”，所写《卖姜词》中云：“最疗人间病，乍炎寒。”《礼记》中有“楂梨姜桂”的字句。《论语》中有“每食不撤姜”的记载。《史记》中还有“千畦姜业，其人与千户侯”的论述。

生姜中含有辛辣和芳香气味的挥发油如姜醇、姜烯、姜油萜、姜酚、龙脑、枸橼醛等，可增强血液循环，刺激胃液分泌、促进消化吸收。中医认为，生姜微温，发汗解表，温中止呕；干姜辛热，温中散寒，除脾胃虚寒；煨姜辛温，温中止泻，胃腹冷痛；姜汁微温，化痰镇咳，止恶心呕吐；姜皮辛凉，利尿消肿。

“姜素以药食俱佳见称，经常食用能保健强身，养生益寿，但阴虚体质的人群是绝对不能吃。”

万物进食需有时，古代医书中也有“一年之内，秋不食姜；一日之内，夜不食姜”的警示，随着夏天结束，凉爽的秋季的到来，天气将慢慢变凉，然而秋天气候干燥，燥气伤肺，再吃辛辣的生姜，容易伤害肺部，加剧人体失水、干燥，所以秋季不宜吃姜。此时吃姜也不宜过多，以免吸收姜辣素，在经肾脏排泄过程中会刺激肾脏，并产生口干、咽痛、便秘等症状。

生姜作为调料，其用途十分广泛，其味辛辣芳香，溶解到菜肴之中，可增强其鲜味；如用于炖鸡鸭鱼肉，可使肉味醇香；用姜末与醋共调，蘸食清蒸螃蟹，可去腥增鲜，平衡螃蟹的寒凉作用；用姜汁浸渍冰冻的肉类、禽类、海产品，具有返鲜作用。

尤其注意不能吃腐烂的生姜。腐烂的生姜会产生黄樟素等有毒物质，食用后可使人体肝细胞变性，影响肝脏功能，故切不可误食，以免中毒。此外，黄樟素也是一种致癌物质。

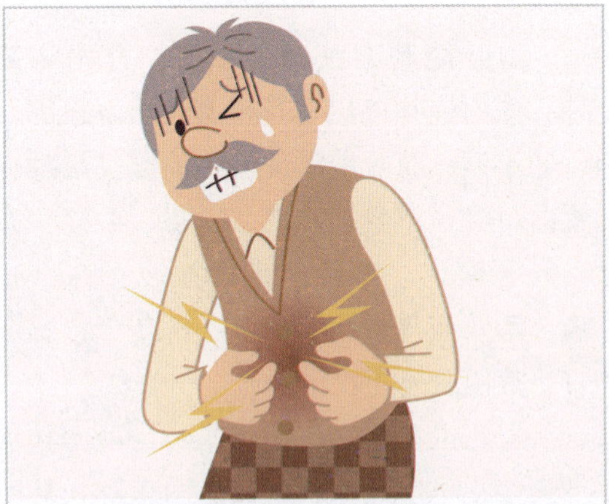

◎秋季不宜吃姜也不宜过多，以免吸收姜辣素，在经肾脏排泄过程中会刺激肾脏，并产生口干、咽痛、便秘等症状。

味美健身的鲜果

果品类食物以其艳丽多姿的形色，芬芳浓郁的果香，鲜美醇厚的味道，深受人们的喜爱。古人即有“遍尝百果能成仙”的说法。当然，这“仙”字是祛病延年、健康长寿的意思。

我国著名的医药学家李时珍对果品的作用，曾作了高度的概括。他说：“木实为果，草实为蓏。熟则可食，干则可脯。丰俭可以济时，疾苦可以备药。辅助粒食，以养民生。”果品能为人们提供丰富的营养物质，而且对人们的身体健康具有重要的作用。

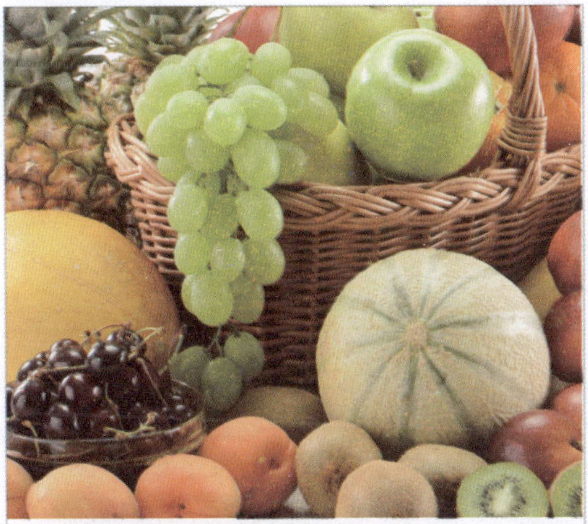

◎水果是指多汁且有甜味的植物果实，不但含有丰富的营养且能够帮助消化。

① 红杏出墙肌玉润

杏树在我国已有4000余年的栽培历史，是入夏后最早上市的鲜果。

杏的营养价值比较高，每100克鲜杏肉约含蛋白质0.9～12克，比苹果、香蕉、葡萄等都高。由于品种不同，杏含碳水化合物量大致在5～15克，含各种果酸1～6克，钙、磷、铁含量也是水果中比较高的。每100克杏肉中含胡萝卜素179毫克、维生素C7毫克，还含有儿茶酚、黄酮类及苦杏仁苷。这些物质对人体均具有各种直接或间接的防癌抗癌效能。南太平洋上的岛国斐济，那里从没有过一个癌症病人，据调查，这与他们喜欢吃杏的特殊饮食习惯有关。

杏除了可供鲜食外，还可制成蜜饯、杏脯、果酱等。杏仁也可水浸后煮食或炒

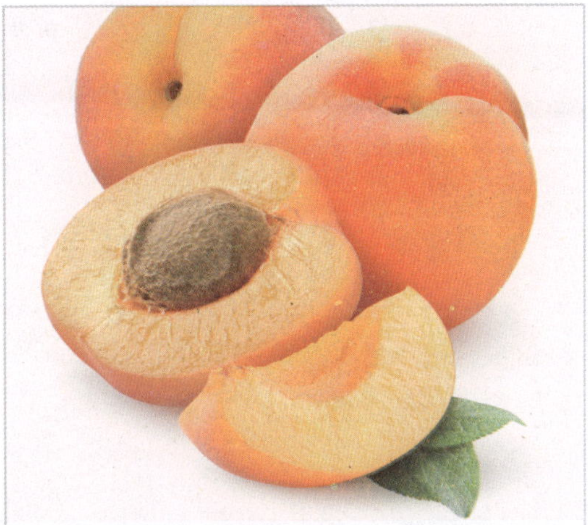

◎杏肉味酸、性热，有小毒。过食会伤及筋骨、勾发老病，甚至会落眉脱发、影响视力。

食。但一次食杏不可过多，否则，容易诱发疖肿或腹泻，对牙齿也不利。还需注意的是，苦杏仁含有苦杏仁苷，可以分解出毒性很强的物质氢氰酸，若食入较多，则可使人体组织失去输氧能力，严重者会危及生命。

❷ 地面红果是草莓

草莓因其果色艳丽，肉嫩汁多，甘醇爽口，具有独特的芳香，颇受人们喜爱。草莓的营养比较丰富，每100克鲜品中含蛋白质1.0克、碳水化合物6～20克，还含有钙、磷、铁和多种维生素；尤以维生素C的含量较多，每100克鲜品中含量达35毫克。草莓中还含有多种果酸，能增进食欲，帮助消化。草莓中所含的果胶和纤维素，能加强肠道的蠕动和分泌机能，促进脂肪的正常代谢和加速胆固醇从人体排出，是老年人的保健佳果。

草莓属于浆果，成熟后不宜运输和贮存，宜鲜食。

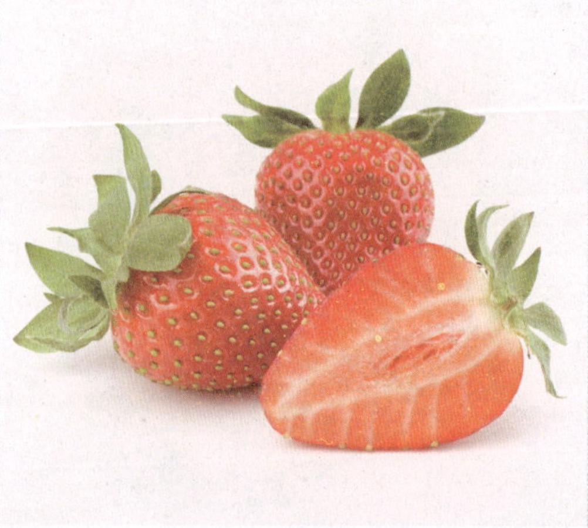

◎草莓对人体健康有着极大的益处。草莓可以改善肤色，减轻腹泻，缓解疾病。

❸ 消渴益寿多食桃

桃，原产于我国青藏高原，其栽种和食用历史已有3000余年，后逐步传入欧洲和世界各地，目前，已经是华夏桃李满天下了。经过我国劳动人民的长期培育，桃的优良品种不断增加，主要有水蜜桃、佛桃、蟠桃、玉露桃、碧桃等。特别优异的有河北深州的蜜桃，浙江奉化的玉露桃，山东的肥城桃，它们共同的特点是个大而皮薄，甘甜而清香。另外，黄金桃为传统的优良品种，唐代时就已作为贡品，其特点是果肉金黄，肉质细密，汁多味甜，而且有浓郁的芳香味。

桃不仅果味甜美，而且含有丰富的营养物质。每100克桃肉中，含蛋白质0.8克、脂肪0.1克、碳水化合物107克，所含的碳水化合物是易于人体消化吸收的果糖、葡萄糖、蔗糖。桃肉还含有多种维生素和果酸以及钙、磷、铁等矿物质，尤其是铁的含量较多，是苹果和梨的4～6倍。这些物质对人体都是非常有益的。

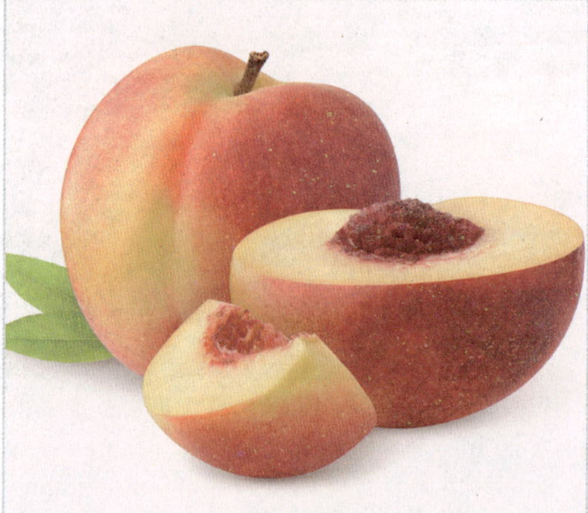

◎桃有补益气血、养阴生津的作用，可用于大病之后气血亏虚、面黄肌瘦、心悸气短者。

鲜桃不宜多吃，多吃会生热上火，尤其是未成熟的桃更不能多吃，否则，会使人腹胀、生疖肿。如果将鲜桃加工成果脯，适量常食，可收补身体、益颜色之功。桃仁中含有氢氰酸，毒性很强，只宜药用，不可食用。

4 百果先荣说樱桃

樱桃“先百果而熟”，在一年中它是上市最早的鲜果，因此有“春果第一枝”的美称。

成熟的樱桃，红若宝石，形如珍珠，体态玲珑，极为艳丽。它肉甜味美，吃起来甜中带酸，浓香袭人，别具一格。樱桃不仅形味皆佳，而且营养丰富。每100克樱桃含碳水化合物8克、蛋白质12～16克、钙6毫克、磷31毫克、铁6毫克。其含铁量居各种水果之首。樱桃所含的胡萝卜素比苹果、橘子、葡萄高4～5倍，维生素C的含量也比较丰富。

樱桃还具有补虚、益气和祛风湿之功效，对四肢麻木和风湿性腰腿疼等疾患有一定的治疗作用。

樱桃虽然好吃，但其性大热而发湿，食之过多，往往生热上火。热性病人应该忌食。

5 芳香馥郁话苹果

苹果与葡萄、柑橘、香蕉被列为世界四大水果，在我国，其栽培历史也有4000余年。

苹果除含有丰富的碳水化合物外，其他营养素含量均为一般。但由于贮存期长，仍然是我国人民经常食用的水果之一。在苹果产区流传着这样一条谚语：“饭后一苹果，老头赛小伙。”这说明苹果具有良好的保健作用。苹果中所含的果酸，可帮助消化；苹果中的有机酸和果酸质，对人口腔中的细菌还有杀灭作用；所含的钾盐、镁盐对心血管有保护作用。苹果还含有锌，是缺锌儿童的良好果品。

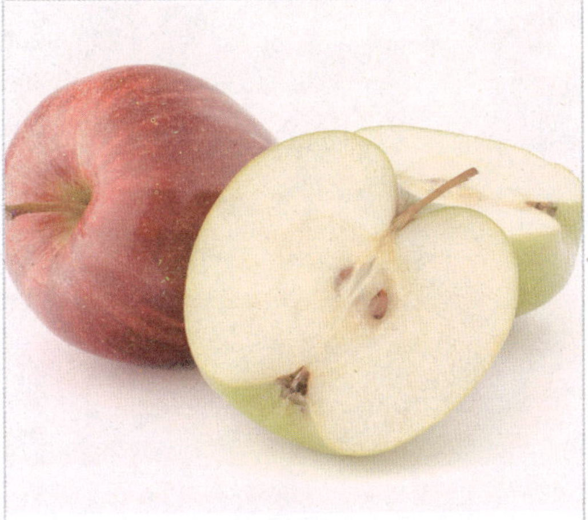

◎苹果中含有的黄酮类物质是一种高效抗氧化剂，是最好的血管清理剂。

苹果在生长过程中要进行多次农药灭虫，有些农药比较稳定，会残存在果皮上，吃苹果时应该削皮。

6 珍珠玛瑙说葡萄

葡萄别名草龙珠、山葫芦。据说，因可酿酒，人若饮之，陶然而醉，故名葡萄。

葡萄中含有人体能直接吸收的葡萄糖和果糖，还有丰富的蔗糖和果酸以及磷脂、胡萝卜素、维生素B_1、维生素C和氨基酸等。葡萄中无机盐的含量在0.4%左右。

葡萄干是一种高级营养品，每100克中含蛋白质1～4.1克，碳水化合物70～80

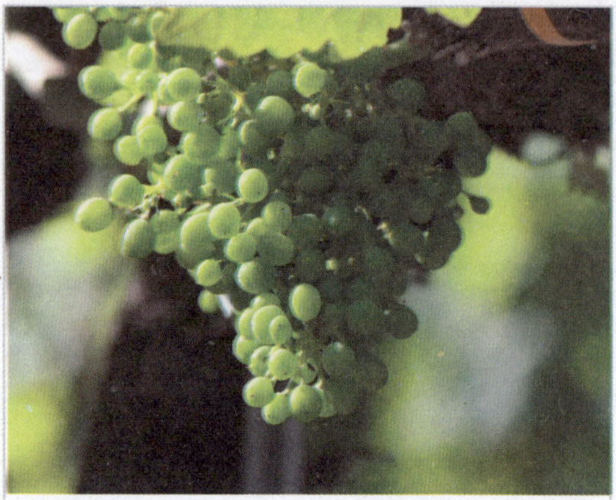
◎葡萄因含糖量高，多吃易引起内热、导致腹泻、烦闷等副作用。

克，钙30～114毫克，磷40～85毫克，铁2～5毫克，并含有多种维生素。葡萄干以新疆吐鲁番的无核白为最好，翠绿色，味甘美，在国内外颇负盛誉。老年人及体弱者，每日食几粒，能起到补益气血、延年益寿之功效。

7 果中珍品猕猴桃

猕猴桃原产于是中国，原名狝猴桃，一个世纪以前才引进入新西兰。猕猴桃除含有猕猴桃碱、蛋白水解酶、单宁果胶和糖类等有机物，以及钙、钾、硒、锌、锗等微量元素和人体所需17种氨基酸外，还含有丰富的维生素、葡萄酸、果糖、柠檬酸、苹果酸、脂肪。

猕猴桃，古称藤梨、羊桃，其营养极为丰富。可惜在我国大地沉睡了几千年，长期来一直是猴子的“仙果”，直到近百余年才真正被人们所了解和食用。

猕猴桃树根可以药用，清热解毒、活血消肿、利尿通淋；制土农药，可杀油茶毛虫、稻螟虫、蚜虫等。茎含粘性大的胶质，可作建筑、造纸原料。叶可作饲料。花可提取香精。果含糖类、有机酸，尤以维生素C最多，可生食、制果酱。

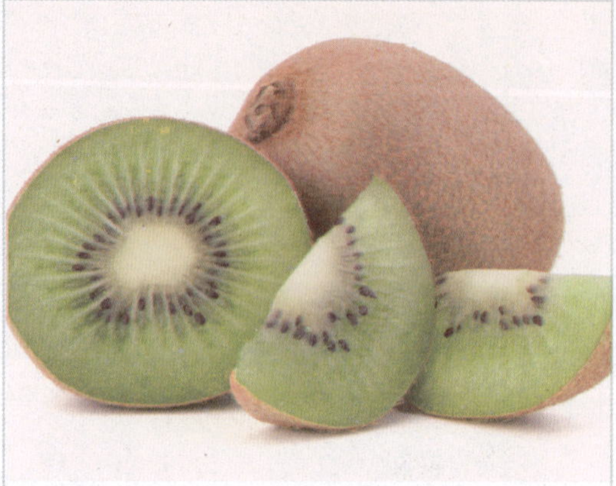
◎猕猴桃调中理气，生津润燥，解热除烦。可生食，或去皮后和蜂蜜煎汤服。

猕猴桃的品种很多，以中华猕猴桃品质最好，成熟后果肉黄白或绿色，柔软多汁，是一种低热能高营养的果品。每100克果肉中含碳水化合物8～14克（主要是葡萄糖和果糖）、果酸1.4～2.0克、蛋白质1.6克、脂肪0.3克、磷42.2毫克、钠3.3毫克、钾320毫克、钙56.1毫克、铁1.6毫克；维生素C的含量也相当丰富，每100克果肉含量达300～420毫克，约为柑橘的51倍，蜜桃的70倍，鸭梨的100倍，苹果的200倍。猕猴桃还含有人体不可缺少的微量元素碘、锰、锌、铬等。

猕猴桃不仅能补充人体营养，所含的果酸还可以促进人的食欲，帮助消化。猕猴桃能阻断致癌物质亚硝基吗啉在人体内合成，预防某些癌症；还可以降低人体血液中胆固醇及甘油三酯含量，对高血压、心血管疾病等有明显的治疗作用。另外，猕猴桃对肝炎、尿结石等亦有一定的治疗

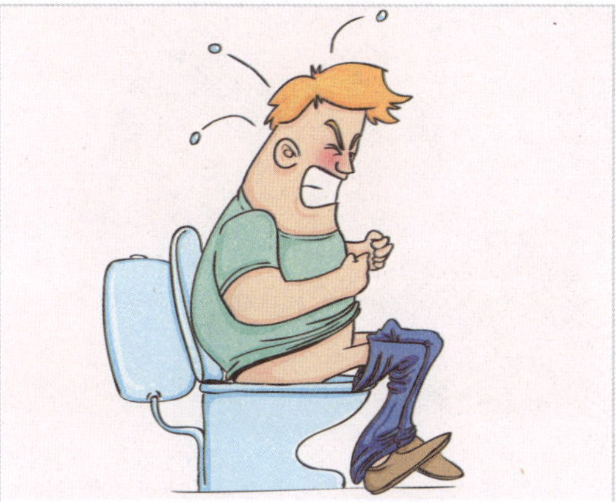

◎猕猴桃有滑泄之性，大便秘结者可多食之，而脾胃虚寒、尿频等病人则应忌食。

作用。因此猕猴桃是中老年人很好的一种保健食品。

8 滋阴润肺话秋梨

梨在我国栽培和食用的历史已达3000余年，是一种具有较高营养价值和医疗作用的果品。

梨的总产量居我国水果产量的第二位，因而有人称之为“百果之宗”。因其含水分较多，果肉乳白多汁，又有“玉乳”之称；因其甘甜香脆，肉酥汁丰，亦有人称之为“蜜父”、“快果”。

梨的品种甚多，在我国比较著名的有：京白梨、南果梨、香水梨、苹果梨、鸭广梨、大鸭梨、莱阳梨、雪花梨以及新疆库尔勒的香梨等。

梨因其汁多爽口，香甜脆嫩而受人喜爱。宋代梅尧臣就曾赞美梨口感有如“冰熨齿”，渴饮时如“蜜过喉”。

梨含有大量蛋白质、脂肪、钙、磷、铁和葡萄糖、果糖、苹果酸、胡萝卜素及多种维生素。梨还是治疗疾病

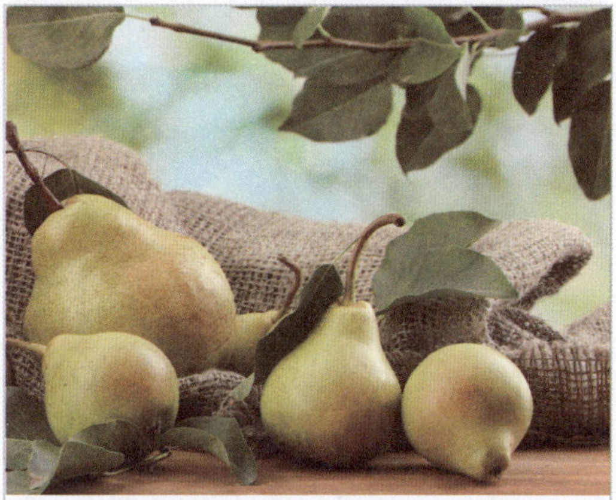

◎梨性寒凉，一次不要吃得过多。脾胃虚弱的人不宜吃生梨，可把梨切块煮水食用。

的良药，民间常用冰糖蒸梨治疗喘咳，“梨膏糖”更是闻名中外。梨还有降血压、清热镇凉的作用，所以高血压及心脏病患者食梨大有益处。此外，梨皮和梨叶、花、根也均可入药，有润肺、消痰、清热、解毒等功效。

梨含水分在86%以上，还含有多种维生素和无机盐以及蛋白质、脂肪，尤其是果糖、葡萄糖、蔗糖及苹果酸的含量非常丰富。

梨中的维生素C是心血管的保护神、心脏病患者的健康元素。其性味甘酸而平、无毒，具有生津止渴、益脾止泻、和胃降逆的功效。

梨最突出的医疗作用是治疗热痰咳嗽，另外还有保肝、助消化、促进食欲、降火清心、降血压和解疮、解酒的作用。

梨味虽美，但不可多食，因其性寒，吃多了会损伤脾胃。特别是产后体虚、脾胃虚弱或大便溏泻、腹部冷痛者更应慎重食用，否则，会使病情加重。

民间对其有“生者清六腑之热，熟

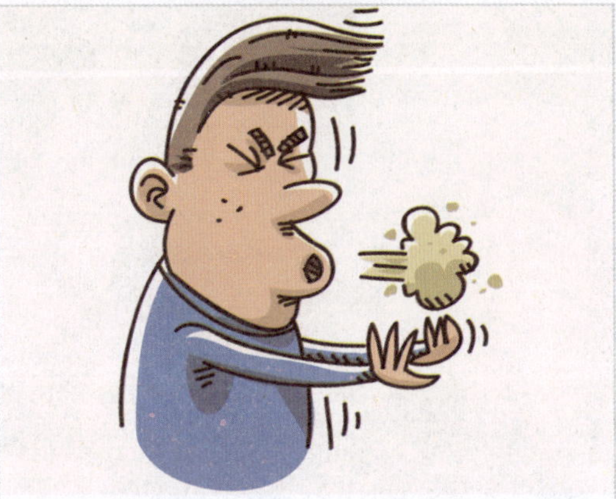

◎梨对缓解肺热咳嗽、小儿风热、咽干喉痛、大便燥结等症较为适宜。

者滋五脏之阴”的说法。因此，生吃梨能明显解除上呼吸道感染患者所出现的咽喉干、痒、痛、音哑，以及便秘尿赤等症状。

9 凌霜之果是柿子

柿子的老家在我国。虽然品种很多，但大致可分为甜柿与涩柿两类。甜柿成熟后不需脱涩即可食用，皮薄肉脆，甘甜鲜美，以河北完县黄石浒的火柿、湖北的罗田甜柿较为优良。涩柿以盖柿、镜面柿和山西、陕西的橘蜜柿、蜜罐柿、鸡心柿、青岛的金瓶柿，以及太行山南部地区的绵瓤柿等为佳品。

柿子含有丰富的营养物质，每100克成熟的柿子果肉中含蛋白质0.4～0.9克，碳水化合物10～14克，脂肪0.1～0.2克，钙147毫克，磷19毫克，铁0.8毫克，维生素C43毫克，胡萝卜素0.85毫克。每100克鲜柿子中，碘的含量可达49.7毫克，缺碘性甲状腺肿大者，经常吃些柿子是非常有益的。

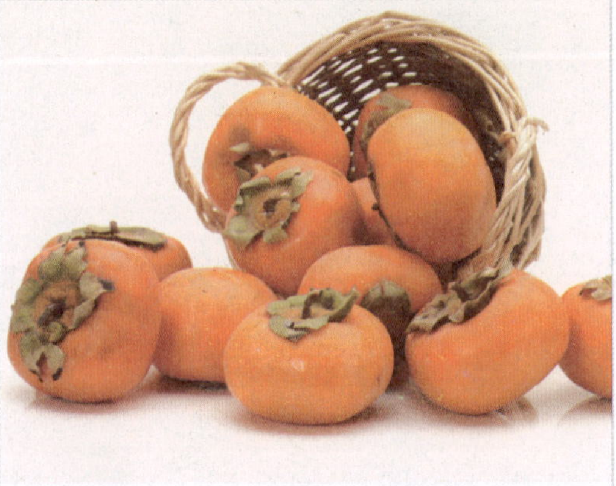

◎柿子不宜与鹅肉、螃蟹、甘薯、鸡蛋等共同食用。

柿子食用方法很多，脱涩生食，甘甜脆嫩；亦可待其变软后吸吮柿汁，甘甜凉爽，沁人肺腑；还可以将其冻硬，在凉水中稍化一下，带着冰碴吃，甜凉脆美。

但食用柿子时需注意，不可多食，1次以1～2个为宜。因柿子中含有较多的单宁物质，它具有收敛性，吃多了会感到口涩、舌麻、大便干燥。

在吃柿子前后不可吃醋和红薯，也不要空腹吃柿子。因柿子中含有柿胶酚及较多的可溶性红鞣质，在胃酸的作用下，会很快凝结成硬块，即胃柿石。如果柿石较小，可随粪便排出体外，如果柿石较大，就会形成高位梗阻，常需进行手术。

由于柿子性味甘寒，又含有较多的鞣酸，也不能与螃蟹同吃。因蟹肉中的蛋白质遇柿子中的鞣酸后会沉淀，凝固成不易消化的物质，长时间滞留在人的肠道内发酵，会出现腹疼、呕吐等症。

另外，在食用柿饼时切不可将外面的

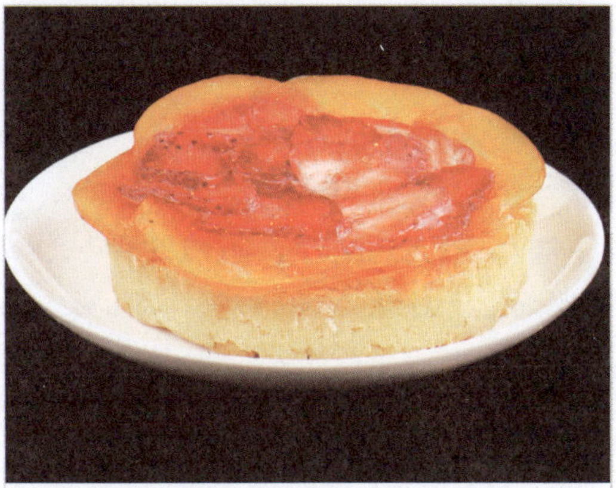

◎用火晶柿子拌上面粉烙成的柿子面饼，金黄软绵、甜而不腻、芳香扑鼻。

白粉（即柿霜）擦掉。《本草纲目》称柿霜为柿之精液，因柿霜中含葡萄糖、果糖、蔗糖和甘露醇等。

⑩ 祖先自古爱食枣

我国人民食用枣的历史已达数千年之久。古人曾说过："北方大枣味有殊，既可益气又安躯。"由此看出，枣是一种补中益气、强身健体的滋补佳品。枣的品种很多，驰名中外的当推山东乐陵的金丝小枣，核小皮薄，果肉细嫩，含碳水化合物量高达65%上。

红枣所含有的环磷酸腺苷，是人体细胞能量代谢的必需成分，能够增强肌力、消除疲劳、扩张血管、增加心肌收缩力、改善心肌营养，对防治心血管系统疾病有良好的作用；中医中药理论认为，红枣具有补虚益气、养血安神、健脾和胃等作用，是脾胃虚弱、气血不足、倦怠无力、失眠多梦等患者良好的保健营养品。

红枣对慢性肝炎、肝硬化、贫血、过敏性紫癜等病症有较好疗效；红枣含有三萜类化合物及环磷酸腺苷，有较强的抗癌、抗过敏作用。

枣中含有丰富的营养物质，每100克鲜枣果肉中含蛋白质1.2克，碳水化合物20～30克，维生素C300～600毫克。干枣产热量较高，每100克可产热量300多千卡，接近葡萄干，且钙、磷、B族维生素和烟酸的含量均高于葡萄干。由于枣中含有大量的维生素C和烟酸，对于防癌、抗癌和维持人体毛细血管的功能都有一定的作用。

枣不但能生食，还可制成熏枣、焦枣、醉枣，还可酿酒、制醋，干枣可制泥代糖，制作各种糕点，而且是用途广泛的药物。枣性平，味甘，能补脾和胃，益气生津，调营养，解药毒，有保护肝脏、增强肌力等功效。常食大枣，可使全身气血调和，能疗咳嗽声哑、咽喉刺痛、肺伤吐血等。

红枣有健脾养胃之功能。"脾好则皮坚"，皮肤容光焕发，毛发则有了安身之

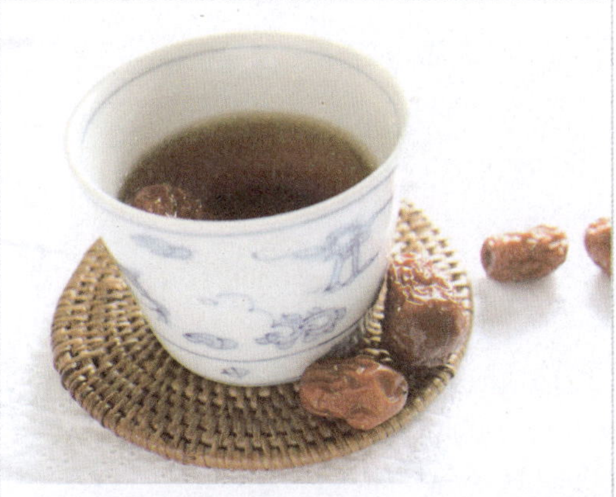

◎大枣晒干后可以用来泡水喝，对补血能起到很好的疗效。

处，所以常食营养丰富的红枣可以防止头发脱落，而且可长出乌黑发亮的头发。

枣虽脆甜可口，但也不可多食。《本草纲目》中说："枣为脾之果，脾病易食之。若无故频食，则损齿，贻害多矣。"腐烂的枣更不能食用，因枣腐烂后会产生甲醛和甲酸，吃了这类烂枣，轻则引起头晕，重则可危及生命。

⑪ 润肠通便数香蕉

香蕉在我国栽培食用的历史有3000余年，其芳香味美，肉质软糯，是人们非常喜爱的一种食物。神话传说佛祖释迦牟尼由于吃下香蕉后获得了智慧。因此，人们还把香蕉尊为"智慧之果"。

香蕉的营养价值较高，每100克中含蛋白质1.2克，脂肪0.5克，碳水化合物19.5克，粗纤维0.9克，还含有钙、磷、铁和维生素B_1、维生素B_2、烟酸、维生素C、胡萝卜素及维生素E。

香蕉在人体内能帮助大脑制造一种化学成分——血清素，这种物质能刺激神经系统，给人带来欢乐、平静及瞌睡的信号，甚至还有镇痛的效应，因此，香蕉又被称为"快乐食品"。美国医学专家研究发现，常吃香蕉可防止高血压，因为香蕉可提供较多的能降低血压的钾离子，有抵制钠离子升压及损坏血管的作用。他们还认为，人如缺乏钾元素，就会发生头晕、全身无力和心率失常。又因香蕉中含有多种营养物质，而含钠量低，且不含胆固醇，食后既能供给人体各种营养素，又不会使人发胖。因此，常食香蕉不仅有益于大脑，预防神经疲劳，还有润肺止咳、防止便秘的作用。此外，香蕉还含有相当多的镁，而镁则具有消除疲劳的效果。

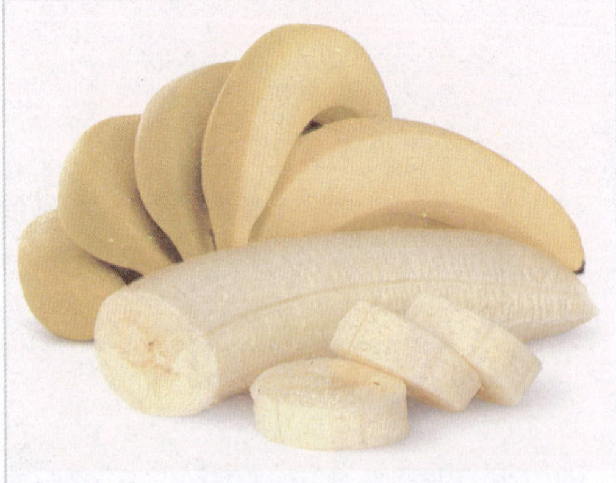

◎用香蕉可治疗便秘，因它能促进肠胃蠕动。

从营养角度看，香蕉是淀粉质丰富的有益水果，而从中医学角度去分析，香蕉味甘性寒，可清热润肠，促进肠胃蠕动，但脾虚泄泻者却不宜。凡事总有合理解释，香蕉性寒，根据"热者寒之"的原理，最适合燥热人士享用。痔疮出血者、因燥热而致胎动不安者，都可生吃蕉肉。中医师说，香蕉性寒味甘，远古书籍中早

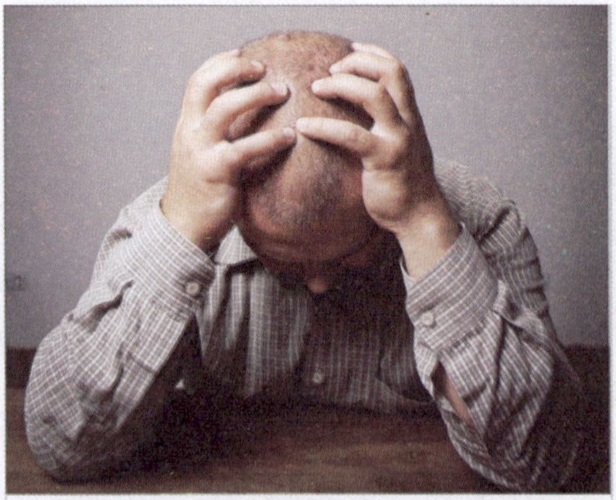

◎用香蕉可治抑郁和情绪不安，因它能促进大脑分泌内啡化学物质。

有记载其营养价值，功效包括清热解毒、润肠通便、润肺止咳、降低血压和滋补作用等，属于优质水果，真正价廉物美。香蕉含有三种天然糖份：蔗糖、果糖和葡萄糖；再加上纤维质。香蕉可即时提升人的功能。

研究显示，两个香蕉，可以提供足够能量维持90分钟剧烈的运动。

香蕉含的碳水化合物中果糖与葡萄糖为1∶1，这一天然组成，非常适合脂肪痢和中毒性消化不良者食用。青香蕉中还含有一种能保护胃黏膜的物质，食后有利于溃疡的愈合。印度科学家把青香蕉磨成粉，每次给胃溃疡病人服4克，取得了较好的疗效。

香蕉虽然好吃，也不可贪食。食用过多，会引起胃肠功能紊乱。由于香蕉性寒，脾胃虚寒者应少食，胃酸过多者当忌食。

⑫ 柑橘全身都是宝

橘子甜酸适度，营养丰富，全身是宝，在公元前2000年前的夏禹时期，扬州的柑橘就已成为贡品。

橘子中含有多种营养成分，除蛋白质和脂肪的含量较少外，葡萄糖、果糖、蔗糖、苹果酸、柠檬酸的含量都很丰富，还含有一定量的钙、磷、铁、维生素B_1、维生素B_2、烟酸。柑橘中维生素C和胡萝卜素的含量较高，每100克中含维生素C34毫克、胡萝卜素0.55毫克。这些营养物质，对调节人体新陈代谢与生理机能大有好处，特别适宜老年人和心血管病患者食用。

我国的柑橘种类很多，可列为上乘之品的有肉细汁多味极甜的焦橘；皮薄汁多味甜祛火的瓯柑；果大汁多酸甜爽口的椪柑；果大核小肉肥汁甜的温州蜜柑；皮薄肉细味甜无核的南丰蜜橘；无核肉细芳香味甜的雪峰蜜橘。另外，浙江的黄岩蜜橘，川闽的红橘，湖南的年橘，广东新会的大红橘也都是橘中上品。

橘子虽富有营养，但一次不可吃得太多。尤其是口舌生疮，食欲不振，大便硬

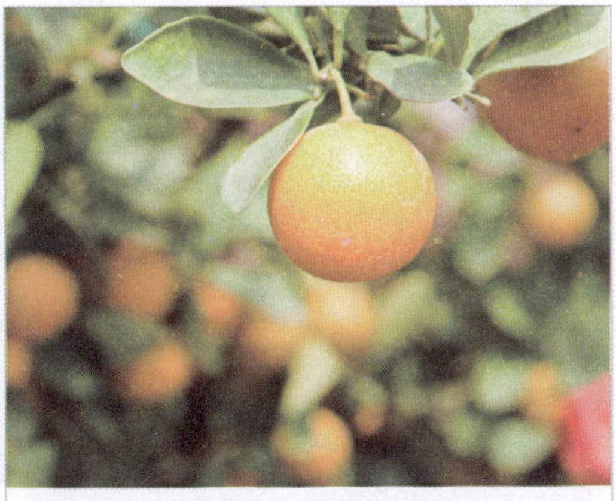

◎橘子富含维生素C与柠檬酸，前者具有美容作用，后者则具有消除疲劳的作用。

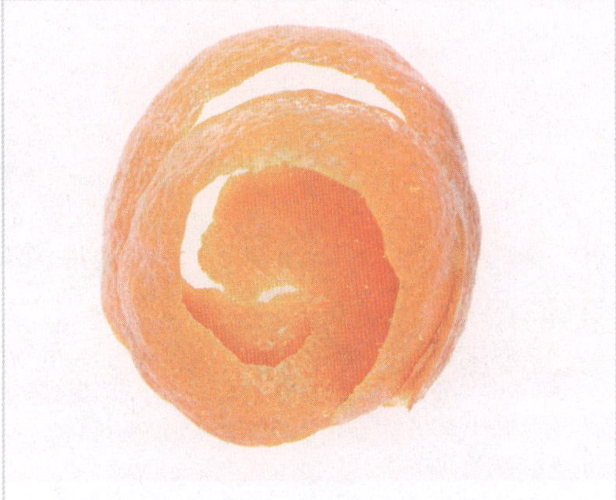

◎经常饮用橘皮茶，对患有动脉硬化或维生素C缺乏症者有益。

结等患者，食后会使症状加重。

橘子富含维生素C与柠檬酸，前者具有美容作用，后者则具有消除疲劳的作用。多吃柑橘类，能防止此类的肌肤干燥，促进血液循环、使新陈代谢顺畅。柑橘类的果肉中含有丰富的维生素C，不但可预防感冒，而且也具有防止斑点、雀斑、荨麻疹等肌肤病症。而柑橘浴不仅能美化肌肤，更有使身体温热，消除疲劳的效用，对感冒初期及神经痛、冷虚症等也具有相当良好的效果。

橘皮所含营养丰富，尤其富含维生素B_1、维生素C、维生素P和挥发油，挥发油中主要含柠檬烯等物质。

橘皮中含有的维生素C远高于果肉，维生素C为抗坏血酸，在体内起着抗氧化的作用，能降低胆固醇，预防血管破裂或渗血；维生素C、维生素P配合，可以增强对坏血病的治疗效果。

⑬ 山楂药效赛神仙

朱震亨：山楂，大能克化饮食。若胃中无食积，脾虚不能运化，不思食者，多服之，反克伐脾胃生发之气也。《本草经疏》：山楂，《本经》云味酸气冷，然观其能消食积，行瘀血，则气非冷矣。有积滞则成下痢，产后恶露不尽，蓄于太阴部分则为儿枕痛。山楂能入脾胃消积滞，散宿血，故治水痢及产妇腹中块痛也。大抵其功长于化饮食，健脾胃，行结气，消瘀血，故小儿产妇宜多食之。《本经》误为冷，故有洗疮痒之用。《本草通玄》：山楂，味中和，消油垢之积，故幼科用之最宜。若伤寒为重症，仲景于宿滞不化者，但用大、小承气，一百一十三方中并不用山楂，以其性缓不可为肩弘任大之品。核有功力，不可去也。

山楂因其酸甜爽口，很受人们喜爱，在我国栽培的历史已经有3000余年。

山楂具有很高的营养价值。每100克鲜果中维生素C含量高达89毫克，钙85毫克，胡萝卜素0.82毫克。山楂中果酸的含量极为丰富，主要有酒石酸、柠檬酸、山楂酸，还含有碳水化合物、脂肪、蛋白质

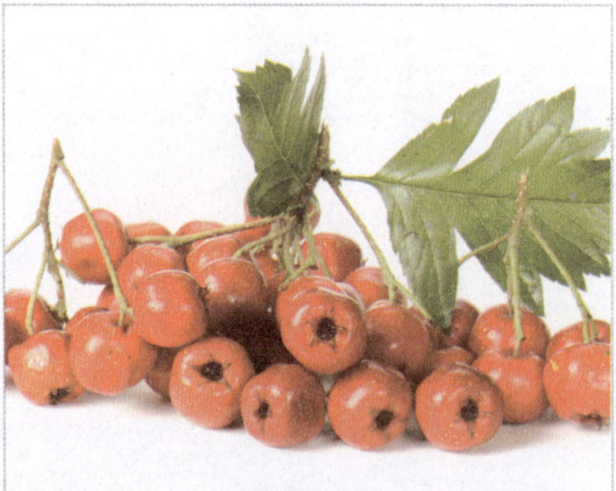

◎山楂可以生津止渴，亦可入药，入药归脾、胃、肝经，有消食化积、活血散瘀的功效。

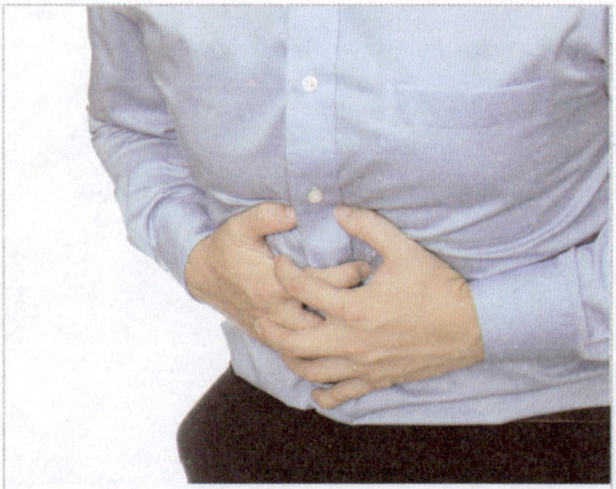

◎山楂可以治疗饮食积滞、脘腹胀痛、泄泻痢疾、血瘀痛经、闭经、产后腹痛、恶露不尽。

和磷、铁、烟酸等物质。

山楂能促进消化液的分泌，增进食欲，帮助消化。它所含有的三萜类和黄酮类成分，具有强心、降压、利尿、镇静、降低血清胆固醇含量的作用。在黄酮类中还有一种化合物有抗癌作用。另外，山楂中的内酯和苷类成分具有扩张血管、促进气管排痰平喘之功效。

山楂的食用方法较多。可洗净生食；或醮饴糖做成糖葫芦，酸甜适口；亦可切片煎汁代茶饮等。但平素脾胃虚弱者不宜食山楂；服用人参等补气之物时，亦不能食山楂，因其可以“破气”。另外，食用山楂要适量，食后要及时漱口，以防对牙齿的损害。

⑭ 酷暑盛夏吃西瓜

西瓜大约是1000年前由西方传入我国，故而得名西瓜，是我国人们夏季的主要瓜果。

西瓜凉甜可口，在所有瓜果中西瓜的果汁最充足，含水量高达96.6%。在炎热的夏天，吃些西瓜，既可去暑散热，又能利尿解渴。西瓜营养丰富，在它的汁液里，几乎包含着人体所需的各种营养成分，有大量的蔗糖、果糖和葡萄糖，有丰富的B族维生素、维生素C和胡萝卜素，还有多种有机酸和钙、磷、铁等无机盐和微量元素以及蛋白质和脂肪等。西瓜瓤汁含有蛋白酶，可把不溶性蛋白质转变成可溶性蛋白质；所含的糖甙具有降低血压的作用。西瓜皮含有葡萄糖、枸杞碱、氨基酸、番茄素和丰富的维生素C等营养物质，具有利尿、降压、促进人体新陈代谢、减少胆固醇沉积、软化和扩张血管的作用。

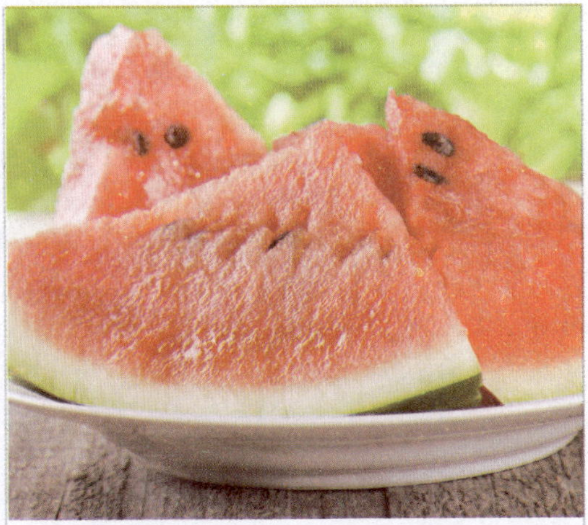

◎暑夏最适宜吃西瓜，不但可解暑热、发汗多，还可以补充水分，号称夏季瓜果之王。

因此，口腔溃疡病人、感冒初期病人、肾功能不全者、糖尿病人都不宜吃西瓜。若口腔溃疡者多吃西瓜，会使口腔溃疡复原所需要的水分被过多排出，从而加重阴虚和内热，使病程绵延，不易愈合；肾功能不全者吃西瓜不但使水肿加重，且容易诱发急性心力衰竭；糖尿病人每天吃的碳水化合物(糖类)的量是需要严格控制

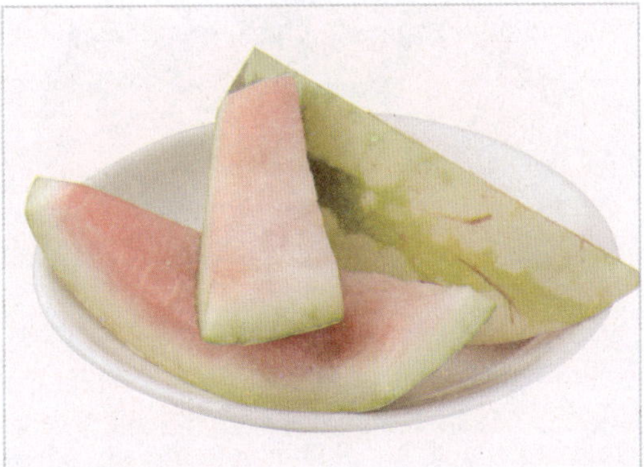

◎西瓜皮用来治肾炎水肿、肝病黄疸、糖尿病。新鲜西瓜皮盐腌后可作小菜。

的，因此如果一天中多次吃了西瓜，那么应相应地减少吃饭和面制品（碳水化合物）的数量，以免加重病情。

西瓜变质后不可以吃，容易引起胃肠病而下痢。清代张璐《本经逢源》云：西瓜，甘寒降泻。子仁甘温性升，开豁痰涎之理是其本性。又引《相感志》云：食西瓜后食其子，即不噫瓜气，其温散之力可知。

吃西瓜时，需注意一次不可吃得太多，因其性寒凉容易损伤脾胃。生西瓜和坏西瓜不能吃，一是口味不佳，二是易损伤胃肠。

⑮ 果中之王推荔枝

荔枝是我国岭南的一种特产果品，素有“果中之王”的称号，多被历代列为朝廷贡品。唐代诗人张九龄在《荔枝赋》序中说：“南海郡出荔枝焉……状甚瑰丽，味特甘滋，百果之中，无一可比。”

荔枝之所以被称为“果中之王”，备受人们的厚爱，一是因为它形色皆美，成熟的荔枝“外壳红缯，膜如紫绢，果肉如冰似雪，浆液甘酸如醴酪”；二是因为荔枝含有丰富的营养物质，果肉中含葡萄糖高达66%，还含有果糖、蔗糖和丰富的维生素C、胡萝卜素、B族维生素、柠檬酸、苹果酸、游离氨基酸等，这些物质对人体十分有益；三是因为荔枝具有补脑健身和开胃益脾补气的作用，对老弱病者及产妇尤为相宜。另外，荔枝有降血糖作用，是糖尿病人适宜的果品之一。

荔枝在我国的品种很多，名贵品种即达56个。但尤以妃子笑和广西桂平的丁香为最好。妃子笑色深红，个大皮薄肉厚，味美香甜。丁香则核小如米粒，味奇香，有“一家吃荔三家闻香”之说，被誉为“天下第一荔”。

每100克荔枝所含营养素如下：热量（70.00千卡）·蛋白质（0.90克）·脂肪（0.20克）·碳水化合物（16.60克）·膳

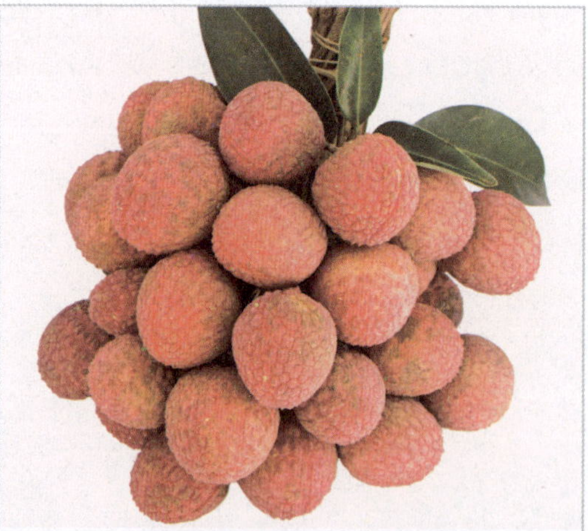

◎荔枝拥有丰富的维生素，可促进微细血管的血液循环，防止雀斑的发生，令皮肤更加光滑。

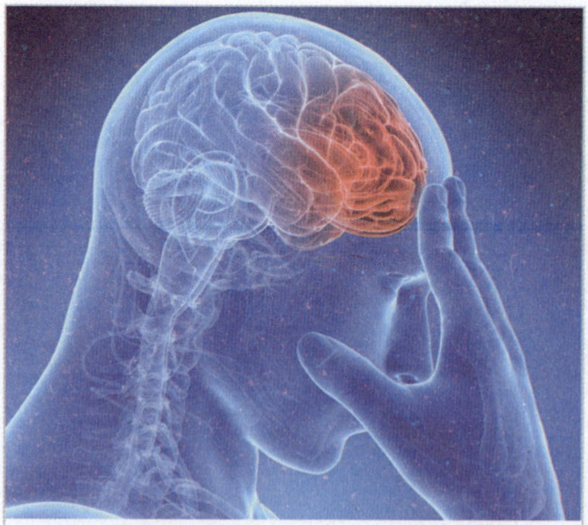

◎食鲜荔枝可治头晕、心闷、烦躁不安、背膊不适、颈淋巴结结核等症。

食纤维（0.50克）·维生素A（2.00微克）·胡萝卜素（10.00微克）·硫胺素（0.10毫克）·核黄素（0.04毫克）·烟酸（1.10毫克）·维生素C（41.00毫克）·钙（2.00毫克）·磷（24.00毫克）·钠（1.70毫克）·镁（12.00毫克）·铁（0.40毫克）·锌（0.17毫克）·硒（0.14微克）·铜（0.16毫克）·锰（0.09毫克）·钾（151.00毫克）。

荔枝虽是滋补佳品，但食用无度亦会影响健康。《食疗本草》上指其“多食则发热疮”。一次食用荔枝过多，还可能造成体内糖代谢紊乱，发生中毒性低血糖昏迷。

16 气味芳醇属菠萝

菠萝也叫凤梨。不仅以其气味芳香、果肉甜美和艳丽的美观外形而诱人食欲，更以它丰富的营养和对人体的功益而博得人们的喜爱。

据专家研究表示，菠萝中所含的蛋白质分解酵素可以分解蛋白质及助消化，对于长期食用过多肉类及油腻食物的现代人来说，是一种很合适的水果。另外，菠萝的诱人香味则是来自其成分中的酸丁酯，具有刺激唾液分泌及促进食欲的功效。

菠萝的果肉中含有丰富的果糖、葡萄糖、氨基酸和有机酸等。每100克菠萝肉中含有碳水化合物9.3～12.2克、蛋白质0.4～0.6克、脂肪0.3克、维生素0.4克、钙18毫克、磷12～28毫克、铁0.5毫克、维生素C 24毫克，还有B族维生素和胡萝卜素等。菠萝中还含有菠萝蛋白酶，它能分解纤维蛋白和酪蛋白，菠萝蛋白酶能有效分解食物中蛋白质，增加肠胃蠕动。除具有消化作用外，还能将阻塞于组织的纤维蛋白和血块溶解掉，可以治疗炎症、水肿和血肿。胃溃疡、肾脏病和凝血机能不全的病人不宜食用，以防病变部位受菠萝蛋白酶的作用，使病情加重。

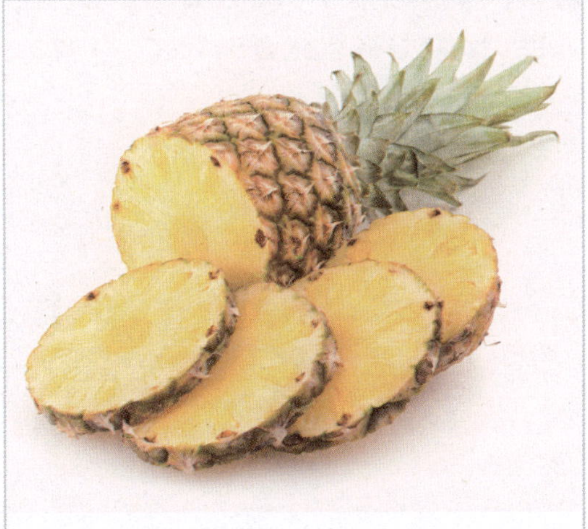

◎菠萝果肉可以作为面膜，是最香甜的护理用品。

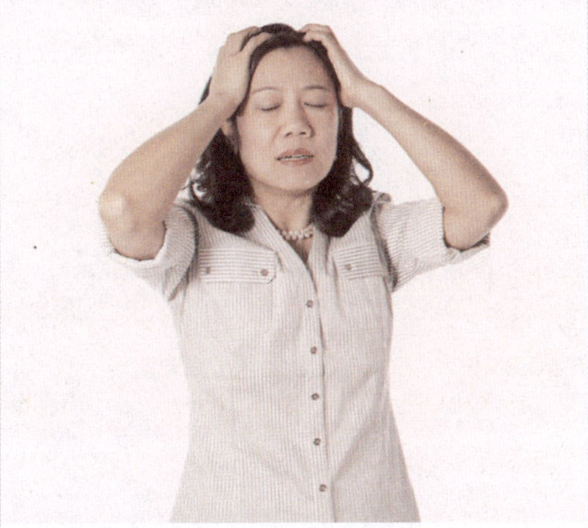

◎低血压患者，在日常生活中尽量少吃菠萝，以免造成头晕。

强身滋补的干果

① 核桃本是养人宝

核桃原产于波斯，汉代张骞从西域引种到我国，因此又叫胡桃。

核桃仁含有较丰富的营养物质，是一种强身滋补品，每100克中含60～70克脂肪。其脂肪的主要成分是人体所必需的亚油酸，还有少量的亚麻油酸和磷脂。常食核桃仁不但不会升高血胆固醇，还能减少肠道对胆固醇的吸收，对动脉硬化、高血压、冠心病患者大有好处。每100克核桃仁中含有15～20克的蛋白质。人体所必需的8种氨基酸的含量都很丰富。尤其是核桃中含有人体不可缺少的微量元素锌、锰、铬。锌可抵消镉的致高血压的作用。锌和锰是构成脑垂体、胰腺及性腺的关键成分，还有加强心肌功能的作用。铬有促进葡萄糖利用和胆固醇排出的作用。这几种元素对保持人的心脏健康、维持正常的内分泌功能、延缓衰老都有一定的作用。

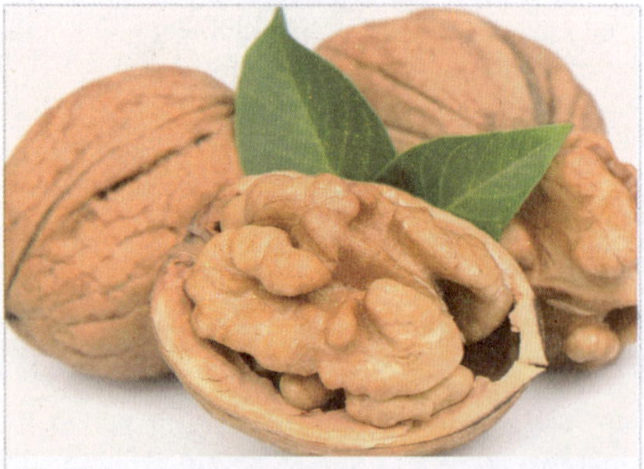

◎阴虚火旺者、大便溏泄者、吐血者、出鼻血者应少食或禁食核桃仁。

老年人吃核桃要注意，食量不可过多。核桃中所含的精氨酸、油酸、抗氧化物质等对保护心血管，预防冠心病、中风、老年痴呆等是颇有裨益的。但一次不要吃得太多，否则会影响消化。用其滋补身体和防治动脉硬化，以每天吃3～5个为宜。如果用其润肠通便，1次可吃核桃仁25～50克。但由于核桃仁含油量高，腹泻便溏者宜少食，否则会使泄泻加重。

② 松子优良小食品

松子，又叫海松子，是红松树的种子。古人把松子视为延年益寿的长寿果，并誉之为“果中仙品”。唐代李殉在《海药本草》中说：“海松子温肠胃，久服轻身，延年不老。”

现代科学研究证明，松子虽非“仙品”，但其营养和医疗价值确非一般。据分析，每100克松子仁中含蛋白质16.7克、脂肪63.5克、碳水化合物9.8克、钙78毫

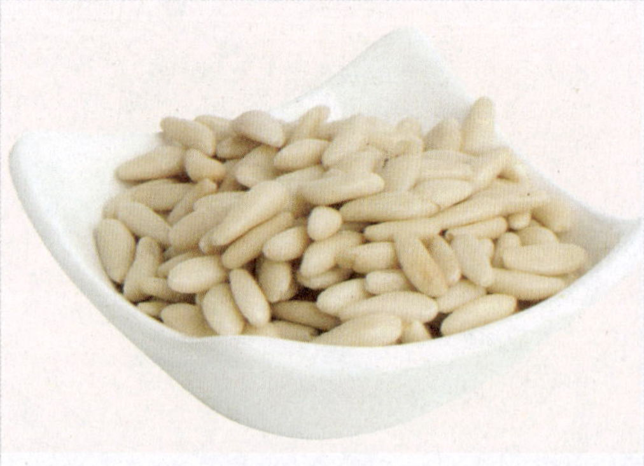

◎多食松子能够促进儿童的生长发育和病后身体恢复。

克、磷236毫克、铁6.7毫克，还含有挥发油和多种维生素。松子仁所含的脂肪，多是人体所必需的亚油酸、亚麻油酸等不饱和脂肪酸。中老年人经常适量吃些松子，不但可以增加营养，而且可以起到滋补强身的作用。

3 果中栗子最有益

我国是栗子的故乡。在距今6000余年前，我们的祖先便已采集、食用栗子了。

栗子含有丰富的营养物质。每100克栗子中含蛋白质5克、脂肪2克、碳水化合物40～45克。生栗子中维生素C的含量可高达40～60毫克，熟栗子也含25毫克左右。栗子还含有一定量的钙、磷、铁等无机盐和胡萝卜素、B族维生素。

栗子中所含的丰富的不饱和脂肪酸和维生素、矿物质，能防治高血压病、冠心病、动脉硬化、骨质疏松等疾病，栗子中还含有核黄素，常吃栗子对日久难愈的小儿口舌生疮和成人口腔溃疡有益。

栗子历来被作为补肾强筋，健脾养胃的食物。老年胃虚和腰酸、腿软、大便溏泻者多吃点栗子大有好处。宋代苏东坡的弟弟苏子由，曾患有腰腿病，坚持每天吃栗子，过了一段时间，病疴痊愈。苏东坡赋诗曰："老去自添腰脚病，山翁服栗旧传方，客来为说晨兴晚，三咽徐收白玉浆（白玉浆指生栗子）。"另外每天早晚各吃生栗1～2个，细嚼慢咽，久之对老年肾亏、小便频数者有一定治疗作用。

栗子的吃法很多，可鲜食、炒食、煮食，亦可磨面作糕。糖炒栗子，香甜可口，富有营养，老少皆宜。

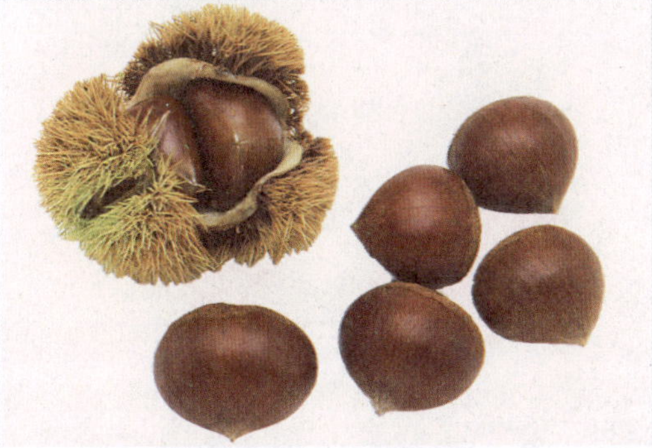

◎长期食用栗子可达到养胃、健脾、补肾、养颜等保健功效。

4 滋补大王说龙眼

龙眼具有较高的滋补营养价值，是国内外市场上很受欢迎的珍贵果品之一。

龙眼几乎含有人体所需要的各种营养素。每100克干品中含碳水化合物65克，包括大量的葡萄糖以及蔗糖、果酸等，含蛋白质5克、磷118毫克、铁4.4毫克、钙30毫克，还含有多种含氮物质、维生素C及B族维生素。中国医学认为，龙眼具有开胃益脾、养血安神、壮阳益气、补虚长智的功用。龙眼属甘温之品，内有痰火或湿滞时不宜食用。

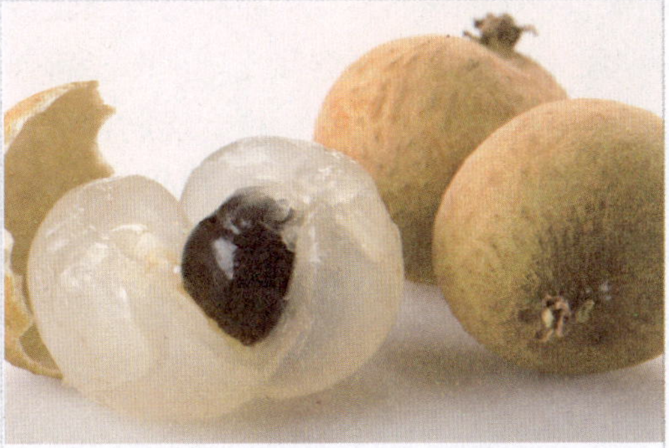

◎龙眼肉具有补心脾、益气血、安心神的作用。

肉食营养丰富

肉类食物分为畜肉和禽肉两大类。肉类食品滋味鲜美，营养丰富，而且人的机体对肉类中营养素的吸收率比较高，是人们日常生活中的主要食物之一。

肉类的营养价值因其品种不同而有很大的差异。瘦肉是蛋白质的良好来源，一般含蛋白质10%～20%，而且其氨基酸组成接近于人体的需要，还含有较多的铁、铜、硫、磷等无机盐和B族维生素。肥肉则主要是向人们提供脂肪，供给人体热能和必需脂肪酸，其脂肪含量可高达90%。畜禽的内脏含有丰富的维生素和较多的胆固醇。如猪肚含有蛋白质、脂肪、碳水化合物、维生素及钙、磷、铁等，具有补虚损、健脾胃的功效，适用于气血虚损、身体瘦弱者食用。

肉类几乎是最普遍受人喜爱的食物。肉类营养丰富，味美，食肉使人更能耐饥；长期食用，还可以帮助身体变得更为强壮。此外，人食用肉类食物，可以刺激消化液分泌，助于消化。俗称的瘦肉是脂肪含量较少的肉，而肥肉是脂肪含量较多的肉，瘦肉的蛋白质含量比肥肉多。新鲜肉的平均含水量是60%~70%，脂肪含量与水含量成反比。肉中的脂肪含量，与动物的种类、年龄、身体的部位、肥瘦状况均有关系。

肉类食物的蛋白质是完全蛋白质，可以提供人体所需的全部种类的氨基酸。当肉类蛋白质在人体内被消化时，分解出来的氨基酸即可被吸收。与肉类蛋白质相比较，植物类食物所提供的蛋白质有时则不如肉类蛋白质的氨基酸成分那么全面。肉类蛋白质与植物性蛋白质混合食用，便可以互相补充，更具营养。

1 营养丰富的猪肉

猪肉纤维细软，含有较多的肌间脂肪，经热加工后味道鲜美，质感可口，是我国人们食用量最多的一类肉食。

猪肉营养丰富。每100克中含蛋白质9.5克，精瘦肉含量则达16.4克。猪肉中的蛋白质质量很高，含有人体所必需的8种氨基酸和其他氨基酸。猪肉中脂肪的含量每100克中为59.8克，瘦肉中的含量为32克。猪肉中维生素B_1的含量是肉类中最多的，每100克中含量达0.53毫克，是牛羊肉的7倍。此外，猪肉中还含有部分碳水化

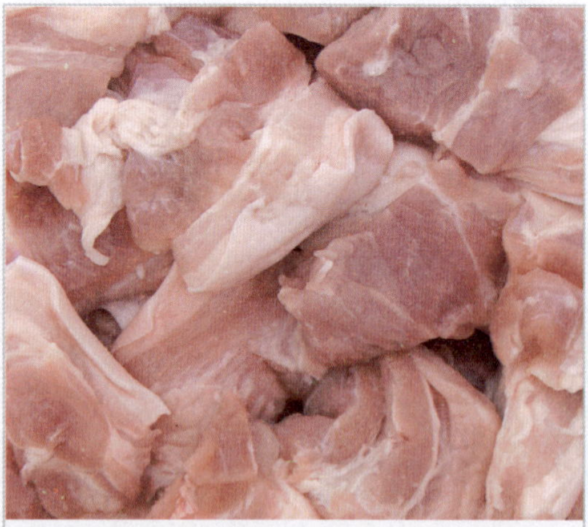

◎猪肉可提供血红素（有机铁）和促进铁吸收的半胱氨酸，能改善缺铁性贫血。

合物、钙、磷、铁和维生素B_2、烟酸等对人体有益的物质。

有人对猪肉皮的认识不足，其实，猪肉皮也是一种营养价值很高的食物。每100克肉皮中，含蛋白质26.4克（约是猪肉的28倍），含脂肪22.7克，碳水化合物4克，还含有钙、磷、铁等无机盐。肉皮中的蛋白质主要由角蛋白、白蛋白、球蛋白、弹性蛋白和胶原蛋白组成。胶原蛋白含量很高，几乎占有整个真皮层。胶原蛋白对人的皮肤、肌腱、软骨、骨骼和结缔组织的正常组成，都具有重要的作用，对延缓人机体的衰老和预防某些癌症有特殊的意义。

猪肝是很多人喜爱的食品。猪肝不仅营养丰富，而且有增进人体抵抗疾病和某些癌症发生的作用。猪肝中含蛋白质比猪肉高1倍以上，而且脂肪的含量比猪肉低10倍。猪肝中维生素B_1的含量比猪肉高70倍，维生素B_2高16倍，烟酸高3倍，维生素A的含量远远超过奶、蛋、鱼类。猪肝中还含有丰富的铁和铜。每100克中含铁量达25毫克，比猪肉高16倍，而且人体对这些铁的吸收率比较高，可达20%。此外，猪肝中还有维生素B_{12}、叶酸和维生素C等。维生素A和维生素C具有提高人体抵抗力和抗御癌症的作用。铜、铁、维生素B_{12}和叶酸对促进正常血细胞的形成，有着重要的作用。

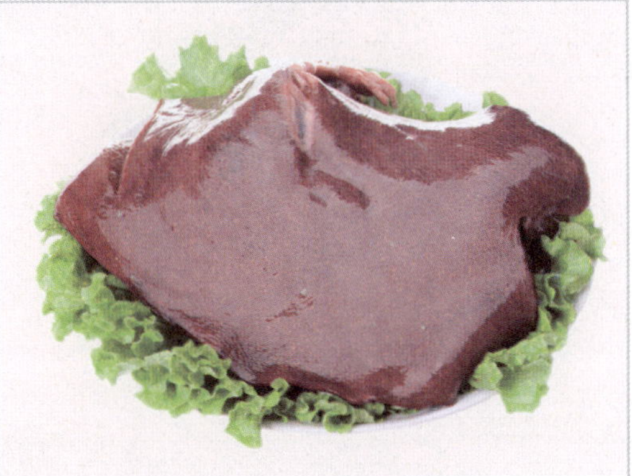

◎猪肝有补肾养血、滋阴润燥的作用。

猪肝中含有较多的胆固醇，对高脂血症、动脉硬化患者不利。只要是体内胆固醇代谢正常的老年人，隔日吃50克猪肝还是可以的，不必投鼠忌器。

猪肉含脂肪量较多，特别是肥膘肉，吃多了会使人发腻，而且有使血胆固醇升高的可能。因此，老年人应控制肥膘肉的摄入。

2 暖身健体的狗肉

狗肉一经煮熟，其味道醇厚，芳香四溢，令人馋涎欲滴。广东流传着“狗肉滚三滚，神仙站不稳”的谚语，这就充分道出了狗肉香味对人的诱惑力。

狗肉的营养价值很高，除含有丰富的

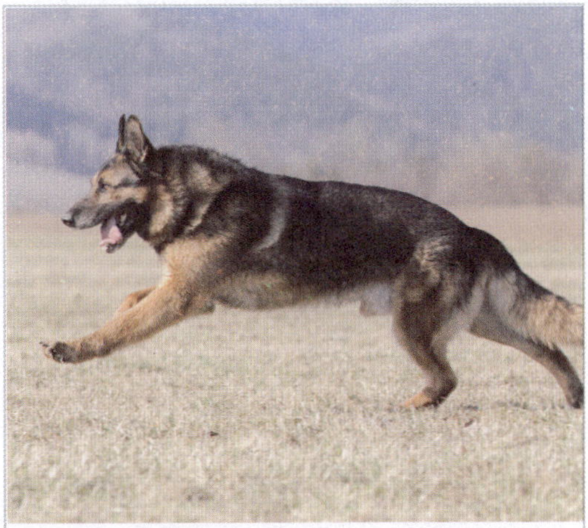

◎狗肉有温肾助阳、壮力气、补血脉的功效。冬天常吃，可使老年人增强抗寒能力。

蛋白质、脂肪和多种维生素等营养成分外，还含有嘌呤类、肌肽和钾、钠、氯等物质。狗肉中含有多种氨基酸和脂类，食后可使人体内产生较高的热能。体质虚弱、腰疼足冷和患关节炎的人在冬天吃些狗肉，对身体大有益处。

食用狗肉时要注意，一是疯狗肉、死狗肉绝不可吃；二是狗肉必须烧熟煮透后再吃，以避免狗肉中可能存在的旋毛虫对人体造成危害；三是狗肉性热，不宜多吃，以免伤脾胃，尤其是患有热性病和感冒发热的人，都不宜食用。

3 富含蛋白质的牛肉

牛肉味道鲜美，所含营养成分容易为人体消化吸收，而且有较高的食疗价值。

牛肉是一种优良的高蛋白食物。每100克中含蛋白质20.1克，脂肪10.2克。牛肉蛋白质的含量比猪瘦肉约高16.9%，比羊肉约高81%；脂肪的含量比猪瘦肉和羊肉均低18.2%左右。牛肉中烟酸的含量在畜肉食物中位居榜首，每100克中高达6毫克；钾的含量在肉类食物中也名列前茅，每100克中含量高达378毫克。此外，还含有钙、磷、铁和维生素B_1、维生素B_2、维生素A。由此可以看出，牛肉是蛋白质含量高，脂肪量低，烟酸和钾的含量十分丰富的一种肉食，是中老年人，特别是心血管病患者的优良肉类食物。

在食用牛肉时，需注意，不同部位的肉质相差悬殊，应采取不同的方法烹制，才能很好地利用。里脊、外脊、上脑、三叉等部位肉质较嫩，宜于熘炒；前后腱子、肋条、胸口等部位，由于肉质丝粗筋多，宜于焖、炖、酱、卤；脖子、脯腹、揣窝等部位肉质较老，筋膜较多，宜于搅碎做馅。

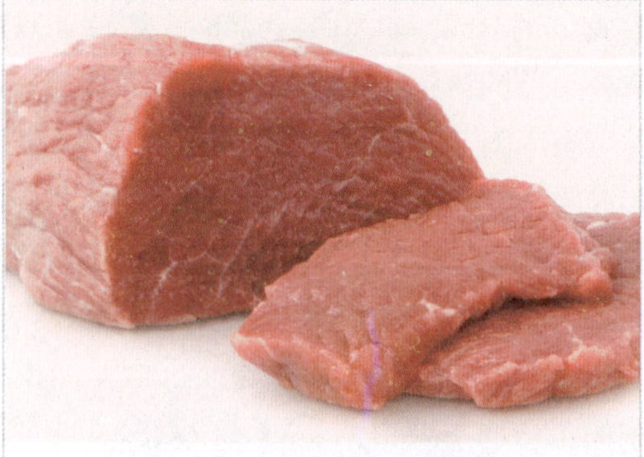

◎牛肉适用于中气下陷、气短体虚、筋骨酸软、贫血久病及面黄目眩之人食用。

4 人皆赞誉的鹌鹑

鹌鹑，本为野禽，由于其营养价值较高，目前已经逐渐驯化养殖。

我国食用鹌鹑的历史已经很久。北宋诗人张来有诗云：“肥兔和奔鹑，日久悬

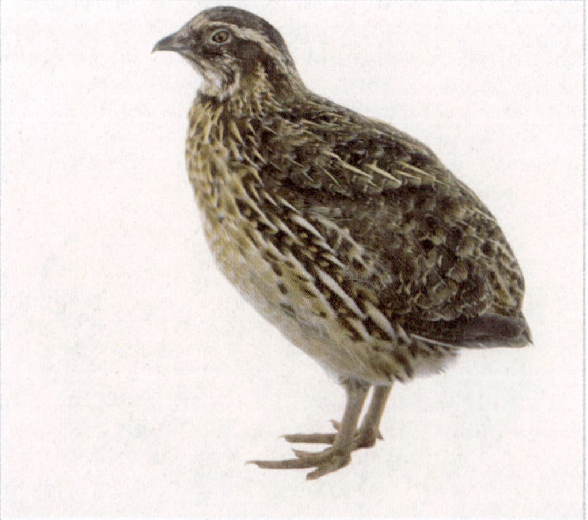

◎鹌鹑肉适用于治疗消化不良，身虚体弱、咳嗽哮喘、神经衰弱等症。

庖屋。”民间也一直流传着“要吃飞禽，还数鹌鹑”的说法。特别是近世以来，更有人给它以“动物人参”的称誉。

鹌鹑无愧于人们如此的称赞，肉鲜味美，所含的营养极其丰富。鹌鹑肉的蛋白质含量每100克中高达222克，比任何一种畜类肉的含量都高，也高于鸡、鸭、鹅等经常食用的禽肉。它还含有多种维生素、无机盐、卵磷脂、激素和多种人体所必需的氨基酸。

鹌鹑肉是典型的高蛋白、低脂肪、低胆固醇食物，是中老年人，尤其是动脉硬化、高血压病、冠心病和肥胖症患者理想的保健食物。

5 冬令滋补的羊肉

羊肉也是我国人民主要的食用肉类之一。由于羊肉性温热，肉质细嫩，因此是冬令时节很好的滋补品。特别是形体虚寒的人食之，可收到补虚壮阳之功效。

羊肉的营养也比较丰富，每100克中含优质蛋白11.1克、脂肪28.8克。羊肉中烟酸的含量也较高，每100克中达4.9毫克，还含有钙、磷、铁等无机盐和维生素A及B族维生素。

羊肉一般分为绵羊肉和山羊肉两种。由于羊的品种不同，其肉质的风味也不同。绵羊肉呈暗红色，肉质坚实，肌纤维细而软，肌间很少夹杂脂肪，其脂肪有微弱的膻味。山羊肉的颜色则呈较淡的暗红色，肉质较松软，而且肌纤维较粗，皮下脂肪很少，但其脂肪有明显的膻味。

用羊肉可以做出许多风味独特的佳肴，最出名的有涮羊肉与烤羊肉串和大葱爆炒羊肉片。如北京的涮羊肉、新疆的烤羊肉串等久负盛名。这些吃法均需当心有可能造成对人体的危害。首先无论是涮、烤还是炒一定要将鲜肉制熟，不能为贪鲜而夹生食用。因为生羊肉中含有一种酪酸梭状芽孢杆菌，不易被胃酸和肠消化液杀灭，食入后可引起人四肢无力和昏迷，甚

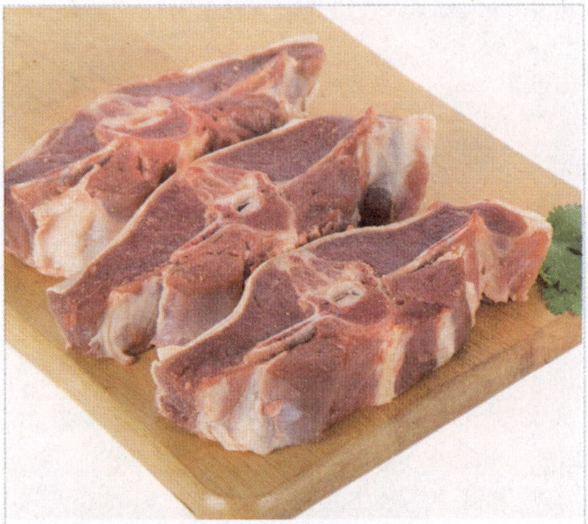

◎羊肉具有补肾壮阳、补虚温中等作用，男士适合经常食用。

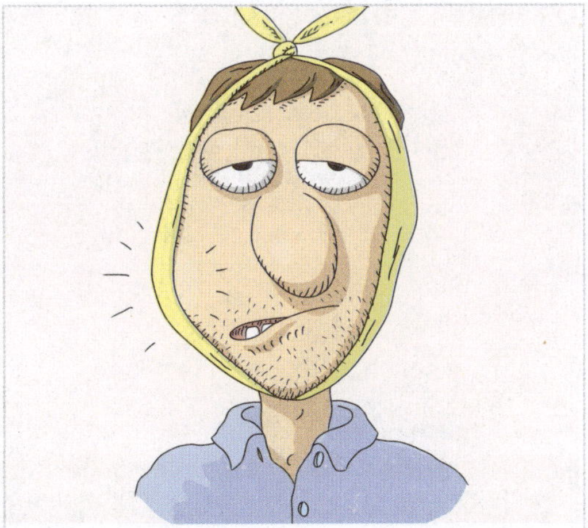

◎发热、牙痛、口舌生疮、咳吐黄痰等上火症状者不宜食用羊肉。

至会导致死亡。如果羊染上旋毛虫病，其肉里含有旋毛虫包囊，人吃了这种夹生肉，旋毛虫就会在人体内繁殖，其幼虫钻入人的血管和淋巴，随着血液和淋巴循环，最后散居在人的肌肉里，造成腹痛、腹泻、恶心、呕吐和肌肉疼痛，皮肤出现荨麻疹或圆斑。如果旋毛虫进入人的肺和心肌后果将会更加严重。

另外，烧烤羊肉时，不可将肉烤焦。烤焦的肉中还会产生一些致癌物，食后对人体健康不利。明火熏烤的羊肉串，因产生对人体有害的物质较多，切记不可多食。

6 保健抗衰的兔肉

兔肉对人体的益处越来越被人们所重视，目前在世界市场上，特别是在欧洲，不少超级市场兔肉一上市，很快就被人们抢购一空。在日本则把兔肉誉为“美容肉”。

兔肉，不管是家兔肉还是野兔肉，都具有很高的营养价值。兔肉中含有丰富的蛋白质，每100克中含量高达21.2克，在畜肉中含量是最高的，而且是优质蛋白。兔肉脂肪含量很低，每100克中只有0.4克，在所有肉类食品中含量是最低的。兔肉中含胆固醇的量很少，而卵磷脂的含量却较多。卵磷脂具有抑制血小板聚集的作用，可阻止血栓形成，保护血管壁，从而起到预防动脉硬化的作用。兔肉还含有比其他动物肉都多的麦芽糖、葡萄糖以及硫、钾、磷等元素。

兔肉肌纤维细腻而疏松，水分较多，肉质细嫩，食后易于消化吸收，其营养价值和味道都可以和鸡肉媲美。吃兔肉既能增强身体，又不至于使身体发胖。所有这些营养特点，对中老年人的保健是非常适合的，因而兔肉在世界上被公认为“保健肉”。

兔肉含有丰富的卵磷脂，是儿童、少年、青年大脑和其他器官发育不可缺少的物质，有健益智的功效。

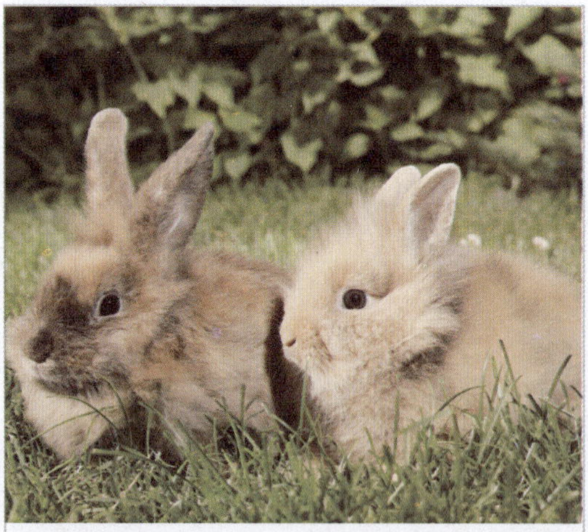

◎兔肉具有补中益气、滋阴养颜、生津止渴的作用。

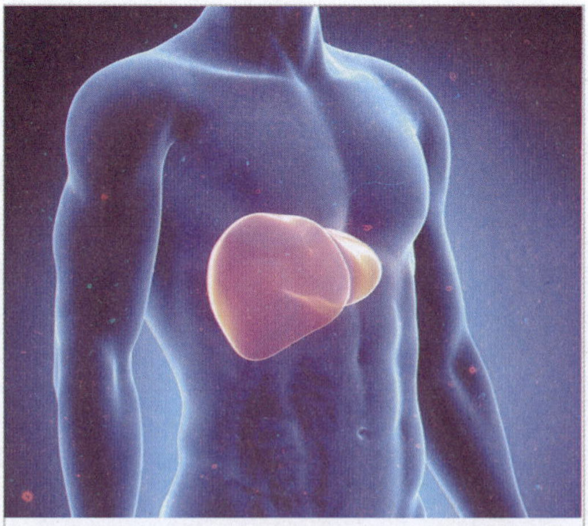

◎兔肝性味甘苦，能补肝明目，可治疗目痛、目暗、目赤等症。

兔肉属于高蛋白质、低脂肪、少胆固醇的肉类，兔肉含量含蛋白质高达70%，比一般肉类都高，但脂肪和胆固醇含量却低于所有的肉类，故对它有“荤中之素”的说法。由于兔肉性凉，吃兔肉的最好季节是夏季，寒冬及初春季节一般不宜吃兔肉。兔肉和其他食物一起烹调会附和其他食物的滋味，所以有“百味肉”的之说。有四肢怕冷等明显阳虚症状的女子不宜吃兔肉。兔肉不能与鸭血同食，否则易致腹泻。

7 富有营养的鸡肉

鸡肉是禽类食品中最常见的品种之一，历来为人们所喜爱。俗语说：“宁吃飞禽一两，不吃走兽一斤。”清代《随园食单》上写道：“鸡功最巨，诸菜赖之。”还有人把它尊为“羽族之首”。

鸡肉的营养丰富。每100克鸡肉中含蛋白质21.5克，比猪肉高1倍以上，是羊肉的2倍。鸡肉中脂肪含量仅为25%左右，而且不饱和脂肪酸含量达29.9%，其脂肪

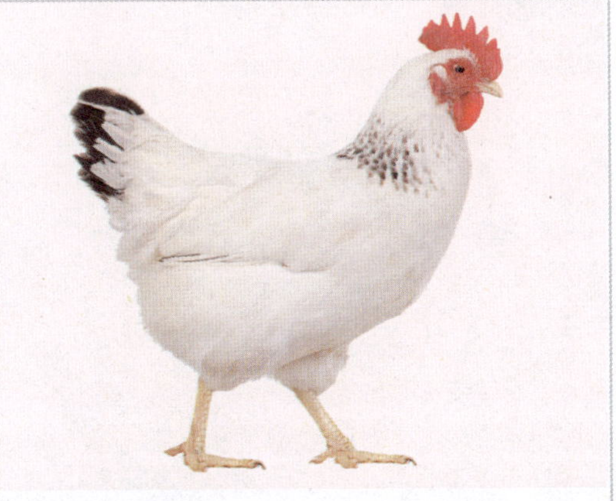

◎鸡肉性平、温、味甘，入脾、胃经；可益气、补精、添髓。

酸的构成比例接近人体需要。鸡肉还含有钙、磷、铁及丰富的维生素E、维生素B_1、维生素B_2、烟酸。鸡肝中维生素A的含量特别高，几乎是猪肝的6倍。因此，鸡肉是人们比较理想的食物，特别适合中老年人和心血管病患者食用。常吃鸡肉还能抗御老年斑的出现。

鸡肉蛋白质的含量比例较高，种类多，而且消化率高，很容易被人体吸收利用，有增强体力、强壮身体的作用。鸡肉含有对人体生长发育有重要作用的磷脂类，是中国人膳食结构中脂肪和磷脂的重要来源之一。

鸡肉对营养不良、畏寒怕冷、乏力疲劳、月经不调、贫血、虚弱等有很好的食疗作用。祖国医学认为，鸡肉有温中益气、补虚填精、健脾胃、活血脉、强筋骨的功效。

鸡肉炖、炒、蒸、炸、扒都有其独特的风味。但食用鸡肉时需要注意以下几点：

第一，不要食用病死鸡，以防中毒。第二，患感冒等热性病时不要吃鸡，因鸡肉性温热，食用后易使病情加重或使病情迁延。第三，吃鸡时不要单喝鸡汤，鸡煮的时间再长，鸡肉里的营养成分仍然大大超过鸡汤。第四，患有脑血管病、高血压病和经常出现偏头痛的人，不宜吃鸡肝。

鸡肉忌与野鸡、甲鱼、鲤鱼、鲫鱼、兔肉、虾等一同食用；与芝麻、菊花同食易中毒；不宜与李子、兔肉同食，会导致腹泻；与芥末同食会上火。

老年人宜一日四餐

老人常会遇到这样的问题：年纪大了，消化系统不太好，吃多了会感觉消化不良；每顿饭少吃点，又担心营养不够。究竟怎样调整饮食比较好呢？专家建议，老人一日四餐比较好。

老人的消化功能日益减退，难以消化吸收所吃的全部食物，如果每顿饭吃得比较多，容易引起消化不良，增加心、肾的负担。但如果吃得过少，每日摄入的营养很可能不足，难以满足机体的正常消耗，出现饥饿、头晕、乏力、胃痛等不适症状。所以最好是少吃多餐，每天四顿饭。

科学家发现，如果能把一日三餐的食量分成四餐、五餐来吃，对降低胆固醇更有利。研究还显示，每天进食多次的人患心脏病的危险也较低；少吃多餐的人不管体重如何、运动量大小、吸烟与否，胆固醇水平都较低。

那么怎样安排四顿饭的时间呢？可以有以下几种方法：

（1）早餐和午餐的间隔时间比较短，午餐和晚餐的间隔时间比较长。这种情况下可以把晚餐提前，再加一点夜宵。比如8：00用早餐、12：00用午餐、下午16：00用晚餐，晚上20：00再加一点夜宵。

（2）老年人一般习惯早睡早起，所以可以把早餐提前，每隔四五个小时进一次餐。比如7：30用早餐、11：30用午餐、下午15：00和19：00再用两次餐。

（3）如果晚餐吃得较晚，可以加一次下午茶。比如7：00半用早餐、11：30半用午餐，晚餐选在晚上18：30或19：00，那就可以在下午15：00左右加一次下午茶。

总之，老年人在日常生活中可以根据自己的作息时间和消化情况，制作出一份日常进食表，基本上可以采取每顿少吃点，但多加一餐的方法调整饮食，这样就能既吃得饱，又吃得好了。

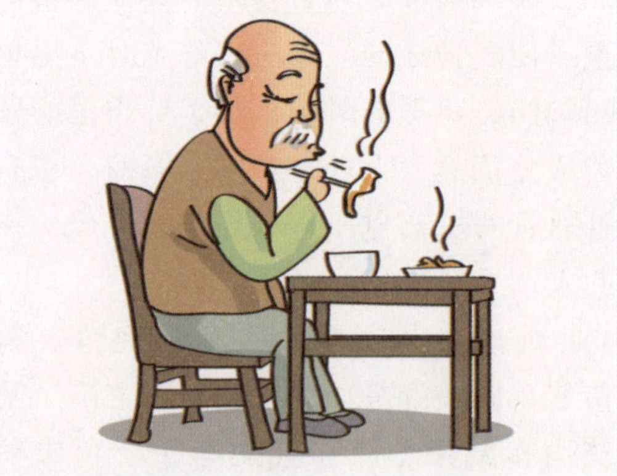

◎老人最好是少吃多餐，每天四顿饭。

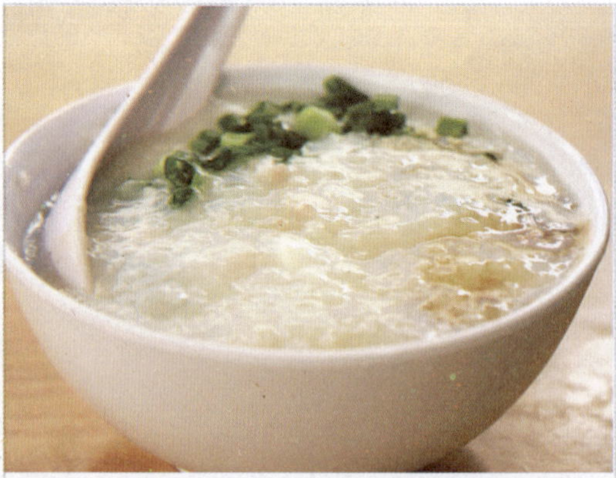

◎老人饮食应做到食物尽量烹制得松软可口。

软烂精细食物并不适合老年人

老年人常因牙齿不好或消化功能减退，而以精细食物为上选，认为这样有利于消化。殊不知，老年人并不宜吃软烂精细的食物。

吃软烂的食物，可导致老年人营养缺乏。这是因为软烂的食物不需在口腔内反复咀嚼即咽下，唾液酶分泌减少，不利于食物的消化吸收。

老人也不宜吃精细的食物。精细的食物在加工过程中，所含的各种营养素如蛋白质、维生素、矿物质和纤维素等都受到不同程度的破坏，而这些营养恰恰都是人体最需要的，老年人倘若常吃这些精细食物，更会导致营养素的缺乏。

所以，老年人除了吃米饭、馒头、发面饼外，还要吃新鲜的水果和蔬菜。另外，牛奶和豆制品、鱼及适量的动物肉也不可缺少。

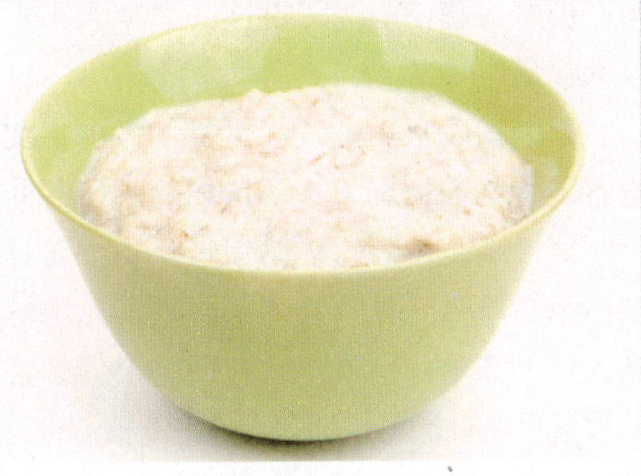

◎“过于精细”的食物会使原有的营养消失殆尽或致使人体消化系统无法正常吸收。

老年人不宜过多食用蛋白粉

人吃进体内的植物蛋白质经过代谢变化，最后大部分成为含氮废物，由肾脏排出体外。像蛋白质粉等保健品中所含的蛋白质量很高，在体内要经过肝脏分解，再合成人体自身组织成分，其代谢产物又要经过肾脏从尿液中排出。

对于那些消化、吸收功能不良、消瘦等慢性消耗性疾病的人群可以适当地补充蛋白质。但老年人的肾脏排泄功能有所下降，长期服用蛋白质粉就会加重肾脏的排泄负担，导致肾功能损害。对于慢性肾功能损害的病人，长期、大量服用蛋白质粉是加重肾脏病进展的肯定因素。注意营养搭配，才是最健康的。

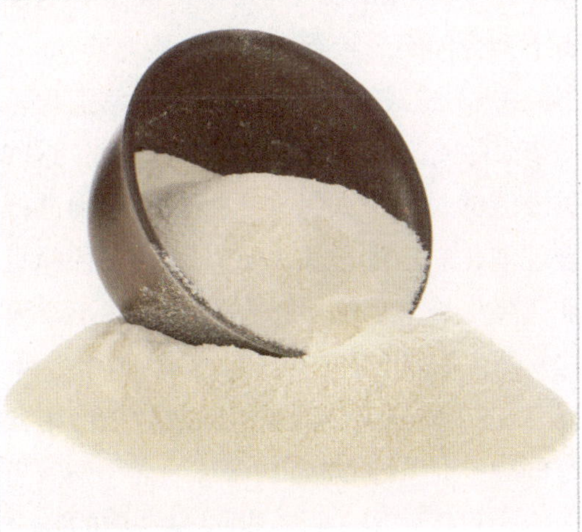

◎豆制品中富含大量的蛋白质。

老年人不宜经常喝粥

对于胃肠功能衰退的老年人来说，饮食清淡很重要，因此，粥成为老年人的食物。我们不否认粥有自己的优势，比如老年人牙齿一般都不太好，而喝粥不用细嚼。但专家指出，为了健康，老年人不宜经常喝粥。

粥毕竟以水为主，“干货”极少，在胃容量相同的情况下，同体积的粥在营养上距离馒头、米饭，还是差得不少。尤其是白粥，单靠各类谷物的搭配远远无法达到人体的需求量，老年人长期喝粥，必将导致营养不良。

因此，老人在饮食上关键在于把握好度。如果只是因为牙齿不好而选择喝粥，那就要先把牙治好。对大多数老人而言，把饭做得烂些就可以了，或在正常饮食之余偶尔换着吃吃面条、喝点粥。

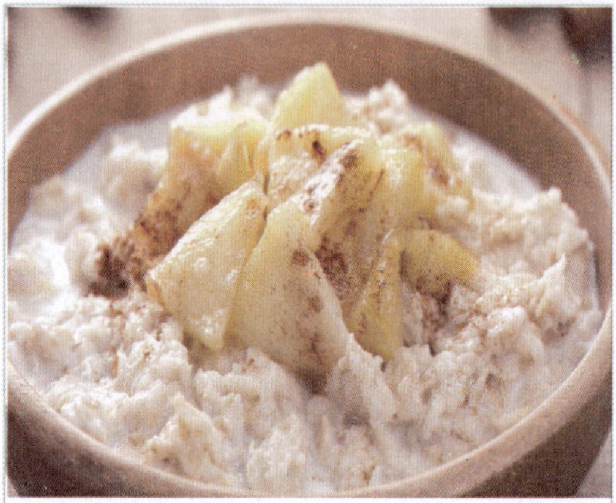

◎粥焖法是指用旺火加热至滚沸后，即倒入有盖的木桶内，盖紧桶盖，焖约2小时即成。

老年人饮茶过浓伤身体

老年人如果饮茶过浓，就会伤害身体。老年人经常性地大量饮用浓茶容易出现下列身体不适状态：

（1）造成胃液稀释，不能正常消化。一个人每天正常分泌胃液是15～25升，这些胃液能够对一个人每天所摄取的食物进行合理消化。但大量饮用浓茶后就会稀释胃液，降低胃液的浓度，使胃液不能正常消化食物，从而产生消化不良、腹痛等症。

（2）阻碍人体对铁的吸收。茶叶中含有鞣酸，红茶约含5%，绿茶约含10%。当人体大量饮用浓茶后，鞣酸与铁质的结合就会更加活跃，给人体对铁的吸收带来障碍和影响，使人体表现为缺铁性贫血。

（3）易产生便秘症。茶叶中的鞣酸不但能与铁质结合，还能与食物中的蛋白质结合生成一种块状的不易消化吸收的鞣酸蛋白，导致便秘症的产生。对于患有便秘症的老年人就会使便秘更加严重。

（4）导致血压升高和心力衰竭。浓茶中的咖啡因，能致使人体心跳加快，从而使血压升高；同时，浓茶液大量进入血管，能加重心脏负担，产生胸闷、心悸等不适症状，加重心力衰竭程度。饮淡茶可以养生，饮浓茶则有损健康。为了延年益寿安度晚年，老年人饮茶应弃“浓”择“淡”。

膳食“十不贪”，长寿就这么简单

老年人身体器官日渐衰老，器官的功能也日渐弱化，对营养的消化吸收大不如青壮年人群。这就需要老年人在选择食物时尽量选择清淡的食物，尤其是改善饮食结构，为身体吸收营养创造一个好的条件。

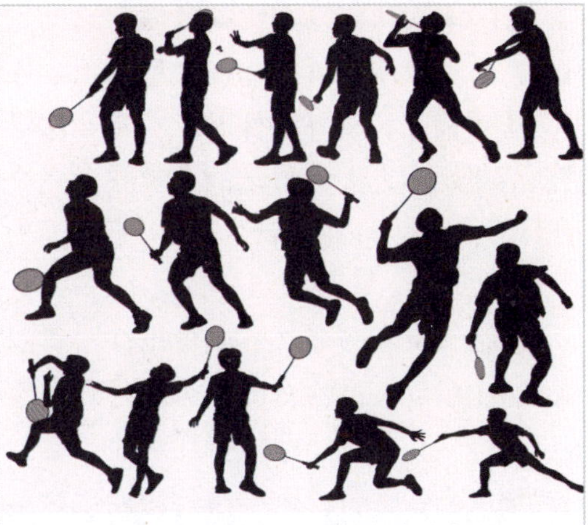
◎适当运动可以有效延长老年人身体衰老。

老年人消化器官生理功能有不同程度的减退，咀嚼功能和胃肠蠕动减弱，消化液分泌减少。因此日常要注意饮食搭配，粗粮含丰富B族维生素、膳食纤维、钾、钙、植物化学物质等。

老年人膳食“十不贪”

不贪肉	老年人过多食用肉类食物，会引起营养平衡失调和新陈代谢紊乱，从而易患高胆固醇血症和高脂血症，不利于心脑血管病的防治。
不贪精	精细米面中的维生素和膳食纤维的含量较少，营养不及粗米粗面，因此老年人应适当多吃些粗粮。
不贪硬	老年人的胃肠消化、吸收功能较弱，如果贪吃坚硬或未熟烂的食物，时间长了易患消化不良或胃病。
不贪快	老年人往往牙齿脱落不全，饮食贪快易造成咀嚼不烂，从而增加胃的负担，引起消化不良或胃部不适。同时，饮食太快还会增加发生鱼刺或肉骨头鲠喉等意外事故的危险。
不贪饱	老年人饮食应七八分饱，如果长期贪多求饱，既会增加胃肠的负担，又会诱发或加重心脑血管疾病，甚至发生猝死。
不贪酒	老年人长期贪杯饮酒会使心肌变性，失去正常的弹性，还会加重心脏的负担，损害肝脏，引起血压升高等。
不贪咸	老年人摄入过多的钠盐，容易引发高血压、中风、心脏病及肾脏疾病等。因此，老年人的日常饮食应清淡一些，且要少吃咸菜。
不贪甜	老年人经常食用过多的甜食，可造成机体的代谢功能紊乱，引起肥胖症、糖尿病、瘙痒症、脱发等，不利于身心健康。
不贪迟	老年人的三餐进食时间宜早不宜迟，这样有利于食物的消化和饭后休息，可以避免积食或发生低血糖。
不贪热	老年人的饮食宜温不宜烫。过烫的饮食易烫伤口腔、食管和胃黏膜，时间长了还易引发食管癌和胃癌。

老年人补铁要对症，不宜过于盲目

有的人误认为贫血都是缺铁引起的，因此，盲目服用补铁药物，大量食用含铁丰富的食物或各种补铁保健品。其实这样做是不正确的，因为日常的合理膳食完全可以满足人体对铁的需要，如果不是因为缺铁导致贫血，不要盲目补铁。

误服大量硫酸亚铁，或食用铁器煮的海棠、山里红等酸性食品，可能导致急性铁负荷过重；长期给非缺铁性贫血患者补充铁剂或高铁饮食，则会出现慢性铁负荷过重。即便是缺铁性贫血患者，补铁也要适可而止，并不是补得越多越好，过多会引起恶心、呕吐、腹泻、昏迷等急性铁中毒症状，甚至会致人休克、死亡。

虽然贫血患者中缺铁性贫血者占多数，但除此以外，还有巨幼细胞贫血、溶血性贫血、再生障碍性贫血等，如果不问贫血原因就盲目补铁，不仅不利于病情改善，还会危害身体健康。

据了解，患有各种消化道疾病，如胃十二指肠溃疡、慢性胃炎、肠道肿瘤等疾病，易使铁的吸收减少，进而出现缺铁性贫血症状。不过，对于非缺铁因素引起的贫血，没有必要大量补铁。

人体内铁的代谢处于平衡状态，从食物中摄取的铁与丢失的铁保持动态平衡。成人需要的铁，约95%来自衰老的红细胞释放出的血红素铁，仅5%来自于食物，每天从食物中摄取的铁，足够补偿所丧失的少量的铁。

由此可见，老年人发生贫血，先要查清引起贫血的原因，然后对症施治，不可盲目补铁。正常情况下，用食物补铁是最安全有效的，当患有营养不良性缺铁性贫血时，除按医师指导用药外，还应多食用含铁高的食物，如血豆腐、豆制品等。

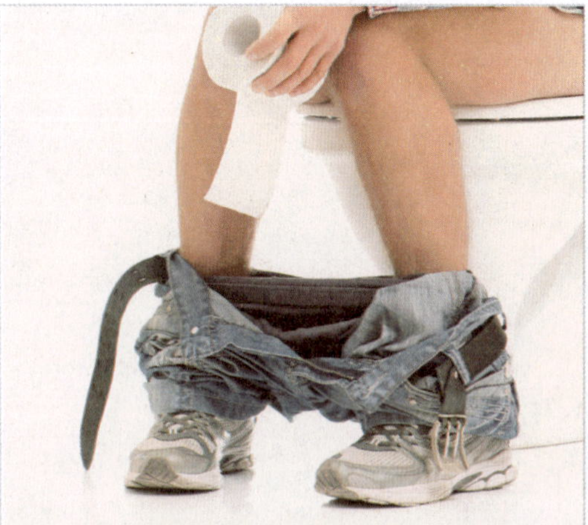

◎老年人长期食补或补充铁剂过量会出现恶心、呕吐、腹泻等急性铁中毒症状。

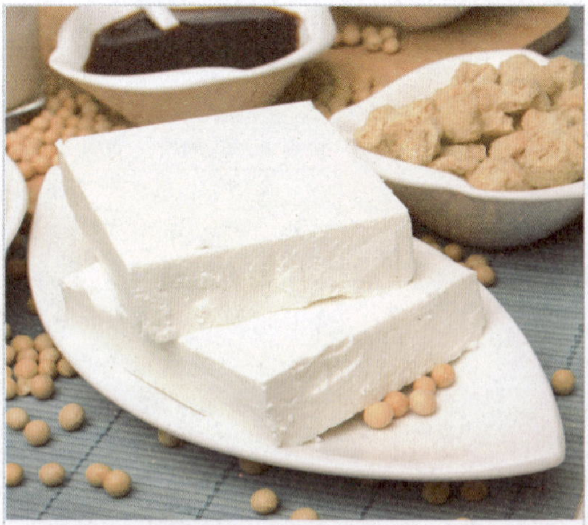

◎患有消化性溃疡，胃炎、肾脏疾病等疾病的人应当忌食或者少吃豆制品。

老年人患病，饮水有讲究

不要等到口渴才饮水，人感到口渴，表明体内水分已失去平衡，细胞已处于轻度脱水状态，所以必须随时补充来保持平衡。长期缺水会让尿液浓度升高，容易引起膀胱癌、肾结石、便秘、口气和皮肤干燥等疾病。良好的饮水习惯，应该是经常饮水，少饮多次，夏天每人每天应该补充1500~2500毫升水，让人体水分常处在良性状态。

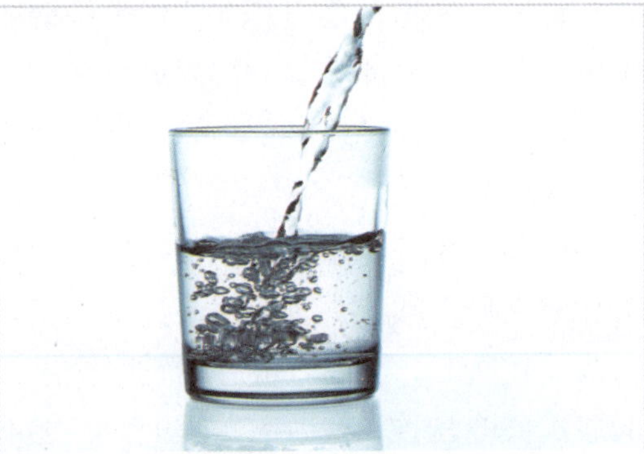

◎水有参与生命运动、排除有害毒素、帮助新陈代谢、维持有氧呼吸等功能。

喝水应少量多次，一次性大量饮水会加重胃肠负担，使胃液稀释，既降低了胃酸的杀菌作用，又会妨碍对食物的消化，因此喝水应少量多次，每次200毫升左右。每隔一个小时喝一杯。尤其是肠胃虚弱的人，喝水更应该一口一口慢慢喝。

老年人患某种疾病的时候，需要喝多少水、什么时间喝水是很有讲究的。

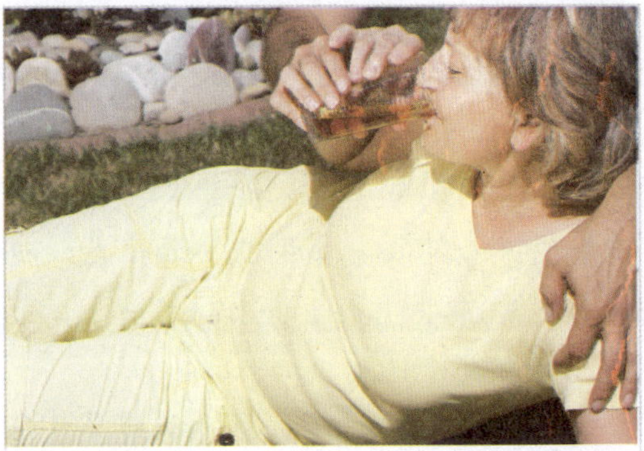

◎夏天饮水，除了驱热解渴，还关系到能否预防中暑、脱水等意外。

不同的疾病不同的饮水注意事项

冠心病、高血压病人	除正常饮水外，临睡前和清晨空腹各饮水200毫升，这样可稀释血液，降低血液的黏稠度，减少发病次数。
心肾功能不全病人	要记录出入水量，根据病情适当控制进水，千万不要随意饮水，以免增加心肾负担，加重病情。
长期便秘病人	清晨空腹时，喝温淡盐水260～450毫升，可促进胃肠蠕动，有利于排便顺畅。
胆结石、痛风、肾结石病人	需要大量饮水，最好保持每天饮水2000～3000毫升。对痛风病人来说，这样可以降低其尿酸的浓度，增加尿酸的排出；对胆结石、肾结石病人来说，可增加结石排出的机会。
糖尿病病人	可出现多饮、多尿症状，此时，不应限制水分，否则会加重体内水电解质代谢紊乱，使血液中渗透压增高，甚至导致高渗性昏迷。对糖尿病病人要进行综合治疗，血糖下降后，病人自然就不会多饮、口渴了。

日啖白果七八颗，何愁今生不长寿

银杏树的果实又叫白果，它是种子植物中最古老的物种之一，因此又被人誉为“活化石”。

白果出自《日用本草》。《纲目》：银杏，原生江南，以宣城者为胜，树高二、三丈，叶薄，纵理俨如鸭掌形，有刻缺，面绿背淡，二月开花成簇，青白色，二更开花，随即卸落，人罕见之。一枝结子百十，状如柿子，经霜乃熟，烂去肉取核为果，其核两头尖，其仁嫩时绿色，久则黄。李时珍的《本草纲目》中也有有关的记载，白果能止咳平喘、补肺益肾、敛肺气、止带浊、缩小便。如皋人的身体力行又告诉我们，常吃白果还可以活到天年。

科学家用仪器分析后发现，白果中含有蛋白质、脂肪、糖类、钙、铁、磷、胡萝卜素及多种氨基酸等人体所需的营养成分，能改善血液循环，修复人受损的血管，让大脑、心脏获得充足的营养，防止血栓的发生，更能增强老年人的记忆力和机体免疫力，减缓细胞老化，预防老年痴呆症。因此，如皋人吃白果能够长寿绝不是一个神话。

如皋人吃白果可谓是花样百出，炒、蒸、煨、炖、焖、烩、烧、熘等各种方法齐齐上阵，做出形形色色的美味佳肴。爱吃甜食的，就用白果肉煮水，加少许糖；也可以与栗子、莲心等一起煮成甜羹。爱吃咸味的，就将白果红烧或与蹄筋等共煮，非常美味。

白果的叶子，您千万不要扔掉，如皋人会拿它们来做枕头芯。因为，用银杏叶做成的枕头芯，会在你养神睡觉时发出一股股淡淡的幽香，枕着它入睡的话，你不仅心里平和无忧、一觉睡到自然醒，长期使用还可以防止高血压、脑中风、糖尿病等疾患的发生。

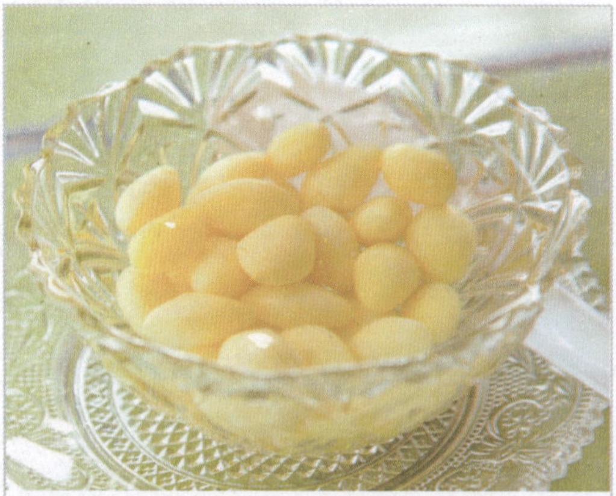

◎多食白果会中毒，可出现头痛、发热、抽筋、烦躁不安、呕吐、呼吸困难等现象。

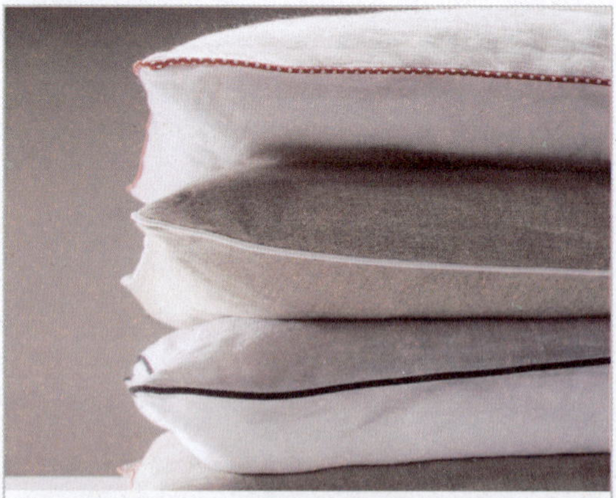

◎长期使用银杏叶做成的枕头可以防止高血压、脑中风、糖尿病等疾患的发生。

晨吃三片姜，赛过人参汤

我国北宋著名文学家、美食家苏东坡在《东坡杂记》中曾记载了一则常年食生姜而延年益寿的故事。

苏东坡在任杭州太守时，有一天他到净慈寺去游玩，拜见了寺内住持。这位住持年逾八十，仍鹤发童颜，精神矍铄。苏东坡感到惊奇，便问他有何妙方可以求得延年益寿。住持微笑着对苏东坡说："老衲每天用连皮嫩姜切片，温开水送服，已食四十余年矣。"

生姜可以延年益寿，颐养天年，并不是这位住持的首创，儒家大师孔子早在春秋战国时期就已认识到食用生姜具有抗衰老的功能。他一年四季食不离姜，但不多食，每次饭后食姜数片而已。在那个饱尝战祸，颠沛流离的年代，孔子活到了73岁，恐怕和他重视食用生姜有着密切的联系。

在日常生活中，人们都把生姜当做调味品。因为生姜具有独特的辛辣芳香气味，可以去鱼肉腥味。此外，生姜还含有挥发油、姜辣素（老姜成分较高）、树脂、纤维、淀粉等成分。生姜在我国已有两三千年的历史，长沙马王堆一号汉墓的陪葬物中就有生姜。

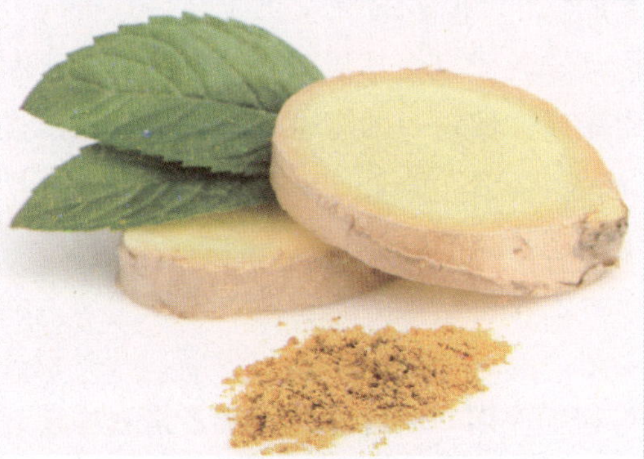

◎姜片能使人的阳气上升、寒气消除、气血旺盛、身体康复，提高机体免疫力。

生姜可以祛病养生。生姜不仅是调味佳品，还是宝贵的中药材。《本草纲目》认为，生姜"可蔬、可和、可果、可药，其利博矣"。据《神农本草经》记载，生姜性味辛温，入肺、脾、胃经，有解表散寒、温中止呕、化痰止咳功能。常用来治风寒感冒、胃寒呕吐、寒痰咳嗽等。据现代药理研究，生姜含有姜醇、姜烯、姜辣素等多种成分，具有解热、镇痛、抗炎、镇静、催眠、抗惊厥、兴奋心脏等作用。

生姜含有的辛辣姜油和姜烯酮，对伤寒、沙门氏菌等病菌有强大的杀灭作用。"冬吃萝卜夏吃姜，不劳医生开药方"，民间广泛流传的这一俗语，对生姜虽有誉

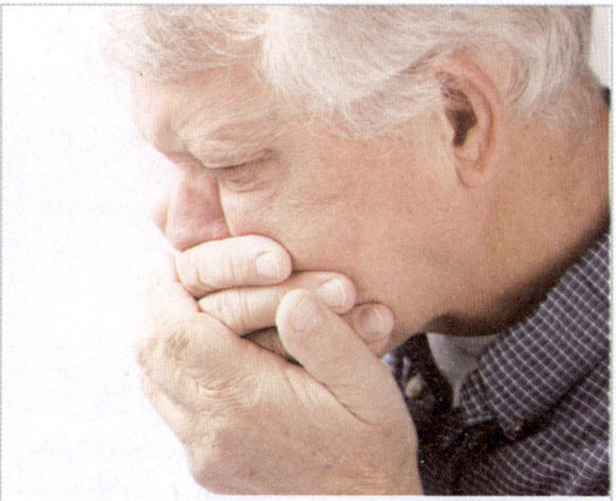

◎生姜能解表散寒、温中止呕、温肺止咳、化痰、解毒。

美之嫌，但它的确道出了生姜祛病养生的中药保健功效。

生姜可以治疗胃溃疡、类风湿性关节炎等病症。在对老鼠的动物实验中，让老鼠口服盐酸和乙醇，使之发生胃溃疡，然后再喂以生姜提取物，结果老鼠的胃溃疡受到了明显的抑制。每天口服鲜姜5克或生姜粉0.5～15克，可以治疗类风湿性关节炎，不仅可减轻疼痛、肿胀，而且还能改善关节的活动。

在炎热的夏天，因为人体唾液、胃液分泌会减少，因而影响食欲，如果饭前吃几片生姜，可刺激唾液、胃液和消化液的分泌，增加胃肠蠕动，增进食欲。这就是人们常说的“饭不香，吃生姜”的道理。

生姜可以防止动脉血管硬化。生姜可以降低胆固醇，抑制前列腺素的合成，减少血小板的聚集。美国学者认为，在生姜提取物中含有与阿司匹林作用相似的抗凝血成分，其抗凝作用甚至超过阿司匹林。服用生姜可以防止血小板集聚，防止血栓形成，还不产生任何副作用，对维护血管

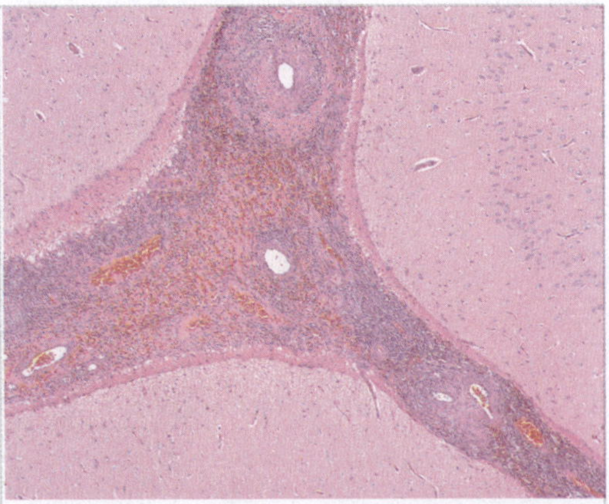

◎动脉硬化是动脉的一种非炎症性病变，可使动脉管壁增厚、变硬，失去弹性、管腔狭小。

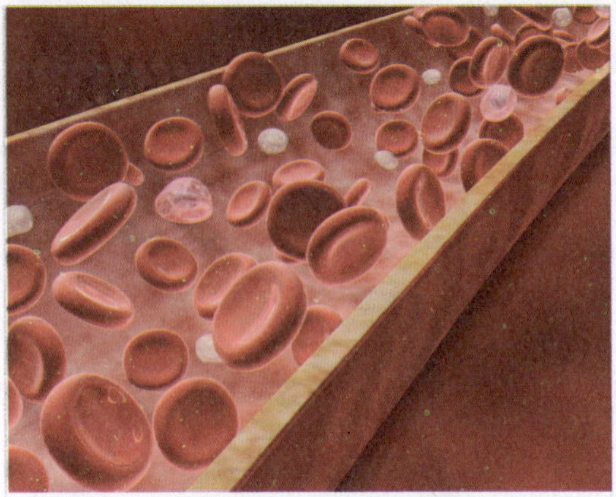

◎胆固醇，别名胆甾醇，是一种类固醇及甾醇，固态之下是一种无色的结晶。吃姜可降低胆固醇。

的弹性，防止动脉硬化，预防心肌梗死有特殊的功效。

生姜还有美容作用。生姜中含有一种“姜辣素”，对心脏和血管有一定的刺激作用，可使心跳加快、血管扩张、血液循环加快、流动到皮肤的血液增加。这可能与中医所说的生姜能“宣诸络脉”有关。络脉布于体表，受经脉的营养，以滋养肌肤，皮肤暗黑在很大程度上是络脉不通畅引起的。生姜能使络脉通畅，供给正常，容光自然会焕发。生姜具有抗衰老的功能。现代医学研究证明，生姜含有比维生素E作用大得多的抗氧化成分。这种成分能减轻人体自由基活跃所产生的被科学家比喻成“体锈”的有害产物，老年斑就是这种“体锈”的外部表现。常吃生姜有助于使老年斑推迟发生或逐渐消失。

生姜可以预防胆结石。生姜中所含的姜酚，能抑制前列腺素的合成，并有较强的利胆作用。因此胆囊炎患者常食生姜，可防止胆结石的形成，预防胆结石症的发生和发展。

胡萝卜，小人参；经常吃，长精神

现代科学研究发现，胡萝卜含丰富的胡萝卜素，在人体内能够转化为维生素A和膳食纤维。中国人的膳食结构缺钙和维生素A，胡萝卜正好填补这一空白。维生素A有保护黏膜的作用，缺乏维生素A，免疫力会下降。不同年龄段的人如果缺乏维生素A，会有不同反应。孩子缺乏维生素A，容易感冒发烧，患扁桃体炎；中年人缺乏维生素A，容易出现癌细胞、动脉硬化；老年人缺乏维生素A，就会眼睛发花，视力模糊。

健康谚语“胡萝卜，小人参；经常吃，长精神”，可算一语中的。因此，我们郑重向大家推荐胡萝卜，因为胡萝卜具有多种营养，可以养眼、润肤、美容、护发等，并且还是价廉物美的蔬菜。胡萝卜不怕高温，温度再高也不会破坏营养，而其他的蔬菜就不行。

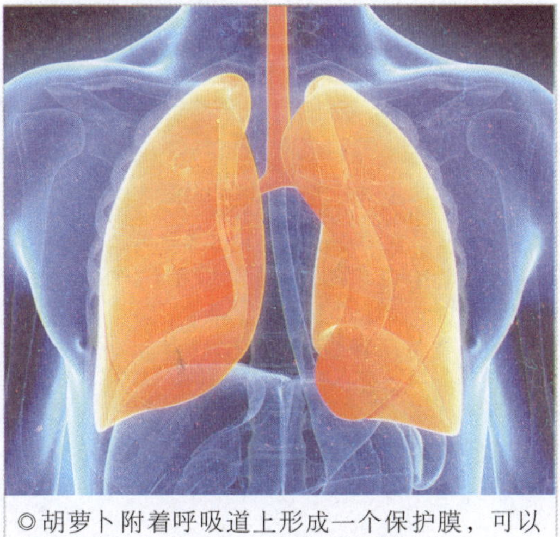

◎胡萝卜附着呼吸道上形成一个保护膜，可以有效隔离病原体对呼吸道粘膜细胞的伤害。

补充维生素A，能够促进婴幼儿的生长发育及维持正常视觉功能，增加儿童抵抗力，防治老人眼睛发花，保护视网膜。

胡萝卜还被广泛用于防治高血压及癌症。经常吃胡萝卜、不容易患感冒，也不容易得胃肠炎。此外，胡萝卜还含有较多的维生素C、B族维生素等营养素。因此，胡萝卜被誉为“小人参”。

胡萝卜是喂养婴儿的价廉物美的辅食。从婴儿4个月开始，便可给婴儿喂食胡萝卜泥，一方面能补充婴儿成长所需的营养素，另一方面又可以让婴儿尝试并适应新的食物，为今后顺利过渡到成人膳食打好基础。

值得注意的是，胡萝卜不能当下酒菜。胡萝卜与酒同食，胡萝卜素与酒精一同进入人体，会在肝脏中产生毒素，引发肝病。

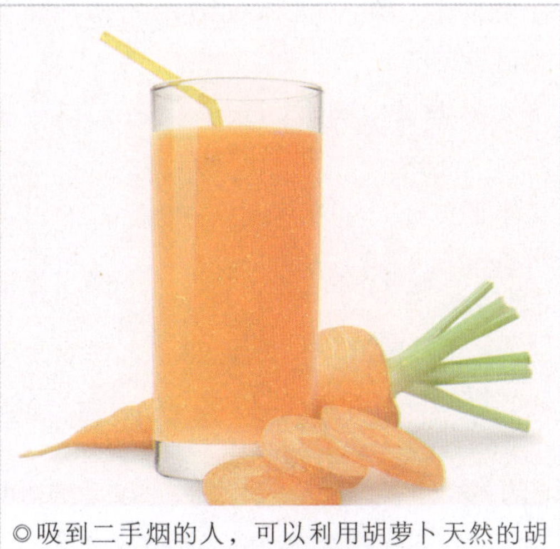

◎吸到二手烟的人，可以利用胡萝卜天然的胡萝卜素来保护气管、支气管和肺部。

小小花生是名副其实的“长生果”

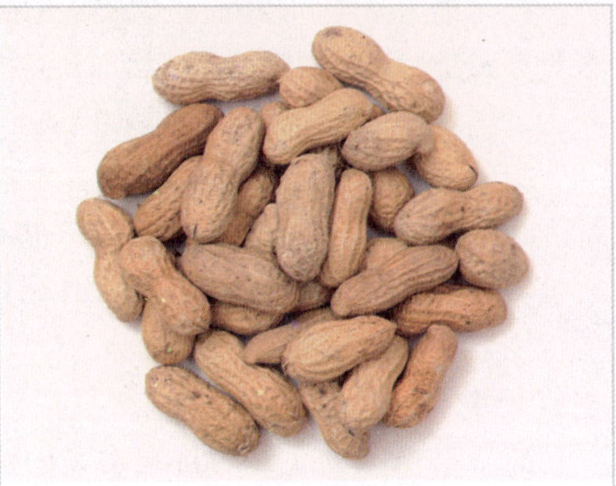

◎花生的营养价值比粮食类高，可与鸡蛋、牛奶、肉类等一些动物性食物媲美。

花生又名长生果、落花生，被誉为“田园之肉”、“素中之荤”。花生的营养价值非常高，其中含有的优质蛋白质易为人体所吸收。花生仁中还含有十几种氨基酸，其赖氨酸含量比粳米、面粉高出4～7倍。赖氨酸可提高智力，促进生长和抗衰老。花生仁中的某些物质还能润肤，延缓机体细胞衰老和预防动脉硬化。

另据《中国医药报》报道，花生中的β-谷固醇可抑制口腔细菌的生长，并具有一定的抗癌作用。中医临床有时也会用花生治疗慢性胃炎、支气管炎等消化和呼吸道疾病。因此，口气不好的人可以每天少量、反复咀嚼花生一次，能有效抑制口臭。

很多人都喜欢吃油炸花生米或爆炒花生米，其实这种方式对花生米中的维生素E和其他营养成分破坏非常大。而且花生本身就含有大量的植物油，高温烹制后，花生的甘平之性就会变成燥热之性，经常食用容易上火。

关于花生的主要功效，《本草纲目》中记载：“花生悦脾和胃、润肺化痰、滋养补气、清咽止痒”。而中医认为，脾胃是人的后天之本，脾胃功能非常重要。花生可以调理脾胃，增强脾胃功能，对人体健康非常有利，能延缓衰老、益寿延年。所以，民间把花生称为长生果。

花生中含丰富的脂肪油和蛋白质，对产后乳汁不足者，有滋补气血、养血通乳

花生的主要功效

淡化色斑	花生富含维生素B_6，维生素B_6具有褪除黑色素斑痕的作用。
健齿	食用花生不产生腐蚀酸，有利牙齿健康。
减肥	花生是高脂高热量食物，但是并不会增加体重。因为花生高蛋白、高纤维、质地易碎，容易增加饱腹感并持续较长时间，花生饱腹感长于高碳水化合物食物五倍时间，可抑制饥饿，从而减少对其他食物的需要量，降低总能量摄入，避免吃过量。花生吸收效率不高，也是避免增加体重的一个原因。

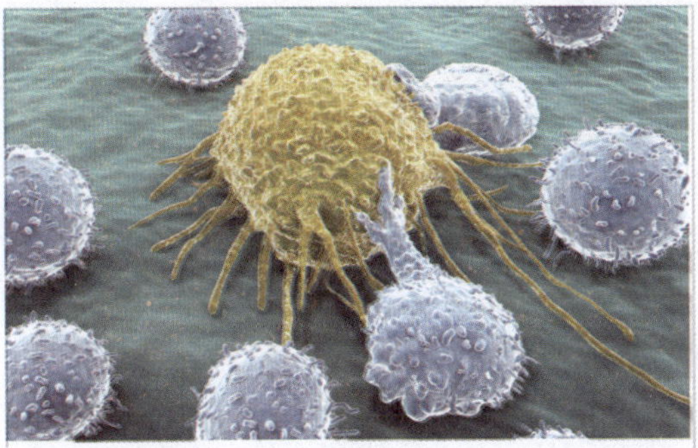

◎花生米很容易受潮变霉，产生致癌性很强的黄曲霉菌毒素。

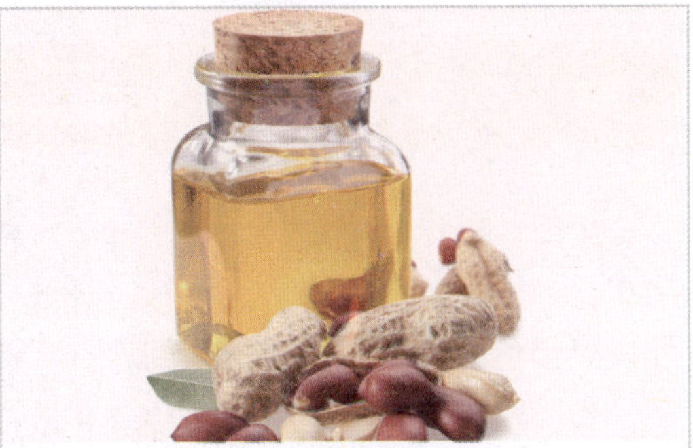

◎花生油属于不干燥性油，色泽淡黄，透明度好，清香可口，是优良烹调用油。

作用。花生衣中含有油脂和多种维生素，并含有使凝血时间缩短的物质，能对抗纤维蛋白的溶解，有促进骨髓制造血小板的功能，对多种出血性疾病不但有止血的作用，而且对原发病有一定的治疗作用，对人体造血功能有益。

四种人不适合吃花生

高脂血症患者	花生含有大量脂肪，高脂血症患者食用花生后，会使血液中的脂质水平升高，而血脂升高往往又是动脉硬化、高血压、冠心病等疾病的重要致病原因之一。
胆囊切除者	花生里的脂肪需要胆汁去消化。胆囊切除后，贮存胆汁的功能丧失。这类病人如果食用花生，没有大量的胆汁来帮助消化，常可引起消化不良。
消化不良者	花生含有大量脂肪，肠炎、痢疾、脾胃功能不良者食用后，会加重病情。
跌打瘀肿者	花生含有一种促凝血因子。跌打损伤、血脉淤滞者食用花生后，可能会使血瘀不散，加重肿痛症状。

此外，花生含油脂特别多，患有肠胃疾病或皮肤油脂分泌旺盛、易长青春痘的人，不宜大量食用。所以，吃花生的最好方式是煮着吃，这样既能保住营养又好吸收。还有些人经常把花生仁（油氽的、椒盐及带壳的花生果）和拌黄瓜作为下酒菜，其实这种吃法是错误的，会造成腹泻，甚至食物中毒。

花生养胃益智粥

材料：花生米、山药、粳米、冰糖。

做法：山药切丁，花生米开水烫泡1~2分钟，去皮晾干，捣碎粳米与花生，山药加水熬煮，快熟时放入冰糖即可。

功效：益气养胃，健脑益智。

花生小豆鲫鱼汤

材料：花生米200克，赤小豆120克，鲫鱼一条。

做法：将花生米、赤小豆分别洗净，沥去水分；鲫鱼剖腹去鳞和肚肠；将花生米、赤小豆及洗净的鲫鱼同放一个大碗中加入料酒、精盐少许，用大火炖，等沸腾后，改用小火炖到花生烂熟即可。

功效：健脾和胃、利水消肿。

延年益寿话保健，茯苓全方位保护您

茯苓，俗称云苓、松苓、茯灵，为寄生在松树根上的菌类植物，形状像甘薯，外皮黑褐色，里面白色或粉红色。古人称茯苓为“四时神药”，因为它功效非常广泛，不分四季，将它与各种药物配伍，不管寒、温、风、湿诸疾，都能发挥其独特功效。茯苓含有茯苓聚糖、茯苓酸、脂肪酸、卵磷脂等物质，还含有钾、钙、镁、磷、铁等矿物质。

茯苓的功效十分多：健脾、安神、镇静、利尿，可以说能全方位地增强人体的免疫能力，被誉为中药“四君八珍”之一。

“人过四十，阴气减半”。如果人的肝木之气得不到足够的阴精制约，就会渐渐偏离常道在体内妄行，导致头晕、手足摇动等肝风太过的症状出现。而茯苓，色白，应坎水之精，恰好能够收敛巽木的外发之气，使它潜藏于坎水之中。所以，茯苓对于中老年人绝对是延年益寿的良药。《本草纲目》说茯苓能补脾利湿，栗子补脾止泻，大枣益脾胃。这三者同煮，就可以用于脾胃虚弱，饮食减少，便溏腹泻。

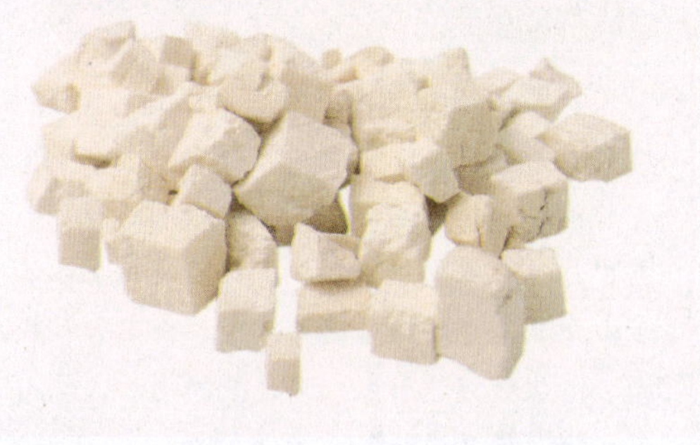

◎茯苓有镇静及保护肝脏、抑制溃疡的发生、降血糖、抗放射等作用。

白茯苓有多种食用方法，最简单的是把茯苓切成块之后煮着吃，还可以在煮粥的时候放进去。另外，可以把茯苓打成粉，在粥快好的时候放进去，这样人体更容易吸收。

对于中老年人，茯苓具有补益功效，但对于正处在生长发育期的儿童与青少年就不太适合。孩子处在发育阶段，生机盎然，正需要肝木之气的生发之性，而茯苓趋向收敛，会阻碍孩子的生长。给未成年人吃茯苓，就等于在扼杀他们的生发之机，给健康带来不利的影响。未成年人只有在生病等特殊的情况下，经过医生的准确辨证后才能服用茯苓，家长千万不要自作主张煎煮茯苓给孩子吃。

茯苓栗子粥

材料： 茯苓15克，栗子25克，大枣10个，粳米100克。

做法： 加水先煮栗子、大枣、粳米；茯苓研末，待米半熟时徐徐加入，搅匀，煮至栗子熟透。可加糖调味食。

茯苓麦冬粥

材料： 茯苓、麦冬各15克，粟米100克。

做法： 粟米加水煮粥；二药水煎取浓汁，待米半熟时加入，一同煮熟食。

经常吃草莓，健体、寿积累

古今中外的营养专家都认为，常吃草莓对人体健康大有益处。

熟透的草莓红似玛瑙，不仅果肉细嫩多汁，酸甜爽口，而且营养价值很高。其外观呈心形，鲜美红嫩，果肉多汁，酸甜可口，香味浓郁，具有一般水果所没有的宜人的芳香，是水果中难得的色、香、味俱佳者，因此常被人们誉为“果中皇后”。

草莓易于被人体吸收利用，食用时无任何禁忌，吃多了既不会受“凉”也不会上“火”，是婴儿、老人、体弱者理想的营养健美果品。草莓除鲜食外，还可加工制成果汁、果酱、果酒、罐头和速冻食品。

草莓是一种营养价值高，且为人们喜爱的低糖、低热量水果。其主要营养成分有糖、维生素、矿物质、有机酸和果胶等。早在李时珍的《本草纲目》中对草莓就有明确的记载，味甘酸、性凉，有清暑、解热、生津止渴、消炎、止痛、润肺、健脾、补血、通经、利尿、助消化、促进伤口愈合等功效。

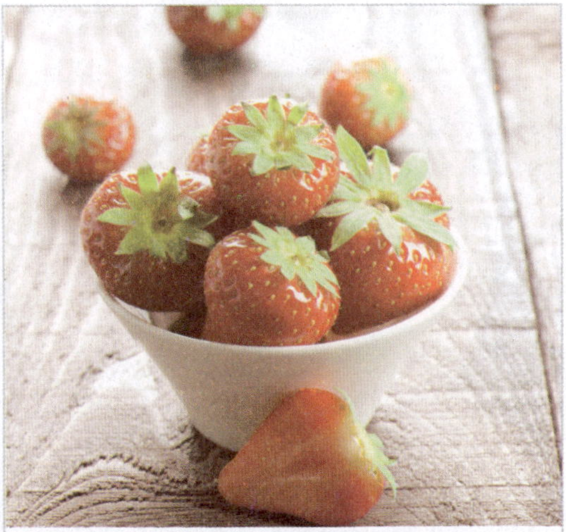

◎草莓对儿童的生长发育有很好的促进作用。

现代医学研究证明，草莓有降血压、抗衰老作用，对防治动脉粥样硬化、高胆固醇、冠心病、脑溢血、贫血症、痔疮等都有一定的疗效，对胃肠病也有良好疗效。草莓还具有抗癌作用。美国华盛顿农业研究中心水果实验室的专家说，草莓中有一种物质能抗癌。意大利的医学家指出，新鲜草莓里含有一种化学物质可以阻止癌细胞的形成。

据测定，草莓果肉中含有糖、蛋白质、脂肪、维生素、钙、磷、铁等，其中维生素C的含量比梨、苹果、葡萄等高出7～10倍，磷和铁等人体所必需的矿物质元素也

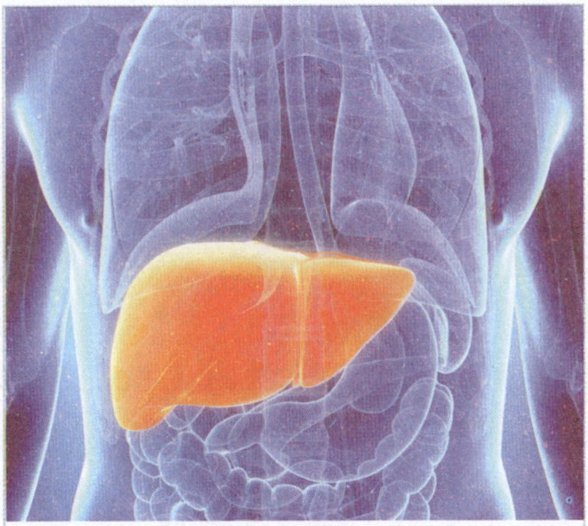

◎草莓中所含的胡萝卜素是合成维生素A的重要物质，具有明目养肝的作用。

比上述水果高3～5倍。草莓中含有少量的胡萝卜素，是合成维生素A的重要物质，具有明目等作用。草莓还含有一定的膳食纤维，有帮助消化、通畅大便之功效。

草莓不仅能有效地预防感冒，而且对防治皮肤黑色素沉着、痣和雀斑有特效；牙龈出血者常吃草莓可健全牙龈，预防牙周病的发生；草莓汁与牛奶混合后涂于皮肤表面，能清除油腻，使皮肤洁白。

选购草莓应以色泽鲜亮、颗粒大、清香浓郁、蒂头叶片鲜绿、表面无损伤者为优。颜色过白或过青都表示尚未成熟。

市场上有些草莓看上去个头很大、颜色漂亮，可买回来一吃却索然无味。原来这些个头异常的草莓，是由于在种植过程中喷施了膨大剂造成的。膨大剂是一种植物生长调节剂，通过促进果实中的细胞分裂和体积增大达到增产的目的。它一般在草莓生长的特定时期使用，除了能促进草莓果实增大，还能较好地保证草莓的质量。可是，有些果农为使草莓提前上市，获得更高的经济效益，违反技术操作规程，在种植过程中滥用膨大剂，不仅使草莓口感和质量下降，还可能对人体造成潜在的危害。要辨认出哪些草莓经过膨大剂、催红剂等处理，并非很难。只要看它的大小是否均匀、果实形状是否正常、色泽是否自然就可以了。另外很重要的一点是，最好吃应季草莓，不要为尝鲜过早购买提前上市的草莓。

清洗时，应将草莓放在流水下边冲边洗，随后放入清洁的容器内，将高锰酸钾按1∶5000的比例稀释，将草莓放入消毒液中浸泡5～10分钟（若无高锰酸钾，用食盐溶液也可），最后再用凉开水浸泡1～2分钟后即可食用。

专家指出，因为草莓含糖量低，糖尿病患者也可以吃，但是每次最多宜吃5～6颗。

当草莓上市的季节，广大中老年人不要忘记"经常吃草莓，健体寿积累"这条长寿俗语。

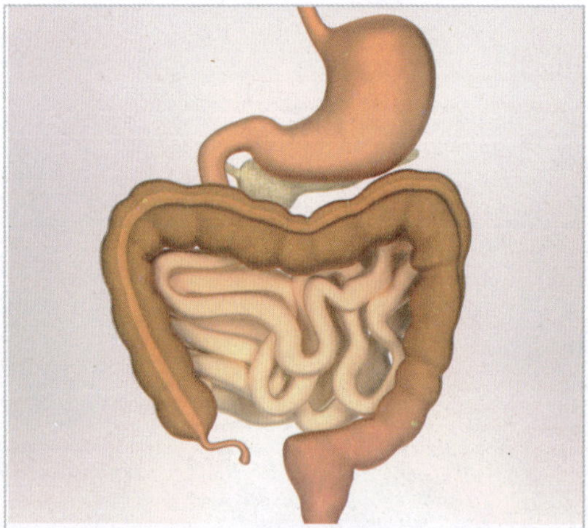
◎日常食用草莓对胃肠道具有有一定的滋补调理作用。

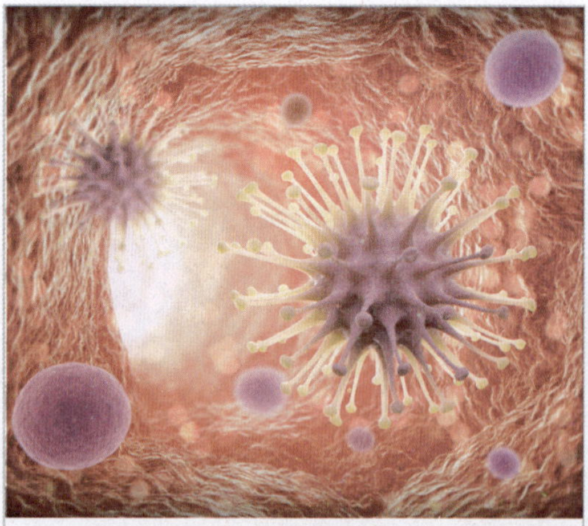
◎草莓是鞣酸含量丰富的植物，在体内可吸附和阻止致癌化学物质的吸收，具有防癌作用。

预防老年人疾病，黑木耳显身手

黑木耳，生长在朽木上，古人称之为“树的鸡冠”，而且其形似人耳，色黑或褐黑，故名黑木耳。黑木耳营养极为丰富，据史料记载，它是古代帝王独享之佳品。由于其营养丰富，滋味鲜美，被人们誉为“素中之荤”。

黑木耳味甘气平，有滋养脾胃、补血润燥、活血通络的功效，适用于痔疮出血、便血、痢疾、贫血、高血压、便秘等症。《本草纲目》中记载，有补气益智、润肺补脑、活血止血之功效。现代医学研究表明，如果每人每天食用5～10克黑木耳，它所具有的抗血小板凝集作用与每天服用小剂量阿司匹林的功效相当，因此人们称黑木耳为“食品阿司匹林”。阿司匹林有副作用，经常吃会造成眼底出血，而黑木耳没有副作用，更受人们青睐。同时，黑木耳具有显著的抗凝作用，它能阻止血液中的胆固醇在血管上的沉积和凝结，不仅对冠心病，对其他心脑血管疾病以及动脉硬化症也具有较好的防治和保健作用。

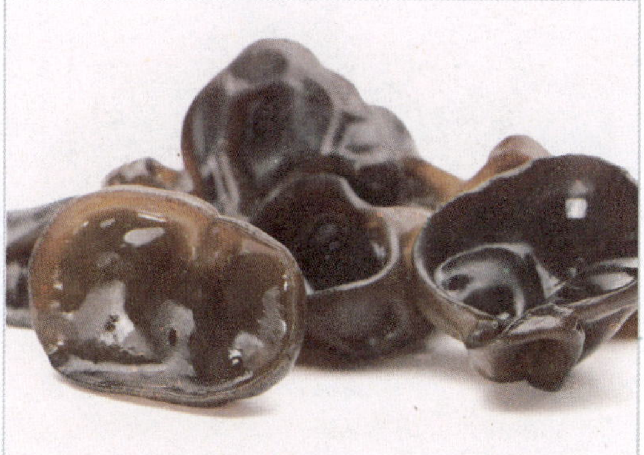

◎木耳不宜与田螺同食，从食物药性来说，寒性的田螺，遇上滑利的木耳，不利于消化。

黑木耳中含有两种物质：丰富的纤维素和一种特殊的植物胶原，这使得它具有促进胃肠蠕动，促进肠道脂肪食物的排泄、减少对食物中脂肪的吸收，从而防止肥胖的作用；还能防止便秘，有利于体内大便中有毒物质的及时清除和排出，从而起到预防直肠癌及其他消化系统癌症的作用。老年人特别是有便秘习惯的老年人，如果能坚持食用黑木耳，常食木耳粥，对预防多种老年疾病、防癌、抗癌、延缓衰老都有良好的效果。

黑木耳中的含铁量非常高，比菠菜高出20倍，比猪肝高出约7倍，是各种荤素食品中含铁量最高的。中医认为，黑木耳味甘性平，有凉血、止血作用，主治咯血、吐血、衄血、血痢、崩漏、痔疮出

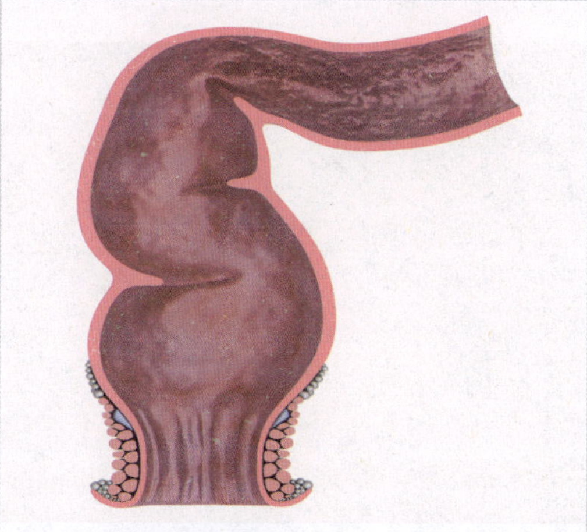

◎黑木耳可以起到预防直肠癌及其他消化系统癌症的作用。

血、便秘带血等。其含铁量高，可以及时为人体补充足够的铁质，是一种天然补血食品。

木耳中铁的含量极为丰富，故常吃木耳能养血驻颜，令人肌肤红润，容光焕发，并可防治缺铁性贫血；木耳含有维生素K，能减少血液凝块，预防血栓症的发生，有防治动脉粥样硬化和冠心病的作用；木耳中的胶质可把残留在人体消化系统内的灰尘、杂质吸附集中起来排出体外，从而起到清胃涤肠的作用；它还有帮助消化纤维类物质功能，对无意中吃下的难以消化的头发、谷壳、木渣、沙子、金属屑等异物有溶解与氧化作用，因此，它是矿山、化工和纺织工人不可缺少的保健食品。

黑木耳对胆结石、肾结石、膀胱结石等内源性异物也有比较显著的化解功能。黑木耳所含的发酵素和植物碱，具有促进消化道与泌尿道各种腺体分泌的特性，并协同这些分泌物催化结石，滑润管道，使结石排出。同时，黑木耳还含有多种矿物质，能对各种结石产生强烈的化学反应，剥脱、分化、侵蚀结石，使结石缩小、排出。

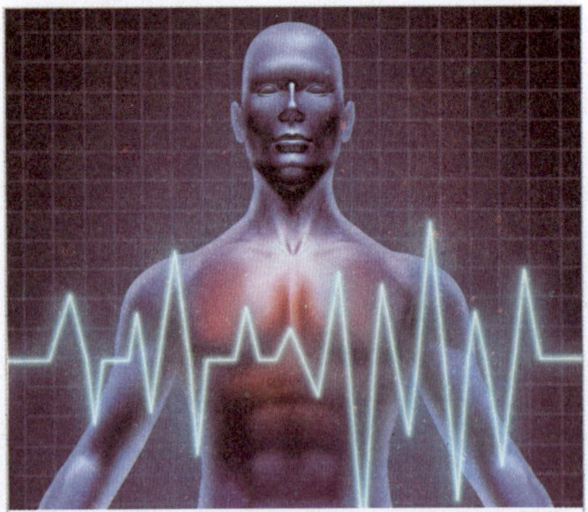
◎木耳有防治动脉粥样硬化和冠心病的作用。

对于初发结石，每天吃1～2次黑木耳，疼痛、恶呕等症状可在2～4天内缓解，结石能在10天左右消失。对于较大、较坚固的结石，其效果较差，如长期食用黑木耳，亦可使有些人的结石逐渐变小、变碎，排出体外。

鲜木耳含有一种卟啉的光感物质，人食用后经太阳照射可引起皮肤瘙痒、水肿，严重的可致皮肤坏死。干木耳是经暴晒处理的成品，在暴晒过程中会分解大部分卟啉，而在食用前，干木耳又经水浸泡，其中含有的剩余卟啉会溶于水，因而水发的干木耳可安全食用；优质木耳表面黑而光润，有一面呈灰色，手摸上去感觉干燥，无颗粒感，嘴尝无异味。假木耳看上去较厚，分量也较重，手摸时有潮湿或颗粒感，嘴尝有甜或咸味(一般用糖或盐水浸泡过)。

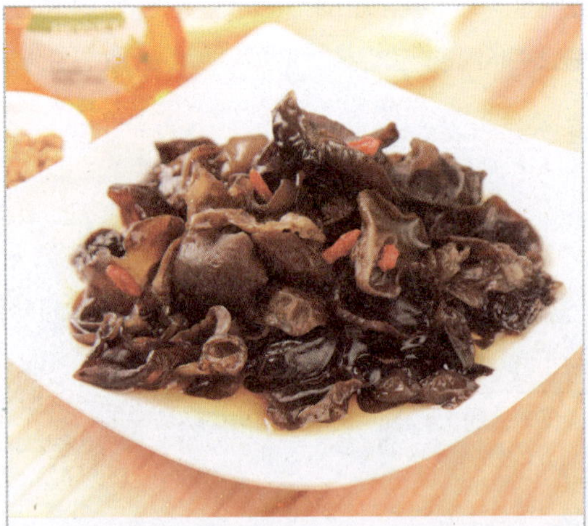
◎木耳含有抗肿瘤活性物质，能增强机体免疫力，经常食用可防癌抗癌。

艾草——长寿之乡如皋的救命神草

艾草，草本植物，芳香且有益健康。在我国，采艾治病迄今已有3000多年的历史。艾，性温，无毒。据《本草纲目》载："服之则走三阴，逐一切寒湿，灸之则透诸经而治百种病邪，起沉疴之人为康泰。"

如皋艾草久负盛名，被认为是驱邪、治病、延年益寿的神草。艾草生长在广袤的山野之间，生命力极强，在长寿之乡如皋遍地栽种。坊间，特别是端午节前后，如皋多有鲜艾出售，人们买回家去，呈放于供神的中堂两边，或房间妆台之旁，奇香可数月不减，蚊蝇嗅之即逃。

传说东汉方士费长房在海边眺望远方时，发现江海之滨的风水宝地如皋有恶鬼病魔作祟，即指派徒儿桓景带上驱邪之草——艾草前往，为江海大地的子民消灾降福，延年益寿。桓景身背神剑乘仙鹤来到如皋，把艾草分送给那里的渔民、农民，人们拿到药草，果然治好了各种各样的疾病。

史载，以返老还童而闻名的古代仙人老莱子平常就很喜欢艾草的香味，所以他的小屋中经常放有艾草，地上也铺满晒干的艾草。他是一位非常孝顺和顽劣的仙人，即使已经70岁了，还会穿上小孩子的花衣服来取悦父母，有时就躺在地上，模仿小婴儿啼哭的样子。传说老莱子就是因为常常把艾草用水煎来服用，才慢慢出现返老还童迹象的，所以艾草也被叫做仙人草。

艾草中含有丰富的促人长寿物质。每100克艾草中含有72毫克的胡萝卜素，它被认为具有抗癌、防止老化的作用。除了胡萝卜素外，艾草还含有维生素A、维生素B_1、维生素C和8%的蛋白质，同时铁元素

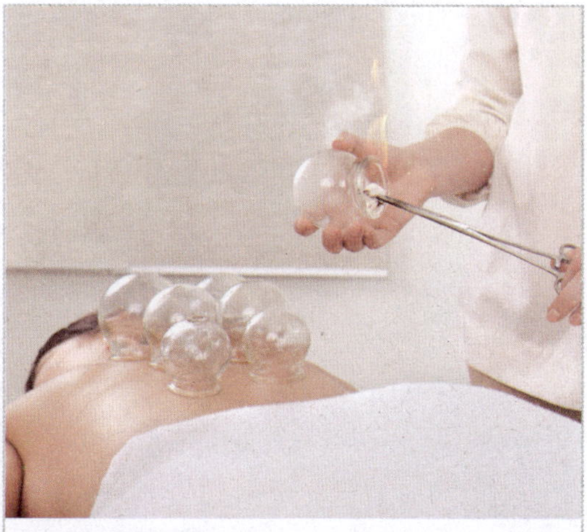

◎民间用拔火罐的方法治疗风湿病时，以艾草作为燃料效果更佳。

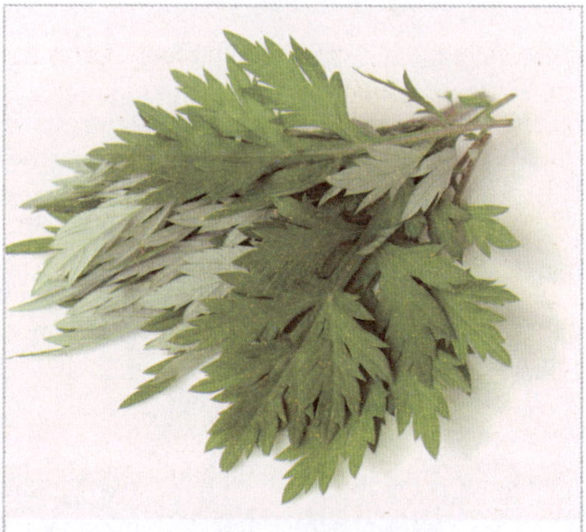

◎在农村有的人家会在端午的时候插艾草于门口以避邪。艾草也具有一定驱蚊作用。

和纤维素含量也很丰富。

艾草中所含的叶绿素成分，除了可以预防癌症外，还具有净血、杀菌、畅通血路的功效。而艾草中所含的腺嘌呤，可以使心脏强壮，防止功能退化，对预防脑部疾病等有很强的效果。

艾草很早就走进人们的生活。早在《诗经》时代，艾草即被用于灸术。因为艾草性温、味苦、无毒，能通十二经、理气血、逐湿寒、止血下痢，所以人们一般是把艾草点燃之后去薰、烫穴道，使穴道受热而经络疏通。现在台湾流行的“药草浴”大多就是选用艾草做药材。如皋民间常用艾草枯叶卷成长条，点燃轻薰关节，治疗筋内关节疼痛。早年间妇女生产，必用艾草煮汤煎服，排淤血和补中气。

艾叶熏脚。此法能使患者获得满意疗效。具体方法为：艾叶30~50克，放入约1500毫升的沸水中煎约15分钟，捞去艾叶，将煎出的药液倒入小的脚盆中。趁热将双脚置于盆沿上接受熏蒸。为避免药气一下蒸发掉，可在双脚蒙上一块稍大于脚盆的布。待水温稍低双脚能够忍受时，可直接将双脚置于盆内浸泡。此法每晚进行一次（以临睡前为佳），每次15~20分钟，一般连续3~5次即能治愈咳嗽。艾叶性温，归脾肾经，能温祛寒邪，使肺气得宣，故能很快治愈咳嗽。

艾草除了被用作药材外，还可以做成各种美味食物，吃了让人延年益寿。在长寿之乡如皋，赋闲在家的老人们喜欢以艾草为原料，做成各种传统的长寿食物。食用艾草的方法很多，最简单的是将艾草的嫩芽摘下来，直接放入口中咀嚼，或者是将艾草的嫩芽做成糕点，也可以跟蔬菜一起煮成艾草汤。

艾叶糖水

材料：艾叶15克，白糖20克，共煮汤饮用。

功效：经来烦燥，尿赤灼痛，口干口苦，喜冷水，便秘难下，舌红苔黄，脉数无力。宜清热利湿，活血化瘀。

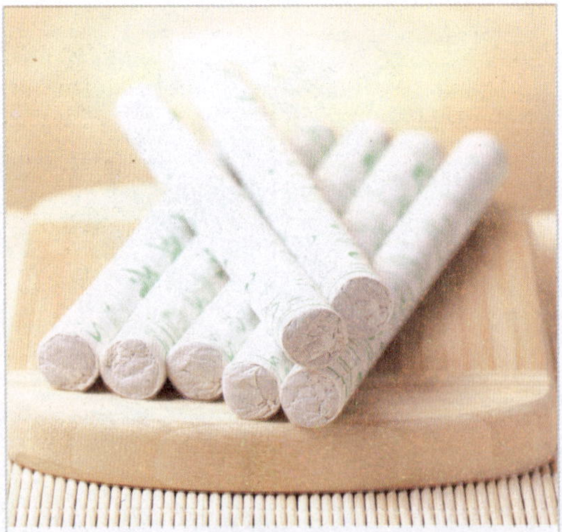

◎艾炷是用艾绒制成的圆锥形艾团。

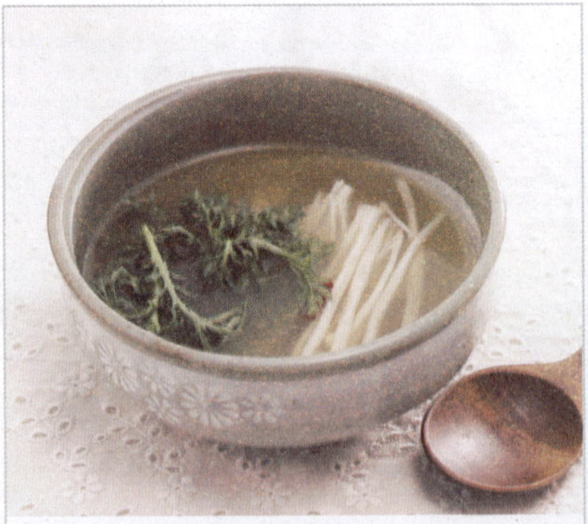

◎艾草除了被用作药材外，还可以跟蔬菜一起煮成艾草汤，吃了让人延年益寿。

“海菜”海中长，多吃寿命长

海菜是在海洋中生长的各种可食性植物的统称。海菜被誉为海洋中的“黑色食品”，营养丰富，含有人体需要的多种物质。人们最为常见的当然属于海带。海带是大叶藻类植物，又名海草、昆布等，生活在海水中，柔韧而长如带子，故得其名。海带是一种褐藻，藻体褐色，一般长2～4米，最长可达7米，其成品褐绿色，表面略有白霜。海带是一种营养丰富、价格低廉且常年可食的海产蔬菜，其风味独特，色调别致，凉拌、荤炒、煨汤均可，是家庭佐膳佳品。

海带具有较高的营养保健价值，被誉为“海上蔬菜”、“长寿菜”、“含碘冠军”。早在1500多年前的晋朝，我国的医学家就知道海带可治“瘿病”（甲状腺肿）。明朝李时珍的《本草纲目》说，海带主治12种水肿、瘿瘤聚结气、瘘疮。唐宋以来，海带被誉为延年益寿的补品，这是有一定道理的。

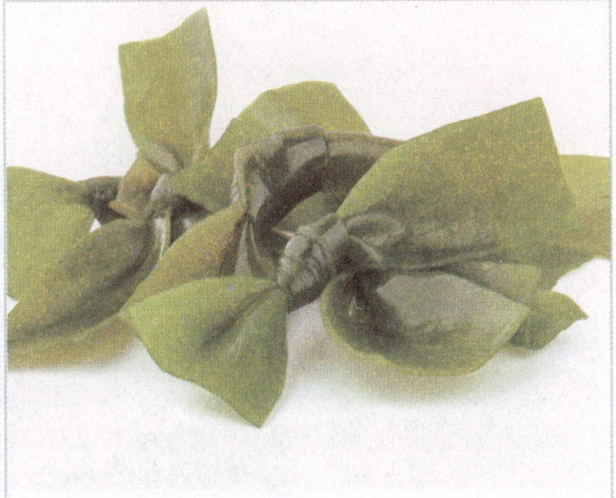

◎海带是一种营养价值很高的蔬菜，同时具有一定的药用价值。

常吃海带可抗癌。美国一放射矿区甲状腺肿和白血病发病率较高，为了防治甲状腺肿，该矿区居民掀起了吃海带热。结果不仅大部分甲状腺肿得以治愈，而且还出人意料地对治疗白血病产生良好的疗效。近年来，专家发现癌症病人的血液多呈酸性，血液趋于酸性可能是癌症预兆之一。随着生活水平的提高，大量缺乏钙的酸性食品、肉类涌上了餐桌，使血液趋于酸性，因而可导致癌症发生。而海带素有“碱性食物之王”的美誉，如果多食海带，就可以防止血液酸化，防治癌症。

常吃海带可防高血压。海带中含有一种海带多糖，能降低人体血清中胆固醇、甘油三酯的浓度。此外，海带多糖还具有抗凝血的作用，可阻止血管内血栓的形

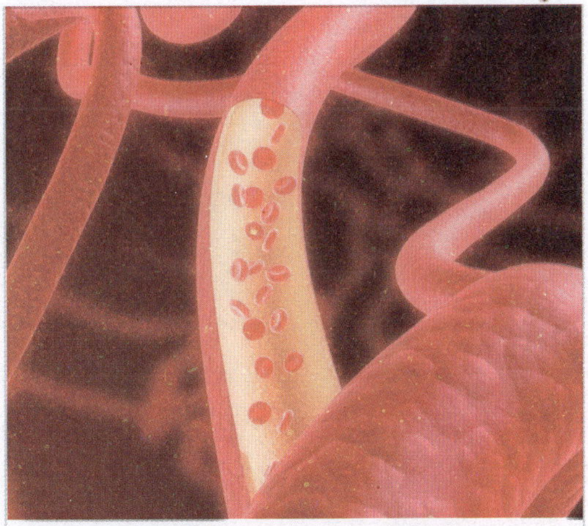

◎生活中经常吃海带可以防止血液酸化，防治癌症，并还具有防高血压作用。

成。海带中还富含纤维素，可以和胆酸结合排出体外，减少胆固醇合成，防止动脉硬化。

常吃海带可以治疗糖尿病。海藻中的活性多肽，其功能同胰岛素相似，对糖尿病患者有较好的治疗和保健功能。糖尿病人食用海带后，能延缓胃排空与通过小肠的时间，可减免胃的饥饿感，又能从中吸收多种氨基酸与矿物质，因此是理想的饱腹剂，可以帮助糖尿病患者控制饮食，有利于控制血糖水平。

吃海带可以治便秘。海带中1/4的成分是藻朊酸，藻朊酸与食物纤维素同样不被身体消化就进入大肠，可刺激肠蠕动，有促进排便的作用。因此，海带可以扫除肠道中的食物残渣，起到清洁作用，又预防便秘。

肾脏有病的人应多吃海带。据《中国食品报》报道，海带表面有一种白色粉末，略带甜味，叫甘露醇。海带含有较高的甘露醇，具有良好的利尿作用，可治疗肾衰竭、药物中毒、浮肿等。另外，海带中还含有一种叫藻酸的物质，这种物质能使人体中过多的盐排出体外，不仅对高血压患者有好处，对肾病也有独特的预防作用。

常吃海带可以美发。近年来研究发现，黄头发的产生主要是由于酸毒症的存在，而白头发的产生主要是由于酸毒症的发展所致。海带属碱性食品，可改善酸毒症，所含的营养物对美发也大有裨益。因此，常吃海带，对头发的生长、润泽、乌黑、光亮都具有特殊的功效。

多吃海带还能御寒。在冬天，有一些人很怕冷，这与每个人体内甲状腺分泌的甲状腺素多少有很大关系。碘是分泌甲状腺素的主要原料，而海带中含有大量的碘。因此冬天怕冷的人如果常吃些海带，可有效地提高身体的御寒能力。

海菜海中长，多吃寿命长。由于海产品生产的快速发展，无论是海边还是内地，都能买到各种海产品，特别是海带，不但供应充足而且价格便宜。

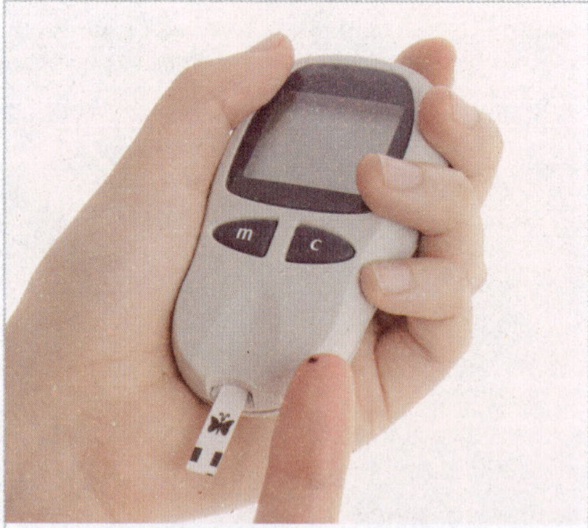

◎糖尿病人应多吃海带，可以有效改善糖尿病症状。

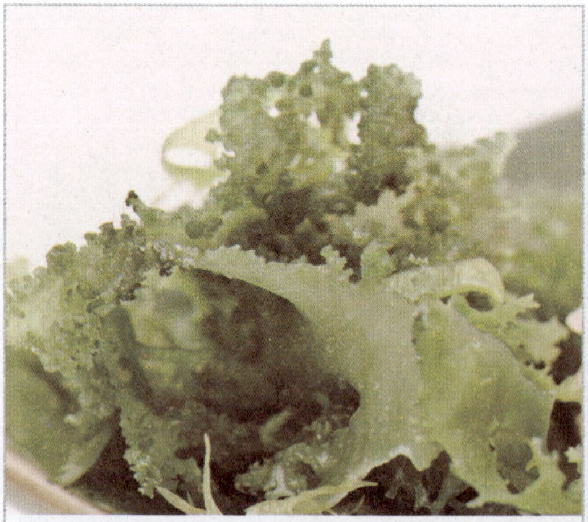
◎只要我们充分认识海菜在延缓衰老、抗御疾病中的作用，就会自觉、科学地食用海菜。

一年四季不离蒜，不用急着去医院

很多人非常讨厌大蒜，因为吃过蒜后人的口腔内会有一股强烈刺鼻的味道，会在日常交际中遭人厌烦。其实，大蒜的刺鼻味道有很多方法可以驱除，这并不能成为我们拒绝大蒜的理由。相反，大蒜有很好的保健作用，对于老年人来讲更应该成为经常食用的食物。

大蒜能保护肝脏，诱导肝细胞脱毒酶的活性，可以阻断亚硝胺致癌物质的合成，从而预防癌症的发生。大蒜有效成分具有明显的降血脂及预防冠心病和动脉硬化的作用，并可防止血栓的形成。

紫皮大蒜挥发油中所含的大蒜辣素等具有明显的抗炎灭菌作用，尤其对上呼吸道和消化道感染、霉菌性角膜炎有显著的功效。另据研究表明，大蒜中含有一种叫“硫化丙烯”的辣素，杀菌能力可达到青霉素的十分之一，对病原菌和寄生虫都有良好的杀灭作用，可以起到预防流感、防止伤口感染、治疗感染性疾病的功效。

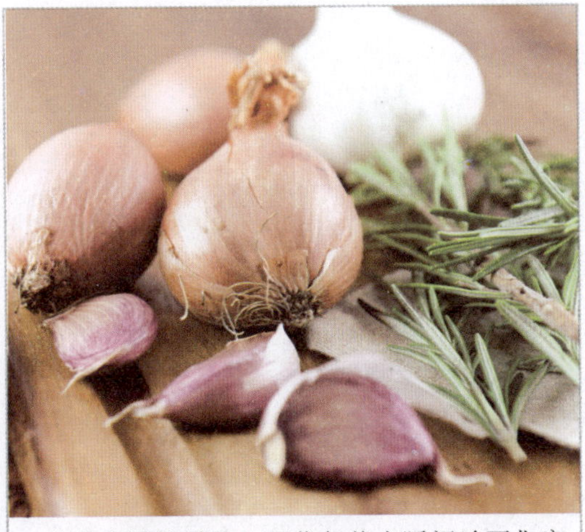

◎大蒜素即使稀释10万倍仍能在瞬间杀死伤寒杆菌、痢疾杆菌、流感病毒等。

从大蒜的诸多功效可以看出，长期食用大蒜对身体的保健是有很多益处的。所以民间才会有“四季不离蒜，不用去医院”的说法。

当然大蒜也不是绝无坏处的。《本草纲目》云，大蒜味辛性温，辛能散气，热能助火，伤肺、损目、昏神、伐性，久食伤肝。至于食用大蒜后产生的强烈的蒜臭味，虽属大蒜一弊，但不难克服。吃大蒜后只要嚼些茶叶或橘皮，口臭马上就可消失。

总之，大蒜对人体健康的利远远大于害。春天吃蒜祛风寒；夏季食蒜解暑气；秋天吃蒜避时疫；冬天食蒜可以暖胃肠。长期坚持食蒜会增强人体免疫力，减少生病机会，自然就可以少去医院了。

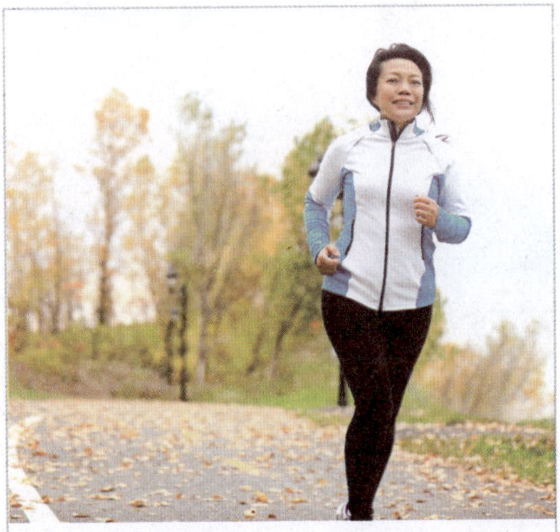

◎经常吃蒜会有消除疲劳、增强体力的奇效。

老年人长寿的密码藏在食物里

想长寿的人都在琢磨：吃什么可以更长寿，这个问题每个人都很关注。可能每个人都有自己的“半亩田”，因此对养生的参悟也有所不同。中国人在几千年前就开始注重养生了，不过平均寿命是在近半个多世纪以来才得到大幅度提高的。人口专家指出，人的平均寿命跟社会经济发展水平相对应的。除此之外，还跟人的饮食结构有很大的关系。

可以说，我国医学典籍在这方面的知识和药方是非常丰富的。长寿食品都是含有丰富营养素的有益健康的食品，这是确定无疑的。

1 有益老年健康的植物类食物

常见的有枸杞子、黑豆、菱角、大枣、猕猴桃、胡麻仁、胡桃、葡萄、莲子等。古代医药书中还记载着很多植物类食物具有延年益寿的功效，如芡实、高粱米、山药、刺五加、龙眼、桑葚子、柏子仁等。从现代药理研究来说，这类食物大都具有降血糖、血脂、血压以及保护心血管、增加免疫功能、调节内分泌和抗肿瘤等作用。

2 有利老年健康的动物类食物

常见的有蜂蜜、花粉、龟、鳖等。古今中外还有很多医书记载和民间流传着某些动物类食品也具有一定的延年益寿的功效，如鹿茸、人乳、酸牛奶、马奶酒、蚂蚁、牡蛎等。一般来说，中医和民间所认为的长寿动物类食品都具有益肾填精、补养气血的功效。从现代医学研究来说，大都具有增强抗病能力、强壮机体、降低血糖、调节内分泌、促进细胞再生以及抗肿瘤等功效。

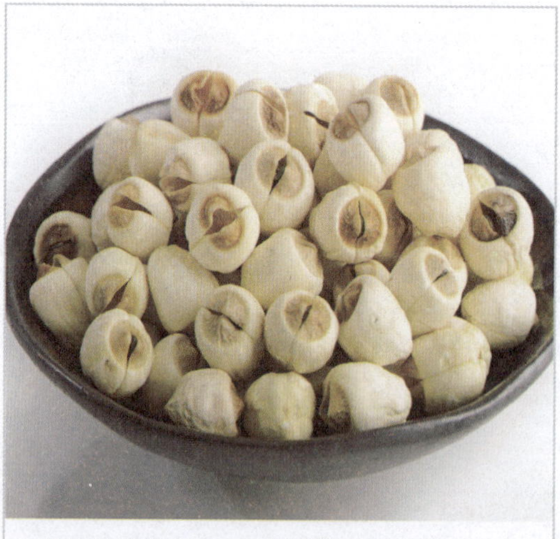

◎莲子能补脾止泻、益肾固精、养心安神。

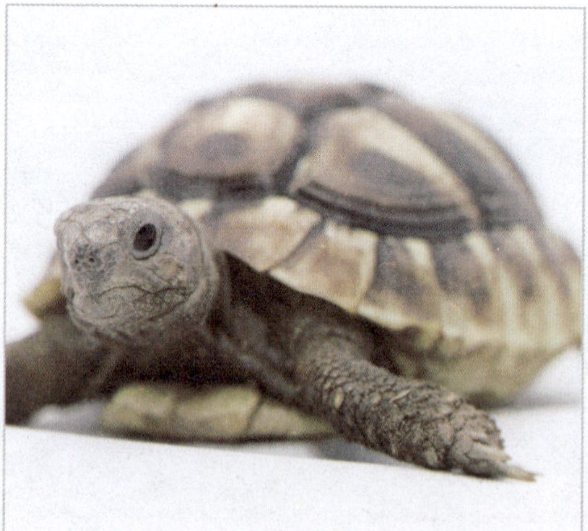

◎“鳖可补痨伤，壮阳气，大补阴之不足”，自古以来就被人们视为滋补的营养保健品。

给自己留点喝茶的工夫，乐活到“茶寿”

茶寿是福建武夷山区的茶农们对108岁的雅称。为什么叫茶寿呢？首先是因为茶农们对茶的热爱。另外我们来看这个“茶”字，上面的草字头即双“十”，相加则为“二十”；中间的“人”分开即为“八”，底部的“木”即“十”和“八”，相加即“十八”，中底部连在一起构成“八十八”，再加上字头的“二十”，一共是108，故此得名。

其实，茶本身就是延年益寿之品，有“灵丹妙药”之效。宋代著名诗人苏东坡主张人有小病，只需饮茶，不要服药。如果我们每天能够抽出时间来好好地品上几杯茶，也许真的可以快乐健康地活到“茶寿”。唐代的医学家陈藏器指出“诸药为各病之药，茶为万病之药”，高度地评价了茶对人的保健作用。具体来说，茶的作用主要包括：

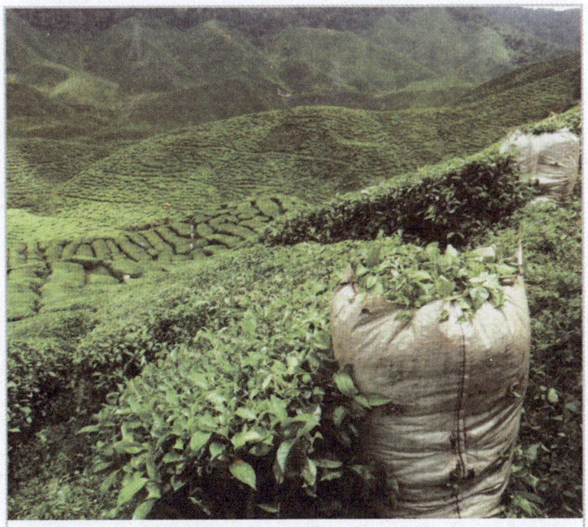

◎新茶不宜多喝，存放不足半个月的新茶更不要喝。

（1）提神醒脑。茶叶有提神醒脑的作用。唐代大诗人白居易就用“破睡见茶功”的诗句，来赞扬茶叶的这种作用。茶叶之所以提神，是因为茶叶中含有咖啡因，而咖啡因具有兴奋中枢神经的作用。

（2）利尿强心。俗话说：“茶叶浓，小便通。三杯落肚，一利轻松。”这是指茶的利尿作用。饮茶可以治疗多种泌尿系统的疾病，如水肿、膀胱炎、尿道炎等；对于泌尿系统结石，茶叶也有一定的排石作用；常喝茶对预防冠心病也有好处，这是因为茶叶中所含的咖啡因和茶碱可直接兴奋心脏，扩张冠状动脉，使血液充分地输入心脏，提高心脏本身的功能。

（3）生津止渴。《本草纲目》中说：“茶苦味寒……最能降火。火为百病，火降则上清矣。”唐朝《本草拾遗》亦云：“止渴除疫，贵哉茶也。”尤其是在夏天，茶是

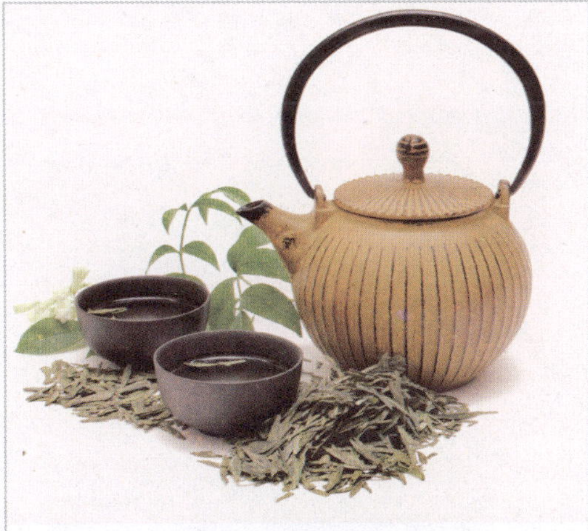

◎情绪容易激动或比较敏感、睡眠状况欠佳和身体较弱的人，晚上少饮或不饮茶为宜。

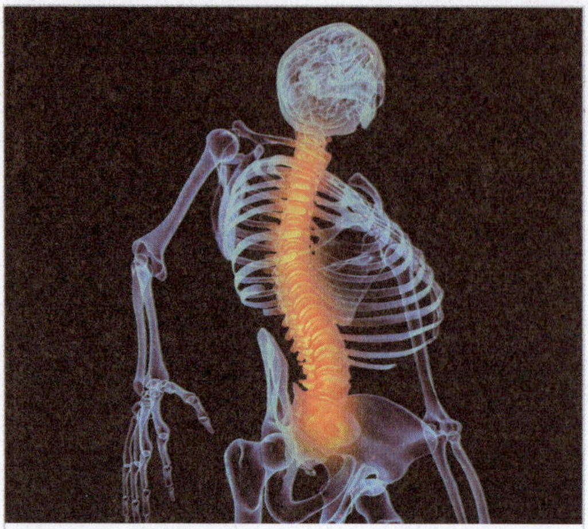

◎茶叶中的咖啡碱能促使人体中枢神经兴奋，起到提神益思、清心的效果。

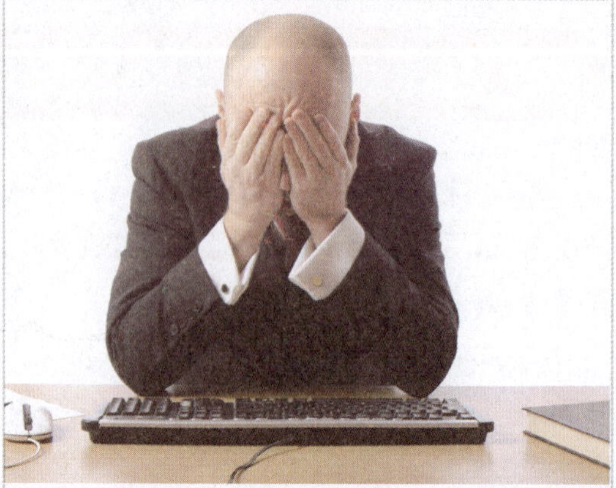

◎茶叶中的咖啡碱还可排除尿液中的过量乳酸，有助于使人体尽快消除疲劳。

防暑、降温、除疾的好饮料。

（4）消食解酒。饮茶能去油腻、助消化。这是由于茶中含有一些芳香族化合物，它们能溶解脂肪，帮助消化肉类食物。

（5）杀菌消炎。实验证明，茶叶浸剂或煎剂，对各型痢疾杆菌皆有抗菌作用，其抑菌效果与黄连不相上下。

（6）降压、抗老防衰。茶多酚、维生素C和维生素P，都是茶叶中所含的有效成分，这些有效成分能降脂、降血压和改善血管功能。茶的抗老防衰作用，是茶叶中含有的维生素E和各种氨基酸等化学成分综合作用的结果。

喝茶的误区

空腹饮茶	茶叶中含有咖啡因，空腹饮茶，肠道吸收咖啡因过多，会引起心慌、尿频等不适，还会阻碍维生素B_1的吸收和利用。空腹饮茶还可因大量茶水冲淡胃液，影响消化酶的作用，使饮食无味，食欲减退。
隔夜茶不能饮用	这种说法流传很广，其根据主要是：隔夜茶中含有二乙胺，而二乙胺是一种致癌物质，所以隔夜茶不应再饮用。但是这种说法并不准确，因为只有当茶因放置过久而变质时才会产生大量的二乙胺，而在短短一夜间不可能变质。
饱食后饮茶	吃完饭立刻喝茶，茶叶中的鞣酸会同食物中的蛋白质、铁元素等发生凝固，影响蛋白质和铁的吸收。
睡前饮茶	睡觉前饮茶，因茶水中咖啡因的作用，致使大脑中枢神经兴奋性增高，难以安静入睡，影响睡眠效果和身体健康。
喝浓茶	茶水过浓，其中含的有机物质过多，特别是咖啡因的含量过高，对健康有一定影响。另外，咖啡因可遏制肠道钙的吸收和促进尿中钙的排泄，容易引起缺钙而导致骨质疏松症。
服药时饮茶	茶水中含有一种叫单宁酸的物质，如服药后喝茶或用茶水服药，可与某些药物发生化学反应，降低治疗效果。

萝卜干嘎嘣脆，常吃活到百十岁

如皋当地有句俗话：“萝卜干嘎嘣脆，常吃活到百十岁。”如皋盛产萝卜及萝卜制品，这些食物富含维生素和纤维素，常吃不但可以均衡营养，还可以带走身体中的有害物质，是养生佳品。

我国是萝卜的故乡，栽培食用历史悠久。早在《诗经》中就有关于萝卜的记载。李时珍曾赞扬萝卜道：“可生可熟，可菹可酱，可豉可醋，可糖可腊可饭，乃蔬菜中之最有利益者。”民间也有很多关于萝卜的谚语，如“吃萝卜喝茶，气得大夫满街爬。”可见萝卜对人体健康的益处早已得到了大家的认可。

《本草纲目》记载，萝卜性凉辛甘，入肺、胃二经，可消积滞、化痰热、下气贯中、解毒，用于食积胀满、痰咳失音、吐血、衄血、消渴、痢疾、头痛、小便不利等症。实践证明，萝卜还具有防癌、抗癌功能，原因之一是萝卜含有大量的维生素A、维生素C，它是保持细胞间质的必需物质，起着抑制癌细胞生长的作用。美国及日本医学界报道，萝卜中的维生素A可使已经形成的癌细胞重新转化为正常细胞；原因之二是萝卜含有一种糖化酵素，能分解食物中的亚硝胺，可大大减少该物质的致癌作用；原因之三是萝卜中有较多的木质素，能使体内的巨噬细胞吞噬癌细胞的活力提高2～4倍。萝卜中所含萝卜素即维生素A原，可促进血红素增加，提高血液浓度。萝卜含芥子油和粗纤维，可促进胃肠蠕动，推动大便排出。因此，常吃萝卜可降低血脂、软化血管、稳定血压、预防冠心病、动脉硬化、胆石症等疾病，对人体健康是非常有益处的。

古时候有：“萝卜上市，郎中下市”的说法，意思就是说，萝卜上市

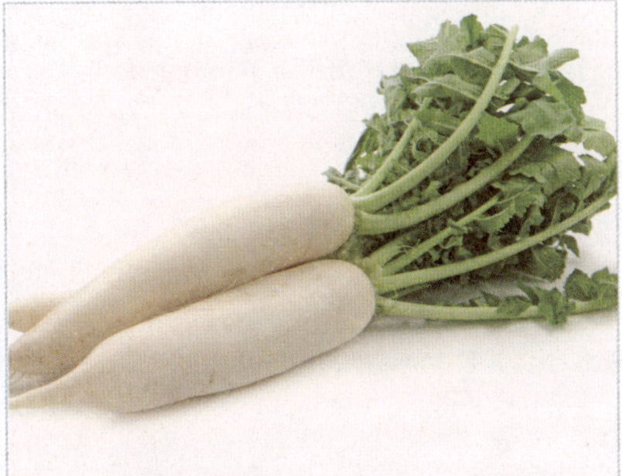

◎萝卜可增强机体免疫力，并能抑制癌细胞的生长，对防癌，抗癌有重要意义。

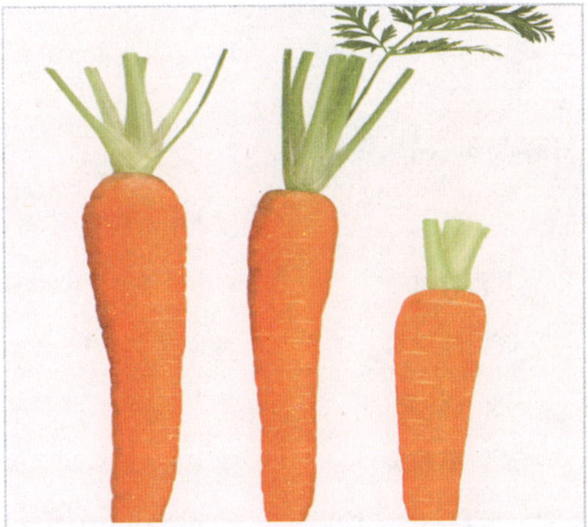

◎胡萝卜生吃养血，熟吃补肾，心脑血管患者可以多吃。

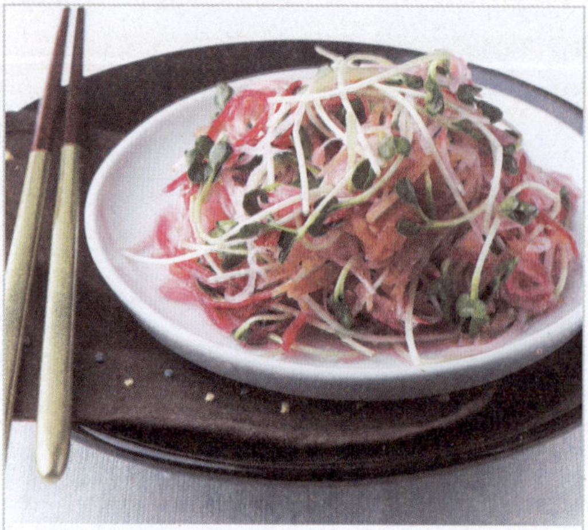

◎中老年人日常吃点萝卜，可以预防冠心病、动脉硬化等，对健康很有益处。

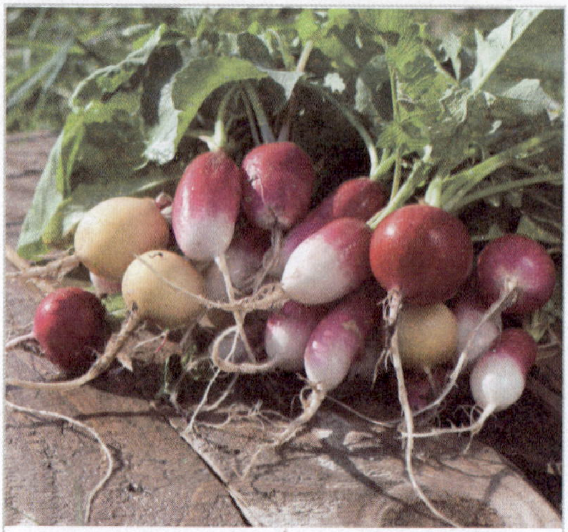

◎水萝卜在夏天较多见，其利尿消食的功效显著。

了，就不需要郎中了。当然这有点夸张了，但萝卜的确是个很好的东西。萝卜又名菜菔、罗服。我国是萝卜的故乡，栽培食用历史悠久，早在《诗经》中就有关于萝卜的记载。它既可用于制作菜肴，炒、煮、凉拌俱佳；又可当作水果生吃，味道鲜美；还可用泡菜、酱菜腌制。萝卜营养丰富，有很好的食用、医疗价值。有“冬吃萝卜夏吃姜，一年四季保安康”的说法。

像如皋人将萝卜晒成干食用，更加独具风味，不仅鲜香脆口，而且消食开胃。

需要注意的是：萝卜为寒凉蔬菜，故阴盛偏寒素质者、脾胃虚寒者等不宜多食。胃及十二指肠溃疡、慢性胃炎、单纯甲状腺肿、先兆流产、子宫脱垂等患者忌食萝卜。萝卜严禁与橘子同食，否则易患甲状腺肿大。

萝卜的食疗应用

清肺止咳、润燥化痰	白萝卜汁300毫升，饴糖15克，蒸化趁热徐徐咽下。多用于老人、小孩顿咳。
解热毒	萝卜1000克，羊肉500克煮汤，食肉饮汤。
百日咳	白萝卜250克，橄榄6克，切碎水煎，日服2次，数日可愈。
流行性感冒	大白萝卜250克，加水500毫升，煎熟加白糖适量，趁热喝。
支气管炎	萝卜250克，冰糖60克，用榨汁机榨汁300毫升，早晚各饮1次。
预防脑膜炎	萝卜250克，绿豆50克熬成汤饮。
肺结核咳血、鼻衄不止	大萝卜1000克用榨汁机榨汁，加蜂蜜15克，当茶饮。
烫伤、火伤、烧伤	白萝卜汁涂患处。如烟熏烧伤昏迷者，以萝卜汁灌之使苏醒。

多吃小辣椒，寿岁节节高

辣椒，又名辣角，在烹饪中占有很高的地位。很多动物原料去腥膻、解油腻都离不开辣椒。因此，它赢得了众多的喜食者。

我国四川、贵州、湖南、湖北等地的菜肴之所以脍炙人口、誉满中外，就是因它具有辣香的特点。四川人不怕辣，湖南人辣不怕，贵州人怕不辣。这表明我国许多地方都存在吃辣椒的习惯，特别是气候潮湿的中南和西南地区，喜欢吃辣椒的人更为普遍。

辣椒作为一种烹饪佐料，它的吃法和做法很多，已经形成食辣的学问和菜肴体系，其中有油辣、火胡辣、干辣、酸辣、青辣、麻辣、蒜辣等系列。它上可烹制山珍海味，下可烹制时鲜小蔬。火锅、小吃也同样离不开辣椒。

我国的传统医学认为，辣椒"性味干热，祛邪逐寒，明目杀虫，温而不猛"。可以治寒滞腹痛、呕吐泻痢、消化不良等症。胃寒痛者，经常适量食点辣椒，可以起辅助治疗作用。现代医学研究证明，辣椒能缓解胸腹冷痛，制止痢疾，杀抑肠道内寄生虫，控制心脏病及冠状动脉硬化，还能刺激口腔黏膜，引起胃的蠕动，促进唾液分泌，增强食欲，促进消化。

辣椒具有开胃的功能。从医学角度看，辣椒具有温中下气、开胃消食、散寒除湿的作用，这也是低温潮湿地区喜食辣椒的真正原因。从饮食角度看，由于辣椒素的作用，能够刺激唾液分泌，使人增进食欲，"有辣椒就能多吃二两米饭"，这是十分形象的说明。对于喜欢食辣地区的人来说，没有辣椒饭也吃不下，觉也睡不香。

辣椒能起到减肥的作用。据报道，近年来食辣椒已成为日本女性减肥的时尚。

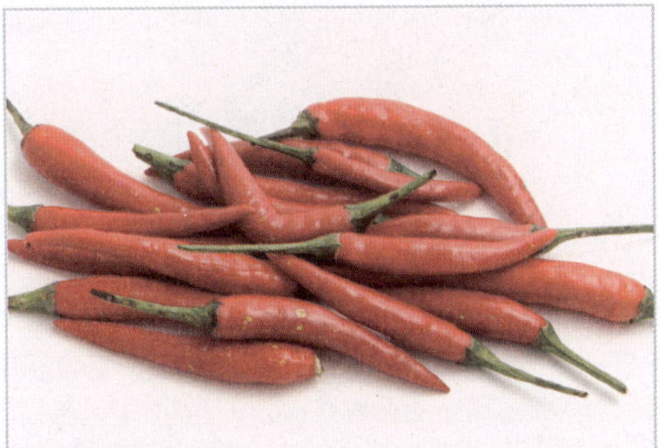

◎辣椒能促进消化液分泌，增进食欲，这时适当吃点辣椒，能让人食欲大振。

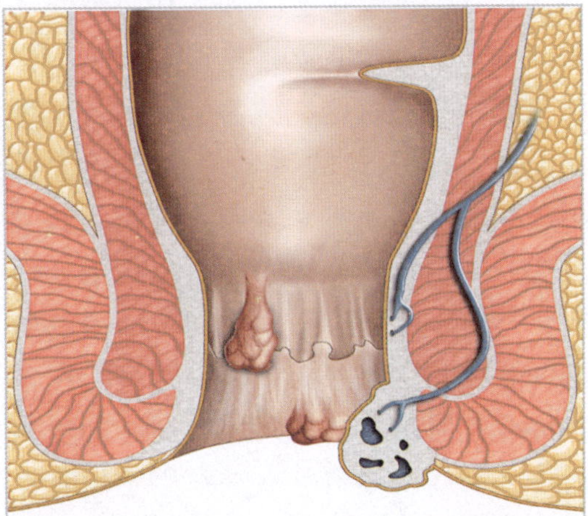

◎痔疮患者应多饮水，多吃水果，少吃或不食辣椒。

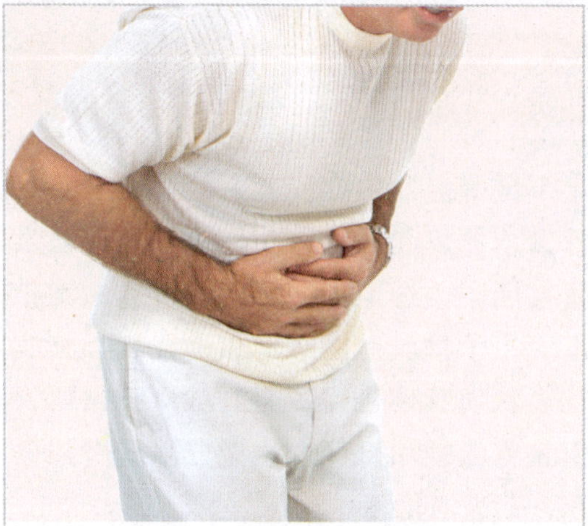

◎肠胃功能不佳尤其是胃溃疡者食用辣椒，会使胃肠黏膜产生炎症，应忌食辣椒。

辣椒在日本颇受广大女性的青睐，特别是许多肥胖型的女性和担心发胖的少女，除在家中吃饭顿顿不离辣椒外，还常把一小瓶辣椒或胡椒面同化妆盒或香粉袋一起装在手包里随身携带。日本医学专家认为，辣椒减肥的奥秘主要是因为含有大量的辣椒素，它能促进人体脂肪的分解，起到很好的减肥作用。

辣椒可预防癌症。从流行病学的研究来看，许多嗜辣的民族，如东南亚、印度罹患癌症的几率都比西方国家少。科学家推测，这些辛辣的食物中，本身含有许多抗氧化的物质，氧化和慢性病、癌症、老化本来就有直接的关联。最近，美国夏威夷大学的研究指出，辣椒、胡萝卜等蔬菜中的类胡萝卜素能刺激细胞间传达讯息的基因，这可能在预防癌症上有重要功用。因为细胞癌变是由于细胞间交换信息系统发生了故障，刺激细胞间传达讯息的基因能改善细胞间的通讯。

辣椒可预防动脉硬化。红辣椒中含有β-胡萝卜素，而β-胡萝卜素是强力的抗氧化剂，可以对付低密度脂蛋白（LDL）被氧化成有害的形态。换句话说，就是β-胡萝卜素在动脉硬化的初始阶段，就开始进行干预。

辣椒可以解痛。自古以来辣椒就常被用来解除疼痛。科学家最近通过研究得知，辣椒素可以刺激和耗尽P物质，而P物质可以将疼痛的信息传遍神经系统。透过辣椒素的止痛原理，辣椒膏已经被用来舒解带状疱疹、三叉神经痛等引起的疼痛。

辣椒可减轻感冒的不适症状。千百年来，辛辣的食物常被认为可以祛痰，减轻感冒引起的不适。科学研究发现，辣的食物可以稀释分泌的黏液，并帮助痰被咳出，喜欢吃辣椒，寿岁节节高。

既然辣椒有这么多好处，我们可以在日常生活中有意识地食用一些，既调节口味又促进健康，何乐而不为呢？

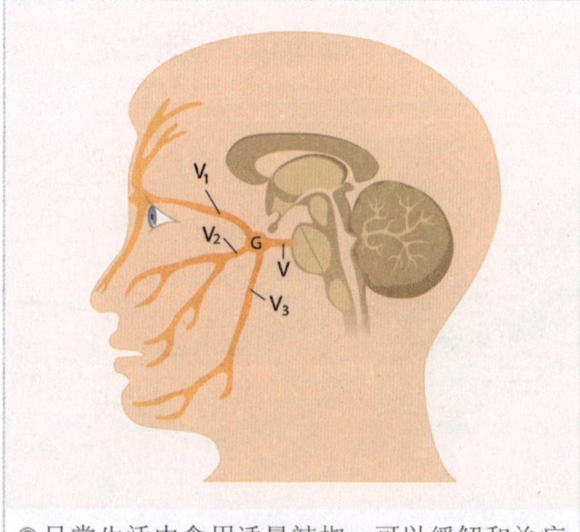

◎日常生活中食用适量辣椒，可以缓解和治疗三叉神经引起的疼痛等症。

生栗子嚼成浆，让你到老腿脚好

古代有一首诗“老去自添腰脚病，山翁服栗旧传方”。就是说，腰脚出了小毛病，就要吃栗子。栗子，味甘性温，能治肾虚，腰腿无力，它能够通肾、益气、厚胃肠，古代医书里有很详细的记载。但所有的中医学都是带点神秘感的。为什么这样说？好多人都会觉得，有时去看中医，很灵验，一下子就好了，甚至都不用吃药，就是推捏一下也能祛病。可有时，中医就显得比较没效果了，汤汤水水的，病总也不好，让人生厌。

其实这不是中医的问题，这是在细节的地方有点误区。如吃栗子能够缓解腰腿毛病。吃栗子要“三咽徐收白玉浆”，就是把栗子放在嘴里，然后慢慢地、仔细地嚼，直到嚼成浆再咽下去，还得咽三回，这样才能够有效地解决腰腿疼。

现在老年人为什么都爱练太极拳，是因为很多人都有腰腿疼的问题。常言道，人老腿先老。这话一点都不能马虎，人得在年轻的时候就注意增加腿部力量，除了运动，还要没事就嚼嚼栗子。古代的燕赵之地有木本粮食，即枣和栗子，板栗当时对燕赵之地的民众健康发挥了很重要的作用。

中医把栗子列为药用上品，认为能补肾活血、益气厚胃，可与人参、黄芪、当归媲美，尤其对肾虚有良好疗效。现代医学认为，栗子含有丰富的不饱和脂肪酸、多种维生素以及矿物质，有预防和治疗高血压、冠心病、动脉硬化、骨质疏松等疾病的作用，所以对老年人颇为适宜。

栗子以风干为佳，一次服食不宜过多，如治腰腿病，需生食，细嚼，连液慢咽。栗子加工方法多样，可炒可煮，还可自制栗子粉，加糖和少量奶油、奶酪拌

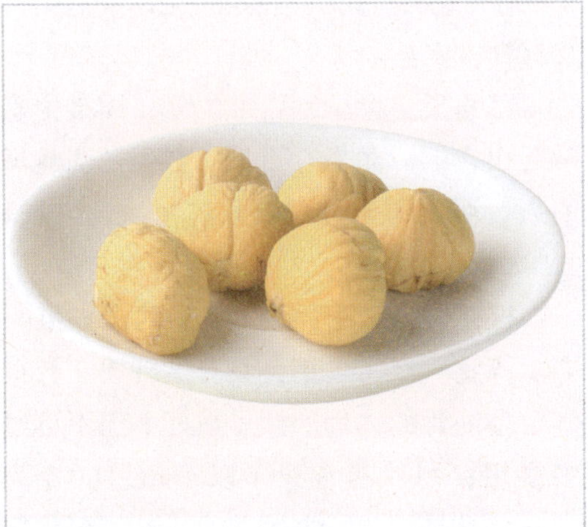

◎治肾虚腰膝无力：栗楔风干，每日空心食七枚，再食猪肾粥。(《经验方》)

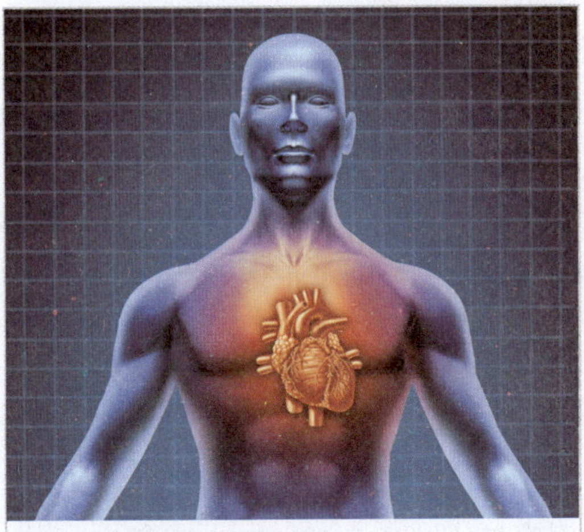

◎栗子有预防和治疗高血压、冠心病、动脉硬化、骨质疏松等疾病的作用。

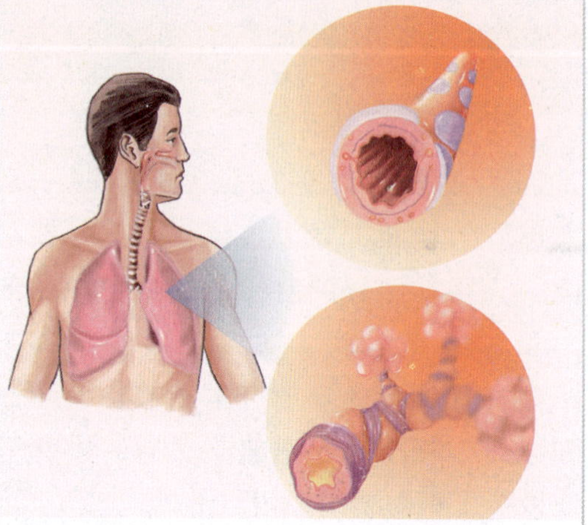

◎治气管炎：板栗肉半斤。煮瘦肉服。(江西《草药手册》)

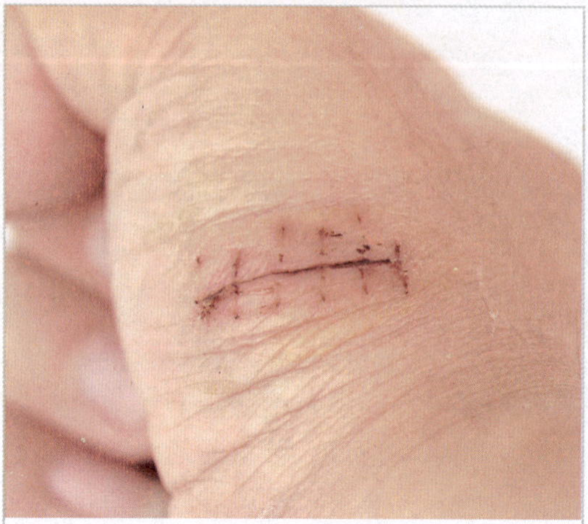

◎治金刃斧伤：独壳大栗研敷，或仓卒捣敷亦可。(《濒湖集简方》)

食，犹如吃蛋糕的感觉。栗子与白果一同炖煮，再加百合，更是秋季补益的佳品。

食栗子最适宜的季节是冬季，这是因为栗子是糖分含量较多的干果品种，能提供较多的热能，有利于机体抵御寒冷。进入冬季，天气寒冷，人体的气血开始收敛，这段时间食用栗子进补尤为适宜。冬季是感冒的多发季节。栗子不仅具有很好的益气作用，可提高人体的免疫力，而且还可提高人体对寒冷的适应能力，适量食用，可远离感冒的困扰。

冬季是心脑血管疾病的多发季节，栗子含有丰富的不饱和脂肪酸、烟酸、维生素B_1、维生素B_2、胡萝卜素、钙等多种营养物质，特别适合高血压、冠心病等心脑血管疾病患者食用。

栗子作为一种美味的干果，不论生吃还是炒、蒸、煮、炖，都有很好的风味。我们在选择糖炒栗子时，最好不要选择开口的栗子。因为炒栗子时锅里的砂糖在高温时会生成焦糖，时间长了会变成黑色，开口的栗子容易粘到这些有害健康的黑焦糖。

栗子的食疗功效如下：

肾虚、腰酸腿软：可每日早晚各吃风干（阴干）生栗子5个，细嚼成浆咽下。也可以用鲜栗子30克，置火堆中煨熟吃，每日早晚各1次。

气虚咳喘：用鲜栗子60克，瘦猪肉适量，生姜数片，共炖食，每日1次。

脾胃虚寒性腹泻：可用栗子30克，大枣10个，茯苓12克，大米60克，共煮粥，加红糖食之。

口角炎：栗子富含维生素，因维生素缺乏引起的口角炎、舌炎、唇炎、阴囊炎的人，可用栗子炒熟食用，每次5个，每日2次。

板栗50克，粳米100克，两者煮粥，老少皆宜。经常食用，具有健脾胃、补肾气、强筋骨的作用。栗子虽好，但不可过多食用，每次进食栗子以不超过60克为宜。尤其是消化能力较差的小儿，更应格外注意，否则容易造成积滞。

每天一袋奶，喝得科学便能老而不衰

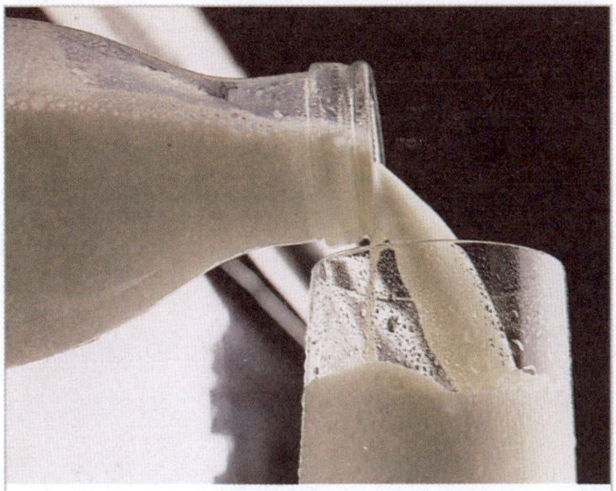

◎牛奶营养丰富、容易消化吸收、物美价廉、食用方便，是最“接近完美的食品”。

牛奶是营养价值非常高的一种食物，具有补充钙质，增强免疫力、护目、改善睡眠、美容养颜和镇静安神等保健功效。每天喝一袋奶，可提高我们身体的免疫力，为健康增加保护屏障。宋代陈直也极力主张喝牛奶。他认为，牛奶性平，能补血脉，益心气，长肌肉，从而使人康强润泽，老而不衰。早在《本草纲目》中就有记载，牛奶能补虚损、润五脏、养血分。

然而，牛奶并非简单一喝就能产生营养价值，只有科学地喝牛奶，才能喝得更健康，发挥它的营养价值。现提出以下几点注意事项：

❶ 早上饮用，切忌空腹

一般晨起后会感到口干，有些人就拿牛奶解渴，一饮而尽，好不酣畅。如此“穿肠而过”，胃来不及消化，小肠来不及吸收，牛奶的营养价值也就无从体现。况且，如果单纯以一杯牛奶作为早餐，热量也是不够的。为此，早上饮用牛奶时一定要与碳水化合物同吃。具体吃法可以用牛奶加面包、点心、饼干等，干稀搭配。可先吃点面包、饼干，再喝点牛奶；也可以在牛奶中加大米、麦片或玉米等做成牛奶粥。

牛奶中所含的丰富的赖氨酸可提高谷类蛋白质的营养价值，也可使牛奶中的优质蛋白质发挥其应有的营养作用。

❷ 晚上饮用，安神助眠

很多人会问何时饮用牛奶好。按照一般的习惯，以早上或晚上饮用者居多。一般地说，如果每天饮用2杯牛奶，可以早晚各饮1杯。如果每天饮用1杯奶，则早晚皆可。晚上饮用牛奶可在饭后两小时或睡

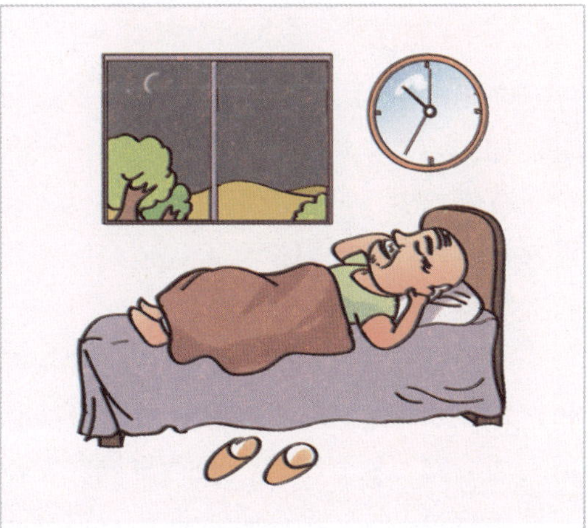

◎晚上睡觉前喝点牛奶，有一定的助眠作用。

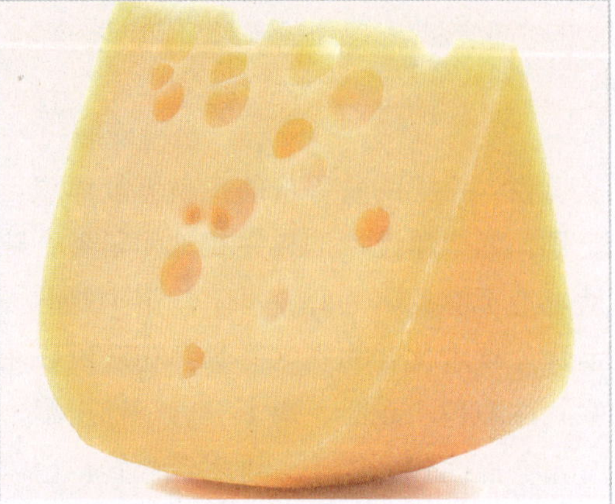

◎奶制品中含有丰富的钙元素，对人体内的脂肪降解非常重要。

前一小时，这对睡眠较差的人可能会有所帮助。因为牛奶中含有丰富的色氨酸，具有一定的助眠作用。

3 小口饮用，有利消化

进食牛奶时最好小口慢慢饮用，切忌急饮。对碳水化合物要充分咀嚼，不要狼吞虎咽。这样可以延长牛奶在胃中停留的时间，让消化酶与牛奶等食物充分混合，有利于消化吸收。

4 冷饮热饮，任君自便

牛奶煮混后，其营养成分会受点影响，如B族维生素含量会降低，蛋白质含量会有所减少，但总的损失不会很大。饮用方式要看各人的习惯和胃肠道对冷牛奶的适应能力而定。

一般而言，合格的消毒鲜奶只要保存和运输条件符合要求，完全可以直接饮用。如果需要低温保存的消毒鲜奶在常温下放置超过4小时后，应该将其煮沸后再饮用，这样比较安全。

5 特殊人群，巧选品种

有些人喝了牛奶以后，会出现腹胀、腹痛、腹泻的症状，医学上称之为“成人原发性乳糖吸收不良”。患有此症者可选食免乳糖的鲜奶及其制品，或直接喝酸奶。对高脂血症和脂肪性腹泻患者而言，全脂牛奶也不十分适宜，可改喝低脂或脱脂牛奶。

我们提倡喝牛奶，但并不是每个人都能喝的，有些人喝了牛奶后不但不能保健康，而且还会给自己带来麻烦。那么，哪些人不能喝牛奶呢？

乳糖不耐者：有些人的体内严重缺乏乳糖酶，因而使摄入人体内的牛奶中的乳糖无法转化为半乳糖和葡萄糖供小肠吸收利用，而是直接进入大肠，使肠腔渗透压升高，大肠黏膜吸入大量水分。此外，乳糖在肠内经细菌发酵可产生乳酸，使肠道pH值下降到6以下，从而刺激大肠，造成腹胀、腹痛、排气和腹泻等症状，有的人还会发生嗳气、恶心等。

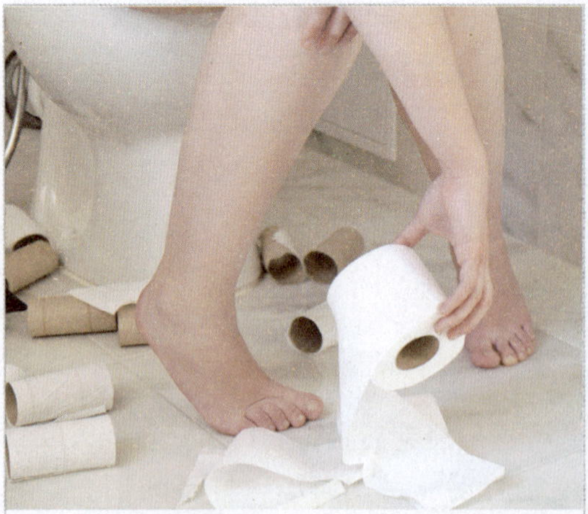

◎牛奶转变成乳酸刺激大肠，会造成腹泻症状。

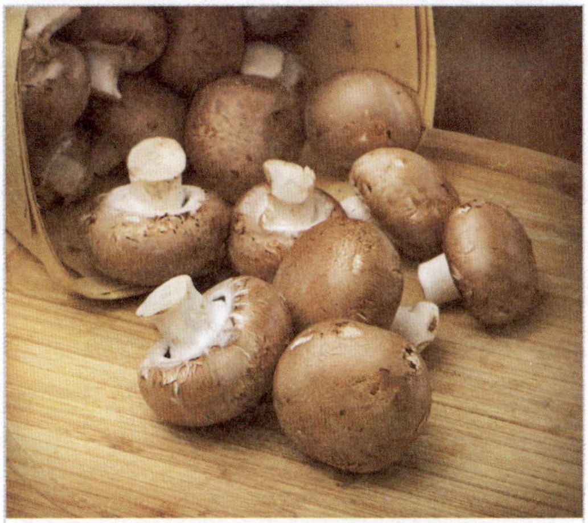

◎牛奶最好与香菇、芹菜、银耳等配合食用。

经常接触铅的人：牛奶中的乳糖可促使铅在人体内吸收积蓄，容易引起铅中毒，因此，经常接触铅的人不宜饮用牛奶，可以改饮酸牛奶，因为酸牛奶中乳糖极少，多已变成了乳酸。

牛奶过敏者：有人喝牛奶后会出现腹痛、腹泻等症状，个别严重过敏的人，甚至会出现鼻炎、哮喘或荨麻疹等。

反流性食管炎患者：牛奶有降低下食管括约肌压力的作用，从而增加胃液或肠液的反流，加重食管炎。

腹腔和胃切除手术后的患者：病人体内的乳酸酶会受到影响而减少。饮奶后，乳糖不能分解就会在体内发酵，产生水、乳酸及大量二氧化碳，使病人腹胀。腹腔手术时，肠管长时间暴露于空气中，肠系膜被牵拉，使术后肠蠕动的恢复延迟，肠腔内因吞咽或发酵而产生的气体不能及时排出，会加重腹胀，可发生腹痛、腹内压力增加，甚至发生缝合处胀裂，腹壁刀口裂开。胃切除手术后，由于残留下来的胃囊很小，含乳糖的牛奶会迅速地涌入小肠，使原来已不足或缺乏的乳糖酶更加不足或缺乏。

肠道易激综合征患者：常见的肠道功能性疾病，特点是肠道肌肉运动功能和肠道黏膜分泌黏液对刺激的生理反应失常，而无任何肠道结构上的病损，症状主要与精神因素、食物过敏有关，其中包括对牛奶及其制品的过敏。

胆囊炎和胰腺炎患者：消化牛奶中的脂肪，必须供给胆汁和胰腺酶。牛奶加重了胆囊与胰腺的负担，结果使症状加剧。

平时有腹胀、多屁、腹痛和腹泻等症状者：这些症状虽不是牛奶引起，但饮用牛奶后会使这些症状加剧。

另外饮用牛奶时需注意以下几点：

第一，别喝冰冻牛奶。牛奶冷冻后，牛奶中的脂肪、蛋白质分离，味道明显变淡，营养成分也不易被吸收。

第二，喝牛奶忌酸物。因为牛奶中某些蛋白质遇到弱酸会形成凝块，影响其营养成分的吸收。

第三，牛奶最好与香菇、芹菜、银耳等配合食用。

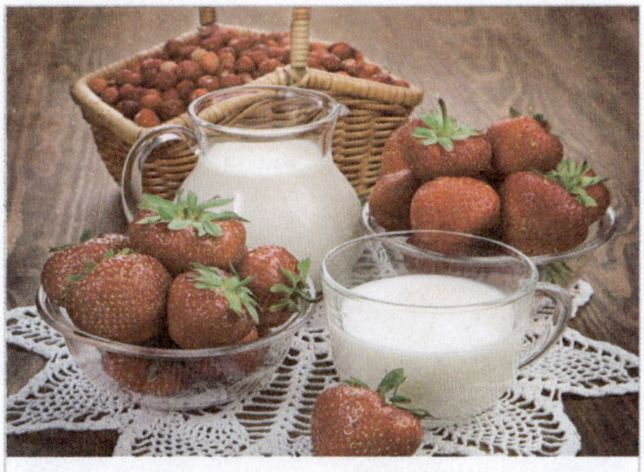

◎喝牛奶忌酸物。因为牛奶中某些蛋白质遇到弱酸会形成凝块，影响其营养成分的吸收。

常吃南瓜疙瘩汤，祥云不忘祝寿来

如皋盛产南瓜。每年金秋时节，家家户户的菜园、门前和屋顶上都结满黄澄澄的南瓜，放眼望去，好像有一片金色的云彩笼罩在长寿之乡上空。

南瓜的吃法很多，南瓜粥、南瓜饼、南瓜汤都是如皋人餐桌上常见的食物，但如皋长寿老人最喜欢的还是南瓜疙瘩汤。

如皋老人做南瓜疙瘩汤的方法很简单：将南瓜剔籽，洗净后切块，用素油翻炒，加盐，再加水焖煮，熟后，把面粉调制的面疙瘩加入南瓜汤中，直到面疙瘩熟透。如果想营养更丰富一些，可以在调制面疙瘩的时候加鸡蛋。也可以在南瓜疙瘩汤中加几颗白果仁，或放些油菜、菠菜、西红柿，味道更为鲜美。南瓜疙瘩汤既能当主食来吃，又能当汤来喝，所以在长寿村很受欢迎。

中医认为，南瓜性温味甘，入脾、胃经。具有补中益气、消炎止痛、解毒杀虫的功能，可用于气虚乏力、肋间神经痛、疟疾、痢疾、蛔虫、支气管哮喘、糖尿病等症的治疗。《本草纲目》和《医林记要》都把南瓜列为“补中益气”、“益心敛肺”的佳品。清代名医陈修园也称南瓜是“补血养颜之妙品”。相传，晚清名臣张之洞就多次建议慈禧太后多吃南瓜以葆青春不老，慈禧太后欣然采纳，每隔三五天吃一次南瓜，不到3个月，就容光焕发，气色非凡。

如皋老人除了把南瓜制作成疙瘩汤外，还喜欢用南瓜与粳米熬成南瓜粥，对胃和十二指肠溃疡病有显著的治疗效果。另外，他们把南瓜与豆腐一起炖煮，让自己两便通畅。此外，他们还用南瓜煮汤喝，每天早、晚各1次，连吃1个月，就可把自己身上的高血压降下来。

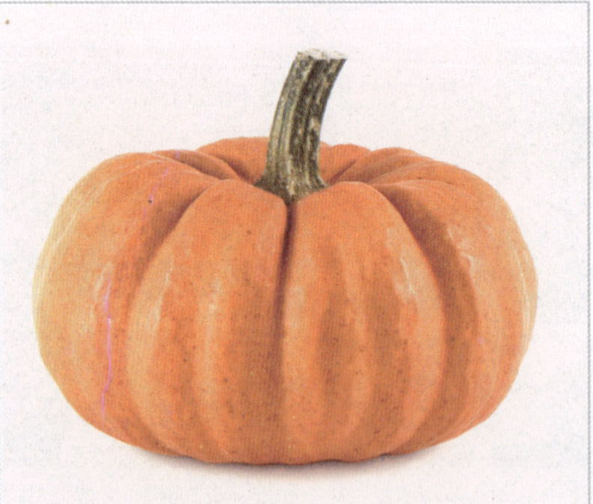
◎南瓜能补中益气、消炎止痛、解毒杀虫。

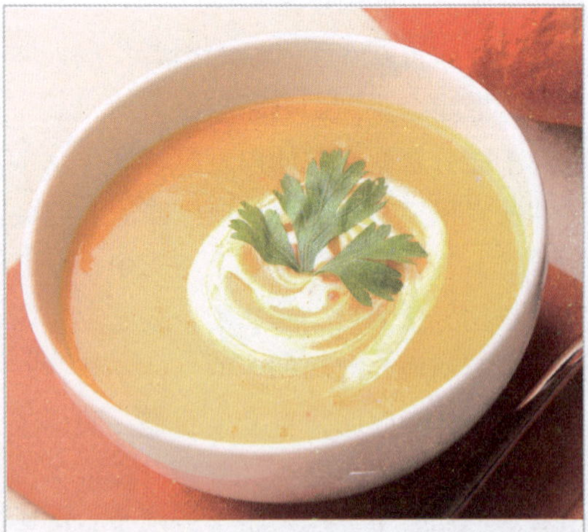
◎南瓜粥，适用于脾虚气弱、营养不良、肺痈、水火烫伤。

常吃荞麦饼，健康到老不是梦

如皋长寿村的老人用荞麦面、熟芝麻面和熟花生米屑为原料，配以切碎的雪里蕻咸菜做馅，制作成口口生香的荞麦饼，是其他地方难得一见的特色长寿食品。荞麦是我国的传统作物，但产量不高，全国种植的地方并不多。但在长寿之乡如皋，它一直作为特色长寿作物被普遍种植。

如皋人之所以把荞麦作为长寿食品，是因为荞麦中含有丰富的荞麦碱、芦丁、烟酸、亚油酸以及多种维生素和微量元素等，这些都是大米、白面等“细粮”所不具备的。其中铬是防治糖尿病的重要元素，芦丁有降血压、降血脂的功能，B族维生素、维生素E及硒有良好的抗衰老和抗癌作用。《本草纲目》中就说荞麦“实肠胃，益气力，续精神，能炼五脏滓秽。作饭食，压丹食毒，甚良”，还称荞麦“甘，平寒，无毒”。

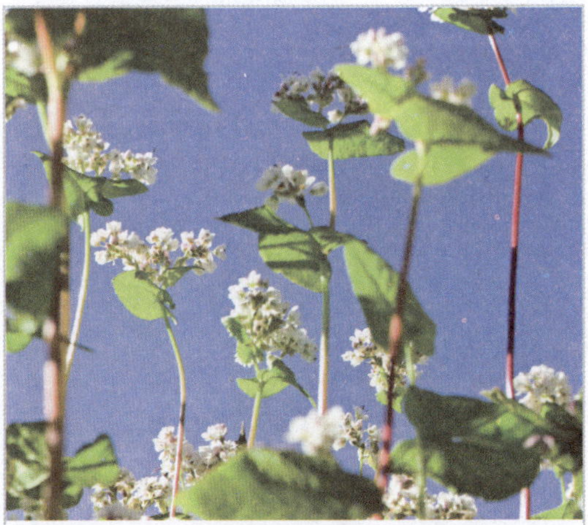

◎中医学认为，荞麦性味甘平，有健脾益气、开胃宽肠、消食化滞的功效。

东陈镇是如皋种植荞麦最多的地方，那里的农民几乎家家户户都要种荞麦，每户少则一二分地，多的甚至要种一二亩。每年收获的荞麦自家磨面食用，所以这个地方的长寿老人明显多于其他不种或很少种荞麦的地区。由于喜食荞麦，这里的老人很少有患高血压、糖尿病以及呼吸系统肿瘤的。

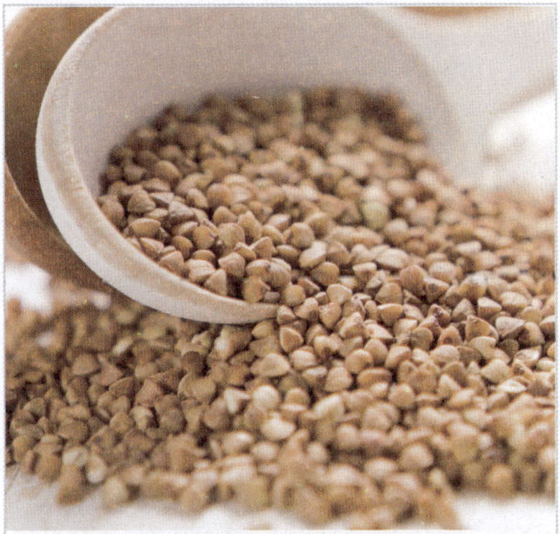

◎荞麦中的某些黄酮成分还具有抗菌、消炎、止咳、平喘、祛痰的作用。

如皋人除了把荞麦制作成荞麦饼外，还喜欢把荞麦面调成糊状，加上盐、葱花和鸡蛋，调匀，在锅上摊成薄薄的煎饼。清明时节，他们还会在摊荞麦煎饼的时候洒上新摘的杨柳嫩叶，使得煎饼有一种特别的清香味道。

“城南城北如铺雪，原野家家种荞麦。霜晴收敛少在家，饼饵今冬不忧窄。”这是宋代大诗人陆游咏荞麦的诗句。

简单糁儿粥，多喝就能延年益寿

糁儿粥是深受如皋人喜爱的粥食，这样的叫法似乎只有如皋才有。它是用玉米面、大麦糁和元麦糁等做主料熬成的。如皋民谣说："糁儿粥，米打底，喝了能活九十几。大麦青，元麦黄，多吃杂粮人长寿。"这又一次体现了如皋人饮食倾向"粗"、"杂"的特点。

玉米性平味甘，归胃经和大肠经，有止血、利尿、利胆、降压的作用，对小便不通、膀胱结石、肝炎、黄疸、胃炎、鼻炎、胆囊炎、高血压等病具有一定的治疗功效。

调查发现，如皋90岁以上的老人全都喜欢吃玉米，这充分说明长期食用玉米，有良好的滋补身体和延年益寿的功效。事实上，秘鲁山区、格鲁吉亚以及我国长寿之乡广西巴马等地区的人们都把玉米作为日常的主要食品。2004年，"首届中国长寿之乡联合论坛"在如皋召开，世界各地的长寿研究专家汇聚一堂，大家一致认为，玉米是最好的长寿主食。

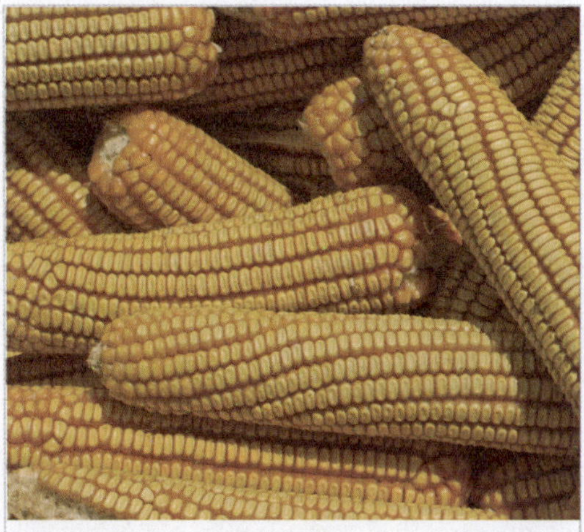

◎玉米面是玉米做成的面粉，它含有丰富的营养素。

如皋"三麦"指的是大麦、小麦和元麦，它们都是如皋糁儿粥的原料。

《唐本草》称，大麦具有"平胃止渴、消食疗胀"的作用。《本草纲目》也说它能消积进食、平胃止渴、消暑除热、益气调中、宽胸大气、补虚劣、壮血脉、益颜色、实五脏、化谷食。

小麦是现代人最重要的主食之一，它的营养价值也很高。中医认为，它味甘性凉，能养心安神、消除烦躁。《本草再新》把它的功能归纳为养心、益肾、和血、健脾四种。

如皋人所称的"元麦"其实是大麦的变种，北方人称"裸大麦"、"米麦"或"糖麦"，西藏、青海等地称"青稞"。元麦的食用价值和药用价值都很高，它的营养价值等同或高于大麦。在如皋的农村，当元麦

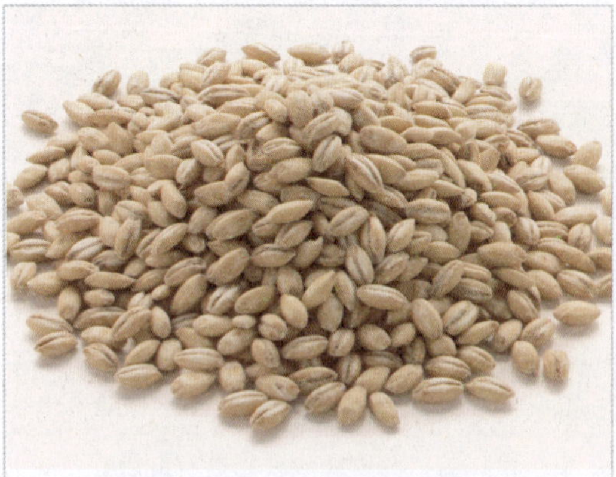

◎大麦糁适宜胃气虚弱、消化不良者食用。

成熟的时候，田间劳作饥饿了的农民常常会摘下元麦的穗头，用手轻揉，弄出饱满水灵的元麦粒，吹去尘土，拣去麦芒，直接入口，幽幽麦香，留在齿间。

元麦就是青稞。大麦里的一种。主要产在西藏、青海等地，江苏中部“三泰”地区（泰州、泰兴、泰县（姜堰））也广为种植。可做糌粑，又可酿酒。苏中地区以此物种子磨面煮成具有特色的“粯子粥”，‘粯’亦指这种植物的子实。

把元麦磨碎，即元麦糁。玉米糁和元麦糁是如皋糁儿粥的最常用原料。如皋人常吃的麦片其实就是玉米或元麦加工而成的。

如皋人熬糁儿粥喜欢用米打底，即用1/3的粳米加2/3的糁，和水熬制而成。方法是把淘洗干净的米倒入锅中，加水煮开，约15分钟后，加入用水调和好的糁，或直接把糁均匀洒扬在锅中，边扬糁，边搅拌粥锅，待粥沸腾后，用小火熬稠即可。

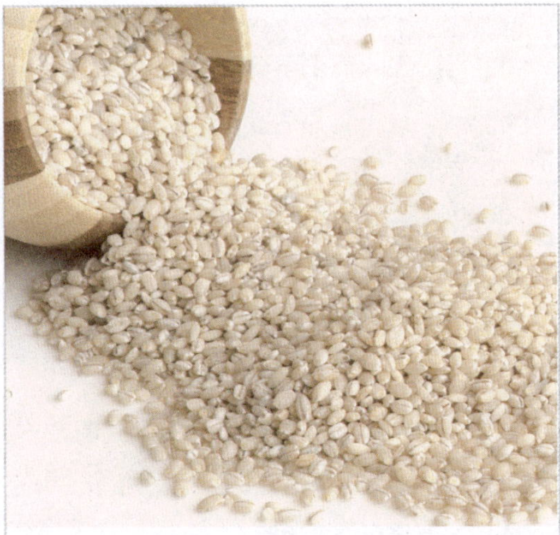

◎青稞，下气宽中、壮精益力、除湿发汗、止泻。

糁儿粥里面还可以加其他的辅食，像加山芋做成的山芋粥，在城市和农村都深受欢迎。

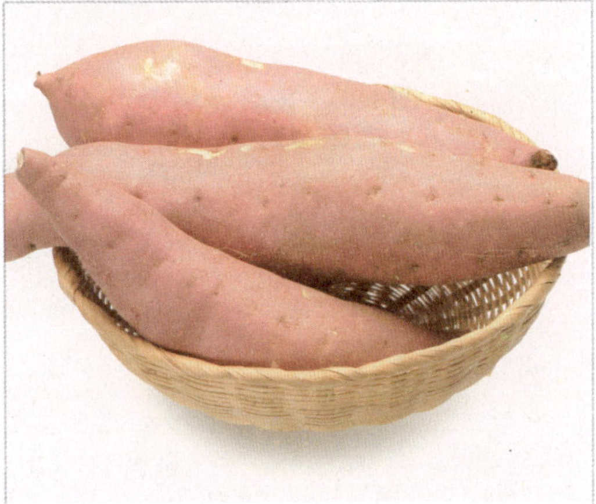

◎山芋，又称红薯、地瓜、甘薯等，中医认为山芋甘平无毒，肾健脾胃。

“糁儿粥，米打底”体现的是一种纯朴的民间营养概念。大米、玉米、大麦、小麦、元麦几种作物都具有健胃功效。大米性平、玉米性平、大麦性凉、小麦性凉，它们相互补充，相互配合，构成了独特的长寿营养食品。北魏的贾思勰在《齐民要术》中说：“炊糁佐以粳米为餐，补精益气。”唐代医学家孙思邈在《千金要方》上也谈到糁儿粥在食疗和养生方面的积极作用。因此，喝这种粥食的如皋老人能长寿，就不是什么奇怪的事了。

糁儿粥也有很多种，看所用糁儿及不同添加佐料来决定的，有淡粥、咸粥之分。淡粥，顾名思义，不放盐也不放糖，里面可以只是糁儿，也可以加一些块茎类食物。咸粥呢，内容丰富得很，茼蒿、大白菜，牛肉、皮蛋等，均可任意排列组合，放到糁儿粥里一起煮。

多吃名副其实的长寿菜——蕨菜

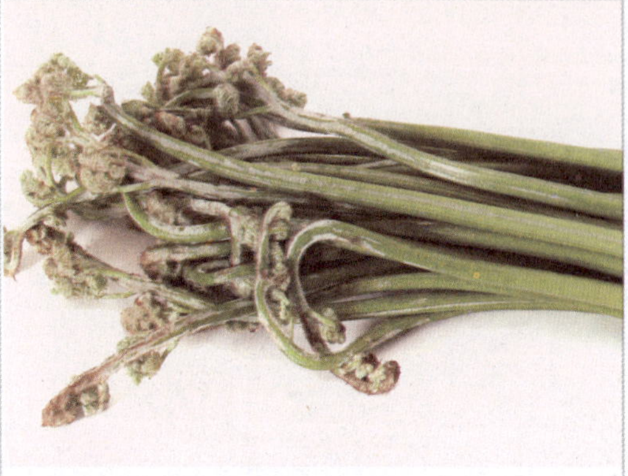

◎《食疗本草》：蕨菜可以“补五脏不足，气壅经络筋骨”。

蕨菜又称长寿菜，也有称为龙爪、龙头草等，是我国古老的蔬菜之一。它是野生植物，素有“山菜之王”的美称，产自深山，全国均有分布，东北、西北、内蒙古较多。《本草纲目》中有：“蕨菜性寒，味甘、微苦；消热化痰、降气滑肠、健胃”，现代研究认为，蕨菜富含蛋白质、脂肪、糖类、矿物质和多种维生素，并对细菌有一定的抑制作用，能起到清热解毒、杀菌消炎的作用。

蕨菜食用的方法很多，可以将蕨菜洗净用开水焯一下，后炒食或冲汤；还可干制，将其稍加蒸煮，晒干，食时用水浸泡。蕨菜性味寒凉，脾胃虚寒者不宜多食。

蕨菜，根茎粗壮，富含淀粉，故名粉蕨或蕨粉，可做粉条、粉皮食用。其嫩苗似拳卷曲，故又称“拳头菜”。食用时，一般用开水煮熟后，取出撕开，用清水浸泡一二天，每天换清水数次，泡去涩味，加油盐调料回锅炒熟食。因其味带涩，故有收敛治脱肛的功效。

蕨菜可做成凉拌粉蕨面、筋炒蕨菜、香辣蕨菜、龙爪菜烩豆米、冬菇蕨菜等菜肴。蕨菜菜肴味道鲜美，营养丰富，为大家所喜好。

据历史记载，当年康熙皇帝每年夏天都要到热河行宫木兰围场去打猎，路经六旗36营。金凤营的头人海通，没什么可进贡的，便提着一小袋蕨菜前去进贡，说：“这菜不仅味道鲜美，而且去痰生津、清气上升、浊气下降，常吃眼清目明，肤色润滑，长命百岁。”海通还用几片山鸡肉和碧玉色的蕨菜做出一道菜，并拼成一个“寿”字，康熙急忙品尝，果然香气沁透脾胃，一时食欲大开，神清气爽。

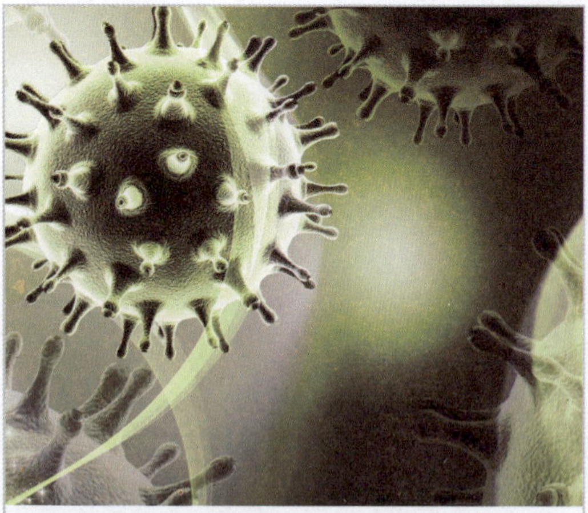

◎蕨菜富含蛋白质、脂肪、糖类、矿物质和多种维生素，并对细菌有一定的抑制作用。

喝小米粥、吃红薯——老人的长寿秘诀

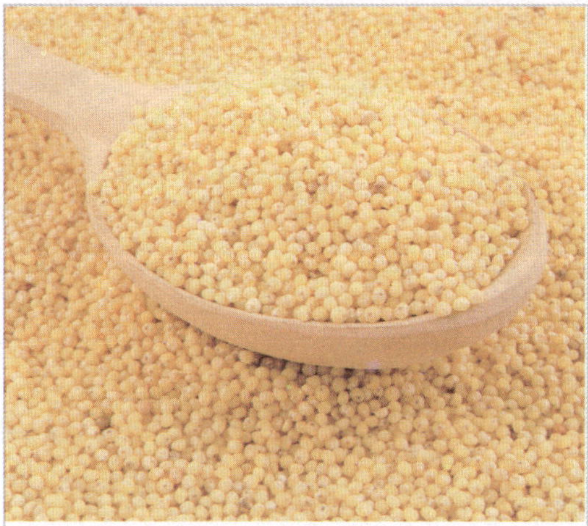

◎小米具有健脾和胃、补益虚损、和中益肾、除热、解毒之功效。

每一个长寿的人都有与众不同之处，在他们看来很普通的一件事，有时候恰恰是长寿的关键。

专家认为，经常喝小米粥，爱吃红薯，是老人长寿的一个重要原因。

红薯营养丰富，是补益身体的佳品。红薯被称为“土人参”，为什么会有这样的称号呢？这得从一个故事说起。乾隆皇帝寿至89岁，在我国历代皇帝中享年最高。据传，他在晚年曾患有老年性便秘，太医们千方百计地为他治疗，但总是疗效欠佳。一天，他散步路过御膳房，一股甜香气味迎面扑来，十分诱人。乾隆走进去问：“是何种佳肴如此之香？”正在烤红薯的一个太监见是皇上，忙叩头道：“启禀万岁，这是烤红薯的气味。”并顺手呈上了一块烤好的红薯。乾隆从太监手里接过烤红薯，大口大口地吃起来。吃完后连声道：“好吃！好吃！”此后，乾隆皇帝天天都要吃烤红薯。不久，他久治不愈的便秘好了，精神也好多了。乾隆皇帝对此十分高兴，便顺口夸赞说：“好个红薯！功胜人参！”从此，红薯又得了个“土人参”的美称。

红薯的营养非常丰富，是粮食中的佼佼者。前苏联科学家说它是未来的“宇航食品”。法国人说它是当之无愧的“高级保健食品”。《本草纲目拾遗》中有：“红薯能补中、活血、暖胃、肥五脏。”红薯含有大量膳食纤维，在肠道内无法被消化吸收，能刺激肠道，增强蠕动，通便排毒，尤其对老年性便秘有较好的疗效。

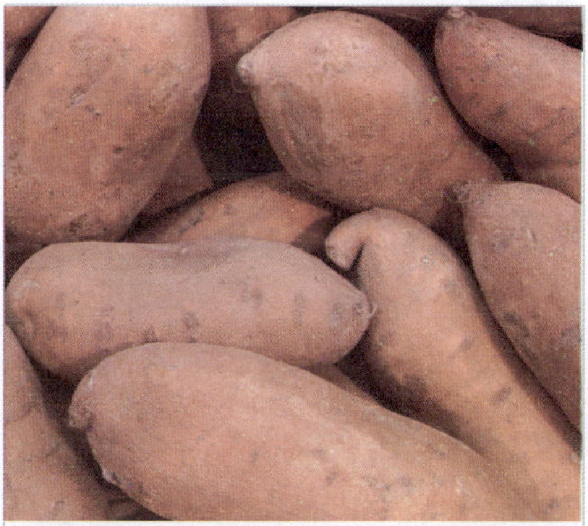

◎红薯煮食，可治热黄疸。

小米具有极强的生命力，在任何贫瘠的土地上都可以生长，只要撒下去，它就能长起来，所以我们的祖先把小米作为五谷之首，是很有道理的。

每天吃两顿饭就能颐养天年

古代的人们每天只吃两顿饭，早上九点左右和下午两三点各吃一次，他们的这种做法非常符合养生之道。早上九点左右是脾胃最旺盛的时候，这时候吃饭可以得到最好的消化和吸收；下午两三点则是小肠经当令，正好可以将食物的精微运送到人体的各个部位，以供生命活动之需。

我们现代人的生活规律都是每天三顿饭，有些人还会加上夜宵，一天四顿，如果让我们按照古人那样每天吃两顿，似乎有点不太可能，毕竟饿肚子对身体也没什么好处。所以只能建议现代人早晨和中午吃得好一点，可以多吃一点，但是不要着，晚上一定要少吃一点。

特别是男人过了32岁，女人过了28岁以后，这时身体的新陈代谢已经开始走下坡路。早上和中午阳气旺盛，吃的食物都能转化成气血滋养身体。但是到了晚上，自身的阳气不足，代谢缓慢，吃进去的食物不能化成气血，而成了多余的废物，也就是中医所说的"痰湿"，所以说晚上要少吃。

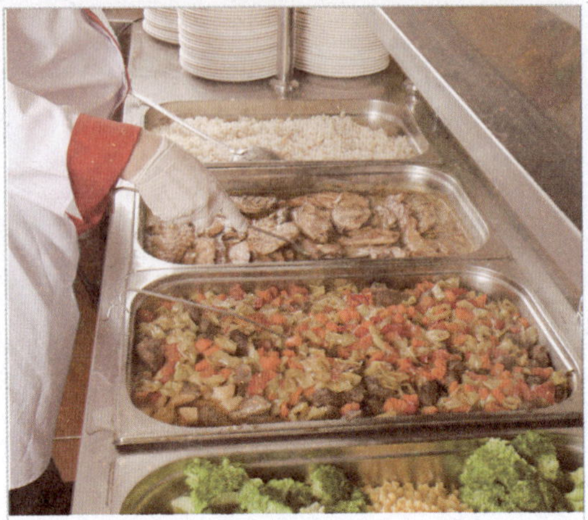

◎人们认为午餐是一天中最重要的一餐，也是食物和能量的主要补充。

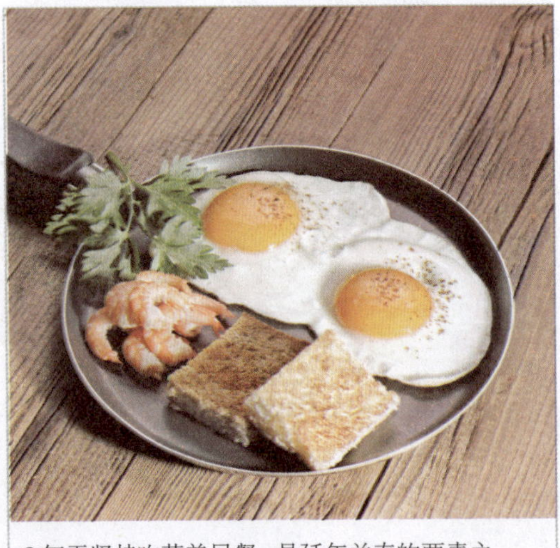

◎每天坚持吃营养早餐，是延年益寿的要素之一。

李时珍在《本草纲目》中也提倡人们晚上要少吃。民间有句谚语说的也是这个意思："早晨要吃好，中午要吃饱，晚上要吃少。"早晨胃里是空的，既要补充前一天晚上的消耗，又要供上午身体能量之所需，要吃得好一点，而中午起着承上启下的作用，多吃一点也没关系。晚上少吃的道理我们刚才说过，这里不再多说。

所以，我们建议大家，特别是老年人，不用想着生活条件好了，就多吃好的，保健品不离口，其实只要像如皋老人那样每天吃两顿饭就可以轻轻松松颐养天年。

长寿膳食四字诀：淡、杂、鲜、野

分析如皋长寿老人的膳食习惯，发现了几个亮点，那就是“淡、杂、鲜、野”四个字。不要小看这简单的几个字，里面蕴涵的养生之道值得我们好好思考。

（1）淡。如皋人延续了传统的饮食习惯，喜欢粗茶淡饭，素食为主，远离大吃大喝、暴饮暴食，拒绝重油重糖、大鱼大肉和辛辣的食物。明代医学家李时珍，曾在《本草纲目》中写下这样一段话：“胡椒大辛热，纯阳之物……时珍自少食之，岁岁病目，而不疑及也。后渐知其弊，遂痛绝之，病目亦止。”

据说李时珍年轻时经常患眼病，却始终找不出病因。后来渐渐发觉年年复发的眼疾竟与自己平时特别爱吃的胡椒有关。于是在停食胡椒一段时间，眼病康复后又试吃了一两粒，很快就觉得双目干涩、视力模糊。为此，特在撰写《本草纲目》中收录胡椒时予以指出，以示后人。

如皋人的餐桌上最常见的就是青菜、萝卜、豆腐。很多百岁寿星爱吃的蔬菜就是青菜、韭菜、菠菜。如皋人无论多忙，天天都要有个“下锅菜”，大鱼大肉倒不一定天天有，但绿叶蔬菜是一天不缺的。

如皋俗谚道：“冬吃萝卜夏吃蒜，生姜四季保平安。”“大麦糁儿加把米，吃了活到九十几。”“青菜清火，豆腐定心，萝卜化痰，芹菜生津。”如皋人将这些言语身体力行，真正形成了自己的健康饮食特色。

（2）杂。如皋人的饮食非常丰富，他们既吃大米、面粉等细粮，又食玉米、大麦、元麦等粗粮。他们吃的稀粥主要是粳米、玉米面、大麦糁。粗粮、细粮、蔬菜、水果、花生、白果等，既有正餐，又有小吃，还有零食。人们口袋里往往会装

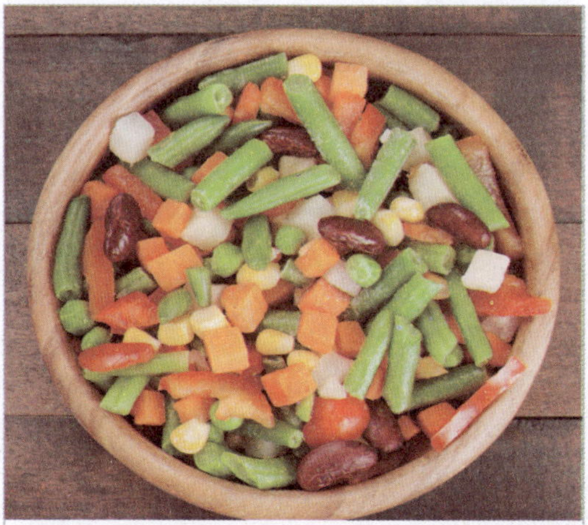

◎素食是饮食方式一种，是一种不食肉、家禽、鱼等动物产品的行为。

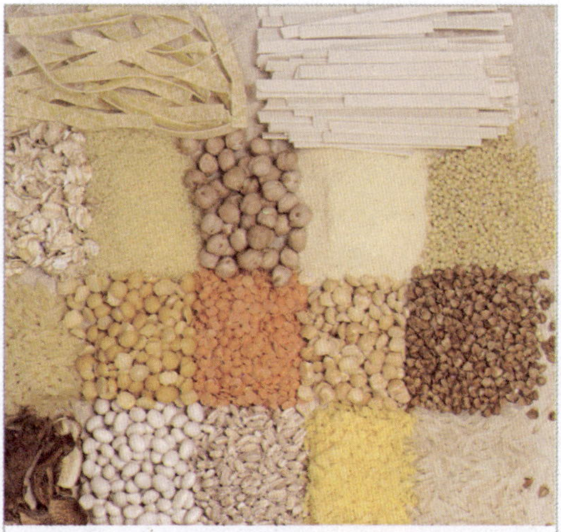

◎“样样都吃不拣嘴”是如皋寿星的长寿之道。

一把花生、蚕豆之类炒货，随时取食。他们摄入全面、均衡的营养，以满足身体各部位的需要。

（3）野。俗谚说："如皋人，生得怪，有菜不吃吃野菜。"野菜，采集天地间灵气，吸取日月精华，是大自然的精髓之一。野菜那些纯净、本真的鲜香，是自然的礼物，是我们绿色生活的气息，亦是人与自然相互关爱的见证。野菜不仅能够丰富餐桌，也是防病治病的良药。其实这是大自然对如皋人的恩赐。如皋滨江临海，四季分明，气候湿润，日照充足，适宜野菜生长，所以如皋人饭桌上一年四季都有新鲜的野菜佐餐。春天的香椿头、枸杞头、榆树头、马齿苋、野苋菜，夏天的芦笋、小蒜，秋天、冬天的胡萝卜缨、荠菜、毛老虎、狗脚瓣、伢儿拳头、鹅儿头、紫花草、家灰条等，都是新鲜自然的美味。

特别受如皋人欢迎的黄花（苜蓿）营养丰富，炒腌皆可，美味鲜香，不可多

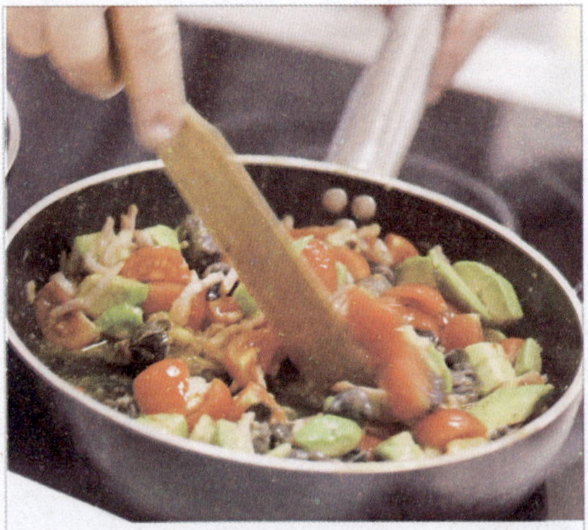

◎烹饪蔬菜的最普通做法是用旺火炒一小会儿，这样可以最小程度地流失营养。

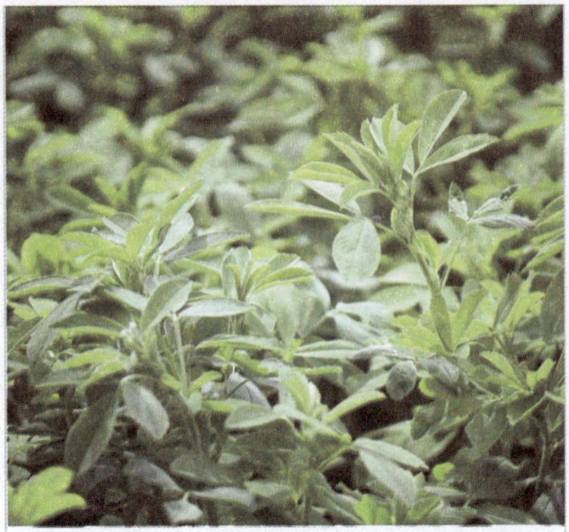

◎苜蓿经油炒后，趁热进食，味极鲜美。

得。诗人陆游就曾有诗称："苜蓿何不日满盘！"

如皋人还喜欢吃一种野生的蕈子，一种黑褐色的"土蘑菇"，不仅口感上比人工培育的蕈子好吃，而且营养非常丰富，是补脑健身的美食佳品。

（4）鲜。如皋人吃东西崇尚一个"鲜"字：肉要当天宰的，虾要当天捞的，鱼要活蹦乱跳的，文蛤要现劈的，蔬菜要带露拔的，毛豆要早上剥的，豇豆要早上摘的，芋头要当场刮的，豆腐、茶干绝对要当天做的。这样原汁原味的新鲜食物营养成分破坏得才最少。也许如皋人并不明白太多关于膳食营养方面的科学知识，但是他们祖祖辈辈传下来的就是最健康、最令人羡慕的科学膳食之道。

归纳如皋人的膳食四字诀，我们可以体会到如皋人亲近自然、舒适惬意的生活状态和悠然自得的心境，这是最可贵的，也是最能让人贴近健康的。

荤素搭配，长命百岁不是梦

有人爱吃荤菜，但又怕胖，有没有两全其美的方法？当然有，那就是荤菜素菜一起烧，荤菜吃得少，素菜营养也更好。从营养学上讲，荤素搭配有互补性，而从中医保健角度来看，合理的荤素搭配还能加强食疗功效。

比如很多老年人都缺锌。调查表明，这些缺锌的老人平日饮食都是以谷物和蔬菜为主，动物蛋白摄入量不足，也就是吃荤菜比较少。可见，老年人不能多吃荤，但也不能吃得太少，最主要的是要注意荤素搭配。

那么荤素究竟怎样搭配才好呢？在食物的摄取中，蛋白质应占总热能的15%，动物蛋白质与植物蛋白质之比为1∶2。

动物蛋白质食品以奶、蛋、鱼、瘦肉为好，植物蛋白质食品以豆类食品为好。脂肪占总热能的25%，其中动物脂肪应占1/3。碳水化合物即日常主食应占热能的60%～65%。还要注意增加钙、磷、铁等矿物质和维生素的摄入，多吃新鲜蔬菜水果。

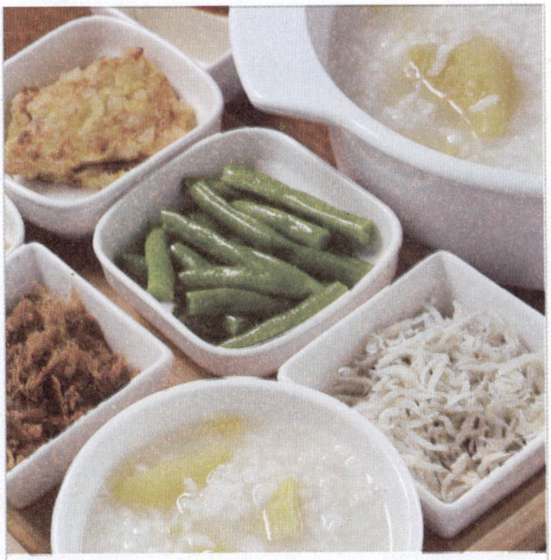

◎吃饭要讲究荤素搭配，合理的搭配能加强食疗的功效。

土豆烧牛肉、板栗烧鸡、鱼肉豆腐、鸭肉山药等都是很好的荤素搭配菜肴。除此之外，再为大家推荐一款荤素搭配非常好的美味佳肴：“胡萝卜炖羊肉”。

羊肉营养丰富，《本草纲目》说它有补阳生暖的功效，但有膻味。胡萝卜富含胡萝卜素，但属脂溶性食物。将两者合炖，胡萝卜能除羊肉的膻味，胡萝卜素则溶解在羊肉的油脂中，在小肠中转化为维生素A而被吸收。这道菜色美味佳，对人体有补益功效，是一些少数民族的家常菜肴。

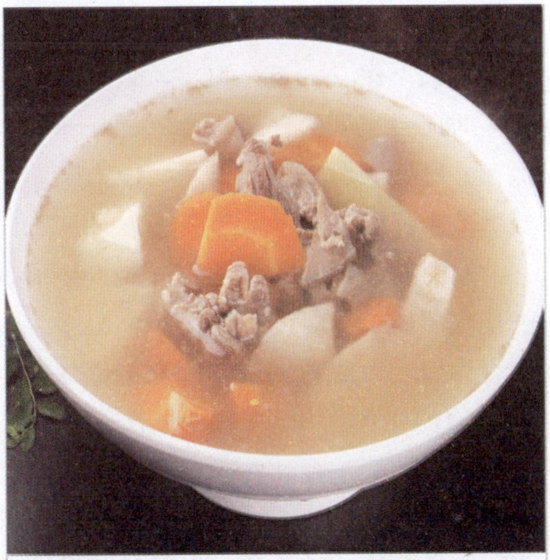

◎胡萝卜炖羊肉，这道菜色美味佳，对人体有补益功效。

老年人饮食当"薄味静调"

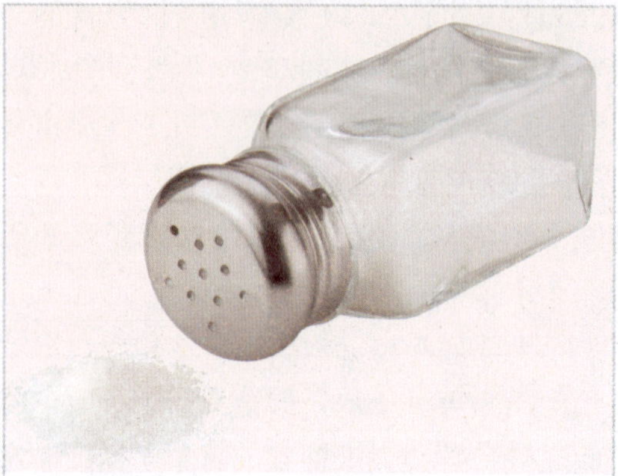
◎食盐，又称餐桌盐，是对人类生存最重要的物质之一，也是烹饪中最常用的调味料。

"早晨开门七件事，柴米油盐酱醋茶"，这句话形象地说明了盐是我们生活中很重要的一部分。吃饭时菜里如果不放盐，即使山珍海味也味同嚼蜡。盐不仅是重要的调味品，也是维持人体正常发育不可缺少的物质。

人吃盐过少会造成体内的含钠量过低，引发食欲不振、四肢无力、晕眩等现象；严重时还会出现厌食、恶心、呕吐、心率加速、脉搏细弱、肌肉痉挛、视力模糊、反射减弱等症状。

盐的制作与使用起源于中国，盐字本意是在器皿中煮卤。《说文》中记述：天生者称卤，煮成者叫盐。传说黄帝时有个叫夙沙的诸侯，开始以海水煮乳，煎成盐。其色有青、黄、白、黑、紫五样。现在推断中国人大约在神农氏（炎帝）与黄帝之间的时期开始煮盐，中国最早的盐是用海水煮出来的。到了20世纪50年代福建出土的文物中有煎盐器具，证明了仰韶时期(公元前5000年～公元前3000年)古人已学会煎煮海盐。

现代人菜里放的盐越来越多，还是觉得没味，所以很多麻辣、酸辣食品特别受现代人的欢迎。其实，吃太多的盐对人体来说并不是什么好事，民间自古就有"烧菜少放盐，岁岁寿命延"的说法。尤其是老年人，更应当食得淡一点。李时珍在《本草纲目》中就嘱咐人们要饮食清淡。

老人应以淡食为主，远离酒肉以及各种味道厚重的食物。清代著名医学家叶天士曾经说过，"老年饮食当薄味静调"。他认为老人的脾胃不如年轻人，不能经常被厚味所刺激，尤其是要戒酒，因为大量饮酒会伤及脾胃。痰湿堆积体内，人就容易发胖，胖人多痰，身体肥胖的人最容易患痰火、中风之类的病症。

现代医学也认为，老年人应该尽量

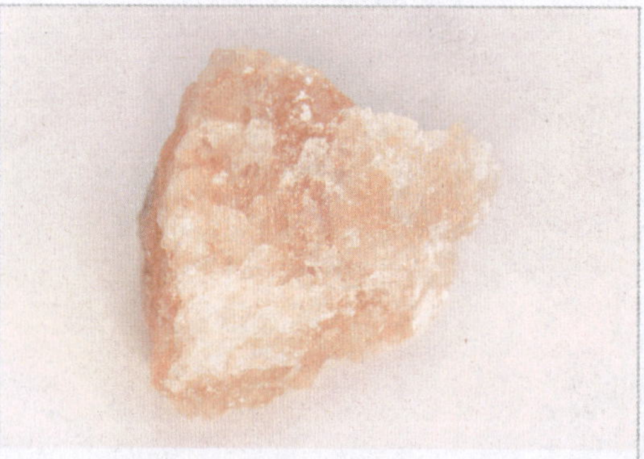
◎部分地区出的食盐加入氯化钾以降低氯化钠的含量，用来降低高血压发生率。

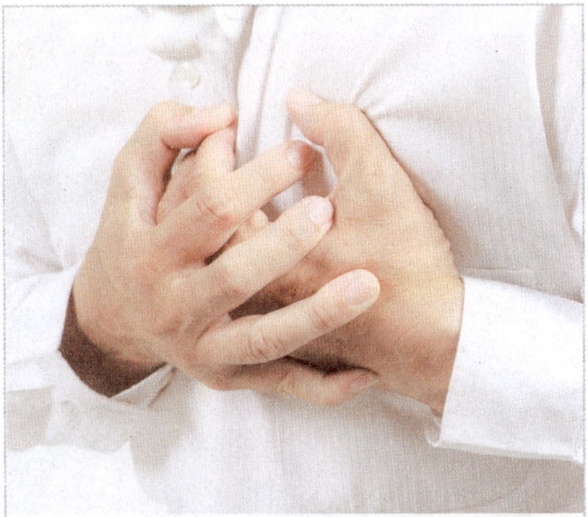
◎成人每日钠盐摄入量应不超过6克。如果经常食用过量盐，会造成冠心病、高血脂等症。

少摄入食盐，如果食物太咸，盐中的钠离子过剩，就会增加循环血液量和钠的潴留，时间长了就会导致血管收缩、血压升高，造成脑血管障碍。高血压、高血脂、冠心病等都是老年人易患的疾病，这些疾病也跟食物过咸有关，因此老年人一定要注意食盐的摄入量，每天不能超过6克，最好多喝汤、粥这些易消化的食物。

有些老年人习惯吃咸的食物，一下子吃淡很不适应，这时候可以慢慢减少食盐的摄入量，坚持每天少吃一点，天长日久就习惯了。含盐量较多的食物，如腊肉、腊鱼、香肠、咸菜、咸蛋等，老年人应尽量远离。

世界卫生组织建议，健康人通过饮食摄取盐，每人每日最佳食盐量不应超过6克。长期食盐量低于6克，可使25～55岁人群的收缩压降低9毫米汞柱，到55岁时冠心病死亡率可减少16%。因此，有专家提出："远离高血压，从限盐开始。"这与我们民间谚语的说法是一致的。下面我们就推荐一些限盐的方法。

烹饪时，尽量少用盐，多利用蔬菜本身的强烈风味，例如青椒、西红柿、洋葱、香菇、香菜和清淡的食物一起烹煮。西红柿炒蛋就是好例子。

少吃泡面，少吃快餐食品。

炒菜时不要加酱油，做好后依个人爱好酌量添加。

吃足够的蔬果，多吃橘子、豆芽，它们能促使盐中的钠排到体外。

另外，肾脏病人也要注意少吃盐，因为肾功能不好的人排尿少，多余的盐分排不出去，便会吸收水分来稀释这些盐分，结果使人体组织中积水，导致水肿。患肝硬化腹水的人也不能多吃盐，不然腹水便很难消退。

心力衰竭的病人同样不能多吃盐，不然水肿也难消退。盐会把水分保留在血液中，升高血压，因此高血压病人也要注意不能吃得太咸。

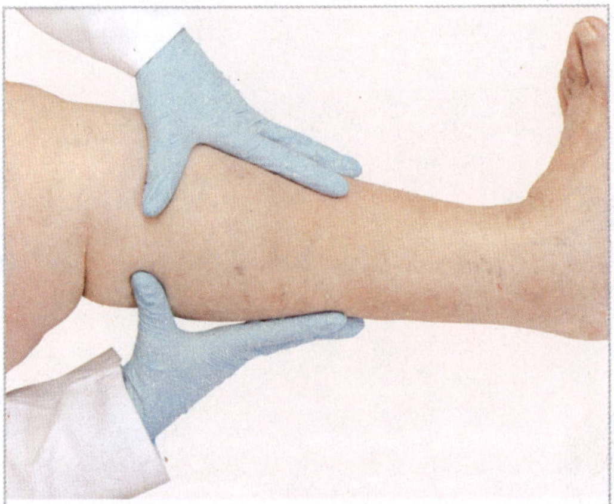
◎正常人每日摄入35~40克食盐就会引起急性中毒，出现水肿。

"七守八戒"要牢记，活到天年乐陶陶

人的生命是既坚强又脆弱的，在很多灾难面前我们所能承受的远远超出了自己的想象，有时候只是一个小小的感冒，就可能让人撒手人寰，这是生命的无奈。那么我们所能做的，就是在自己能够掌控的范围内，从最简单的做起，过健康的生活，悠然自得地活到天年。

成年人每日的食谱应包括奶类、肉类、蔬菜水果和五谷等四大类。奶类含钙、蛋白质等，可强健骨骼和牙齿，每日饮250~500毫升为宜。肉类、家禽、水产类、蛋类、豆及豆制品等，含丰富的蛋白质，可促进人体新陈代谢，增强抵抗力，每日4~6两为宜。

蔬菜、水果类含丰富的矿物质、维生素和纤维素；可以增强人体抵抗力，畅通肠胃，每日最少应吃1斤。米、面等谷物主要含淀粉，即糖类物质主要为人体提供热能，满足日常活动所需，每日约5~8两为宜。

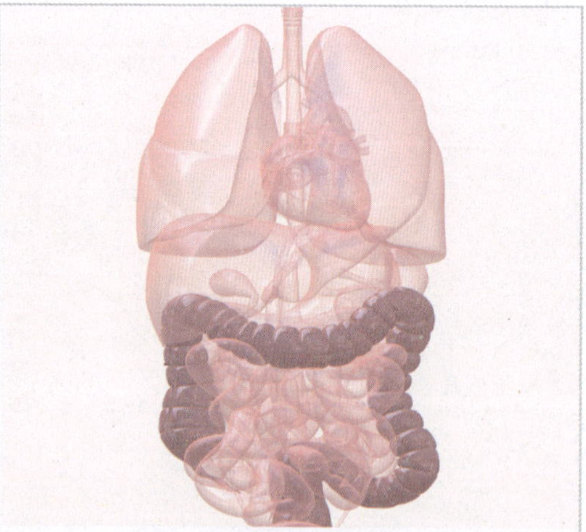
◎不合理的饮食，营养过度或不足，都会给健康带来不同程度的危害。

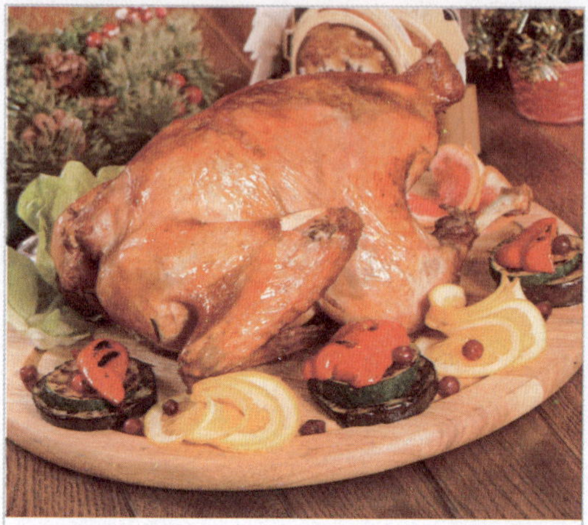
◎食物能够提供对身体有益的系统营养物质和其他合成物质。

膳食是健康生活的重要方面，要想吃得健康，首先应该牢记"七守八戒"的原则，这是最基本的。我们先说"七守"，其实就是七个需要注意的方面。

（1）多喝水、喝汤，不喝或少喝含糖饮料、碳酸饮料和酒。李时珍在《本草纲目》中就发出"药补不如食补，食补不如水补"的感叹。

（2）吃东西要有节制，不要暴饮暴食，每餐最好只吃七八分饱。《本草纲目》指出："饮食不节，杀人顷刻。"告诫人们尤其是中老年人，不可食之过饱，更不可暴饮暴食。

（3）尽量采用健康的烹调方式。能生吃的不熟吃（番茄例外），能蒸煮的不煎炒，能煎炒的不炸烤，注意少放盐

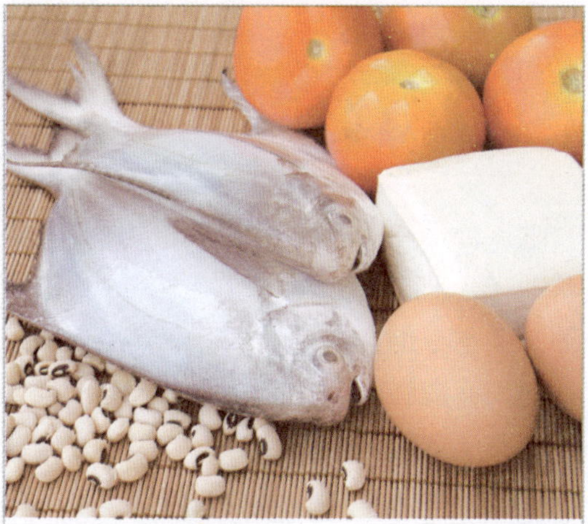
◎通过合理平衡的膳食和身体锻炼可以减少慢性疾病的发病危险。

和味精。

（4）严格控制糖和淀粉的摄入，不吃或少吃细粮，少吃血糖生成指数高的食物，多吃粗粮（未进行精加工的食物）。吃饭时最好先吃含膳食纤维多、血糖生成指数低的食物，如绿叶蔬菜、坚果和肉类。

（5）多吃鱼类、海鲜、肉类、蛋类、坚果、种子、天然植物油、绿叶蔬菜和低糖水果等卡路里比较低的食品。

（6）少吃会让自己过敏的、含有害物质的食品，如油炸食品、氢化油食品或腌制食品等。

（7）增补多种营养素。增补抗氧化剂，包括维生素A、维生素C、维生素E以及含原花青素高的食物，如可可和绿茶。增补矿物质，包括钙、镁、铁、锌、硒、铬等。

除此之外，中老年人还要牢记健康膳食“六戒”。

（1）戒贪肉。膳食中如果肉类脂肪过多，会引起营养平衡失调和新陈代谢紊乱，易患高胆固醇血症和高脂血症，不利于心脑血管疾病的防治。

（2）戒贪精。如果长期食用精米、精面，体内摄入的纤维素少了，就会减弱肠蠕动，易患便秘等病症。

（3）戒贪杯。长期贪杯饮酒，会使心肌变性，失去正常的弹力，加重心脏的负担。如果老人饮酒多，还易导致肝硬化。

（4）戒贪咸。摄入的钠盐量太多，会增加肾脏负担，容易引起高血压、中风、心脏病及肾脏衰弱。

（5）戒贪甜。过多吃甜食，会造成机体功能紊乱，引起肥胖症、糖尿病等，不利于身心保健。

（6）戒贪硬。胃肠消化吸收功能不好的人，如果贪吃坚硬或煮得不烂的食物，久而久之容易导致消化不良或胃病。

据研究，人的自然寿限是120～150岁，现在的绝大多数人都活不到这个年纪。其实只要严格遵照上述原则，你就能自然活到天年，走完生命的完美旅程。

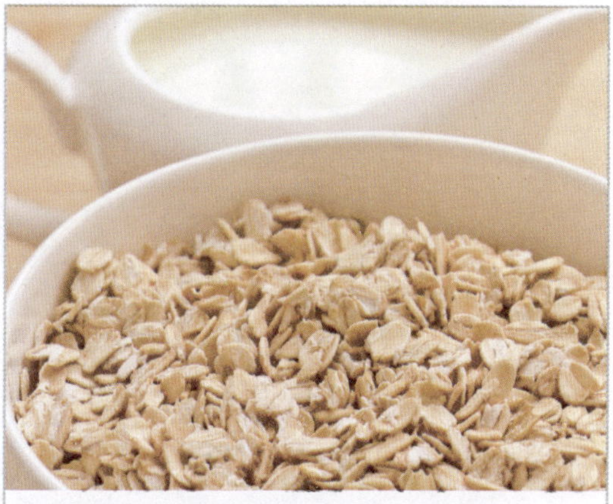
◎尽管在某些情况下会推荐膳食补充物，但它仍然不能代替健康的饮食。

老人饮食遵照“3+3”原则

零食可不是小朋友或年轻人的专利，老年人适当地吃些零食，对热量的补充和营养平衡是很有好处的。因此专家建议，老年人每天除了三顿正餐外，还要有三顿加餐，一些小零食作为加餐最合适不过了。

一日三餐，是不能满足老年人对营养素的需要的。因为消化机能减退，每餐吃得饱一时难以消化吸收，给胃肠道带来较多负担，常常会出现消化不良的症状。如果每餐吃七成或八成饱，在两餐之间感到饿了，吃一点易消化、富于营养的零食，既保证老年人的正常营养需要，又不会给胃肠造成过重负担。

老年人吃零食要吃得科学，65岁以上老人早餐后2~3小时，约上午10时吃一次零食。除此之外，还可以选择维生素含量高的苹果、香蕉、橘子、猕猴桃、西瓜等新鲜水果。

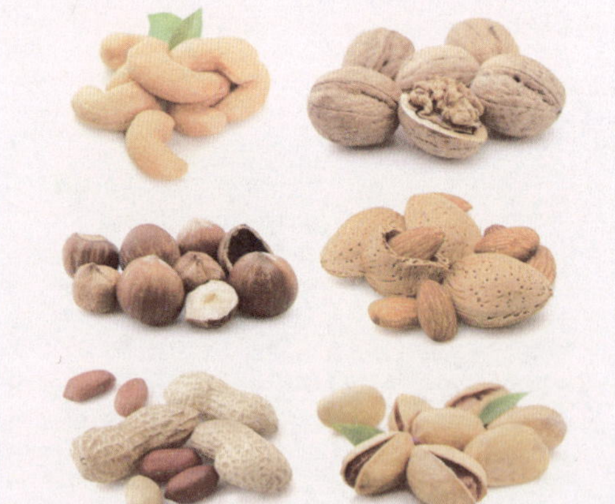

◎老年人适当吃些零食对身体健康有益处。

午饭后休息一会儿，等到下午3点左右吃点种子类的零食是个不错的选择，如葵花子、西瓜子、花生、核桃仁、松子等。《本草纲目》说西瓜子：“炒食，补中宜人，清肺润肠，和中止渴。”不过，种子类的零食虽然能够提供丰富的蛋白质、脂肪及多种微量元素，但唯一的缺点是热量太高，因此不宜吃得过多。瓜子、花生、松子限制在10粒左右，核桃仁2个就足够了。

人过中年以后的进食方式就应该像羊吃草那样，饿了就吃点，每次不多吃，胃肠总保持不饥不饱的状态。每天饮食遵照“3+3”原则，做到三顿正餐和三顿加餐，营养均衡。

专家特别提醒，对于肥胖或有糖尿病的老年人来说，含糖量较高的各种糖类和巧克力最好还是敬而远之，以免造成血糖升高。

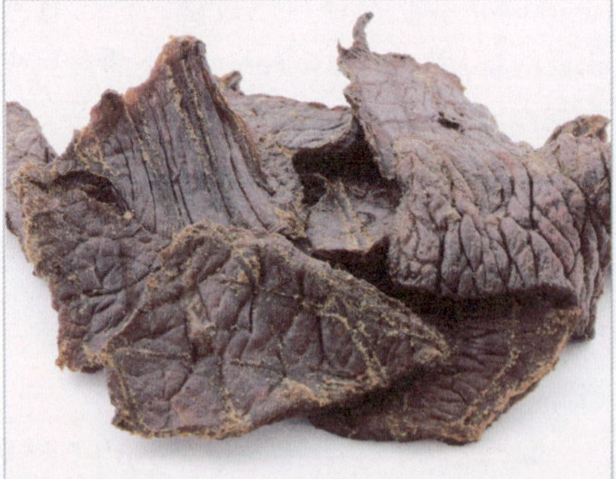

◎老年人可以吃一些煮鸡蛋、牛肉干、牛奶等营养丰富的食物。

多亲近远亲食物，你会百病不生

所谓远亲食物，就是在空间和生物学关系上以及物种进化过程中距离人类相对较远的食物。比如，在与人类的关系上，野生食物远于人工种植的食物，海洋中的食物远于陆地上的食物。这些远亲食物中保留了近亲食物所不具备的对人体有益的珍贵物质，而这些物质大多在物种进化的过程中丢失了。

如皋市，旧称江苏省历史文化名城、中国花木盆景之都、世界长寿养生福地。东濒黄海，南临长江，与张家港隔江相望，总人口145万。是世界长寿乡、中国花木之乡、中国优秀旅游城市、国家卫生城市、苏中七战七捷发生地，江海平原最早成陆的地区、长江三角洲最早见诸史册的古邑、我国沿海最早对外开放的县（市）之一。

如皋人常说："吃四条腿的不如两只脚的，吃地下跑的不如天上飞的，吃天上飞的不如水里游的，吃水里游的不如地上种的。"其实这就是对于亲近远亲食物的生动表述。

如皋人常吃的远亲食物有这样几种：香菇、海带、黑木耳、螺旋藻等。明代著名医药家李时珍著的《本草纲目》中载："香菇乃食物中佳品，味甘性平，能益胃及理小便不禁"，并具"大益胃气"之功效。

如皋人餐桌上以香菇为原料的菜肴很多，有香菇冬笋、香菇炒菜心、香菇炒肉片、香菇炒三丝、香菇豆腐汤、香菇煨鸡等。他们用香菇加大枣共煮，治疗脾胃虚弱、营养不良、气血亏损等症引起的面容枯槁、肌皮失调、气血不正；用香菇、木耳、豆腐和瘦肉一起煮的汤，对肝阳上亢的高血压、动脉硬化、高血

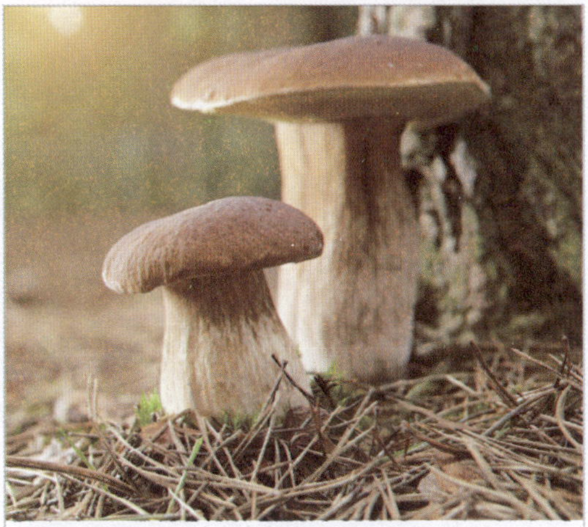

◎野生菌所含有的无机盐和氨基酸等可以达到健脑、提高免疫力、抗辐射等诸多保健功效。

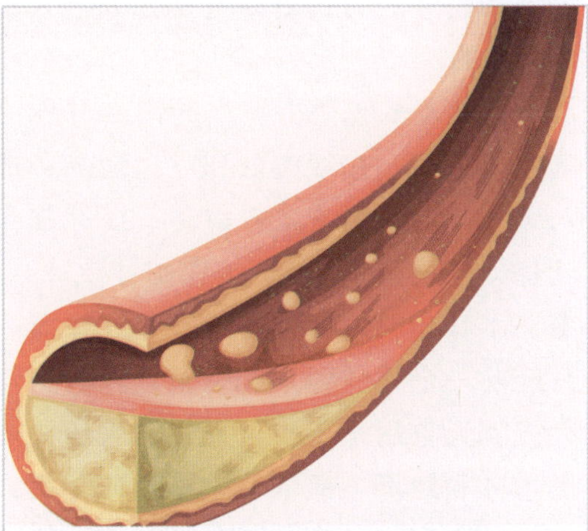

◎用香菇、木耳、豆腐和瘦肉一起煮的汤，对肝阳上亢的动脉硬化、高血脂特别见效。

脂特别见效，这道汤也被称为味道鲜美的“长寿汤”。

如皋濒临黄海，海带是寻常人家的常备食物。《本草纲目》记载：“海带可治瘿病（即甲状腺肿）与其他水肿症，有化痰、散结功能。”如皋老人用绿豆、海带和大米炖熬的绿豆海带粥，是降血压的绝好食方。另外，用干荔枝10枚与海带、海藻同煮，加黄酒、葱、姜、大料、桂皮、盐等佐料，可治疗单纯性甲状腺肿大。而以海带、鳖甲、大枣、猪肉炖成的长寿汤更是如皋老人每周必食的。

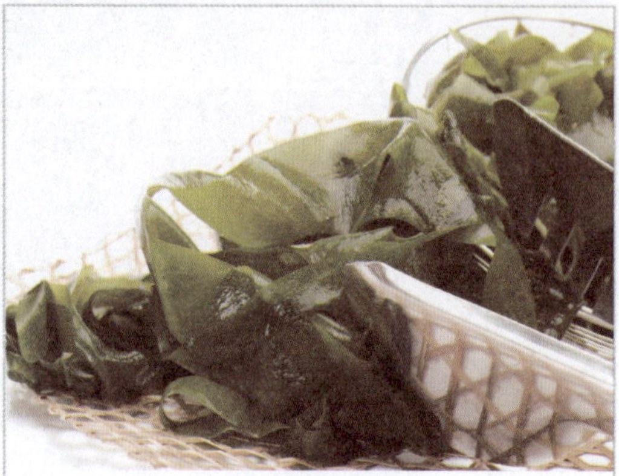
◎常食海带可令秀发润泽乌黑。

如皋人多选择山林产的黑木耳作为家中常备菜。在炒肉片和肉禽炖品中加入黑木耳，不但使菜肴鲜美，还能强身健体。在如皋人的家传秘方中，将红枣、木耳合成一种补血的木耳红枣汤，月经前一个礼拜到月经结束这段时间每天或隔天食用，能改善女性的脸色。用黑木耳和红枣、粳米、冰糖熬成稀粥，可以滋阴润肺，治疗咳嗽、咯血、气喘等症。但在如皋，患有慢性腹泻的病人吃木耳十分谨慎，因为黑木耳滋润，易滑肠，会加重腹泻症状。

螺旋藻属蓝藻类，墨绿色，因呈螺旋形而得名，是地球上最早出现的原始生物之一，更是距离人类十分遥远的远亲食物。它的营养成分非常丰富，长期食用，可以保护心血管、肝、肾，对贫血、风湿等慢性疾病有很好的治疗效果，还能美容、调节免疫力、抗辐射、抗疲劳，而且没有任何副作用。新鲜的螺旋藻只要用水冲洗干净后即可食用，如皋老人一般是加水饮用，也有人与果汁、稀饭等食物同时饮用或涂抹在面包、馒头上食用，常吃螺旋藻的如皋老人气色很好、精神焕发。

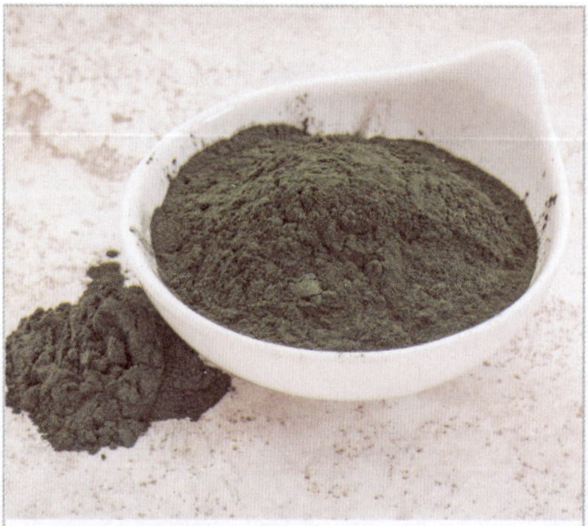
◎螺旋藻中含有大量的蛋白质，占净重的55%~77%。

中国人有句古话叫“远亲不如近邻”，说的是生活上遇到困难时，再好的亲戚也比不上附近的邻居。但在养生这个问题上，就得说“近邻不如远亲”，远亲食物才是我们身体最需要的，多多亲近它们，你的身体就能百病不生。

如皋老人个个都是营养搭配专家

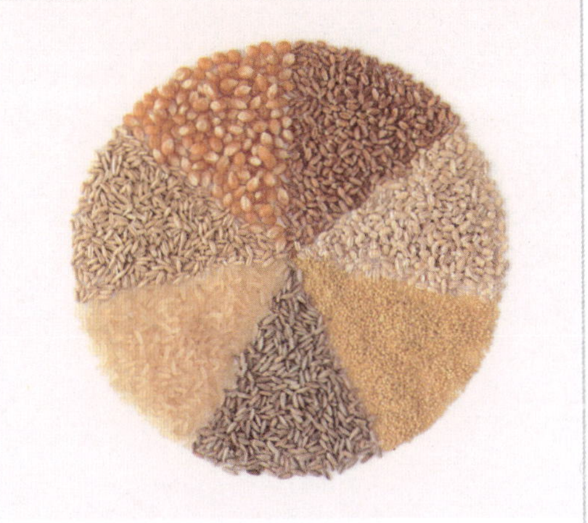

◎杂粮主要有高粱、谷子、荞麦等，多吃杂粮有助于降低血压等疾病。

在如皋，人们常年延续以米饭、糁儿粥、各种面食为主食的习惯，杂粮和薯类来说也是生活中必不可少的食物。

可不要小看这简单的米饭、糁儿粥，研究表明，单一食用大米时，蛋白质的利用率一般，如果以2/3大米加1/3的玉米，蛋白质的利用率就能大幅度提高。如果以玉米、面粉、大豆粉各1/3制成混合食品，那么营养价值可提高8倍。

如皋人在对食物的选择上也非常用心，通过天长日久的积累，他们掌握了食物搭配的利与弊、宜和忌。用他们的话说，只有吃得合适才能有营养，搭配错了就会伤身。

逢年过节，如皋人的饭桌上常有兔肉和螃蟹。不过，如果吃了兔肉，这桌菜里肯定没有鸡蛋。因为兔肉性味甘寒酸冷，鸡蛋甘平微寒，两种寒性食物凑在一起，吃了肯定会拉肚子。而在吃螃蟹时，如皋人会搭配生姜，因为螃蟹性凉，是体质偏寒偏虚之人的发物，生姜性热，两种东西一起吃，能使寒热平衡，身体不受伤害。

另外，他们还懂得不管是寒性体质还是热性体质，螃蟹都不能与柿子、梨、羊肉同吃。柿子和蟹肉在胃中会形成一种难以消化的东西，让人腹痛，甚至腹泻不止。梨为凉性食物，与寒性的螃蟹同食，会损伤脾胃。羊肉性味甘热，而螃蟹性寒，二者同食不仅减弱了羊肉的温补作用，而且有碍脾胃，伤人元气。吃完螃蟹后也不能立即喝凉水或凉茶，否则就会腹泻。

如皋人并不懂得食物相生相克的大道理，但是他们凭着自己多年的生活习惯，知道应该吃什么、怎么吃，搭配得当，什么样的食物都可以为身体所用，成为益寿延年的好东西。

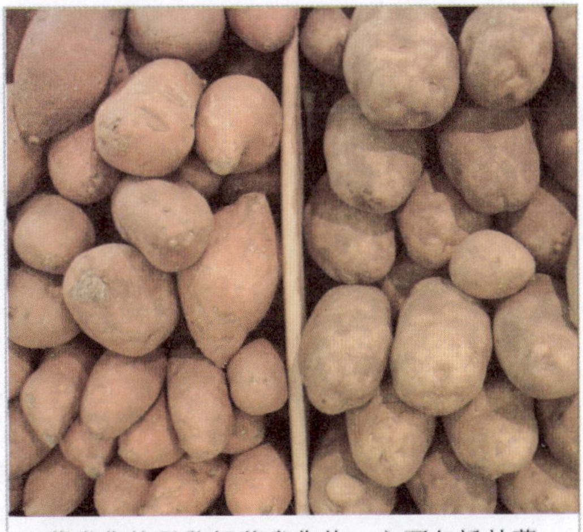

◎薯类作物又称根茎类作物，主要包括甘薯、马铃薯、山药、芋类等，如皋人常常吃。

多接触有生命力的东西，你的生命力也会变强

有人可能会问，为什么现在我们的生活水平提高了，可以选择的食物多了，品位越来越高了，可是我们的病也越来越多了，而且很多疾病都是以前没有过的呢？其实我们现在的生活太好了，很多食物都不是应季的食物，外面飘着大雪，在屋子里面就能吃到西瓜。而这些食物都不是有生命力的东西，是在农药的保护下，在化肥的刺激下，突飞猛进生长的。这样速成的东西怎么会有营养呢？就像我们现在吃的洋快餐一样，不用等马上就能吃到。这些速成的食物没经过长时间烹饪，怎么会有营养？那些煮炖很长时间的汤才是最有营养的，这些东西是最有生命力的。

我们吃东西，不仅仅是吸收它们的营养和能量，而且会吸收其中所蕴涵的生命信息，也就是生命力。例如，为什么松子比葵花子的营养价值高，这是因为松子结在生长了多年的松树上，而葵花子只是结在一年生草本植物上。李时珍著《本草纲目》记载：“松子性甘温，主治头眩、润皮肤、肥五脏、润肺止咳等症”，是最佳的天然保健营养食品。还有，你愿意吃两三年的小桑树上的桑葚，还是愿意吃百年老桑树上的桑葚呢？你愿意喝两三年的茶树上摘下来的茶叶，还是愿意喝千年茶树上的茶叶呢？你肯定都会下意识地选择后者，因为后者是更强生命力的象征，它们所蕴涵的信息不一样。

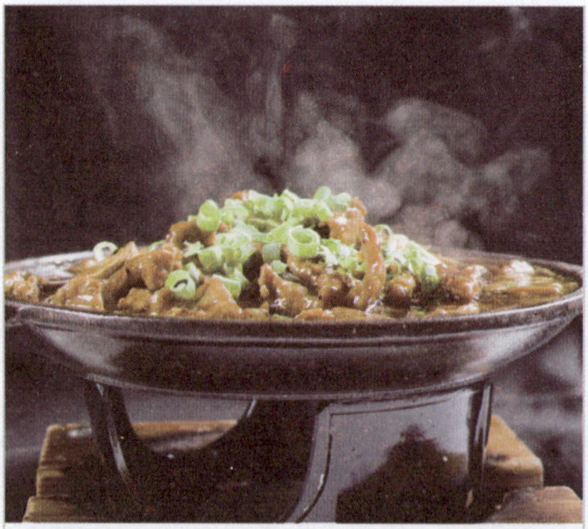
◎煮炖蒸出来的食物比较容易保温，也比较容易消化和吸收。

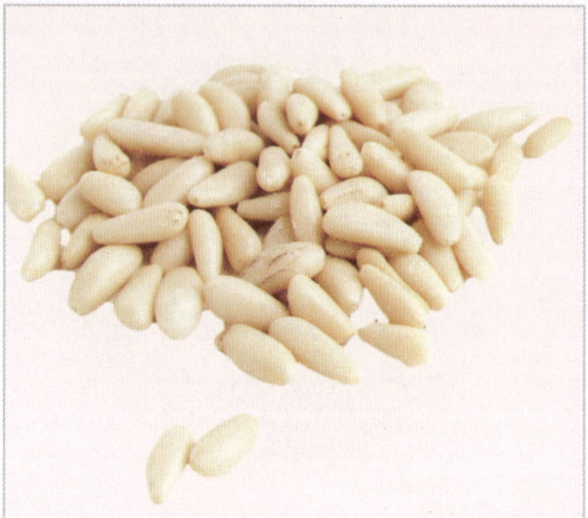
◎老年人常食用松子，有防止因胆固醇增高而引起心血管疾病的作用。

虽然我们没有条件每天吃那些合乎节律生长的蔬菜和肉类，但是我们会尽量去维护这个规则，时刻提醒自己“冬吃萝卜夏吃姜，不用医生开药方”。我们尽量在生活中找到那些古老的有生命力的东西，通过接触和体会，我们也能获得生命力的信息，使自己的生命力强大起来。

老年人平补最能延缓衰老、祛病延年

老年人身体器官功能逐渐减退，血流速度减慢，血流量也有所减少，多有不同程度的贫血。随着年龄增长会出现肌肉萎缩、落齿、咀嚼能力差、头发白而稀少、耳聋、眼花、健忘、夜尿多、失眠、骨质疏松等症状。中医认为，这些都是肝肾不足的结果。此外，老年人肠胃功能减弱，常发生营养不良，易出现头昏眼花、精力不足、容易感冒、皮脂腺萎缩等症状。针对这些情况，可适当地用滋补肝肾的中药和补品来补益身体，既增加抗病能力，又能延缓衰老、祛病延年。

老年人在食物的选择上不宜多食油炸、黏性大及不易消化的食物，也不宜多食含胆固醇高的食物，如猪油、牛油、羊油、肥肉、动物内脏等。平常可选用人参、何首乌、枸杞、杜仲、冬虫夏草、蜂蜜、核桃仁、鸽肉、海参等补药和补品，以及苋菜、西红柿、柑橘、黄豆、牛奶、鸡蛋、青菜、胡萝卜、菠菜、油菜、扁豆及含钙、磷、铁、维生素多的其他食品，以保护老年人肠胃的消化功能。

老年人患病以虚证为多，所以药多用“补”。然而无论多么好的药，只有“对路”才能发挥它的作用，否则有可能“事倍功半”，甚至“南辕北辙”。老年人是否需进补，要根据每个人的具体情况而定。一部分老年人虽年事已高仍身强体壮、精神矍铄，这类老人原则上不提倡进补。但绝大部分老年人随着年龄的增长，精血不断衰耗，脏腑生理功能减退，体内气血阴阳平衡能力及对外界反应能力降低。因此，有人认为“虚”是引起衰老的原因，也是导致老年人疾病的根本。所以适当进补可以起到预防疾病、延年益寿的作用，尤其是对于病后、术后及平素体质

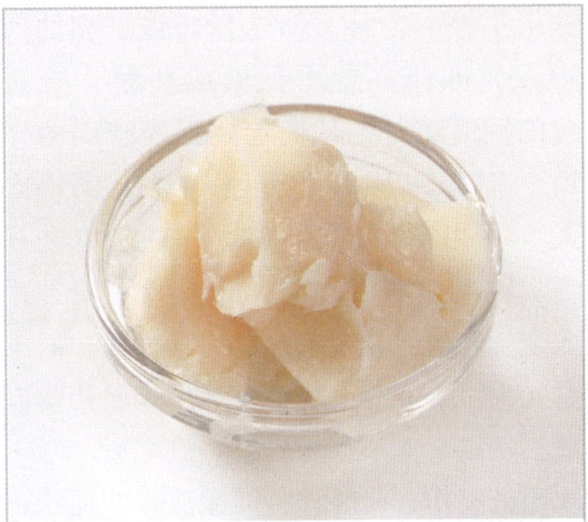

◎老年人不宜多食猪油、牛油、羊油、肥肉、动物内脏等。

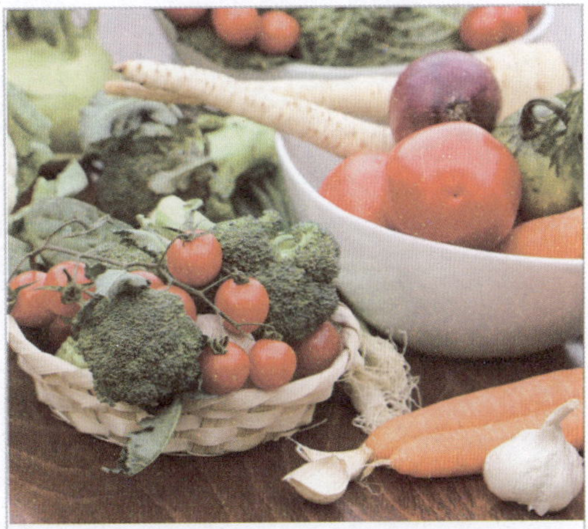

◎中老年人可以多食含钙、磷、铁、维生素多的食品，可以有效保护老年人肠胃的消化功能。

较差、容易患病的老年人，适当进补更具有重要意义。

对于平素身体虚弱但无大病之人，宜用平补或食补。即选择药性平和的药物或将亦药亦食之品做成药膳，在进食的同时进补，从而起到强身防病的作用，但要注意用量适当。对于病重之人，在用药攻邪的同时，亦应注重补虚。特别是对于亡阴、亡阳者宜峻补，应选用高效、速效补剂以挽其危重。对于真元大亏、五劳七伤者宜选用味厚药物以填其精髓。老年人患外感热病之后，常出现阴液耗伤，此时宜补而兼清，即在扶正的同时兼清透余邪。如单纯用滋补之品易导致余邪不去，有闭门留寇之嫌。对于病后、术后之人，因疾病或手术的“打击”常导致老年人极度虚弱，此时急宜进补，但要注意根据老年人的体质及气血盛衰、虚损程度选择不同的补药。对阴虚者，养阴药不可过于滋腻；对阳虚者，补阳药不可过于刚燥；对于气血俱虚者，用药当通补结合，以免滞塞不通。

老年人由于新陈代谢的功能逐渐减弱，排泄功能日益降低，废物停留体内的时间延长，势必造成气血流行阻滞，影响身体健康。这时，适当进补能促使机体气血流畅，消除代谢废物，使脏腑、气血恢复和维持正常的功能，从而保持动态平衡。专家发现，人体衰弱的主要原因不是“虚”，而是气血失畅失衡、淤血作祟，所以主张以动养生。如果将补药与活血药合在一方之内，动静结合，补而不滞，既能消除补药的黏腻之弊，又可发挥补药的功效，可谓一举两得。

很多老年人上楼梯气喘，出现这样的状况，很大程度是因为身体锻炼少，加上年龄增大，身体代谢减缓，组织和器官就如同是应用了多年的零部件，出现问题是正常的。所以，对于这样的身体虚弱的情况，可以通过适当地锻炼和调节合理的饮食和保健，促进新陈代谢，增强体质，来得到改善。

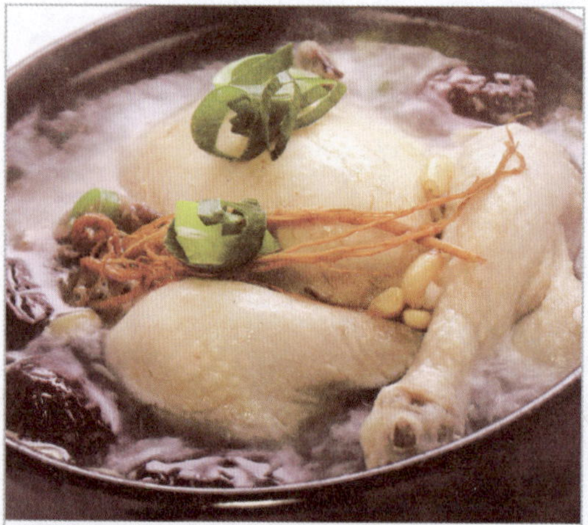

◎药膳既具有营养价值，又可防病治病、保健强身、延年益寿。

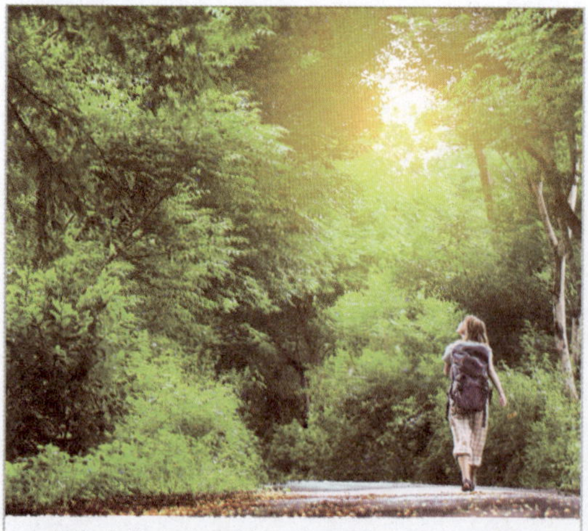

◎到大自然中去锻炼，体质增强了，不仅可少染疾病，精力也会日益充沛起来。

雪莲舒筋寿命长

在中国传统养生文化中，筋占据了重要的地位，《易经》云：“筋乃人之经络，骨节之外，肌肉之内，四肢百骸，无处非筋，无处非络，联络周身，通行血脉而为精神之辅。”可见，最初的“筋”是指分布于身体各部分的经络。后来经过时代的演变，筋的定义也发生了改变，逐渐成了韧带和肌腱的俗称，也就是我们现在所说的筋。

筋附着在骨头上，起到收缩肌肉、活动关节和固定的作用，人体的活动全靠它来支配。可以说，如果人体没了筋，就会成为一堆毫无活力的骨头和肉。中医认为，肌肉的力量源于筋，所谓“筋长者力大”，筋受伤了自然使不出力气来，尤其是后脚跟这根大筋，支撑着身体全部的重量。

筋的最基本功能是伸缩，牵引关节做出各种动作，筋只有经常活动，也就是抻拉，才能保持伸缩力、弹性，这就是我们通常所说的练筋。古代有许多功夫高手能够年过百岁而不衰，与练筋是分不开的。不过需要注意的是，练筋还需要特殊的方法，多吃能舒筋活血的食物，如雪莲。《本草纲目》记载，雪莲具有舒筋活血、散寒除湿之功效，多以全草入药，主要用于治疗风湿性关节炎， 民间素有“东北人参，新疆雪莲”之说。另外告诫大家的是，我们平常所做的跑步、登山等运动活动的主要是肌肉，由于肌肉组织的粗纤维之间有很多的毛细血管，其活动需要大量的供血来完成，这样会使脉搏加快，造成人体缺氧而呼吸急促，这时体内的筋还远远达不到锻炼的目的。因此，需要一种能锻炼筋而尽量不锻炼肌肉的运动，这就需要“易筋”。

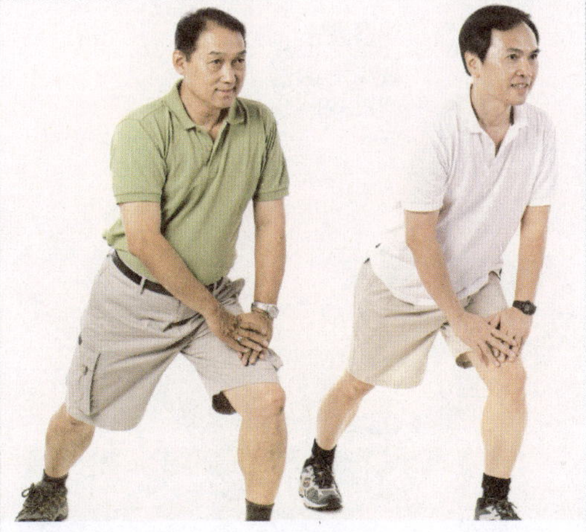

◎筋只有经常活动，也就是抻拉，才能保持伸缩力、弹性，这就是我们通常所说的练筋。

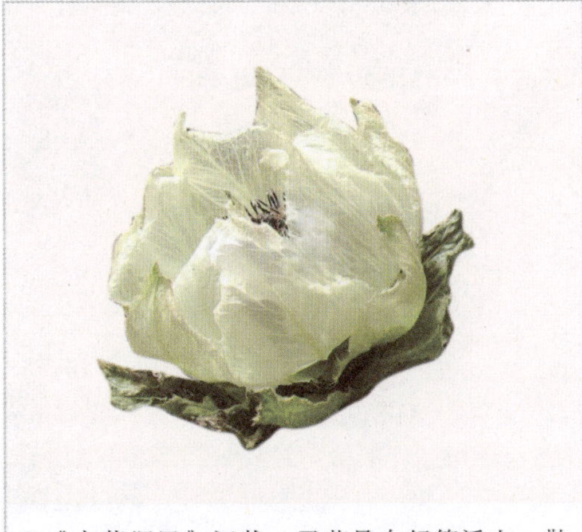

◎《本草纲目》记载，雪莲具有舒筋活血、散寒除湿之功效。

腰酸背痛腿抽筋，服用芍药甘草汤

抽筋在医学术语上叫痉挛，在寒的属性里叫收引。收引，就是收缩拘急的意思。肌肤表面遇寒，毛孔就会收缩。寒邪进一步侵入经络关节，经脉便会拘急，筋肉就会痉挛，导致关节屈伸不利。因为寒是阴气的表现，最易损伤人体阳气，阳气受损失去温煦的功用，人体全身或局部就会出现明显的寒象，如畏寒怕冷、手脚发凉等。若寒气侵入人体内部，经脉气血失去阳气的温煦，就会导致气血凝结阻滞，不畅通。我们说不通则痛，这时一系列疼痛的症状就出现了，头痛、胸痛、腹痛、腰脊酸痛。

因此我们在养生的时候要特别注意防寒。寒是冬季主气，寒邪致病多在冬季。因而冬季应该注意保暖，避免受风。单独的寒是进不了人体的，它必然是风携带而入的。所以严寒的冬季，北风凛凛，我们出门要戴上棉帽，围上围巾，就是为了避免风寒。

值得注意的是，冬季外界气温比较低，人容易感受到寒意，在保暖上下的工夫也会大一些，基本上不会疏忽。而阳春三月，“乍暖还寒时候”，古人说此时“最难将息”，稍微一不留神，就会着凉，伤寒。因而春季要特别注意着装，古人讲“春捂秋冻”，就是让你到了春天别忙着脱下厚重的棉衣。春天主生发，万物复苏，各种邪气在这时候滋生。春日风大，风中席卷着融融寒意，看似脉脉温暾，实则气势汹汹，要特别小心才是。

那么炎炎夏日也需要防寒吗？当然需要。夏天我们经常饮食凉的食物和饮料，冰镇西瓜、冰镇啤酒、冰淇淋、冰棍等，往往又在空调屋里一待一天。到了晚上下班出门，腿脚肌肉收缩僵硬，腿肚子发酸

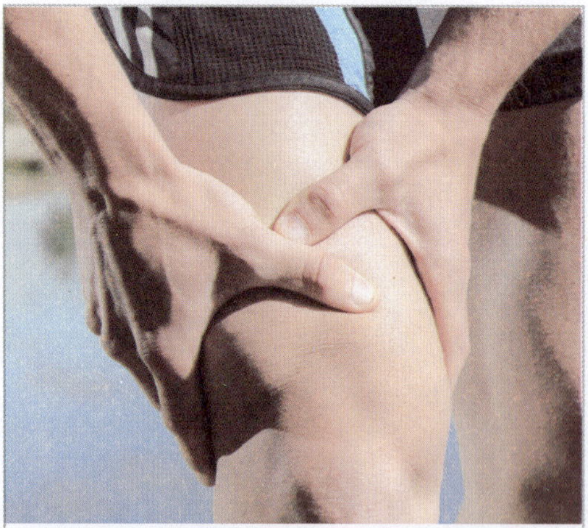

◎抽筋即肌肉痉挛。腿常抽筋大多是缺钙、受凉、局部神经血管受压引起。

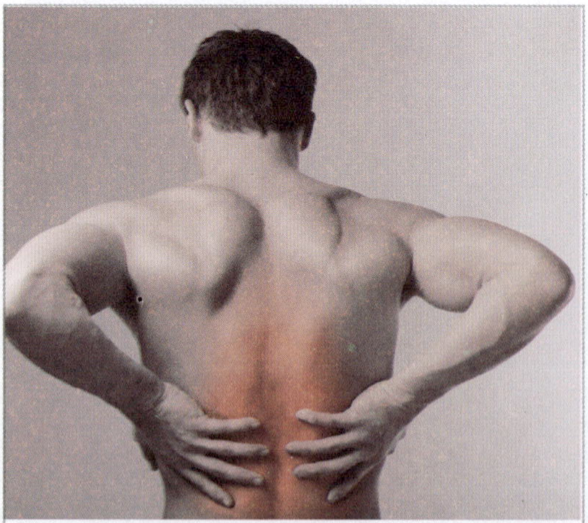

◎工作时间长时，会觉得腰酸背痛，这是缺乏蛋白质的严重警告。

发沉，脑袋犯晕，甚至连走道都会觉得别扭，感觉双腿不像是自己的。这时候寒邪就已经侵入你的体内。

腰酸背痛在正常的治疗方面，除了积极治疗原发疾病外，后期的功能锻炼和康复保健也是必不可少的。一般主张治疗与功能锻炼同时进行，避免愈后并发症，配合正确的功能活动，形成一个良好的生活习惯，康复后的保健至关重要，所以愈后保健是很有必要。

如果你真的腰酸背痛腿抽筋了，也不要急着补钙，先教给你两个小窍门，试一试再说。

❶ 芍药甘草汤

腰酸背痛其实是肌肉酸痛，腿抽筋是筋脉痉挛。脾主肌肉，肝主筋脉，肌肉和筋脉有了问题，就要找准主因，调和肝脾。《本草纲目》中讲，芍药性酸，酸味入肝，甘草性甘，甘味入脾，因而这味芍药甘草汤被誉为止痛的良

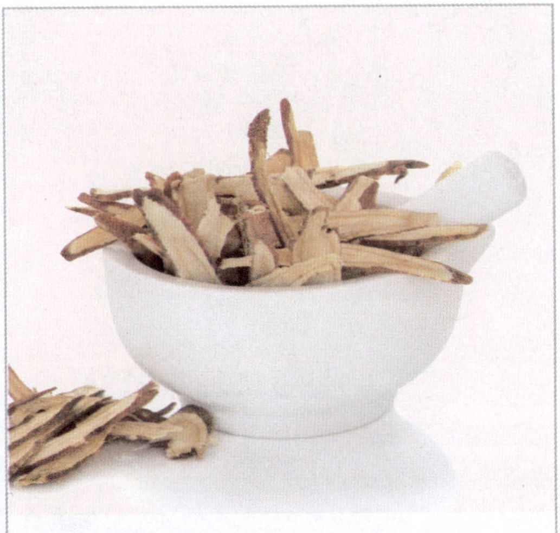

◎甘草补中缓急宜炙用，清热解毒、止咳宜生用。

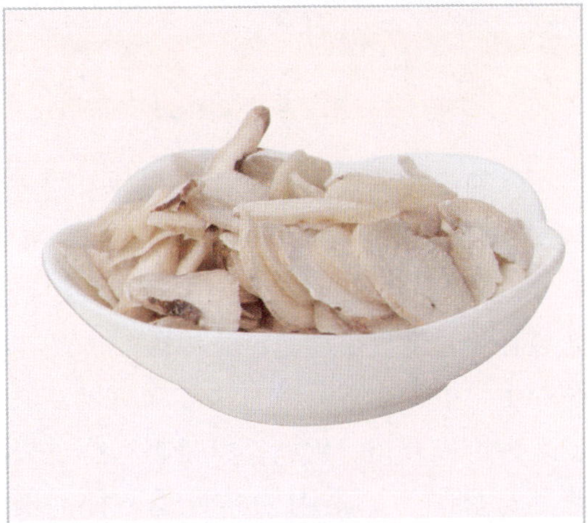

◎白芍为草芍药的根，有散淤、活血、止痛、泻肝火之效。

药，并且一点都不苦口。芍药甘草汤配制容易，芍药和甘草这两味药在一般的中药店都能买到，取白芍20克，甘草10克，或用开水冲泡，或用温火煮，可当茶水饮用。注意，这里说的芍药、甘草一定是生白芍、生甘草，不要炙过的，炙过的药性就变了。

❷ 按揉小腿

小腿抽筋的时候，以大拇指稍用力按住患腿的承山穴，按顺、反时针方向旋转揉按各60圈；然后大拇指在承山穴的直线上下擦动数下，令局部皮肤有热感；最后以手掌拍打小腿部位，使小腿部位的肌肉松弛。几分钟甚至几秒钟后，小腿抽筋症状即可消失。不过标虽然暂时除了，病根还在，由表及里，本还没有痊愈。敲打按揉一些经络穴位，固然可以散结淤阻、活络气血，但从病因根本上来论，还是要把寒彻底地从体内祛除，这样才能身轻如燕，健步如飞。

多喝骨头汤，养好骨气享天年

伴随中医养生学的复兴，各种保健方法层出不穷，但相对于补肾、养胃、护心、润肺等养生法而言，很少有人会把目光放在养骨上。主要有两个原因：一是传统养生学中关于养骨的方法本来就少，很多人懒得去开拓、创新，只是将一些过去的理念翻炒；二是因为养骨是一种“慢工”中的“慢工”，短时间内很难见效。

事实上，骨骼对一个人健康长寿的重要意义，绝不亚于身体上的任何一个器官。在我们的身体里，全部的骨和它们的相关结构组成了一个庞大的骨骼系统，包括200多块骨头和300多个连接骨头的关节。这个强大的骨骼系统像身着盔甲的战士一样保护着我们的脑、内脏及体内器官，不仅使我们的身体可以储存矿物质，还帮助我们的身体进行造血。一旦骨头出了问题，不仅会将其他器官暴露出来，很容易造成损害，还会影响人体的造血功能，导致人体气血不足，阴阳失衡，直接危及我们的生命。

人们常常会说，瞧谁谁谁，年龄那么大了，身子骨还那么硬朗，真是福气……在日常生活中，“身子骨”的质量，已经成为对中老年人健康的评判标准。它意味着什么？健硕、硬朗、灵活。“身子骨”，并不是简单的文学修辞，其实道出了一个人体生理的秘密：身体健康，落点在“骨”上；防病祛病，最关键的切入点，在于“养骨”。

说到养骨，我们不得不谈一谈“骨气”。这个词在日常生活中极为常见，但很少有人将其与养生长寿联系起来。在一般人看来，所谓“骨气”其实就是我们平常所说的“正气”，指一种刚强不屈的人格。在中医理论中，“气”是构成人体、维持

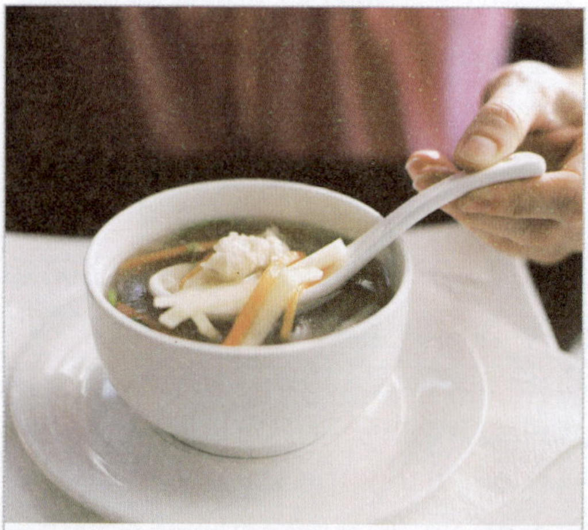

◎中老年人每天应保证喝一碗骨头汤和虾皮冬瓜汤。

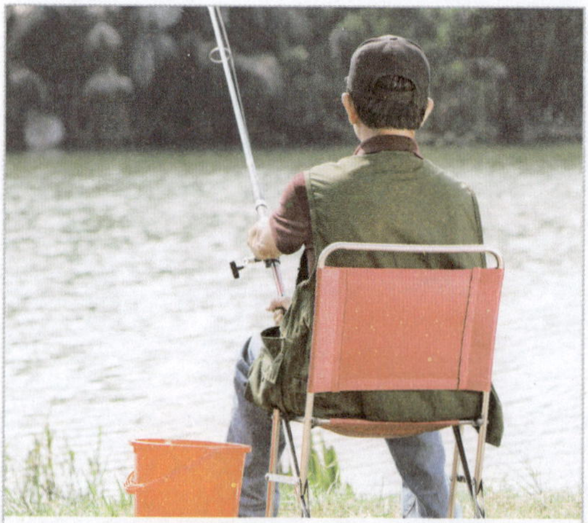

◎“立如松、坐如钟、卧如弓”，是最能维护骨骼健康的。

延续各种生命活动的基本物质，它来源于摄入的食物养分以及吸入的清气，其作用是维持身体各种生理功能。所以血有血气，肾有肾气，那么骨自然也就有骨气。正是由于骨气的存在，才促使骨骼完成生血与防护的功能。人死后，虽然骨骼还在，但骨气已经没了。同样的道理，许多老年人正是因为骨气减弱了，才会很容易受伤。因此，我们也可以说养骨实际上是在养骨气。

养骨对于一个人的长寿是至关重要的。现代医学研究发现，一般老年人都有不同程度的骨质疏松症。那是因为人过了五六十岁，肾气开始减弱，肾精不足，骨头中的骨髓就相对减弱，进入一种空虚的状态。骨髓空虚了，周围的骨质得不到足够的养分，就退化疏松了。

尽管骨质疏松是人体一种正常的生理过程，但并不是说它是不可避免的。如果我们从少年开始，特别是在进入骨骼发育并逐渐定型的成人阶段，每天保证足够的身体锻炼，并至少坚持饮用1200克的牛奶或食用富含钙质的乳制品，那么当我们步入老年后，骨质疏松大多是能够预防的。

当然，对于那些已经出现骨质疏松的老年人也并非不能挽救，从以下几个方面进行调理，骨质疏松症是完全可以缓解乃至根治的。

① 多喝骨头汤，注重养肾

平时多喝点骨头汤，最好是牛骨汤，因牛骨中含大量的类黏朊。熬汤时，要把

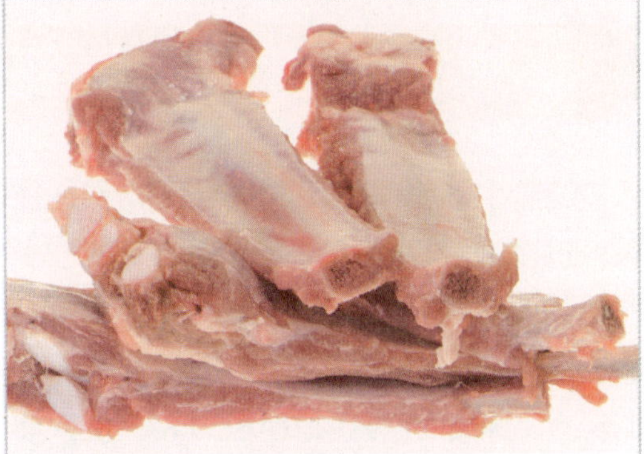

◎排骨含蛋白、脂肪、维生素，还含有大量磷酸钙、骨胶原、骨粘蛋白等。

骨头砸碎，以一份骨头五份水的比例用文火煮，大约煮1~2小时，使骨中的类黏朊和骨胶原的髓液溶解在汤中。

② 多参加体育活动，以走路为主

随着年龄的增长，运动减少也是老年人易患骨质疏松症的重要原因。肌肉对骨组织是一种机械应力的影响，肌肉发达则骨骼粗壮。因此，在青壮年期，应尽量参加多种体育活动。

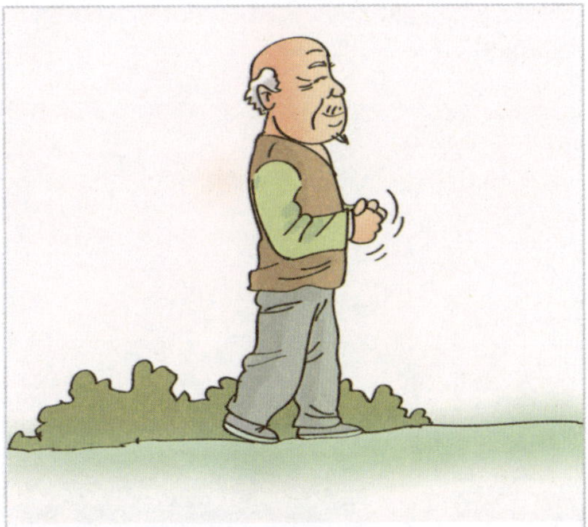

◎到了老年，最好的锻炼是每天走路，走到身上微微有汗，气血开始运动起来就行了。

素食养骨，从里到外滋养骨骼

随着生活水平的不断提升，我们往往摄入过多的酸性食物，而且还有不断增多的趋势。这些食物主要包括肉类、快餐食品、甜食、咖啡、尼古丁、酒精等。再加上现代人缺乏运动、心理压力大，使人体新陈代谢的速度放慢，身心承担过重。新陈代谢差时，无法很好地将重要的食物营养素转化为能量、将毒性物质排出体外。结果体内废物和毒素不断囤积，新摄入的养分又无法及时转变为能量，身体进入一个不良的循环，整个机能开始下降，疾病也就来了。

不少人认为，养骨就是养骨骼，骨骼好身体就健康，其实这是一个很大的误区。骨与筋、经络都是相连的，中医上讲养骨，它和骨骼、筋、经络以及脏腑之间的关系都是密切相关的，因此，养骨并不是单单养骨骼，也是养经络和脏腑。

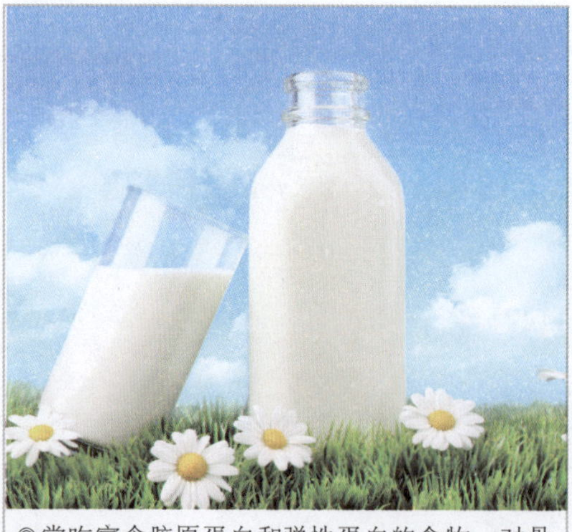

◎常吃富含胶原蛋白和弹性蛋白的食物，对骨骼健康最有益。

很多人会觉得，养骨很简单，吃点保健品，补点钙就可以。这种观点是片面的。中老年人，他们血液中钙并不低，因为骨头是钙的重要储存器，当年纪大出现骨质疏松的时候，钙不能沉到骨骼里去，大量的钙就跑到血液里，因此骨质疏松的患者，血钙并不低，那问题的关键就在于钙不能被骨质吸收。

另外，中医讲，肝主筋，肾主骨，肾在中医里，是分泌性激素的内分泌系统，如男性强健雄壮，有雄激素，女性柔美，有雌激素，性激素影响骨的质量，性激素分泌不足时，单纯补钙并不能养骨。所以健康的骨头要有一定的韧性，而长期吃钙片，会使骨头变脆。因此除了补钙外，养骨还要养肾。

养骨需养肾，单纯地补钙不一定就能养骨。是药三分毒，药补不如食补。

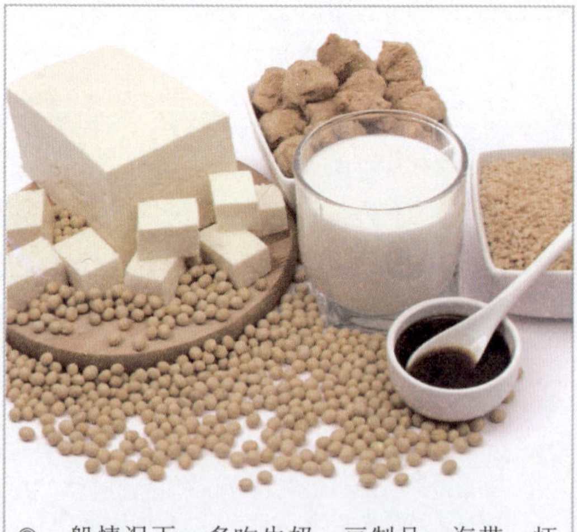

◎一般情况下，多吃牛奶、豆制品、海带、虾皮等，就能够满足正常人补钙的需要。

从养骨的角度来说，也许很多人都还停留在“吃什么补什么”的思维中，想补充钙质就立刻想到炖骨头汤等。实际上，养骨未必需要特别摄入动物类的食物，这有两方面的原因。第一，动物类食物属于酸性食物，在大多数家庭的餐桌上，酸性食物已经偏多了，如果为了补骨而额外添加摄入，不但骨汤里的钙质在不平衡的酸碱度环境里根本无法被身体吸收，还增加了体内酸性负担，破坏天然的新陈代谢。第二，现在市场上大多数的肉类食品都来自于专门圈养的动物。为了更快地进入市场，饲养者给动物吃含有过量营养素，甚至激素的饲料，以至于这些添加剂始终停留在动物的骨、肉里，被人体摄入，这已经成为导致许多慢性病的主要因素。所以在这里给大家提个醒，要转变一下传统的观念，多吃素食同样可以补骨、养骨。

多吃素食好处很多，例如它能够保持肠胃畅通、降低心血管负担，还能够促进全身新陈代谢。在养骨方面，很多专家经过多年实践积累，总结出一些有效的食疗方法。下面提供几个素食养骨良方。

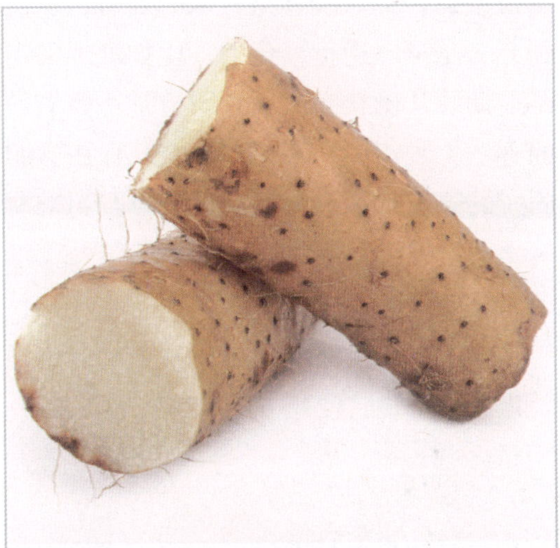

◎山药味甘、性平，入肺、脾、肾经；不燥不腻。

山杞粥

材料：山药、枸杞子30～60克，粳米100克。

做法：先煎山药、枸杞子，取汁与粳米煮成粥即可服用，一日2次。

功效：适用于肾虚腰痛、偏阳虚、腰膝疼痛、怕凉、遇劳痛增、下肢不温。

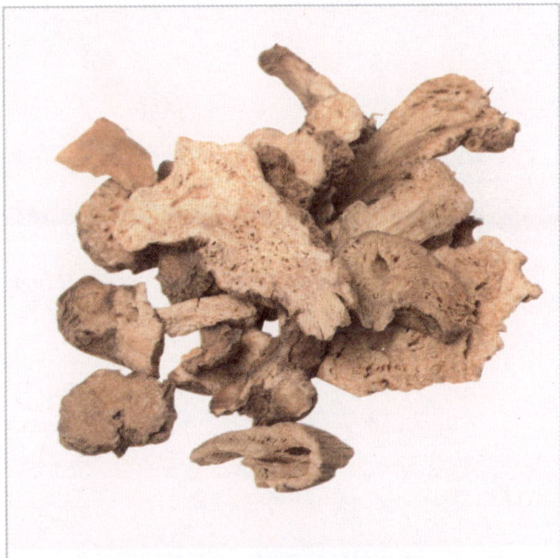

◎白术是“滋补酒”中使用的重要药物。

天杞酒

材料：黄精、炒白术、枸杞子各250克，松叶300克，天冬250克。

做法：上述材料共研成粗粉，浸入适量米酒内，过滤后即成。

功效：补精益髓，强筋壮骨，抗衰老，延年益寿。适用于精血不足，脾气衰弱，常常倦怠乏力、头昏目眩、早衰白发、腰背无力。

软化血管就是跟生命盟约

很多人认为，动脉硬化是人们生活富裕、生活水平提高后的必然结果，这种想法并不是很正确的。动脉硬化并不是物质文明提高造成的，而是精神文明不足、健康知识缺乏造成的。动脉硬化病变几乎人人都会发生。如果我们提高自我保健意识并掌握卫生保健知识，动脉硬化的发生就会减少，其危害也会不断降低。

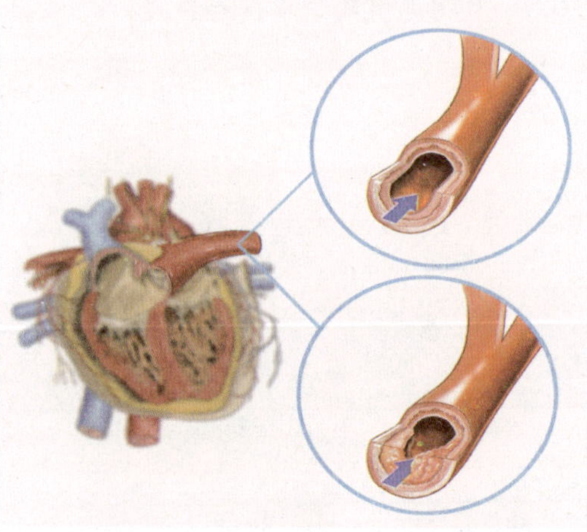

◎动脉硬化是动脉管壁增厚、变硬，失去弹性和管腔狭小。

引起动脉血管病变、加速动脉硬化病程的因素有以下几种。

（1）抽烟：抽烟会损坏血管壁，使其容易累积脂肪。尼古丁进入血液循环会使动脉硬化。长期吸烟会增加罹患冠状动脉疾病的概率2～3倍。

（2）肥胖：体重超重者常会有好胆固醇浓度偏低、三酰甘油浓度偏高的问题。

（3）懒：缺乏运动可能会降低好胆固醇浓度。

（4）高血压：血流压力大，动脉血管壁容易受伤，招来白细胞、血小板修补，胆固醇也黏附过来，血管壁容易变厚、变硬、变脆弱。

（5）糖尿病：因胰岛素代谢异常，半数的糖尿病人有血脂异常问题，导致血管伤害，造成每3个糖尿病人就有2个患心脏血管疾病。

动脉硬化是可以预防的，动脉硬化可以由重到轻，从轻到重；从无到有，从有到无，是可以逆行变化的。比如说经常走路使动脉从硬化变到软化，这是个最有效的办法。步行运动锻炼对体重、血压、胆固醇的降低都很有好处，过量剧烈运动有时会造成猝死，很危险。

软化血管的食物：

（1）洋葱：在降低血脂、防止动脉粥样硬化和预防心肌梗死方面有良好的作用。

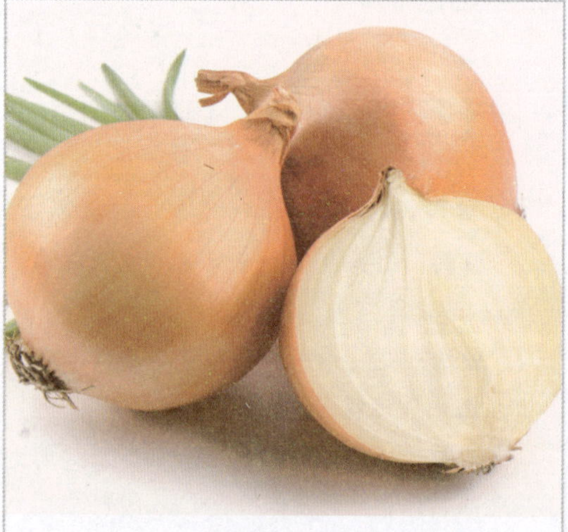

◎洋葱中有一种肽物质，可减少癌的发生率。

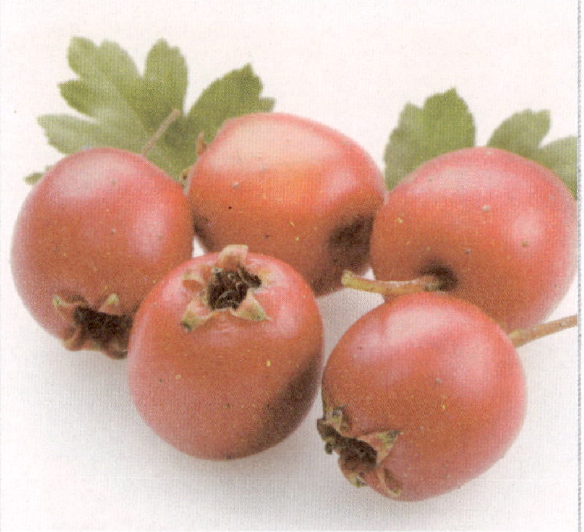

◎山楂有消食化积、活血散瘀的功效。

（2）山楂：具有加强和调节心肌，增大心脏收缩幅度及冠状动脉血流量的作用，还能降低血清中的胆固醇。

（3）大豆：含有一种叫皂甙的物质，可以降低血液中胆固醇的含量。

（4）生姜：含有一种含油树脂，具有明显的降血脂和降胆固醇的作用。

（5）茄子：含有较多的维生素P，能增加毛细血管的弹性，对防治高血压、动脉硬化及脑溢血有一定的作用。

（6）木耳：能降低血液中的胆固醇，可减肥和抗癌。

（7）燕麦：具有降低血液中胆固醇和三酰甘油的作用，常食可防动脉粥样硬化。

（8）蜜橘：多吃可以提高肝脏的解毒能力，加速胆固醇的转化，降低血清胆固醇和血脂的含量。

（9）大蒜：最新研究发现，大蒜素会在人体中产生硫化氢，能软化血管、促进血液流通。

常食药粥最能软化血管，不妨试试下列食谱：

（1）玉米粉粥：玉米粉50克，粳米50克，先将玉米粉加清水适量调匀，待粳米煮粥将成时加入同煮至稠即可。每日服食1～2次。具有益肺宁心、调中开胃等功效。适用于动脉硬化、高脂血症、冠心病、心肌梗死等心血管疾病患者服用。长期服用对软化血管功效显著。

（2）何首乌粥：何首乌30～50克，粳米50克，大枣5个。先将何首乌放入砂锅内，加清水适量煎取浓汁，去渣后与粳米、大枣同煮为粥即可服食。每日1次。适用于老年人肝肾不足、阴血亏损、头晕耳鸣、须发早白，以及高血压、动脉硬化、大便干燥等症。

（3）甜浆粥：新鲜豆浆500克，粳米50克。将粳米淘洗干净后与豆浆一起煮粥，粥成后加冰糖少许。每日1～2次。甜浆粥具有健脾、养胃、润肺、补虚等作用。适宜于年老体弱、营养不良者，对动脉硬化、高血压、冠心病有较好的防治作用。

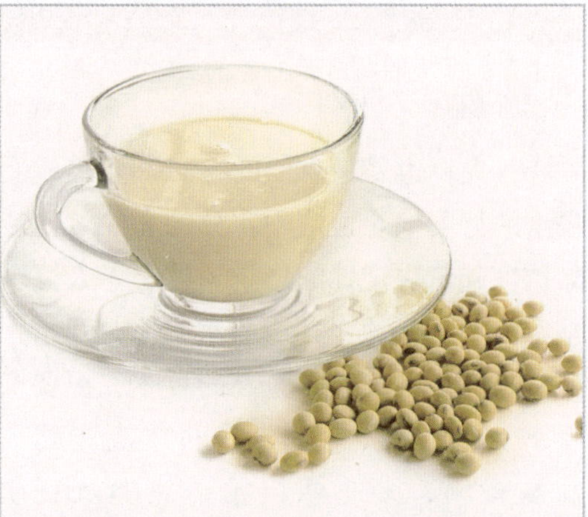

◎豆浆富含植物蛋白和磷脂，还有维生素B_1、维生素B_2和烟酸等有益物质。

老年人血稠，四点须注意

不少老年人起初体检时被医生诊断为血稠，但平时不注意保养，也不懂得如何保养，最终导致脑血栓、心肌梗死等重病，甚至撒手人寰。

临床上有很多疾病，如动脉硬化、脑血栓、心肌梗死、高血压、糖尿病、阻塞性视网膜炎以及慢性肝肾疾病等都与血稠有着密切的关系。所以，如果检出血稠，我们一定要好好保养。

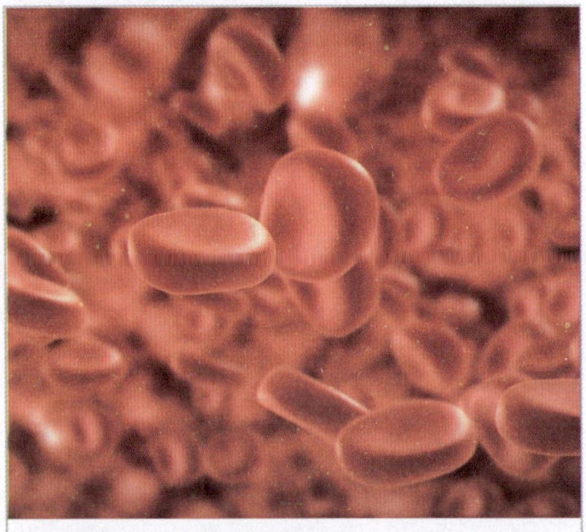

◎血稠医学上叫高粘稠血症，中老年人易患，可经血液流变学检查确诊。

首先，也是最重要的一点，要养成爱喝水的好习惯。血液中水分的多少对血液黏稠度起着决定性的影响。这类老人可以早、中、晚各饮一杯淡盐水或凉白开水，特别是在血稠发生率较高的夏季，更要多喝水。平时饭菜宜清淡，少吃高脂肪、高糖食物，多吃些粗粮、豆类及豆制品、瓜果蔬菜。可常吃些具有血液稀释功能，防止血栓、降低血脂的食物，如草莓、菠萝、西红柿、柿子椒、香菇、红葡萄。

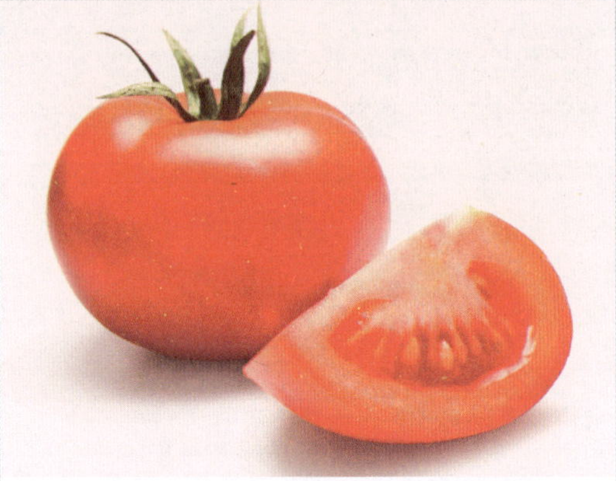

◎西红柿对防治动脉硬化、高血压和冠心病也有帮助。

其次，生活要做到有规律。作息有时，劳逸结合，保证充足睡眠，做到不吸烟、不酗酒。

再次，要坚持适度的运动锻炼。选择适合自己的锻炼项目，如散步、快走、慢跑、做体操、打球等，可有效地增强心肺功能，促进血液循环，改善脂质代谢，降低血液黏稠度。

最后，要保持一颗淡泊宁静、随遇而安的平常心，让情绪处于愉悦之中。

需要注意的是，如果出现了较明显的血稠症状，特别是已经患有高血压、动脉硬化、糖尿病的患者，必须及时就医，在医生的建议下进行药物干预，如西药肠溶阿司匹林、茶色素等，中药丹参、川芎、当归、红花等。但万不可自行其是，以免出错。

蔬果净血方——排除体内废物及毒素的不二选择

一些新鲜的蔬果汁是老人们日常食谱的一大重要组成部分。也许你认为这没什么，但是从养生角度而言，它们的作用是很大的。

从科学角度讲，人体血红细胞的衰老变异一般都要先于其他组织细胞的衰老病变。人的组织器官发生衰老病变，往往都伴随着血红细胞的衰老变异。血红细胞的衰老变异是造成相关循环障碍最直接、最根本的原因。所以从某种程度来讲，万病之源始于血。

人体正常的血液是清洁的，但环境污染的毒物，食物中残留的农药和激素，肉、蛋等酸性食物产生的酸毒，以及人体新陈代谢中不断产生的废物，都可进入血液中形成血液垃圾，使血液污浊。污浊的血液不仅损害我们的脸面，蓄积体内还会产生异味，损伤组织器官，形成多种慢性病，如糖尿病、冠心病及高血压等。更严重的是，毒素还能破坏人体免疫功能，使人体正常细胞突变，导致癌症的发生。可见，想要健康长寿，净血就显得非常重要了。

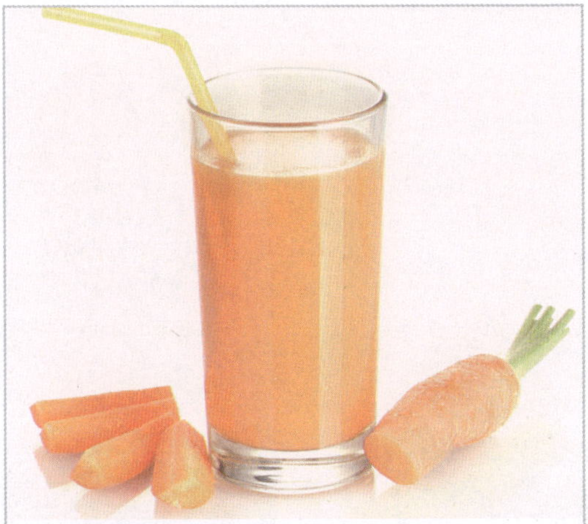

◎人若每天服三次胡萝卜汁，可降低血压，并有抗肺癌作用。

前面我们提到蔬果汁是净化血液的不二之选。这里向大家介绍一种胡萝卜综合蔬果汁。

材料：胡萝卜1根，番茄1个，芹菜2根，柠檬1个。

做法：胡萝卜与柠檬去皮，与其他材料一起榨汁饮用。

胡萝卜汁内含有大量的胡萝卜素，这种物质在人体内会转化成维生素E，进而清除人体自由基，并阻碍其生成，提高机体免疫能力，可预防肿瘤、血栓、动脉粥样硬化以及抗衰老等。两者与芹菜、柠檬合制成汁，可降低胆固醇、净化血液。因此，建议中老年人常喝这种蔬果汁。

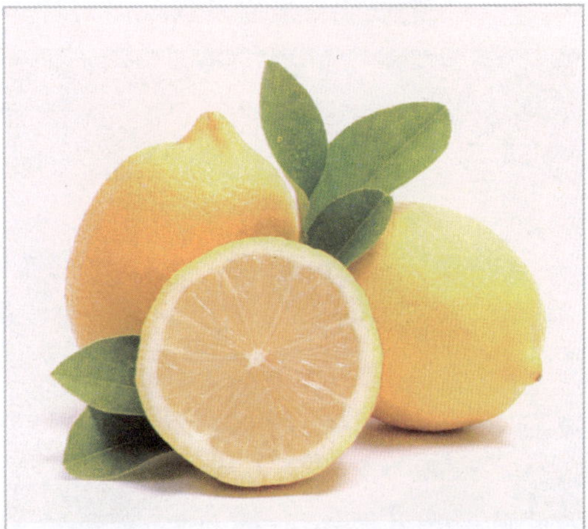

◎柠檬能防止心血管动脉硬化并降低血液黏稠度。

脏腑气血的盛衰从根本上决定了人能否长寿

脏腑是中医学对人体内脏的总称。从部位、形态及生理功能上可划分为五脏、六腑和奇恒之腑三类。五脏，即心、肝、脾、肺、肾，有时加上心包，又称六脏。六腑，即胆、胃、大肠、小肠、三焦、膀胱。奇恒之腑，即脑、髓、骨、脉、胆、女子胞。一般而言，五脏是位于胸腹腔内的实质性脏器，主要生理功能是生化和贮藏精、气、血、津液、神；六腑，是位于腹腔内的空腔器官，主要生理功能是受纳和消化饮食，泌别清浊，排泄废物；奇恒之腑的形态类似于腑，但功能却类似于脏。脏腑之间通过经络相互络属，构成密切的表里关系，它们在生理功能上相互依存，密不可分；在病理变化上相互影响。

“福如东海长流水，寿比南山不老松”常常是人们相互之间最美好的祝愿。从古代帝王的长生不老之梦到现代人对健康的孜孜以求，长寿堪称是一个比钻石更久远的话题。虽然如今我们知道了长生不老是不可能的，但“尽天年而去”还是我们一直追寻的目标。那么是否长寿究竟是由什么来决定的呢？

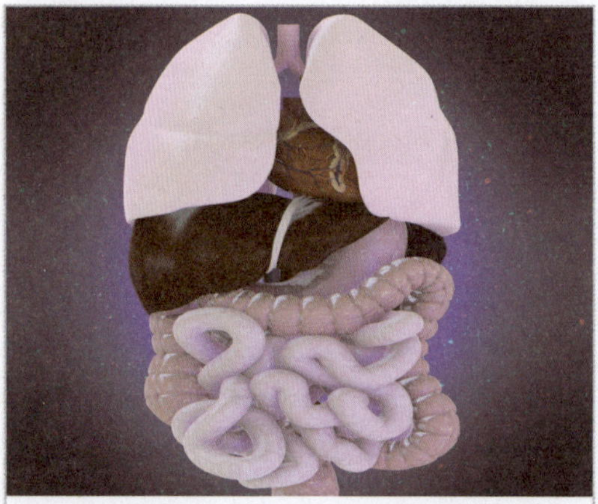

◎人体内有五脏、六腑，是人体的核心脏器，主宰着人体的生命活动。

《黄帝内经》中有“寿夭论”：“人之寿夭各不同，或夭或寿，寿者身心健康，年益寿延；夭者形神不保，病多寿折。”并且还提出五脏六腑的气血盛衰是决定人之寿夭的根本因素，人体衰老的进程与脏腑强弱状况直接相关。人体衰老的征象是脏腑机能普遍衰退的表现。在《素问·上古天真论》和《灵枢·天年》等篇中都有论述，如：齿发脱落、筋骨懈惰、健忘、耳目失聪属于肝肾衰退；肺萎无力、身体沉重是由脾胃功能衰退所导致的。总而言之，五脏六腑的衰竭导致了衰老的发生与进展。而在五脏衰竭中，尤以脾肾衰竭为主。

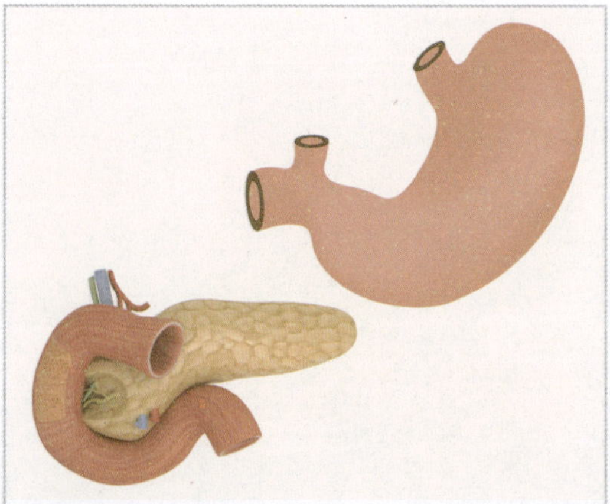

◎脾胃同为“气血生化之源”，中医认为人体的气血是由脾胃将食物转化而来。

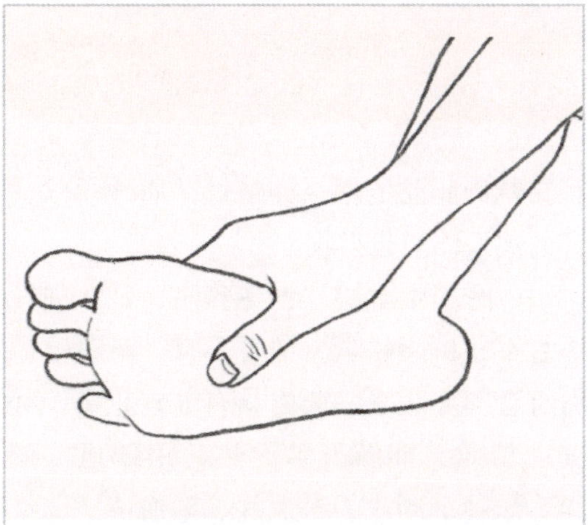

◎经常按摩涌泉穴，可以使人肾精充足、耳聪目明、精神充沛、腰膝壮实不软、行走有力。

肾为人体的“先天之本”，肾气作用于生命过程的始终，人体的生长发育、生殖衰老与肾气的盛衰呈正相关性，肾气的强弱制约着人体脏腑气血的盛衰变化，决定个体生命的衰老速度。因此，衰老多表现为齿、骨、发、耳等肾所主形体官窍的衰退，这正是肾精衰竭的征象。

与肾精衰竭同等重要的是脾胃的衰竭。脾胃同居中焦，是气血化源、气机升降的枢纽，同为人的“后天之本”。因此，《黄帝内经》认为脾胃之气衰竭也是影响人体寿命的重要原因。脾胃机能减退，则肾气无以补益，脏腑无以充养，机体气血衰少，抗病能力下降，则会产生各种疾病，加速人体衰老。

由此可见，五脏六腑既是人的“先天之本”，又是人的“后天之本”。脏腑的气血状况对人如此重要，那么它们的盛衰又是由什么决定的呢？中医认为主要受到先天和后天两个因素的影响。

首先是人的先天禀赋。它可以直接影响到脏腑的气血强弱。每个人都是由父母之精阴阳交感结合而生，受到父母的精气强弱的影响。而且妊娠阶段是胎儿脏腑组织发育的时期，母体营养状况、情志状况、外感邪气等都可能通过气血影响胎儿。因此，女性在孕育胎儿的过程中一定要多加注意，饮食的平衡、心情的平舒等都要保证，以免给孩子的将来造成影响。

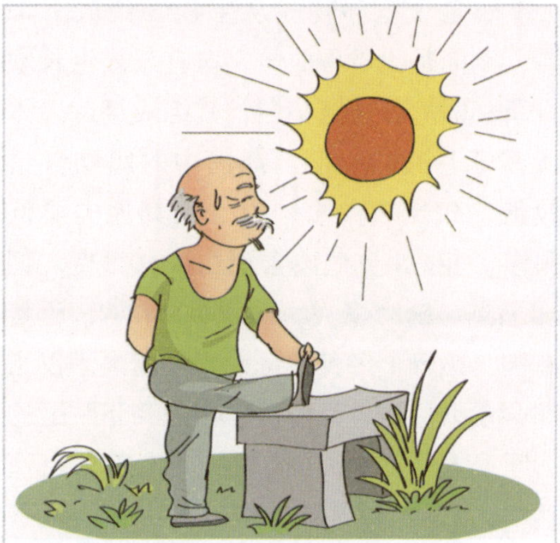

◎老年人的衣食住行都要能顺应自然规律，后天加以调养一样能长寿。

其次是后天的调养。即使你的“先天之本”不够强，后天加以调养适度一样能够长寿。中医讲养生就是一种健康的生活习惯，衣食住行等都要“法于阴阳、合于术数”，也就是要“饮食有节、起居有常、不妄作劳”等。只要能够顺应自然规律去养护脏腑，就能够保证脏气安定、神气内守而不外泄，气血强盛终尽天年。

鹅养五脏，一年四季不咳嗽

家鹅的祖先是雁，大约在三四千年前人类已经驯养。现在世界各地均有饲养。鹅头大，喙扁阔，前额有肉瘤。脖子很长，身体宽壮，龙骨长，胸部丰满，尾短，脚大有蹼。食青草，耐寒，合群性及抗病力强。善于游泳。主要品种有狮头鹅、太湖鹅等。

鹅是食草动物。从生物学价值上来看，鹅肉是优质蛋白质，含有人体生长发育所必需的各种氨基酸，其组成接近人体所需氨基酸的比例。鹅肉中的脂肪含量较低，仅比鸡肉高一点，比其他肉要低得多。每100克鹅肉含蛋白质10.8克，钙13毫克，磷37毫克，热量602千焦，还含有钾、钠等十多种微量元素。鹅肉不仅脂肪含量低，而且品质好，不饱和脂肪酸的含量高达66.3%，特别是亚麻酸含量高达4%，均超过其他肉类，对人体健康有利。鹅肉脂肪的熔点亦很低，质地柔软，容易被人体消化吸收。

中医养生学讲“秋冬养阴”，鹅肉性味甘平、鲜嫩松软、清香不腻，秋冬吃鹅肉符合养生观念。鹅肉具有养胃止渴、补气之功效，能解五脏之热，用鹅血、鹅胆、鹅肫等制成的鹅血片、鹅血清、胆红素、鹅胆酸去氧等药品，可用于癌症、胆结石等疾病的治疗。

鹅肉适宜身体虚弱、气血不足、营养不良之人食用。补虚益气，暖胃生津。凡经常口渴、乏力、气短、食欲不振者，可常喝鹅汤，吃鹅肉。

中医认为，“五脏六腑皆令人咳，非独肺也”。意思是说，咳嗽不仅是人体肺的病变，而且与人体的五脏六腑都有关。即心肝脾肺肾五脏功能失常，都能引起咳嗽。此外，用鹅肉炖萝卜还可大利肺气，

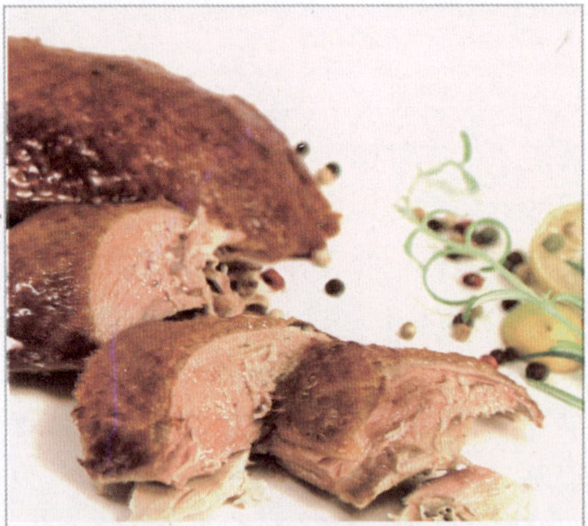

◎鹅肉鲜嫩松软，清香不腻，以煨汤居多，也可熏、蒸、烤、烧、酱、糟等。

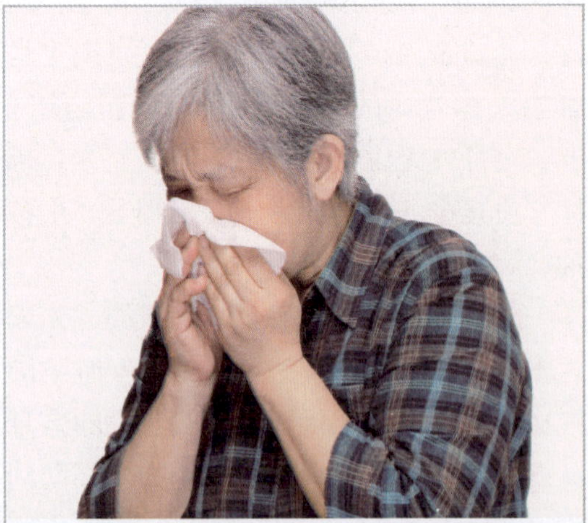

◎鹅肉具有益气补虚、和胃止渴、止咳化痰、解铅毒等作用，有这些症状的老年人可以多吃一些。

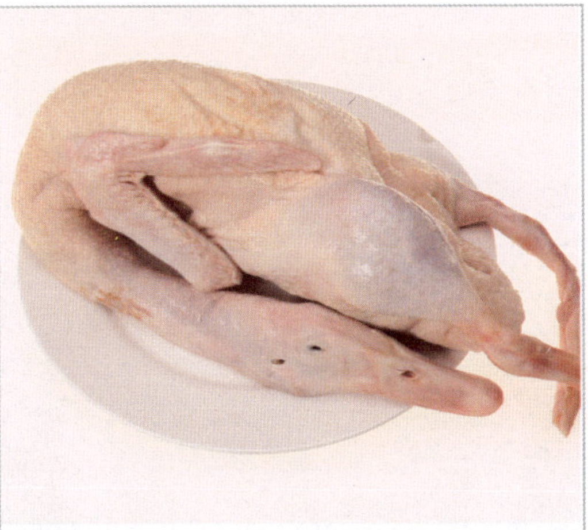

◎鹅肉含蛋白质、钙、磷，还含有钾、钠等十多种微量元素。

止咳化痰平喘。有的人秋冬容易感冒，经常吃一点鹅肉，对治疗感冒和急慢性气管炎有良效。

《本草纲目》中记载：“鹅肉利五脏，解五脏热，止消渴。”常食鹅肉汤对于老年糖尿病患者还有控制病情发展和补充营养的作用。因为据中医理论，糖尿病是由于中焦火旺而致。综上观之，鹅肉蛋白质含量高，富含“好脂肪”，营养也更均衡，因此和鸡鸭比起来“占了上风”。

黄芪山药鹅肉煲

材料：鹅700克，黄芪30克，党参15克，山药30克，枣（干）10克。

做法：①将鹅宰杀，去毛及内脏，洗净。②黄芪、党参、山药、红枣洗净，塞入鹅肚内，用线缝合，放入砂锅中，加清水适量，用旺火煮沸。③转小火慢炖至鹅肉熟烂，加精盐调味，去掉鹅肚内的药材即可。

鹅肉从生物学价值上来看，鹅肉是全价蛋白质，优质蛋白质。

鹅肉炖宽粉

材料：鹅肉500克、宽粉条250克，酱油20克，盐10克，大葱25克，姜25克，味精3克，料酒6克，八角2克，花椒2克，香油30克，植物油50克。

做法：①将带骨鹅肉剁成块，放入沸水锅中焯透，捞出备用。②宽粉条切成段；香菜洗净切段。③在锅内放入植物油烧热，放入鹅肉块煸炒，见鹅肉紧缩，边缘似有离骨时放葱段、姜片炒出香味。④添入高汤1000克，加酱油、料酒、精盐、大料、花椒，盖上锅盖，用大火烧开。⑤用小火保持沸腾状，大约10分钟，然后停火焐锅。⑥过一会儿翻动鹅肉块，见半熟后放入宽粉条段，再用大火烧开后，用小火保持沸腾状10分钟。⑦这样反复用小火数次，见鹅肉和宽粉条段都熟烂后放入味精和香菜出锅即可。

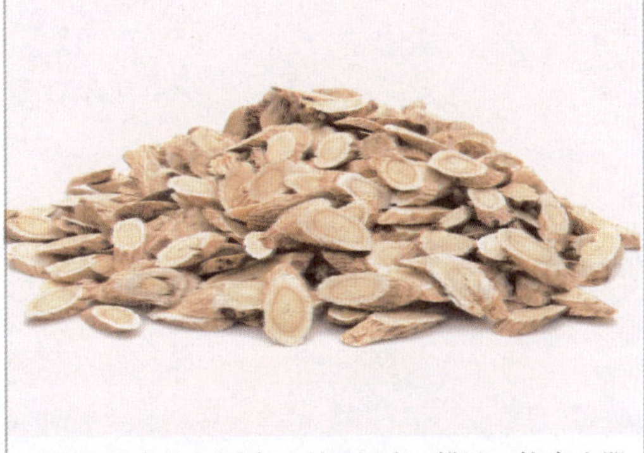

◎黄芪具有补气固表、利尿托毒、排脓、敛疮生肌的功效。治气虚乏力、食少便溏等症。

粗制的粮食是心脏的“守护神”

为什么精细食物在市场上的价格往往不如粗制食物的价格高呢？这是因为人们已经意识到粗制食物对人体健康的重要性。

粗粮含有丰富的不可溶性纤维素，有利于保障消化系统正常运转。它与可溶性纤维协同工作，可降低血液中低密度胆固醇和甘油三酯的浓度；增加食物在胃里的停留时间，延迟饭后葡萄糖吸收的速度，降低高血压、糖尿病、肥胖症和心脑血管疾病的风险。

经过精加工的食物不仅丢失了皮中的营养，而且丧失了胚芽中的营养。胚芽是生命的起点，它的功效可以直接进入人体的心系统，对人的心脏有非常好的保健作用。

因此要保护好心脏，平时一定要多吃粗制的食物，特别是心脏不好的人，在选购粮食时，一定要记得多给自己的心脏选

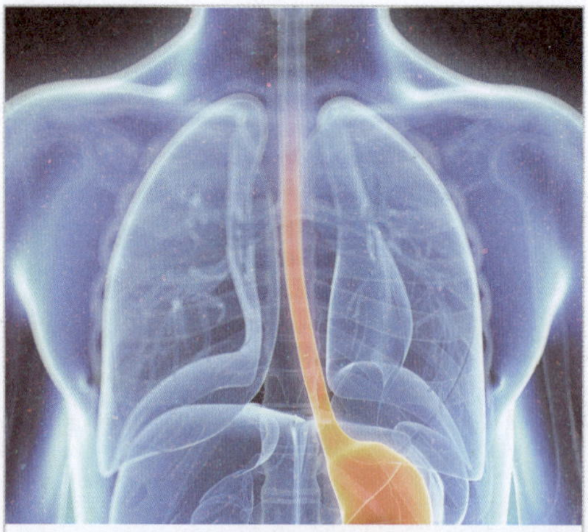

◎粗粮含纤维素，有助于抵抗胃癌、肠癌、乳腺癌、溃疡性肠炎等多种疾病。

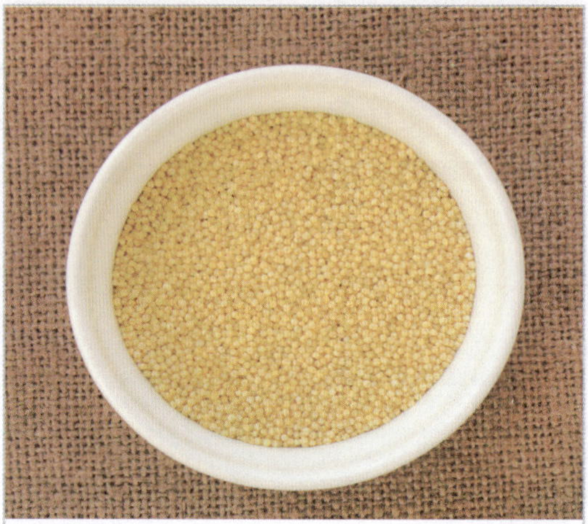

◎小米非常易被人体消化吸收，故被营养专家称为“保健米”。

点粗制的粮食，尽量买胚芽没有被加工掉的，比如全麦、燕麦、糙米等。这些食物都是心脏的“守护神”。《本草纲目》记载，燕麦性味甘平，能益脾养心、敛汗。

另外，如果不是很喜欢吃粗粮，那么可以选择粗细搭配的食物，比如表面撒了一层麦麸的面包。

那些看起来透明的食物，都是补养心脏的佳品。比如夏天吃的凉粉，小吃摊上一般都有，现吃现拌，味道不错。凉粉的品种很多，比如绿豆凉粉、蚕豆凉粉、地瓜凉粉等。

藕粉和何首乌粉也是不错的补心食物，可取适量的藕粉放在碗里，加少许水调和，然后用开水冲开即可。藕粉可以作为日常的调养制品，既便宜又方便，特别是家有老人、孩子或者病人的情况下，藕粉更应常备常食。

要滋养元气，先调摄胃气

想要强身健体，让自己正气充沛，从而不畏惧一切外来的“邪气”，我们就不能不重视调摄胃气。中医认为脾胃与人的元气有着密切的关系，人体内的元气因脾胃而滋生，脾胃的功能正常运转，人体内的元气才能生长并充实。

中医说：“食助药力，药不妨食。”就是说食物与药物两者是相互影响和相互作用的。患病吃药时必须要有合适的食物来滋养脾胃，才能使药物发挥更好的疗效，“用药时时顾及保护脾胃，治疗则处处兼顾脾胃。”

现代医学研究表明，人的进食方式应该像“羊吃草”那样，饿了就吃点，每次不多吃，胃肠总保持不饥不饿不饱的状态。我国著名营养学家李瑞芬教授总结的秘诀是：“一日多餐，餐餐不饱，饿了就吃，吃得很少。”只有这样才能延缓衰老、延年益寿。

此外，要保养脾胃，调摄胃气，人应该要多吃五谷杂粮，现代医学认为，五谷杂粮里面含有大量的膳食纤维，可帮助肠道蠕动，排除毒素，预防便秘。在这里要提醒大家的是吃五谷杂粮要以新鲜者为好，一方面新鲜粗粮营养物质含量较丰富，另一方面新鲜粗粮不易被黄曲霉素所污染。

清淡饮食以养生，这是大家都知道的道理，但在这里要强调的是清淡饮食的前提条件。食物应该多样化，主食以谷类为主；多吃蔬菜水果；经常吃奶类、豆类和适量的鱼、禽、蛋、瘦肉。只有这样才能保证饮食中的蛋白质、脂肪等营养素满足人体基本的需要。在此基础上再提倡清淡少盐，对脂肪和食盐的摄入量加以控制，才能养胃保胃，真正地促进健康。

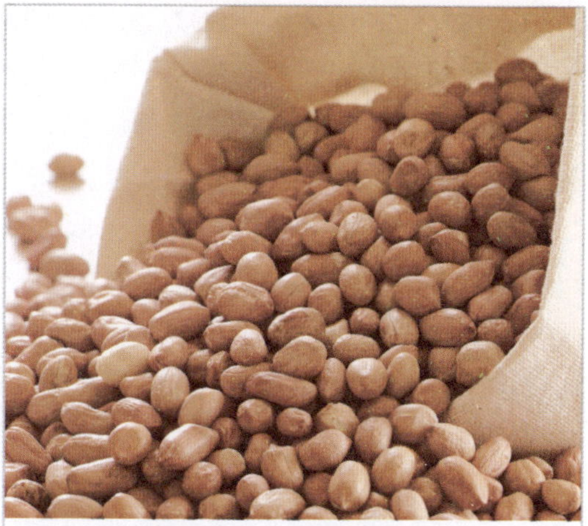

◎五谷杂粮里面含有大量的膳食纤维，可帮助肠道蠕动，排除毒素，预防便秘。

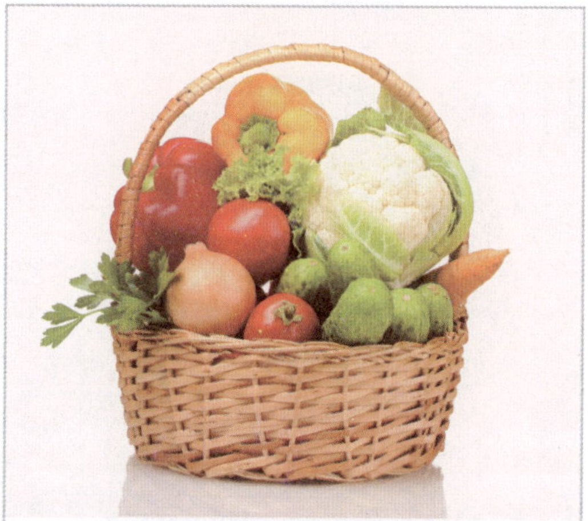

◎多吃蔬菜水果；经常吃奶类、豆类和适量的鱼、禽、蛋、瘦肉，有助于身体健康。

黑色食物保你肾旺人也旺

“肾气”是指肾精所化之气，对人体的生命活动尤为重要。若肾气不足，不仅易早衰损寿，而且还会发生各种病症，对健康极为不利，主要表现为尿频、尿不尽、尿失禁、尿少、尿闭、遗精、早泄、滑精、带下清稀而多、清冷；喘息气短、气不连续、呼多吸少、动则喘甚、四肢发冷、耳鸣、耳聋甚而危及生命。肾气不足，五脏六腑功能减退，则会出现诸如性功能减退、精神萎靡、腰膝酸痛、须发早白、齿摇脱落等衰老现象。

检测你的肾是否健康，可以通过每天的排尿量来判断，一般正常人每天的排尿量应该在1500～2000毫升，正常饮水的情况下多于2500毫升或少于400毫升则有可能是肾出现问题，出现这种情况时应及时到医院就诊。

吃的食物越黑越健康，对于补肾尤其重要。中医理论也认为黑色食物滋养肾脏，《本草纲目》记载，黑色食品有益肝补肾、活血养颜的作用。黑色食物一般含有丰富的微量元素和维生素，包括黑米、黑豆、黑芝麻、黑枣、黑荞麦，就是最典型的代表。

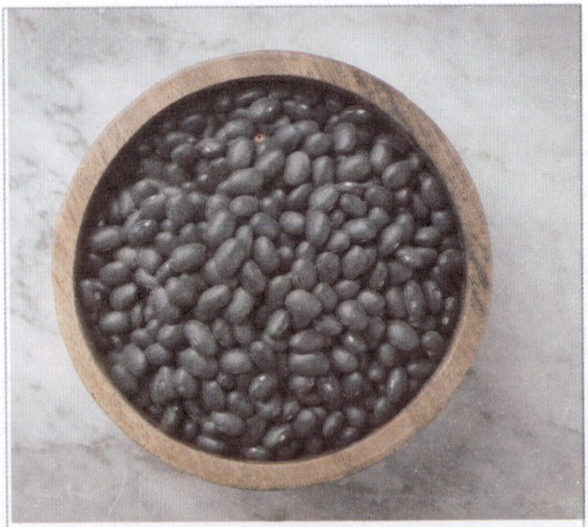

◎黑豆有补肾强身、活血利水、解毒、润肤的功效，特别适合肾虚患者。

黑色食品个个都是养肾的“好手”。这五种食物一起熬粥，更是难得的养肾佳品。

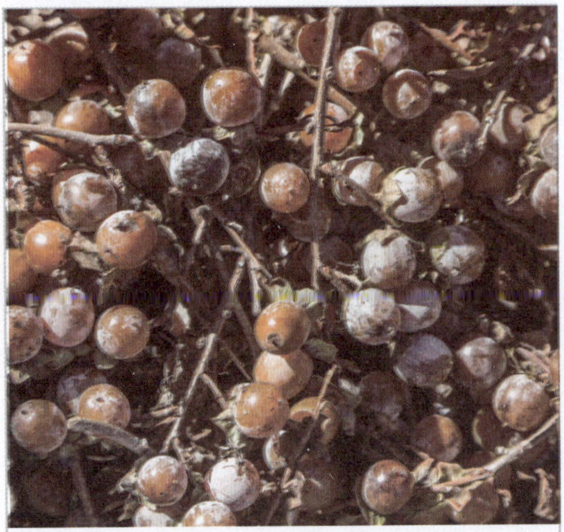

◎黑枣有补中益气、补肾养胃补血的功能。含有蛋白质、钙、铁等营养成分。

黑米：也被称为“黑珍珠”，含有丰富的蛋白质、氨基酸以及铁、钙、锰、锌等微量元素，其维生素B_1和铁的含量是普通大米的7倍。有开胃益中、滑涩补精、健脾暖肝、舒筋活血等功效，冬季食用对补充人体微量元素大有帮助，用它煮八宝粥时不要放糖。《本草纲目》中记载，黑米有滋阴补肾、健脾暖肝、明目活血的功效。

第四章

心理健康与调适

●心理年轻，人就不会老了。老年人要学会调整自己的心理年龄，树立新的生活目标，人就会变得年轻许多。

要想人年轻，首先要心理年轻

心理年轻，人就不会老，如果心里觉得自己老了，就会真的老了。美国芝加哥学者马莎博士及其同事对3718名65岁以上的老人进行了为期6年的跟踪调查。结果显示，如果老年人每周吃一次鱼，心理年龄将年轻至少3岁；如果每周吃至少两次鱼，心理年龄将年轻4岁。这意味着，鱼对老年人保持心理年轻有积极作用。无数证据表明，精神和肉体是强烈互相作用的，肉体上发生的变化，几乎都始于精神因素。人脑对身体的物理和化学变化所起的作用，已被越来越多的医学家证明。精神和身体各系统的活动是联动的，如果认为自己已经衰老了，身体对这个精神信号就会作出反应，即很快地屈从于衰老的进程。如果心理还能保持若干年的年轻状态，那么就会真的变得年轻。

为什么会这样呢？其实这个道理很容易理解。如果觉得自己老了，那么生活目标、生活方式就会选择老年人的生活方式，就会不自觉地去做只有老年人才做的事，言谈举止就会不自觉地向老年人靠拢，上进心就会消失，该明白的不再去明白，该努力的不再去努力，该有的热情没有了，该有的活力消失了，因此，老气横秋必然代替活力热情，随之而来的便是身体内在器官的加速老化。这样不就成了一个从内到外、彻头彻尾的老人了吗？想一想，这该是多么可怕的事情啊！事实上这种被“老”的阴影笼罩心理的大有人在，只不过程度不同罢了。希望你立即将心理的“老了”二字甩出去，把“年轻”二字请回来，重新调整自己的心理年龄，新的生活目标就会出现在你眼前，不久你就会由里而外变得年轻许多。

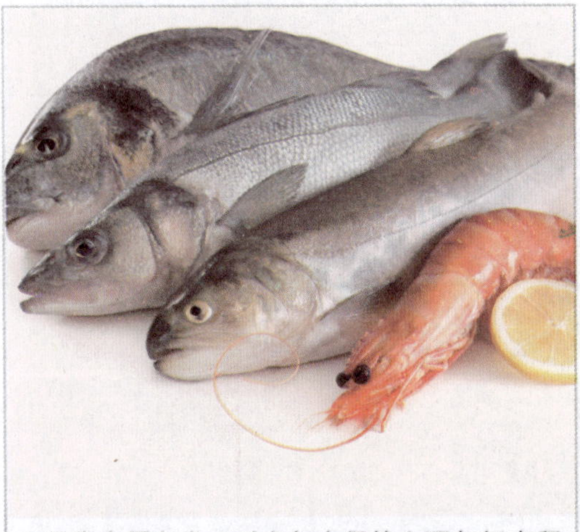

◎经常食用鱼类，对老年人保持心理年轻有积极的意义。

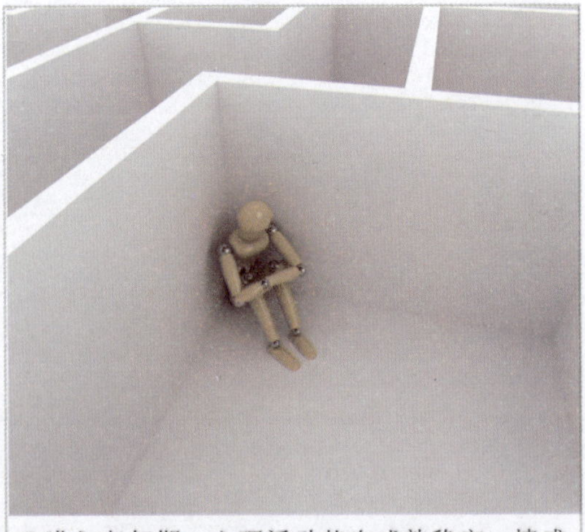

◎进入老年期，心理活动趋向成熟稳定、情感容易倾向忧郁、猜疑。

中年人的心理特点

① 心理承受能力增强

心理承受能力也叫心理耐力，具体是指能够承受的心理负荷程度。中年人由于经历了成家和立业的艰难，尤其是经历过生活和工作中的挫折与考验，心理上更加成熟，并具有强烈的独立意识。因而对来自各方面的刺激都能够正确对待。能在诸多的刺激中进行理智的选择，抛弃那些无益的刺激，知道如何应付那些有害的刺激。由于心理承受能力增强，所以能够更好地驾驭生活和工作。

② 自立自强意识增强

中年人已经不再依赖父母的指点和外界的指示行事，而是依靠自己独立思考来决定自己的行为方向。无论在家庭还是在事业中都有一种顶天立地、独当一面的思想。

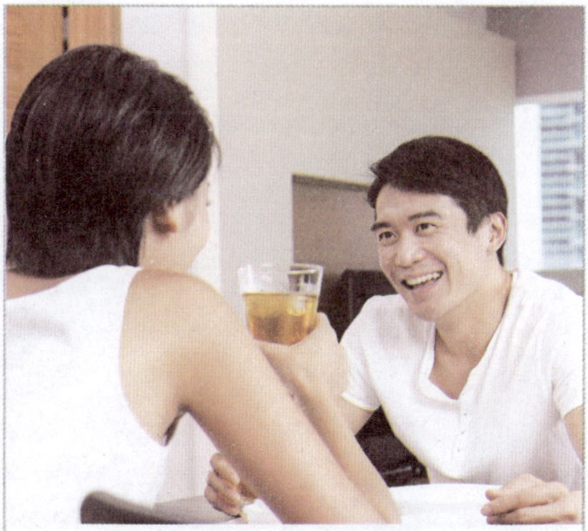

◎中年人在社会交往中，能够自如地运用理智和情感两种力量来处理好各种关系。

人到中年，大都掌握了一门专业知识或者是熟悉了一门技术，能够运用自己的知识或技术进行独立工作或操作。另外，中年人大都形成了自己比较稳固的交往圈，并能恰当地处理好各种人际关系。

③ 社会责任感和家庭责任感增强

中年是人生的一个大跨度时期，历经“而立”、“不惑”、“知天命”之后，其责任感无论从社会角度还是从家庭角度来看，都是空前的。

从社会角度看，中年人脚踏实地地干事业，能自觉地把自己的事业和国家、民族的前途命运联系在一起。他们要对自己的事业、对工作单位、对国家和民族负责，具有强烈的使命感。

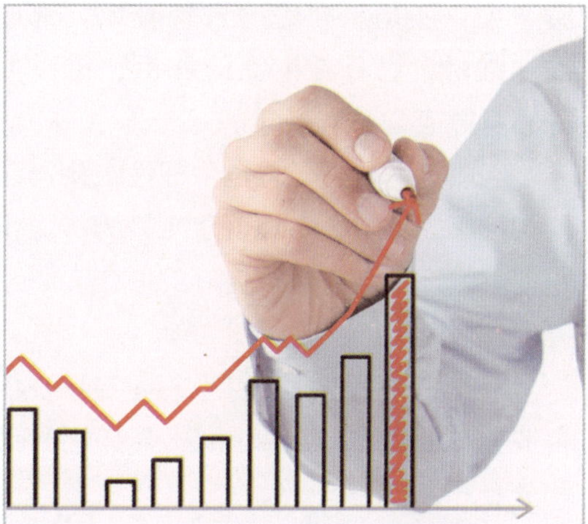

◎到了中年后表现为勤勤恳恳、脚踏实地、努力进取。

中年人的心理卫生

人是一个“身”和“心”的统一体，人的健康也应包括这两个方面的健康，即“身”和“心”的健康，也就是生理健康和心理健康。因此，要想保持健康，既要讲究生理卫生，又要讲究心理卫生。尤其对于中年人，心理卫生比生理卫生更重要。

在不同的社会成员中，中年人肩负的社会、家庭重担显得更为沉重，日常生活中的诸多矛盾表现得更为突出。这是因为中年人从事的工作十分重要，工作需要他们高度地集中精力和时间；中年人更加在乎父母的精神状态、身体健康以及子女的道德品质和学业状况，为此而倍加伤精耗神；生活环境常有不如人意之处，中年人承受着比其他年龄段的人更严重的精神紧张刺激等。因此，中年人的心理卫生是一个刻不容缓、亟待解决的问题。中年人无论是从自身健康考虑，还是从家庭的未来着想，都应该加强对自己日常生活的调摄，借以促进心身健康，益寿延年。

生理卫生是为了防止生理性疾病，以保持健康的体魄。心理卫生则是为了防止心理上的疾病，以保持良好的心态。心理卫生包括两层意思：

一是指心理健康状态，即个体心理自我感觉良好，与他人和社会都能和谐相处；

二是指维持心理健康、消除变态心理的原则和措施。

中年人的健康心理，一般包括以下几方面。

❶ 要豁达开朗

稳定干练是中年人的一个特点，但若再具有青年人的活力，往往会使自己保持高昂的斗志和奋发向上的精神。为了做到这一点，可以与青年人保持经常的接触，接受青年人朝气蓬勃性格的影响。还可以经常追忆青年时代的欢乐，如各种趣事、工作成就、比赛夺魁等，以延续自己青年时代的那股奋发精神。

❷ 心理极限要大

心理极限是指心理能量的最大限度。中年人接触的事物比青年人要多一些、广一些，受到社会信息的刺激要强一些。因此，中年人的心理能量要比青年人大一

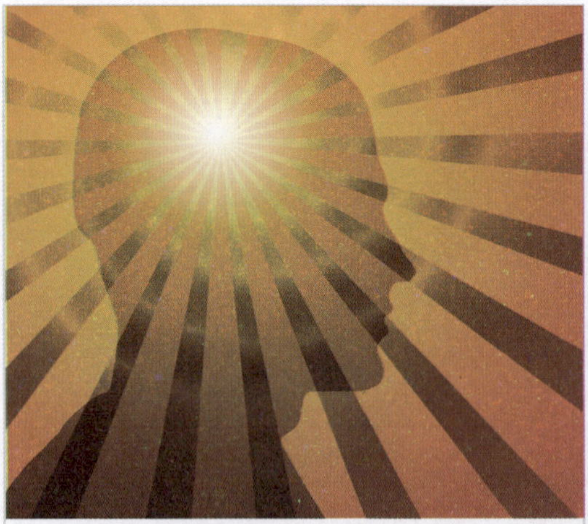

◎心理卫生不仅能预防心理疾病的发生，而且可以培养人的性格，促进人的心理健康。

些。只有这样，才能在困难、挫折、失败等一些强刺激中保持冷静，并积极寻求对策，而不是畏缩、叹息、苦恼。

❸ 要与现实保持良好的接触

首先要和家庭成员，包括子女、父母、非直系亲属等保持接触，克服某些中年人很少与子女和父母接触畅谈的倾向；其次要对家庭和社会上的事物有着清醒的认识，对矛盾和困难能正确地进行处理，既有高于现实的理想，又不陷于无法实现的空想中。

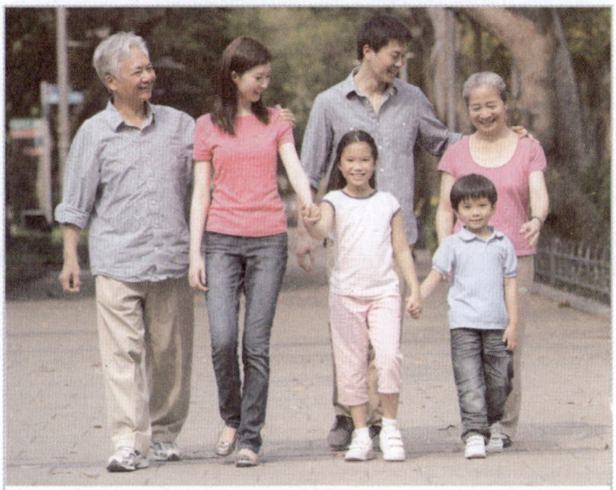

◎中年人要丰富自己的精神生活，活跃家庭气氛，保持自己的良好心态。

❹ 要有自知之明

中年人有自己的长处，也有自己的短处，因而要能够正确认识自己，对个人的才干既不要过高地估计，也不要过低地估计。要敏于言慎于行，凡事量力而行，切勿不能为之还强为之。

❺ 心理压力要适中

心理学原理告诉我们，没有压力，难以激发人的上进心；压力过大又会在生理上给人造成危害。所以，明智的中年人应该学会在心理上自我调节，既不能没有压力或压力过小，又不能压力过大把自己压垮。有时需要通过树立功利意识，加大自己的心理压力；有时也需要通过增强风险意识，减少自己的心理压力，从而使自己的心理压力处在一个既能催人向上，又不会在意志上和生理上把人摧毁的状态。

❻ 要有驾驭自己感情的自控力

中年人要随时注意控制自己的冲动性，用理智来导向，保持情绪稳定，用正确的思维方法和工作方法来指导和解决各种矛盾。

当遇到政治上的冲击、工作上的失败、家庭中的不幸等事件时，一定要沉着冷静，努力克服主观武断和片面的思想方法。在痛苦和烦恼中能自我安慰、自我解脱，在感情和理智发生冲突时能用理智战胜感情冲动，从而保持正确的行为方向。

中年人在生活中要多讲点辩证法，能防止一叶障目，正确地对待生活、家庭和社会，遇事就会想得开，就不容易沮丧和萎靡不振。中年人不应过分苛求自己。如果经常制定一些超出自己能力的要求和目标，则常会使自己处于失望与压抑之中，从而大大影响自己的情绪。人到中年以后，夫妻之间的相互帮助和扶持会变得更加重要。很多事无论男女都不要一个人扛着，不要太苛求，对自己的要求和期望值也勿过高，要学会量力而行。

如何正确面对心理失衡

① 心理失衡的类型

（1）遇到意外的喜事引起的心理失衡。如《儒林外史》中多年赶考不中的范进，一旦得知自己中了举人，却接受不了这个强烈刺激，心理失去平衡，兴奋占了绝对优势，于是疯了。

（2）遭受意外不幸引起的心理失衡。如亲人身故、下岗失业等，会使人悲痛欲绝，造成强烈的心理抑郁。

（3）人际关系紧张引起的心理失衡。如遭到他人迫害，受到领导的打击报复，自己无法出气；或者与周围的人关系紧张，自己感到孤立；或者受到流言蜚语的中伤和诽谤，自己无处申辩，无人理解等，会令人烦恼、气愤，造成心理失衡。

（4）生存环境发生巨大变化而引起的心理失衡。如离开熟悉的城市转到陌生的城市，或告别原来的群体加入新的群体，或者由一种职业换到另一种职业等等，都会使人一时感到茫然，无所适从。

（5）社会条件变化引起的心理平衡。当社会条件发生急剧变化，需要打破自己原来的生活格局，迫使人的思维、价值观、生活方式及工作方式都需要来一个较大的转变时，同样会引起人的心理失衡。

② 引发心理失衡的因素

中年人无论是在社会上，还是在家庭中，都处于一个承上启下的中坚地位。中年既是有所成就的时期，又是人的生理和心理进入“多事之秋”的阶段。从生理上来说，中年人的体质已不如青年时那样好，多种生理机能正在缓慢地减退。与此同时，中年人既要承担工作和事业上的重担，又要肩负赡养老人、抚育儿女的重任。无论中年人所处的社会环境，还是自身的内部环境，都决定了中年人更易产生心理危机。

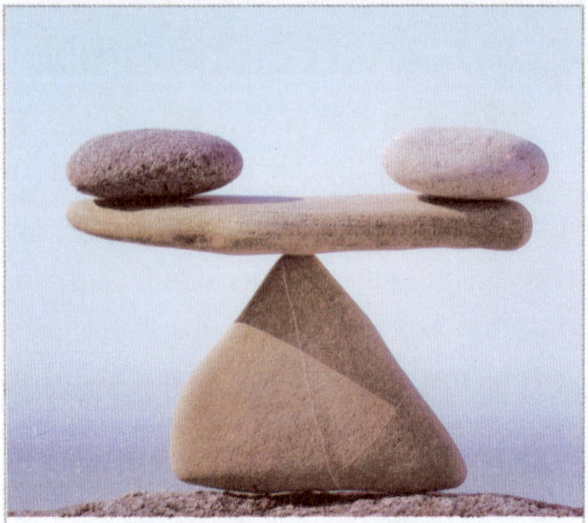

◎心理，人的思维、内心活动。心理平衡：内心世界的和谐状态。

中年人与其他年龄段的人面临的问题不同，其心理失衡因素也有其特殊性，其引发因素大体可归纳为以下几类：

（1）家庭因素。家庭对每个人都很重要，对中年人尤为重要。中年人上有老、下有小。父母逐渐年迈，需要承担精神与物质赡养的责任，对孩子要负担抚养、教育和供给的责任。其次是家庭成员间的人际关系，这是家庭和睦、幸福的重要环节。因为中年人约有3/5的时间在家中度过，而且中年人是家庭的中坚，家中的一切变化都将影响中年人的情绪，使之心理失去平衡。

①中年人感情的三大转移：一是转向子女。男女双方随着年龄步入中年，相互间的新奇感、神秘感、吸引力会减少。同时子女的诞生和成长，消耗着双方大部分精力和时间，因此原来倾注于对方的全部感情和注意力开始向子女倾斜。而且步入中年后，孩子不仅在生活上，而且在学业和生活道路选择上更需要大人关注，特别是望子成龙的家庭，需要中年父母付出更多的时间与精力。如果一方掌握不当，可能把对方的情感要求完全忽略，使之产生冷落感，缺少了家庭的温暖，心理出现不平衡。另一方面，目前不少中年人的住房拥挤，二代或三代同堂，给中年人的夫妻生活带来不便，影响着夫妻感情的流露与表达，久而久之，进一步产生心理上的烦躁和不快。

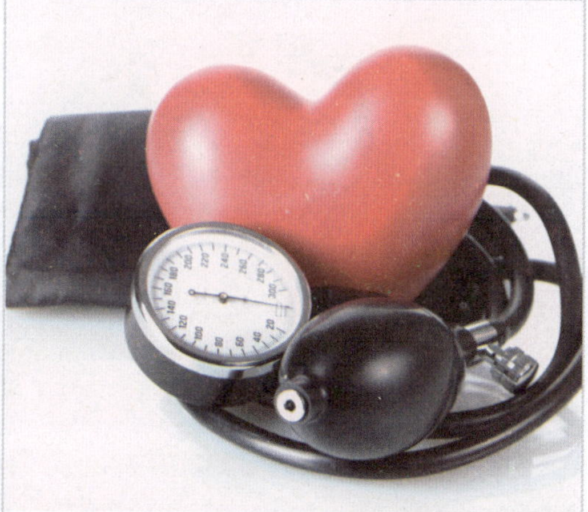

◎紧张、愤怒、敌意等不良情绪容易破坏人体免疫系统，易患高血压、冠心病等症。

二是转向事业。中国有句古语："三十而立，四十不惑，五十而知天命……"当步入中年之后，回首往事，感慨万千，似有虚度年华之感，特别是看到同龄人有所作为和成就之时，更觉自己的学识和能力不比别人差，可万事平平，因而立志奋斗一番，力争有所作为。一心扑向事业，却忽视了自己在家庭中应尽的职责。

三是转向第三者。进入中年之后，家庭中男女双方不再掩饰自己的缺陷，一切暴露无遗。中年人的家庭结构发生了变化，在结束日复一日的照料子女的职责之后，随之而来的是前所未有的自由。夫妇们在时间、财力以及情感方面有了新的选择，以前养育子女作为彼此共同的目标，维持着夫妻关系，现在子女"飞了"，一下子推动了目标，子女教养岁月所掩盖的婚姻问题和冲突，当子女长大离开以后，又会再出现。同时，受着当代社会各种各样文化的影响，使有些中年人观念发生了变化。特别是事业有成、经济稳定时，一方面夫妻双方缺乏交流，另一方面感情向外发展，这就极容易出现婚姻危机。

②子女的两大变化：一是自主性增强：当前城市中，独生子女多且个性极强。人到中年，孩子已进入初高中或大学学习，或者已走上社会，儿时的稚气全无，开始有自己的观点、见解、处世哲学。所以昔日的绵羊变成了今日的雄鹰，有时对中年父母的肺腑之言当做耳旁风。特别是不少中年

父母望子成龙心切，对子女不努力学习，十分伤感，后悔当初娇生惯养。更让中年父母心理失衡的事是子女不努力学习还不算，还从道德方面走下坡路。

二是观念变化。当孩子进入成年以后，无论道德观、价值观、恋爱观、生活观、婚姻观等都有可能与父母不同。父母往往希望子女今后能上大学，在工作上有所作为，而子女的想法有可能与父母相反。因而使中年父母有一种失落感。

③收支失衡：在20世纪70年代，人们收入虽然微薄，但家庭消费简单，所以每月需要的收与支能心中有数。目前虽然收入较过去增加了，但很难预计每月支出多少，因而在吃穿的选择上有时力不从心，加之上有老下有小，支出更无准数。特别面对社会上有些人花钱如流水，一桌丰盛宴席高达数千元乃至上万元时，更有失衡感。有的中年人为了解决这一困境，开始把视线转向股票市场和经商等行业，这是一个值得开发和需三思而行的慎重选择。

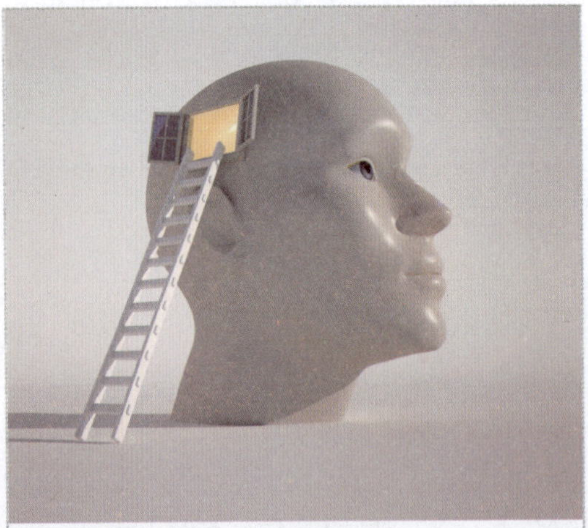

◎《黄帝内经》说："百病生于气也。所以医病先医"心"。

一旦失误，会在精神上产生重大打击，意志薄弱者可能导致精神崩溃。

（2）人际关系。现代社会人们普遍注重人际关系。但有些中年人却常为复杂的人际关系而烦恼，特别是身旁结交了一些口蜜腹剑的人，当面是朋友，背后又被出卖。

（3）职称、兼职和金钱。当前社会中，职称不上去工资也上不去，本分工作不兼职者收入往往就低，而现实生活中人们开支日益增加，如粮、房、水、电、医疗、养老、小孩上学……固定的收入常常无力承受这些开支。

③ 消除心理失衡的常用方法

（1）沟通促家庭和谐。我们已经知道，家庭问题是造成心理失衡的一个主要原因。但家庭问题存在的主要原因在于缺乏沟通，只有沟通才能促进家庭和谐。何谓良好的家庭沟通？在一个和谐的家庭中，沟通是具体的，含有以下特点：高度

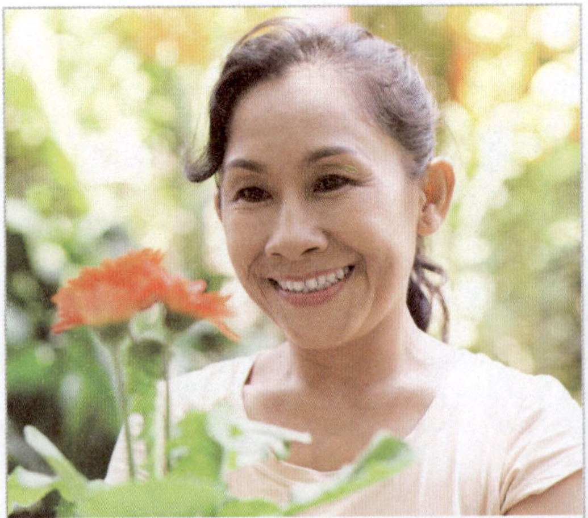

◎中老年人要学会自我调节，消除心理失衡，这对健康很有益处。

的自我察觉及对别人的敏感；清楚地用“我”的信息来表达“自我负责”的意愿；对于他人未察觉的行为及自己内在的感受，给予适当的回馈；愿意透露自己的感觉欲望和认知。

在家庭中，由于几代人或人与人之间的思想观念不同，常常会引发诸多不快。常见的矛盾有：亲子矛盾、夫妻矛盾、婆媳矛盾等。要解决这些矛盾，就要学会主动沟通。出现问题时，坐下来心平气和地把事情说清楚，互相理解，互相体谅，多站在对方的立场上去想问题，绝大多数的问题都会解决。请记住：在家庭中出现问题时，要放下架子主动与他人沟通，才能确保家庭的和谐。

（2）以理智思考来自我导向。一个人在心理失衡状态下，往往会出现懊丧、痛苦的心情，甚至会精神失常，丧失理智。尤其是有的人情绪容易冲动，具有强烈的外倾性，这在心理学上叫做激情。激情实际上是心理高度失衡的结果。人在激情状态时，对自己行为的控制力和对周围事物的理解力都会有一定程度的降低，容易说错话，办错事，产生不良后果。同时，激情过程也容易引起人的某些生理变化，有损于健康。在这种情况下，不能任凭感情的驱使，而应当做感情的主人，让理智来导向。如有意识地让自己脱离刺激源，进行冷静的思考，作出理智的选择，从而正确地指导自己的行为。

（3）更新观念适应新环境。每个人在实际生活中对客观事物的评价往往都有一个心理标准，以此来判断诸事物的是与非，这个潜藏于心里的标准，通常称“参照系”,也就是通常所说的“观念”。它是客观事物如社会行为规范内化的结果。在改革中，人们出现的许多心理失衡，多是因为失去了原有的参照系，旧有的观念不能适应改革的进程。如允许雇工，有的人把“资本家剥削工人”当成参照系，就认为雇工是一部分

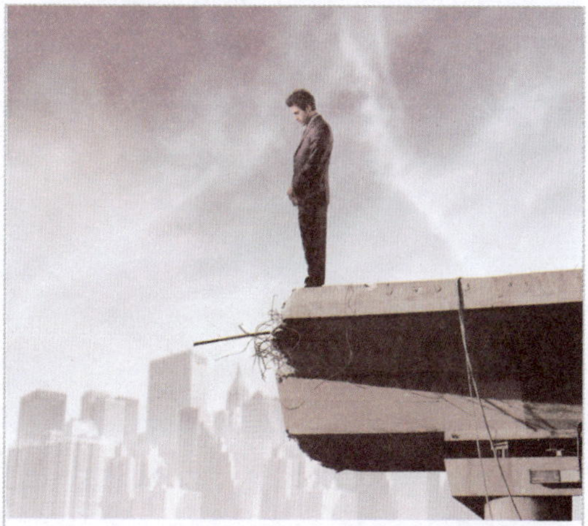
◎人在心理失衡的时候，要学会以理智思考，从而正确地指导自己的行为。

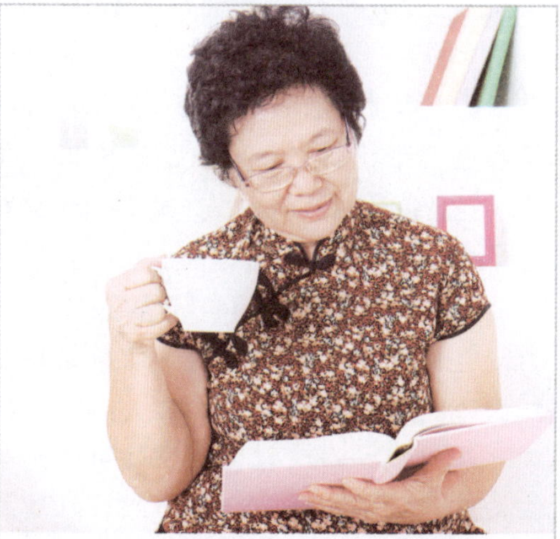
◎心理失横时，可以转移一下自己的注意力。

人为另一部分人提供剩余价值，因而是不能接受的，并对社会的这种改革变化产生失落情绪，从而心理失衡。要矫正这一心理，就要转变这个参照系，把“生产力是检验生产关系的尺度”作为新的参照系。通过更新自己的观念来接受新事物，面对新现象，适应新环境。社会总是要不断进步，事物总是在不断变化，带来的是人们生存环境的不断更新，这些都要求人们的观念也要随之更新。

生活在现代社会的中年人，应不断学习，努力提高自己的工作水平和业务能力，经常将自己的能力与环境的需要进行比较，找出差距，不断改进。只有这样，才能适应社会发展的需要，跟上时代前进的步伐，才能保持良好的情绪。此外，中年人也不能过分苛求自己，如果经常制定一些超出自己能力的要求和目标，则常会使自己处于失望与压抑之中，从而极大地影响自己的情绪。

（4）采用比较方法提高认识水平。比较方法是一种崭新的方法。现实中人们心理上的某些不平衡是由于自己的思想狭隘、认识水平有限而造成的。如果从横向角度进行比较研究，可以突破原来的眼界，提高自己的认识水平，从而消除这些不平衡。

（5）自我激励使自己常进步多活力。在科学技术高度发展、信息密集、知识不断更新的今天，许多人心理上出现了危机感、空白感、失落感等心理失衡现象。这种失衡可以导致两种结果：一种是面对现代科学技术的发展，望洋兴叹，自甘沉沦，于是抑郁占据心理优势，加剧了心理失衡；另一种是正视现实，承认差距，发奋努力，进行知识更新，拓展知识领域，以跟上现代化的步伐，这就叫“内激励”。内激励产生内驱力，它能驱使自己朝着明确的方向和目标前进，持久地保持积极性。社会心理学把这种情况叫做“角色认知”。通过角色认知人们的心理可以保持平衡，并获得新的快慰。

坚强的意志是心理的良好表现，一个意志坚强的人，在不幸与挫折面前，从不怨天尤人、悲观失望，在逆境中能看到希望，坚定自己能战胜挫折的信心。要学会忍耐寂寞，在人的一生中，中年时期要相对寂寞些，但只有具有坚强意志，耐得住寂寞的人才会比别人有更多的收获。

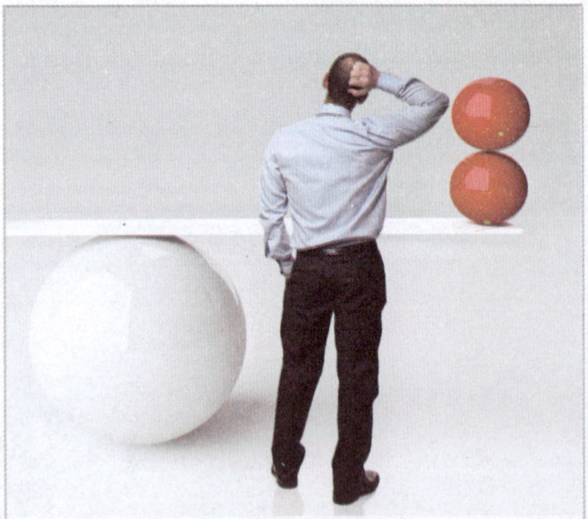

◎通过角色认知，人们的心理可以保持平衡，并获得新的快慰。

中年人制怒的方法

人到中年，在情绪方面已有较高的自制能力。但是，仍有部分中年人不能很好地控制自己的情绪，经常发脾气。这不但影响人际关系，而且发脾气时的愤怒情绪对于人的身体健康是十分有害的。因而，中年人一定要学会控制自己，要制怒，不要轻易地发作。

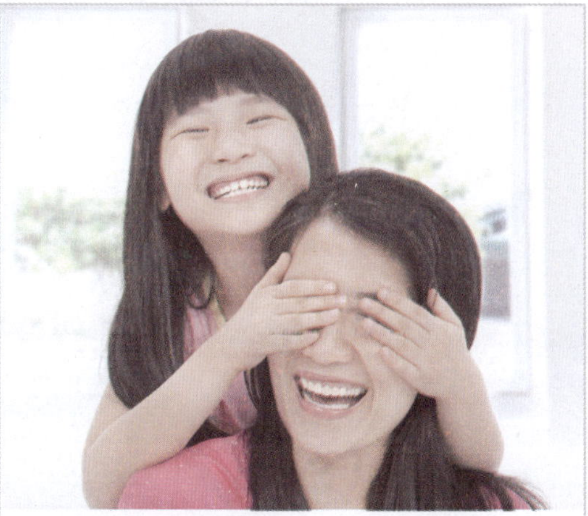

◎愉快的心境让人精神抖擞、感知敏锐、思维活跃、待人宽容。

❶ 情绪与愤怒

情绪是人对客观事物是否合乎自己需要而产生的一种心理体验。人在现实生活中，要和外界各种各样的事物发生直接和间接的关系。在对待这些事物时，人并不是无动于衷的，有的事物使人愉快，有的事物使人烦恼，有的事物使人恐惧，有的事物使人愤怒。因此，情绪可分为两种情况，一种是以快乐为主组成的正情绪，如愉快、欢乐、欢喜、高兴等；一种是以痛苦为主组成的负情绪，如厌恶、生气、恐惧、愤怒等。

正情绪反映个体心境的良好和满意状态，负情绪反映个体心境的恶劣和不满状态。愤怒是一种常见的负情绪。它是由于愿望不能达到或持续地受到妨碍，逐渐积累起来而产生的一种负情绪。特别是当这种妨碍是不合理的或者是由于他人而造成的不幸的时候，最容易使人愤怒。如自由受到限制，人格受到侮辱，隐私被人揭穿，无缘无故地遭到别人的攻击和诬陷，受骗上当等都可以产生愤怒。愤怒的程度依次是轻微不满、生气、愠怒、激怒、大怒、暴怒等。愤怒的外部表现、发生时间、持续时间和强度与年龄、性别、职业、环境等因素有关。

一般来说中年人中，男性较女性易发怒，文化层次低的比文化层次高的易发怒，修养差的比修养好的易发怒，工作紧

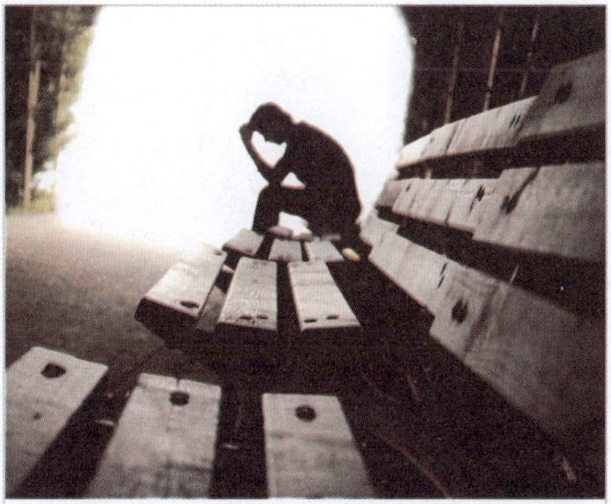

◎不愉快的心境让人萎靡不振，感知和思维麻木，多疑。

张身体疲劳的人易发怒，情况紧张中的人易发怒。

❷ 发怒对人的危害

发怒对身体是非常有害的。《黄帝内经》载：“百病之生于气也，怒则气上。……喜怒不节则伤脏、脏伤，则病起于阴也。”说明发怒易伤肝脏。人在发怒时，交感神经系统激活，心跳加快，血压升高，呼吸短促，额部、颈部静脉血管扩张，“青筋暴露”。愤怒的持续存在，有可能导致情绪性神经障碍。愤怒和恐惧相结合，有可能成为导致焦虑这类适应不良性症状的原因。事实表明，经常发怒的人，容易引起心悸、失眠、高血压、冠心病、胃肠道疾病等。据《左传》载：“忿怒之深、空腹不食、直气盈饱也。”告诉人们，发怒后食欲不振，吃食物不易消化，容易郁积。因此发怒极易导致胃溃疡等消化系统的疾病。另外，发怒还可以影响内分泌，使内分泌功能降低。发怒后会感到唾液减少，口干舌燥，吃东西没有味道，喝茶饮酒感到发酸。可见发怒对身体实在是有百害而无一利，每一个人都应该学会制怒。

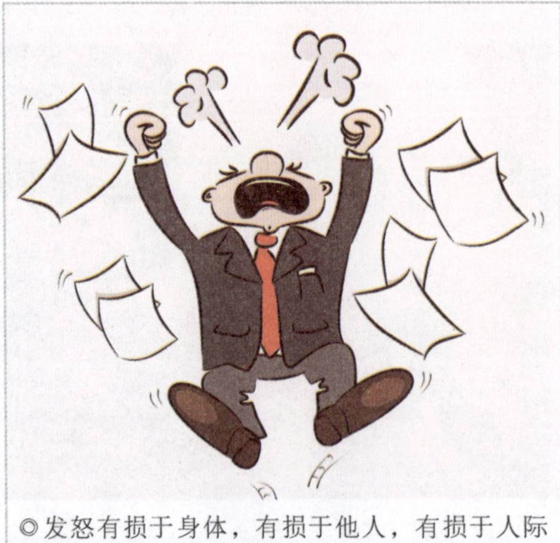

◎发怒有损于身体，有损于他人，有损于人际关系，有损于家庭气氛。

人到中年应该学会情感自控，使自己在受到任何不良刺激的情况下，都能保持冷静、镇定，不发火、不发脾气。因为一发怒，感情的烈火就会烧掉自己的理智，伤了自己，也伤了别人，导致人际关系紧张，欲求之目的不但达不到，反而增加了难度。有一些人在单位受到挫折后不发火，回到家中，却朝着自己的配偶或子女大发脾气，迁怒于人，造成家庭气氛的紧张，破坏了家庭的和谐。

❸ 制怒的方法

古人在制怒方面有许多方法，如深思法、警钟法等。当代不少学者对如何制怒进行了探讨研究。心理学家俞文钊、杨治良先生主编的《实用心理咨询大全》，从心理学角度提出了几条制怒方法：

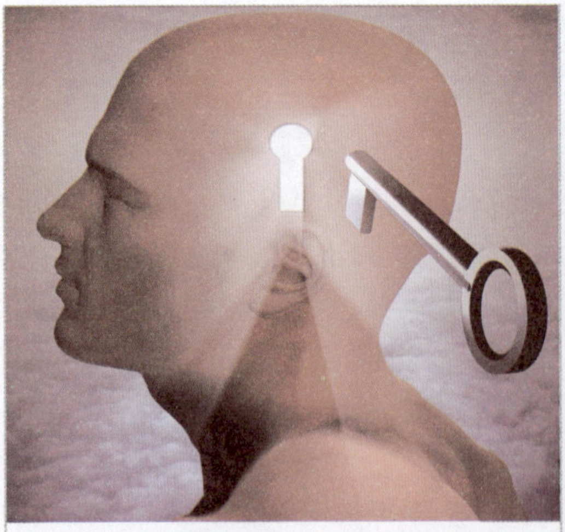

◎中年人要排解愤怒情绪，以免失态和后悔。

（1）转移刺激法。这是一种积极的接受另一种刺激而制怒的方法。人在发怒时，大脑皮层会有一强烈的兴奋灶，转移怒的刺激就是在大脑皮层另建立一个新的兴奋灶，用以削弱和抵消发怒的兴奋灶。如要发怒时，有意识地唱歌、听音乐、跟小孩玩耍等。

（2）躲避刺激法。这是一种消极的制怒方法，在生活中如果遇到怒的刺激物就尽量避开，敬而远之，以免发怒。

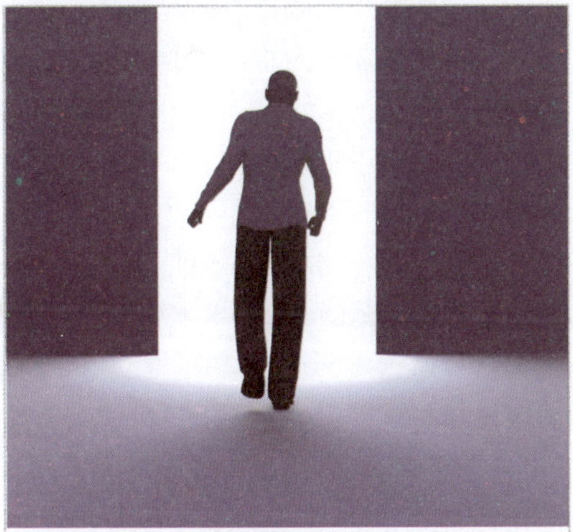

◎离开刺激源，避免刺激加剧。

（3）主动释放法。把心中的愤懑和不平对人和盘托出，以消怒气，称为主动释放法。在工作、学习、生活中，人们不可避免地产生一些意见、隔阂，经常开展批评和自我批评，不仅可以释怒，还可以增强团结。

（4）意识控制法。以自己的道德修养和意识修养使愤怒情绪难以发生或降低强度。意识控制法常以心声和文字作为媒介，如在发怒时，心中反复默念“制怒，制怒……”，常会收到一定的抑制愤怒的效果。

（5）升华法。把愤怒化为从事科学、文化、艺术、体育等活动的力量。司马迁说过：“文王拘而演《周易》；仲尼厄而作《春秋》；屈原放逐，乃赋《离骚》；左丘失明，厥有《国语》；韩非囚秦，《说难》《孤愤》；诗三百篇，大抵圣贤发愤之所为也。”这些都是升华法的典型例证。

（6）暗示法。暗示法是心理学的一个概念，是指人们为了实现某种目的，用含蓄间接的方式，对别人或自己的心理或行为加以影响的过程。

中年人切莫忘记自己是中年人，已不具备青年时期的那种朝气和活力，身体经不起折腾，发怒是自己折磨自己，自己摧残自己。因此，为了自己的身心健康，为了家庭的宁静，为了子女的情绪安定，也为了与外界保持良好的接触，中年人一定要运用理智和意志的力量来控制自己负情绪的发生。

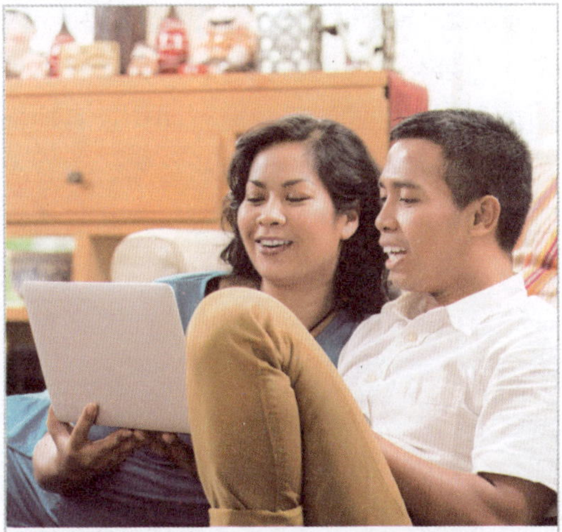

◎找知心朋友，倾诉心声，以减轻心理压抑。

挫折与排解

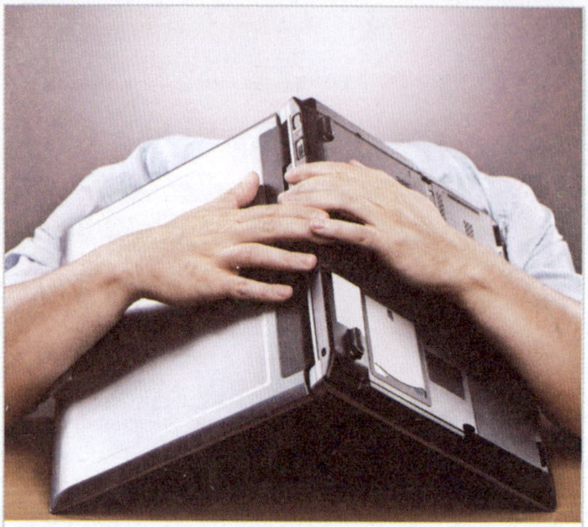
◎挫折是对勇气的最大考验，就是看一个人能否做到败而不馁。

挫折是指人们在有目的的活动中，遇到无法克服或自以为无法克服的障碍或干扰，使其需要或动机不能得到满足而产生的障碍。心理学上的挫折指个体有目的的行为受到阻碍而产生的紧张状态与情绪反应。

个体有目的的行为受到阻碍而产生的紧张状态与情绪反应，它必须包含以下因素：①具有必要的动机和目的；②有满足动机和达到目的的手段或行动；③有挫折的情境；④有对挫折情境的认知；⑤有对挫折情境的认知而产生的紧张状态与情绪反应。

造成挫折的因素主要有外在因素和内在因素。外在因素主要包括自然因素、社会因素、学校因素和家庭因素。

自然因素主要是指人们不能预测和及时防范的天灾。比如，1976年震惊中外的唐山大地震，使24万人死于非命，给人们心理带来了巨大的创伤；1998年特大洪水灾害，使无数良田和房屋毁于一旦，人们因无家可归而为此焦虑，给人们的身体健康和生命安全带来了严重威胁，致使人们产生惊慌和恐惧。这些外在的自然因素由于不能预测和及时防范而使人们生活遭受挫折。

在人生漫长的旅途中，有顺境，也有逆境。有顺流而下的欢快，亦有逆流而上的艰辛。对于大多数人来说，生活之路的不平坦往往多于平坦。世上本没有一帆风顺的路。正如古人所云：“江头未是风波恶，别有人间行路难”。但是人生的乐趣也正是在这“难”字上，与困难斗，其乐无穷；与命运争，其乐无穷。“宝剑锋自磨砺出，梅花香自苦寒来”，则一语道破了生活的真谛。为什么任何人的一生都不可避免地遇到一些大大小小的挫折呢？

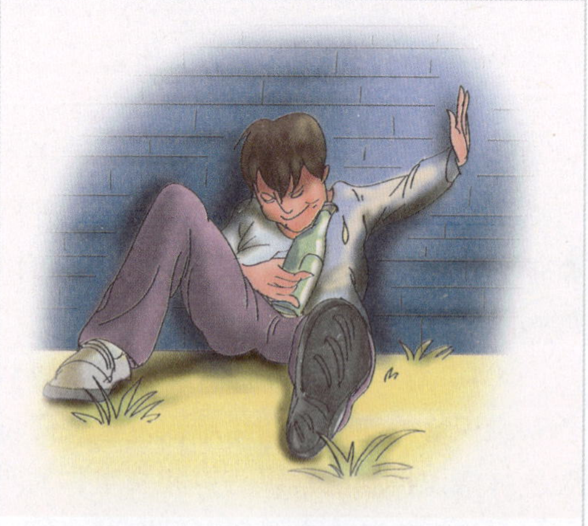
◎遭遇挫折后，千万不能自暴自弃，要学会排解。只要拥有乐观的心态，挫折都能被克服。

原因很简单，客观事物是复杂多变的，人们对它的认识有一个深化过程。另外，任何人要实现某一个目标总要有一个积聚力量、创造条件的过程。

在这些过程中，一般总要遇到一些挫折，只不过挫折产生的程度、大小，时间持续的长短因人而异罢了。西方社会心理学家认为，挫折会给人的心理活动及其行为带来消极的影响，挫折是影响人的身心健康的重要因素。它不但影响着人的积极性的发挥，而且还会导致某些疾病的发生。特别是在人的中年时期，挫折有时可导致一个人命运的改变。

❶ 挫折的含义

从心理学角度看，挫折是一种情绪状态。指个体从事有目的的活动过程中遇到障碍或干扰，致使个人动机不能实现，需要得不到满足时的情绪状态。造成挫折的原因主要有两方面：一是客观的，如客观条件的限制，意外情况的打击等；二是主观的，如个人努力程度不够或身体患病而使目标没有实现等。

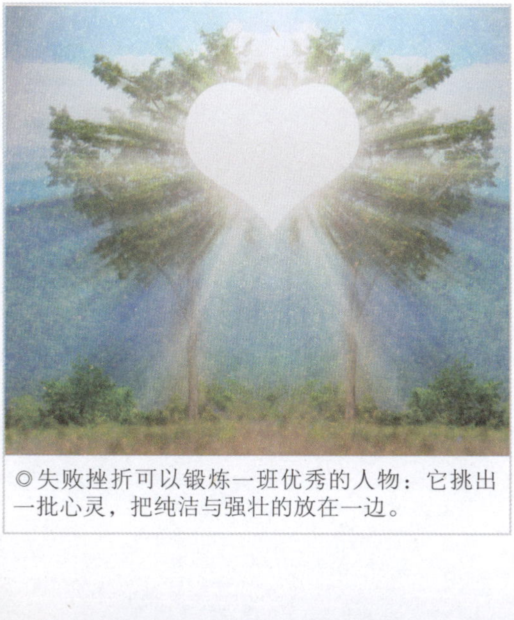

◎失败挫折可以锻炼一班优秀的人物：它挑出一批心灵，把纯洁与强壮的放在一边。

总的来看，挫折可以分成以下几类：

（1）需要挫折。即不能满足需要时引起的挫折。人生活在世界上有许多种需要，而且随着客观条件的变化而变化。但人的需要不能百分之百地得到满足。一般分3种情况，即有的能够全部满足，有的部分得到满足，有的则根本无法得到满足。于是需要的动机在通往目标的道路上如果遇到后两种情况，就会不同程度地产生挫折心理。如有的人希望得到深造，领导不予批准，往往就会产生挫折感。

（2）行动挫折。指行动不能实现时所引起的挫折。即人在实践活动中，在通往目标的道路上遇到障碍，从而使目标无法实现。

（3）损失挫折。主要指个人受到重大损失时所引起的挫折感。如遇到意外事故，身体受伤，或在炒股票时失手。

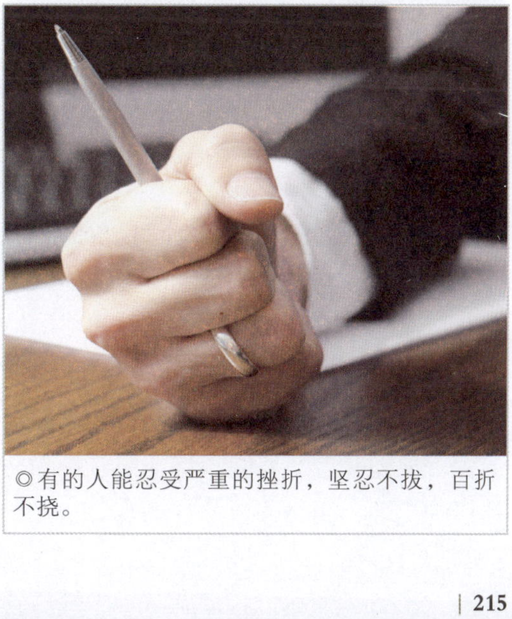

◎有的人能忍受严重的挫折，坚忍不拔，百折不挠。

（4）目标挫折。指达不到既定目标时所引起的挫折。有的人目标定得太高，而实际能力又达不到，使目标落空。有人计划在一定时间内写出一部长篇小说，但其文学素养和生活积累远远达不到写作长篇小说的水平，尽管他坚持不懈地写作了1年，却最终流于失败。

❷ 挫折容忍力

一个人受到挫折后，会自觉不自觉地发生心理反应。但是不同的人有着不同类型的心理反应，这种情况主要是与每个人的挫折容忍力有关。挫折容忍力是指个体遭遇挫折时免于心理失常的能力。一个人在生活中，随时都有可能遇到挫折。挫折在时间上和程度上有缓急轻重之分。面对挫折，有的人能够容忍；有的人则不能够容忍；有的能向挫折挑战，表现出百折不挠的精神；有的却精神崩溃，一蹶不振，陷于绝望。因此，一个人能否有高度的挫折容忍力，特别是中年人能否对挫折有一个正确的态度，是能否保持心理活动正常的重要因素。

一般来说，挫折容忍力与下列因素有关：

（1）与心理承受力有关。心理承受能力高的人往往心胸宽阔，对挫折的容忍力相对要强一些；而心理承受力弱的人，在挫折面前往往会产生较大的心理压力。

（2）与文化素质有关。一般来说文化素质高的人，能够冷静地分析产生挫折的主观原因和客观原因，辩证客观地对待挫折的出现，而且往往会在认真总结经验

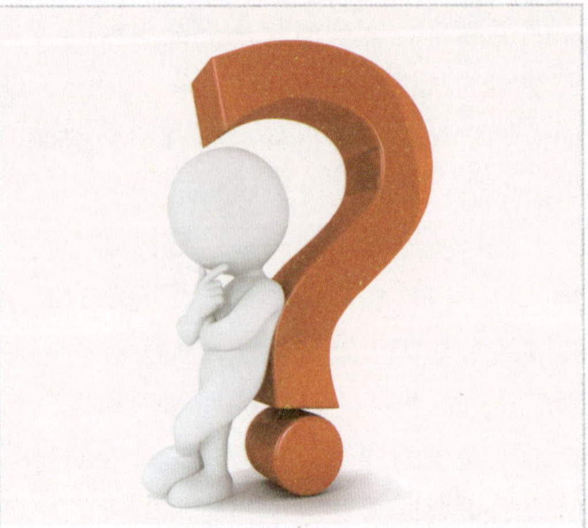

◎遇到挫折时，强迫自己冷静下来，理智地分析挫折，确定处理方法。

教训之后，反败为胜。

（3）与生理素质有关。一般来说生理素质好、身体强壮的人要比生理素质差、体弱多病的人更能够容忍挫折。有些体弱多病常年卧床不起的人往往经不起意外打击，其挫折容忍力相对要弱一些。当然对挫折的容忍主要取决于人的意志，但对大多数人来说，身体健康与否也是一个重要因素。

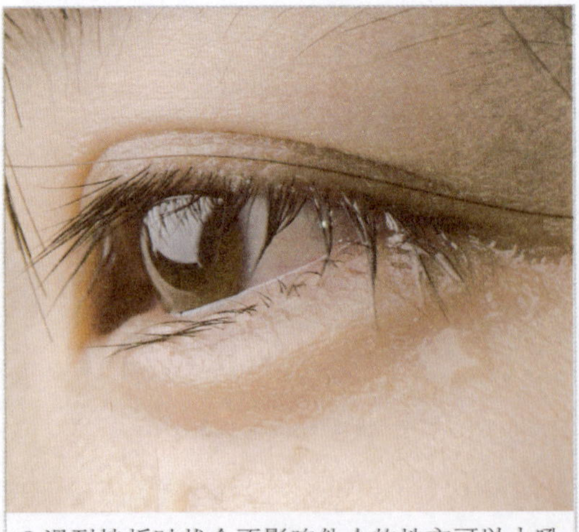

◎遇到挫折时找个不影响他人的地方可以大吼几声，痛哭一场，再冷静地处理问题。

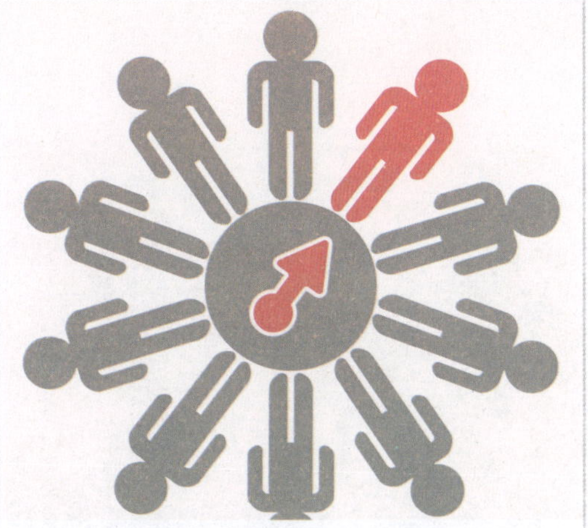

◎找家人或朋友好好倾诉一下自己的苦衷、以解脱或减轻自己的烦恼。

（4）与受挫折的次数有关。一般来说，每经过一次挫折，人的挫折容忍力就会提高一步，经过多次挫折，人的容忍力就会得到锤炼，对一般的挫折基本能够容忍；相反对那些一帆风顺的人，由于缺乏挫折的锻炼，一旦遇到挫折，便垂头丧气，忧心忡忡，甚至失去生活的勇气。

（5）与受挫折的心理准备有关。一个成熟的人在从事某项工作之前，要考虑到各种困难和意外因素。既要满怀信心地去争取目标的实现，又要有遇到困难和失败的心理准备。因为事情是复杂的，古语云："谋事在人，成事在天。"就是说客观条件有时并不按照人的主观意志去发展。如果缺乏受挫折的思想准备，一旦挫折出现，便会惊慌失措，束手无策。

3 挫折后的行为

无论是哪一种情况的挫折，都会影响到人的情绪。由于受挫折者各有特点，所以受挫后的行为表现也各不相同。有的人是采取积极适应的态度，有的人是采取消极对待的态度，甚至是对抗的态度。总的来看，有以下几种情况：

（1）攻击。一个人受到挫折后，常常会引起内心的愤怒。这种愤怒情绪往往首先转化成攻击行为。攻击行为有两种情况。一种是直接攻击，"以牙还牙，以眼还眼"，把攻击矛头直接指向阻碍目标实现的人或物。第二种情况是间接攻击，把攻击矛头指向某种代替的人或物。直接攻击障碍物，对人嘲笑谩骂，甚至动手打人，都是直接攻击的例子。如果不能直接攻击阻碍自己达到目标的对象，会把攻击行为转向某种替代物。这种攻击往往采取寻找"替罪羊"的形式。

（2）回归。一个人在前进的道路上，受到挫折后，不是勇往直前，而是倒退到原来的行为上，所以回归称为退化。在日常工作中，退化现象表现为不能控制自己的情绪、盲目地追随某个领导人、缺乏责任心、无理取闹、毫无由来的担心、

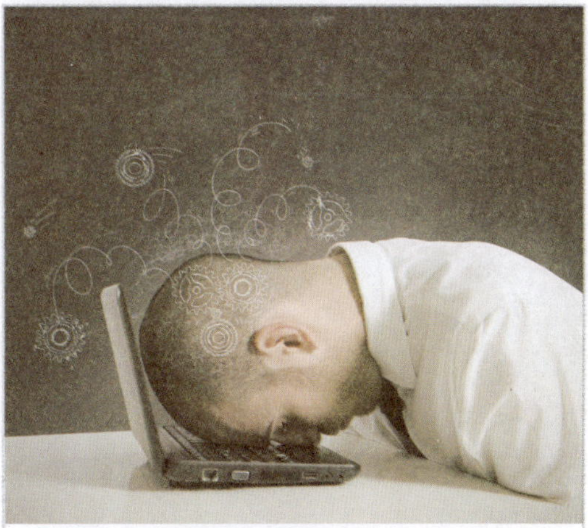

◎如果缺乏受挫折的思想准备，一旦挫折出现，便会惊慌失措、束手无策。

轻信谣言等。有些人在受挫折后往往不愿承担责任、难于作出简单的决策、敏感性降低、不能区别合理的要求与不合理的要求、盲目忠实于某个人或某个组织等，这一切都是退化的表现。

（3）改变策略。当一个人遇到了挫折和失败后，不是偃旗息鼓、裹足不前，而是通过认真总结经验教训，改变策略，另寻通向成功的道路。

（4）消极对抗。当一个人在工作中遇到挫折，受到领导的非难，使自己的设想和计划落空，而又无法改变领导的态度时，便产生了消极对抗的心理和行动。如对工作态度消极，行动怠慢，对领导的指示置若罔闻，或者制造许多难题，对领导进行刁难，甚至用制造舆论、设置障碍等方法对抗领导其他方面指示的落实。

（5）悲观厌世。当一个人在工作或生活上遇到挫折时，无人体谅和劝导，挫折后带来的心理压抑无法排除，很容易闷闷不乐，悲观厌世，严重者甚至会出走、

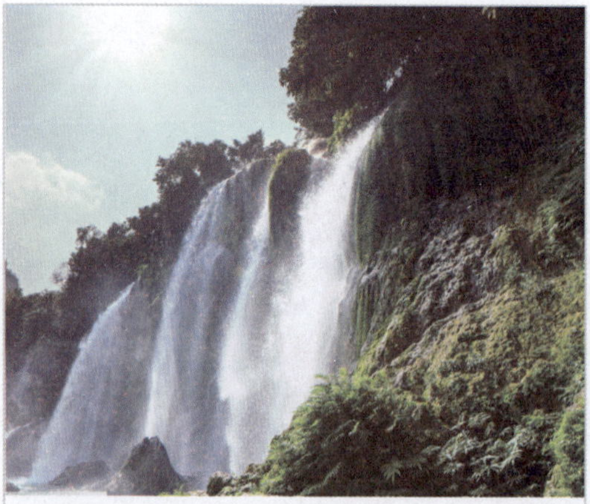

◎长期处于忧虑状态，会使身体抵抗力下降。有空多去感受一下大自然，这样可以使人心平气和。

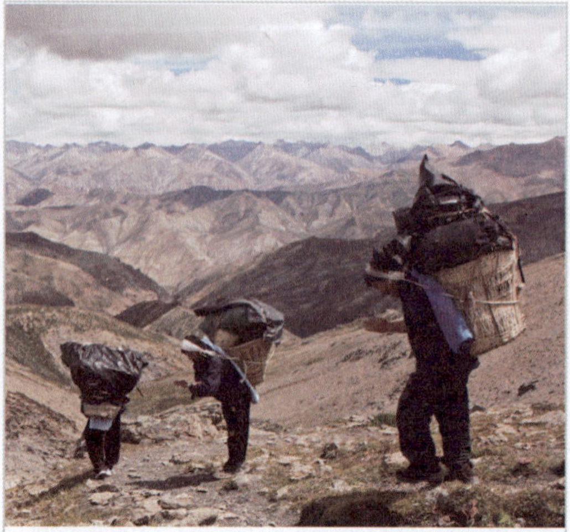

◎患难困苦，是磨炼人格之最高学校。

自杀等。如有的人在评职称、晋级、涨工资中遇到不公平待遇时，就很容易出现上述情况。

❹ 正确对待挫折

上面已提到过，挫折对任何人都是不可避免的。尤其是在当今剧烈变动的社会中，不尽如人意的事情总是会发生的。另外由于中年人正处在“多事之秋”，无论是从担负的工作担子来看，还是从担负的家务来看都是很沉重的。因此，力图完全避免挫折是不现实的，中年人应该用理智的方法，正确对待挫折。

（1）增强生活勇气。任何人做任何事情都不会一帆风顺。唐朝大诗人李白曾被老师辱骂为“枯木不可雕也”，这反而激起他努力进取的信心，发奋攻读，数十年不停写作，终于成为古今众口赞誉的“诗仙”。在现实生活中，要想干一番事业，必须要有较强的挫折容忍力和百折不挠的精神。如果碰到困难、挫折就裹足不

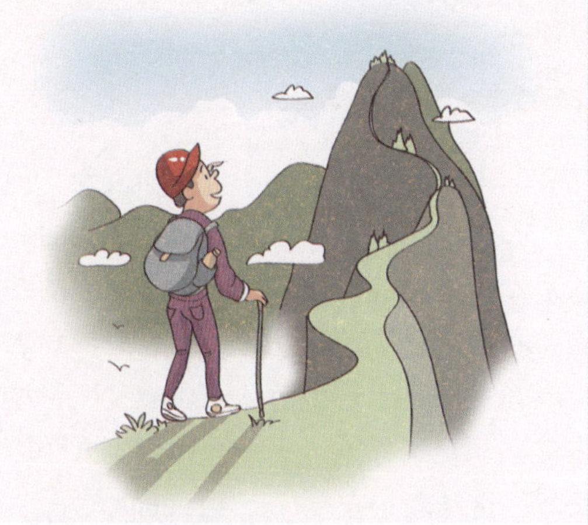

◎只有那些不畏在艰险小路上攀登的人，才有希望达到光辉的顶点。

前，那么就什么事业也干不成。只有那些不畏在艰险小路上攀登的人，才有希望达到光辉的顶点。

（2）转化目标。一个人在追求目标的过程中受到挫折时，通过认真反思发现原来的目标确实难以达到，那么就不要固执，实事求是地权衡主客观条件，适当降低要求，转变目标。当然，这种转化不是建立在狂热或毫无根据的基础上，而是在冷静地分析自己的优势和劣势以及客观条件允许改变的情况下，进行目标转化的。因为只有这样，转化目标才有可能出现"山重水复疑无路，柳暗花明又一村"的豁朗情景。奥地利著名化学家弗里茨·普瑞格自幼便立志当一名体育明星，并刻苦地进行了训练。青年时期，他先后两次参加奥地利全国运动会，但是连连败北，榜上无名。他没有灰心丧气，分析了各种利弊条件，认为自己搞体育不行，但自己思维敏捷，逻辑能力很强，于是他决定专攻化学。从此他发奋不止，终于有所发明创造，并获得了诺贝尔化学奖。有的中年人认为，半路出家，前功尽弃，难以成才。这种思想实际上是片面的。中年人积累了丰富的知识和生活经验，这些知识和经验做什么工作都是有用的，这正是中年人的优势所在。如果一个人能根据个人的实际情况和社会需要，调整自己的奋斗目标，是完全能取得新的成就的。

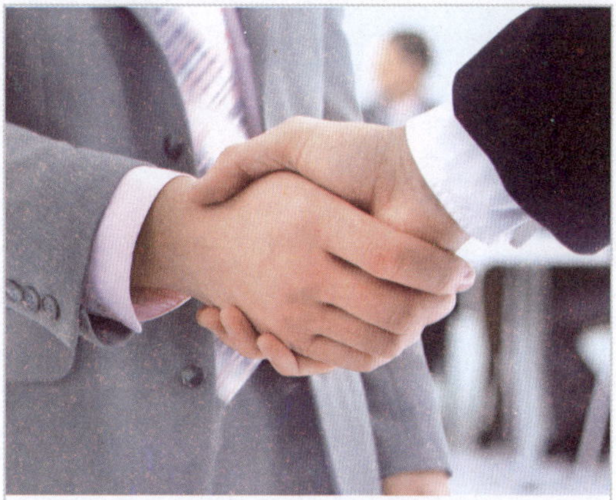

◎一个人能根据个人的实际情况和社会需要调整自己，是完全能取得新的成就的。

（3）宽容大度。一个人应该有博大的胸怀，不要一遇到挫折，便愁绪满腹，怨天怨地。对于挫折，比如对待来自他人的诽谤和攻击，一定要宽容大度。有涵养有度量的人对来自别人的攻击采取容忍态度，并不表明他的软弱，而是说明他有比反击更好的办法来应付攻击。所以在挫折面前，根本用不着费尽心机去应付，只需采取宽容和忍耐的方法就会收到奇妙的作用。

总之，战胜挫折有各种各样的方法，但总的原则是：面对现实，正视挫折，科学分析，因势利导，总结教训，以利再战。如此遇到挫折不但不是坏事，反而成了好事。

什么叫心理老化？如何预防

从心理学角度看，心理老化属于一种消极的自我暗示。自我暗示属于自我刺激过程。这种暗示来自于内心，个人不管现实情况如何，通过主观想象某些特殊的事、物、人的存在，据此来进行自我刺激，达到改变行为和主观经验的目的，同时引起心理、生理上相应的变化。它可以是有意的或无意的，但结果都可能产生身心效应。自我暗示又分为两种情况：一种是积极的自我暗示，或者叫做肯定式的自我暗示；一种是消极的自我暗示，或者叫做否定式的自我暗示。

现代心理卫生科学研究指出，人的外表体型、躯体功能随着老年期年龄增长，可以变得衰退苍老，这是自然规律，人类难以逆转。但是心理不能老化，要始终感到青春常在，充满活力和自信。“让老年人永远焕发青春”是一句切中时弊的至理名言。人的躯体衰老无法自控和改变，但人的心理老化是可以自我调节和控制的，这是发挥主观能动性和自我心理保健的结果。心理老化感使人加速生理衰退，意志消沉，百病丛生，生活缺乏乐趣，变得渺小自卑，无所作为，严重损害老年人健康长寿。这是老年人自我心理保健的大忌。

有些人身体健康尚可，亦无重大疾病和体衰苍老征象，但是他们自感老态龙钟、体弱气微、精力不支、思维迟钝、老眼昏花、暮气沉沉，自认为成为社会上的“废物”和家庭的累赘。遇到困难和生活上不遂心的事，就感到无法克服，无能为力，思想负担沉重，沉缅于失败和挫折的情境。生活缺乏兴趣，对人对事淡漠，近乎麻木，空虚无聊。人际关系疏远，离群索居，自感自己已经风烛残年。这类人常常是与世无争，消极对待人生和世界，处

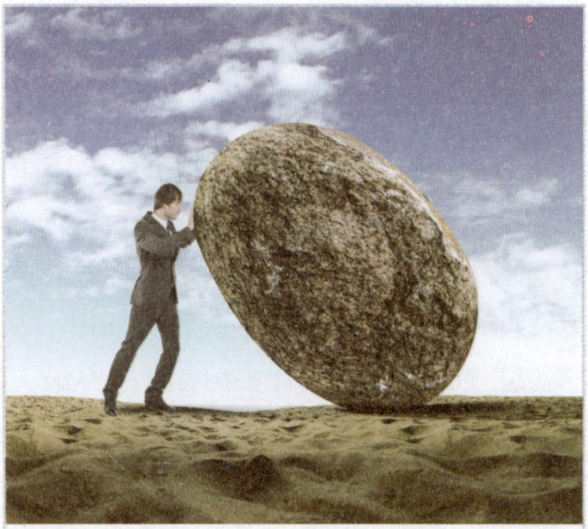

◎每个人都要有理想追求和生活目标，并为此奋斗终生。

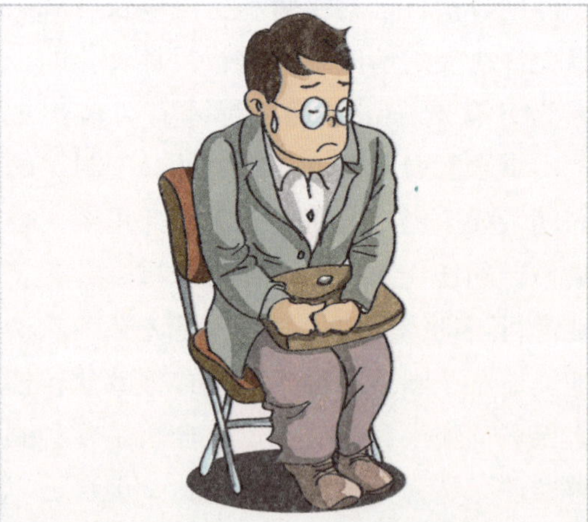

◎有些人自感暮气沉沉，消极对待人生和世界，这也是心理老化的表现之一。

事优柔寡断，自甘沉沦，无所事事，丧失社会责任感。

积极的自我暗示能增强个人的信心，促进人的身体健康。一个运动员在比赛前，他觉得自己的身体状况以及各种条件都处在良好状态，因此坚信在比赛中自己必胜无疑，在这种积极的自我暗示下，他有可能在比赛中发挥出最高水平。所以积极的心理暗示会使一个人产生一种强大的力量，从而保持生理机能的旺盛，在生活的大洋中，披荆斩棘，乘风破浪，勇往直前。

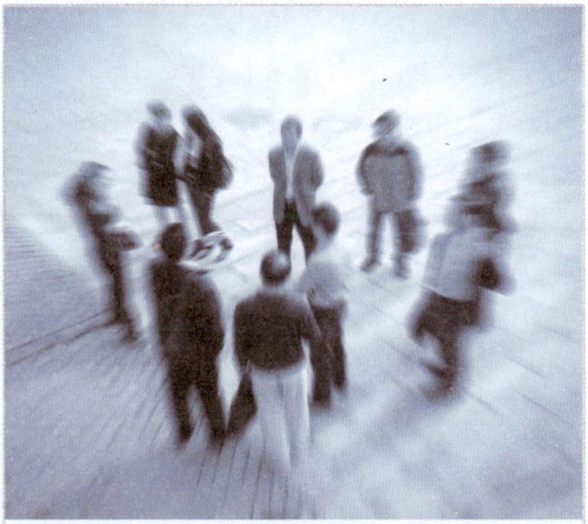

◎要预防心理衰老可以经常动手，创造条件参加力所能及的社会活动，广结朋友，接触社会。

消极的自我暗示恰恰相反，它会给人一个不好的心理状态，使人丧失生活信心，而且还会直接影响到生理机能。

中年人的消极心理暗示会使人出现未老先衰的现象。心理老化的中年人，刚刚过“不惑”之年，便行动迟缓，老态臃肿；身体稍有不适，便感到大病要降临，寝食不安。美国有一位患癌症的病人，痛苦万分，每天要靠吸氧生存。后来请一位叫菲利普的医生为其治病。这位医生让其服一种被某些人认为是治癌特效药物“克尔比奥桑”。病人服药后，感到癌瘤“像阳光下的雪，缓缓地融化”，奇迹般地得到康复，精神也为之振奋，甚至重新驾驶飞机飞上天。但是后来这位病人从书上看到“克尔比奥桑”对治疗癌症根本无效时，其病症迅速加重，再次住院治疗。医生得知，便告诉他，让其服最新型的“克尔比奥桑”的特效药。服后，病情又随即好转，恢复了健康，而且维持了较长时间。后来美国官方正式宣布“克尔比奥桑”没有抗癌效果，病人听后，病情加重，数日后死去。这个事例进一步告诉我们，消极的心理暗示可以加速人的病情，加速人的衰老。

衰老是人类机体的一个必然过程。但是衰老不仅指生理衰老，而且还包括心理衰老。大量研究表明，心理衰老在一定条件下可以加速生理衰老。心理上的衰老是由于神经系统控制能力的降低所致，另外

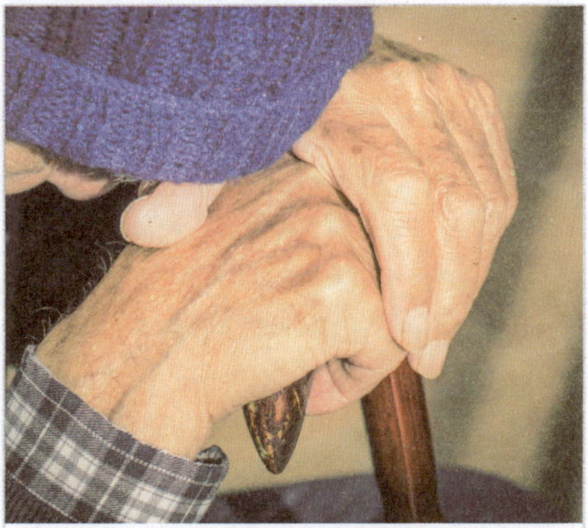

◎衰老是人类机体的一个必然过程。但是衰老与文化、职业、身体素质密切相关。

还与文化、职业、身体素质密切相关。

中年人防止心理衰老有如下方法。

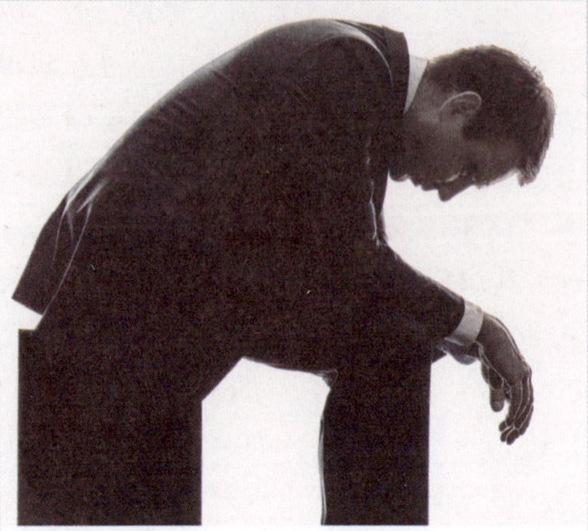

◎心理老化会加速人的生理衰退，让人变得无所作为，这是心理保健的大忌。

❶ 要科学地认知中年期

中年人，尤其是50岁以前，年富力强，体格健壮，精力充沛，有着比较强的抽象思维能力和创造能力，其智力并没有退化。最新研究表明，中年时期各种能力较为稳定，智力不但没有退化，而且还在不断上升，一般在60岁以后才开始退化，80岁以后才有显著衰退。例如语言能力，20岁始升高，30～40岁达到顶峰，60岁后才略有下降，到了80岁时才与20岁的人有明显差异。伯克利大学心理学家阿瑟·简逊认为，一个人50岁时的词汇量是他大学毕业时的3倍，60岁的大脑所拥有的信息量是他21岁时的4倍。心理学家莱曼经过调查研究发现40岁左右是各个领域，特别是发明、经济、建筑、天文、文学创作等领域创造力的高峰期。这就告诉我们，科学发明和创造力的最佳年龄是在中年。有统计表明，301个诺贝尔奖金获得者，有75%是处在30～50岁得奖。所以中年人要正确认识人的生命曲线，正确认识中年人的优势，心理上切不要产生盲目的无所作为的衰老感。

❷ 要保持积极向上的精神

既然中年期是人生的黄金时代，那么就一定要珍惜这一时期，并努力在这个黄金时期内结出更加丰硕的果实。为了保持朝气蓬勃的精神状态，可以经常回顾青年时那种血气方刚和近乎发狂的进取精神，让过去那些得意的事情在头脑里重现，强化青年时期那些留在头脑中的信号记忆；其次要面对现实，朝着自己的人生目标奋斗，进一步实现自己的人生价值。当然，要谨慎地选择目标，中年期最好要少走弯路，因为就时间而言中年人相对于青年人来说已失去优势。同时目标选择正确与否也会影响到人的情绪。所以一旦选准了目标，就要有坚韧不拔的精神，百折不挠的

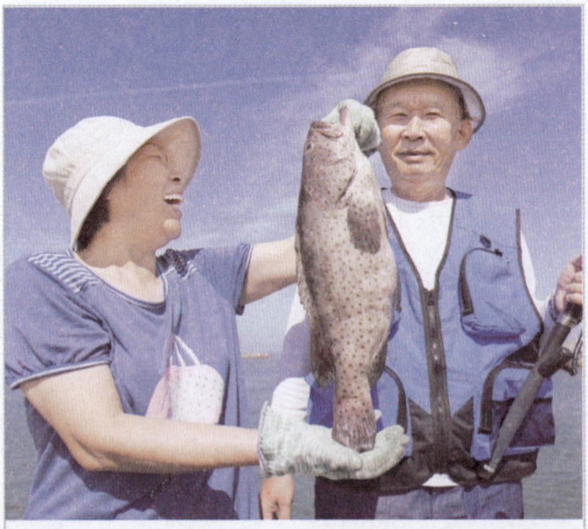

◎永远对人生和大自然充满好奇心，是防止心理老化的良好方法。

意志和奋发进取的精神，这对于驱逐暮气、保持活力有着巨大作用。

③ 要保持健康的体魄

人的心理和生理有着密切联系，身体不好，往往也会影响到心理。中年人担负着家庭和工作两副担子的压力，精神负担已很重，如果不注意锻炼，身体也很容易出毛病。中年人的心理紧张，特别容易引起身体的疲劳。如果不注意调节，就会导致内脏功能的失调，并且易患失眠、高血压、冠心病、胃溃疡、糖尿病、月经不调、神经衰弱等疾病。所以中年期一定要参加各种体育锻炼，但不要疲劳过度；另一方面饮食要讲科学，不要暴饮暴食，或者饥一顿、饱一顿。生病后，不要满不在乎，要及时去医院检查，防止小病酿成大病。另外人到中年，还要多学一点养生回春之道，学会自己调理身体。人要延缓衰老，就要有健壮的体魄。

④ 要努力减缓大脑退化

人的衰老与大脑的衰老密切相关。人的大脑衰老，不仅表现在大脑细胞数量的减少上，而且其生理结构和功能也在衰退，导致大脑对机体活动的调节能力下降，各种功能减弱，并且容易导致心理老化。因此，中年人一定要科学地用脑，学会减缓大脑的退化。日本医学博士朝长正德通过研究，向人们提供了减缓大脑退化的10条建议，值得我们借鉴，其内容如下：

（1）年轻时就注意编排脑活动的程序。如在20岁时掌握并贮存大量知识，学会考虑和分析问题的方法。经常活动手足，使各种动作灵活协调，勤学好动，这个时期接受的知识越多，以后脑子的作用越大。

◎勤奋好学，积极用脑，广阅博览，可以延迟大脑衰老。

（2）防治动脉硬化和糖尿病。这两种疾病有加速脑退化的作用，因此一定要进行积极治疗。最好从三四十岁开始注意饮食，防止这两种疾病的发生。

（3）大量的阅读。中年以后要坚持

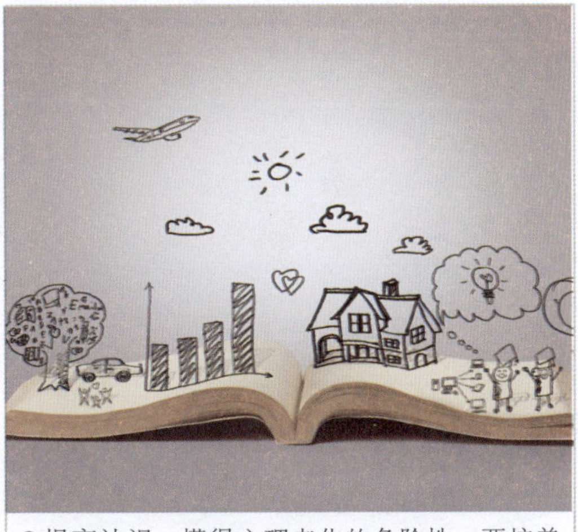

◎提高认识，懂得心理老化的危险性，要培养乐观开朗、胸怀宽阔和“不服老”的思想。

读书，而且要培养各种兴趣，这样才能保持脑子的灵活性。饱食终日，无所用心，或沉溺于电视的人，脑子往往是一片空白。

（4）经常由同一个医生作定期检查。50岁以后，人体某些器官容易发生故障，有时也会突然生病。因此最好有一位熟悉病人各方面情况的医生，定期做各种检查，并提出各种建议。

（5）防止抑郁症。这种病也称为职业管理病，常发生于晋升到一定领导地位的人。为防止此病发生，必须保持心境愉快，常和大家言谈欢笑。

（6）保证充足的睡眠。睡眠是大脑是否退化的晴雨表，当脑的血液循环出现异常，或者有病理性退化时，睡眠规律就会被破坏。抑郁症也往往从失眠症开始。

（7）善于把自己的情绪转入最佳状态。在连续较长时间单调的工作后，常引起脑疲劳，如果能及时转到另一项性质不同的工作上，就会使脑松弛。或者通过听音乐、散步、郊游等活动转化自己的情绪，使自己经常保持最佳状态。

（8）经常活动手指。手指的精细动作可以刺激大脑，防止脑退化。如弹奏乐器、打扑克牌、绣花、转动核桃等。转动核桃还常用来恢复脑溢血后上肢的功能。双手交替运动是刺激大脑两半球的好方法。

（9）保持好奇心。选择一些专业外的、有兴趣的项目，如语言学、旅行、烹调等，进行量力而行的活动，可以保持自己的智力。

（10）结交一些比自己年龄小的朋友。在家里同自己的晚辈相处，还可以交一些年轻的朋友，让自己受到青春活力的感染，内心更为充实。

以上介绍了一些中年人各种防止心理老化的措施，当然还远不止这些。人们可根据自己的情况进行选择。总之，保持心理青春是中年人保持旺盛的精力，防止和延缓衰老的有效措施。

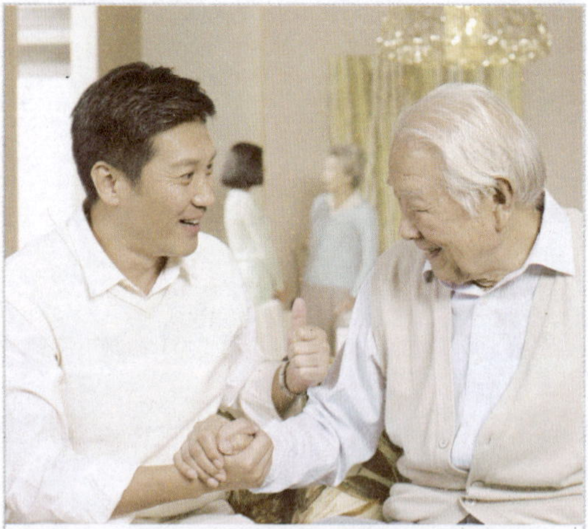

◎老年人可以多结交一些比自己年轻的朋友，这对预防心理老化有很大帮助。

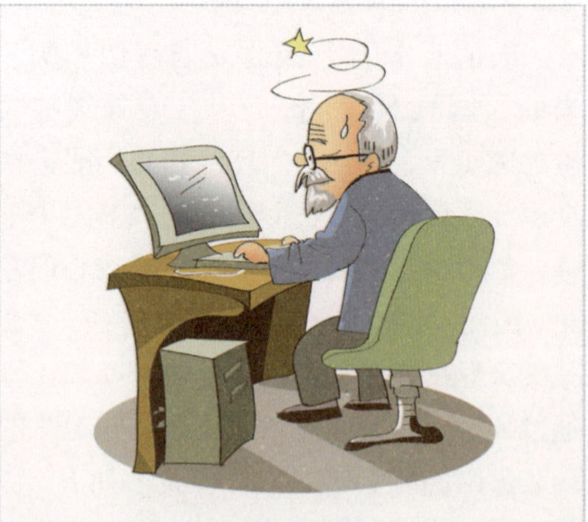

◎老年人需要保持好奇心和进取心，对知识学而不厌，可以保持自己的智力。

年老过程心理变化的一般规律

人的躯体衰老无法自控和改变，但人的心理老化是可以自我调节和控制的，这是发挥主观能动性和自我心理保健的结果。心理老化感使人加速生理衰退，意志消沉，百病丛生，生活缺乏乐趣，变得渺小自卑，无所作为，严重损害老年人健康长寿。这是老年人自我心理保健的大忌。

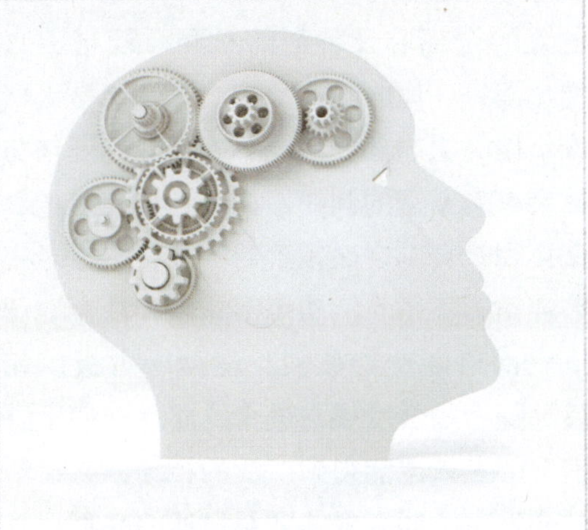

◎心理过程是指人脑对客观事物不同方面及其相互关系的反映过程。

①生理变化与心理变化

当代心理学把老年期看成是人体发展的一个阶段，年老是个发展过程。年老过程的生理变化始于青春期。

20岁左右，人脑的细胞总数、重量和容积是一生中的顶峰，此后就开始了退行性变化。脑细胞总数每天约减少10万个，脑重量每隔3～4年下降50克，脑内脂肪沉积，脑血供应和脑糖代谢率也逐渐下降。脑生理开始退行性变化时，人的智慧正在发展中，30～50岁积累了丰富知识和经验，甚至老年期以后仍能为社会作出重大贡献。因此，年老过程的生理变化与心理变化并不完全一致。

②心理活动的层次

心理活动包括心理过程和心理内容。就心理活动的复杂性和社会性而言，可分为不同层次。凡是与生理变化制约较大的心理活动均属低层次，而与社会性关系较紧密的是高层次的心理活动。在年老过程中，低层次的心理活动常发生变化，而高层次心理活动则较少变化或向更理想的方向发展，这是老年期心理变化的基本规律。

③智力与感知觉

老年人低层次感知觉常随生理上的退行性变化有所减退，主要表现为感知觉变

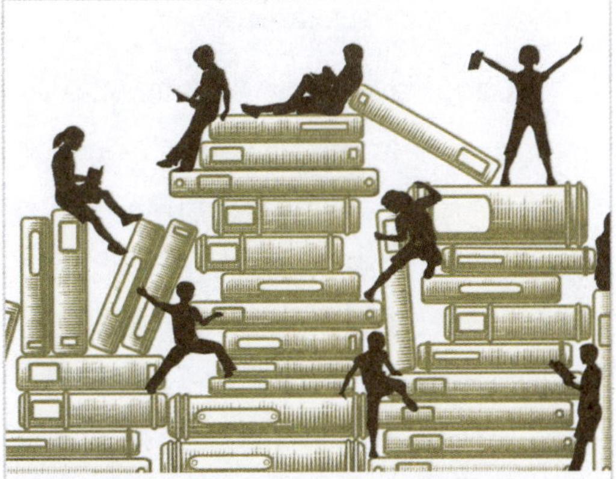

◎智力就是指的一般能力；人的智力正是由各种能力构成的。

得迟钝；但有足够强的刺激和从容不迫地去体会外界变化时，健康老人的感知能力尚能适应生活需要。另一方面，思维和解决问题的能力，在年老过程中并不发生衰退；与语言思维和抽象概括能力有关的高级能力在年老过程中不但不下降，反而会增高，这决定于他们是否善于学习和动脑。

④ 社会动机与本能需要

动机是一种意念或愿望，它能引起人们从事某种活动以满足一定的需要。经典的动机心理学强调，人的基本生理需要，它以躯力的形式激励着行为。某些现代心理学理论把人的需要分为许多层次，与生理需要有关的动机属低层次，进入老年期以后本能需要就会降低；而与社会和精神的需要有关的社会动机并不随年老过程而降低。

⑤ 情感与情绪

由于外界环境变化而引起的低层次情绪反应，随年老过程中生理上的退行性变化可出现某些不良变化，主要表现为反应迟钝或相反的易激惹性。然而人类的高级情感，如对家庭和社会的责任感、义务感往往随年龄增高、经历和阅历而有所增强。这是老年人心理变化的良好方面，也是社会尊敬老人传统的心理学基础。

⑥ 老人个性变化的社会制约性

个性也称为人格，是一个人不同于其他人的全部心理特征的总和。性格、兴趣、爱好、倾向性、价值观念等都是人格或个性的组成部分。老年人个性的变化与社会有着紧密的制约性，在经济不发达、文化和社会制度比较落后的社会中，老年人随体力不足、活动范围缩小和社会地位下降而逐渐变得孤独、退缩、古板。相反，随着社会发展与进步，即使抱病于卧室中的老人也能得到广泛的社会信息，与社会发生不同方式的联系，他的兴趣、爱好仍能得到适当满足。

如何保持良好的情绪

人进入老年以后，情绪也会发生变化。身体健康，有一定文化知识修养，经济生活较富裕，获得了自己喜欢的学习、工作或研究机会的老年人，会产生积极情绪；而一些随着躯体机能下降，自认为已经衰老，特别是丧失了生存目的的老年人，兴趣索然，感情平淡，性情固执和情绪抑郁。

老年人应积极培养学习兴趣，参加脑力劳动，可以防病抗衰老，预防老年性痴呆症。常食核桃、黑芝麻、花生、豆制品、玉米、蜂蜜、海藻类、鱼虾、牛奶等有益大脑健康的食品。日常经常用两手十指从前发际到后发际，做“梳头”动作12次；然后两手拇指按在两侧太阳穴，其余四指顶住头顶，从上而下，由下而上做直线按摩12次；最后，两拇指在太阳穴，用较强的力量做旋转按动，先顺时针转，后逆时针转，各12次。在每日清晨起床后，宜到户外散步或做体操、打太极拳等，使大脑得到充分的氧气，唤醒尚处于抑制状态的各种神经和肌肉。老年人如何保持积极的乐观情绪呢？

❶ 老年人继续发挥余热

老年人有丰富的工作经验，有条件的应继续服务于社会，如有工作机会或能到街道工作，应踊跃参加。

❷ 加强艺术修养和培养广泛的业余爱好

可适当学些绘画、书法、音乐、诗词等，特别是多听音乐。意大利有一位神经衰弱患者，久治无效。一次，医生给他开了3张轻音乐唱片，叫他1日2次在家播放，连放1周。1周后，病人康复了。

另外，种菜、种花、养鱼、钓鱼、养鸟、下棋等业余生活，不但可以增进生活情趣，而且还能治病。如瑞典在波的尼亚海滨地区创办一家举世无双的钓鱼诊所，专门对神经衰弱者和形形色色的心理症患者开放。

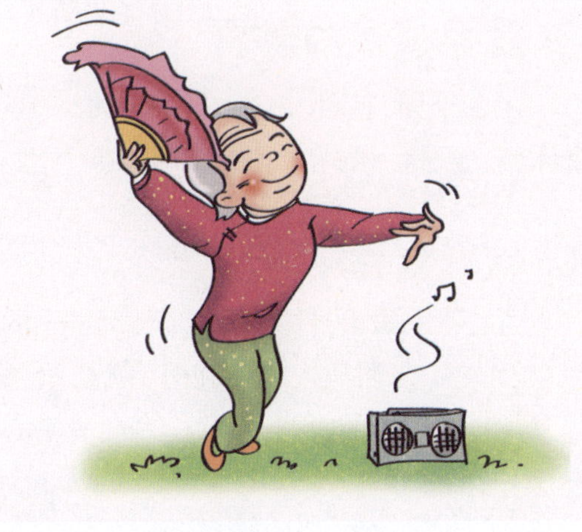

◎老年人要培养广泛的业余爱好，不仅可以增进生活情趣，还能治病。

据主办者介绍，钓鱼是集“放松心弦”和“集中精神”于一身的体育运动，两者既对抗又相辅相成，因而对人的神经系统的健康大有裨益。英、法、美等国的健康学家都准备仿而效之，在湖滨海边建立钓鱼诊所。

❸ 参加学习

学习不但能扩大视野，而且能推迟大脑的衰老。

❹ 旅游对老年人的身心健康大有裨益

大自然的秀丽风光能启发人们的心灵，使旅游成为有益身心的活动。如果能和青年人一起旅游或搞些娱乐活动就更理想。如上海等地举办了“忘年交”活动，老年人通过同青年人书信对话、恳谈会和联欢会等多种形式交流思想，丰富生活，可使情绪保持平衡。

❺ 保持良好的情绪，乐观地对待生活

这是人生不可缺少的修养。“笑一笑，十年少；愁一愁，白了头”。笑具有一定医疗作用，是良好情绪的反应，是一种很好的体操。它可以使肺部扩张，促进呼吸。笑还可消除精神和神经紧张，使

肌肉放松等。平时多看喜剧片，在轻快的笑声中不但可以解除紧张的综合征，而且还可以治好很多身体不适，如头痛、皮肤痒、肚子难受等。

老年人要具有幽默感。富于机智和幽默的人要比看什么都不太感兴趣的人，在情绪上要安定得多。会不会笑、能不能使人发笑是衡量一个人能否适应周围环境的尺度，每个人都要在身边寻找欢乐。

患老年精神疾病的主要原因

由于科技医药的发达，人类的寿命大幅延长，因此老年人的问题也越来越受到重视。老年人的生理机能大不如从前；再加上又面临种种精神压力：退休、子女离家、亲友凋零、担心自己身体健康等问题，若调适不良，就可能因生理和心理的交互作用而产生精神疾病。

在年轻时若没有好好保养身心，年老时的身心就容易有上述精神疾病产生，故预防老年时期常见的精神疾病，要从年轻做起，年老时要早期发现，才有早期治疗的效果。

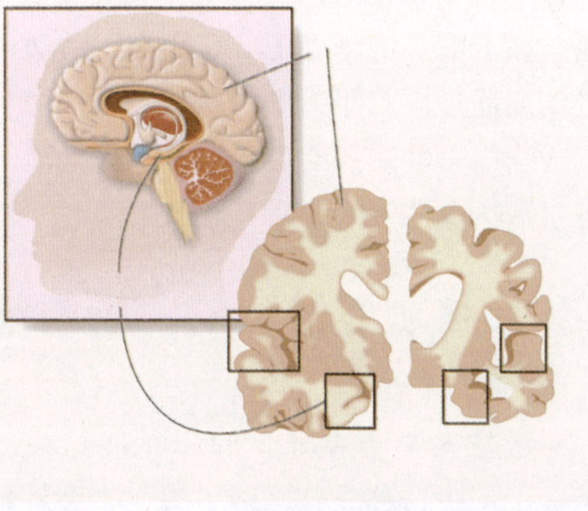

◎大脑的衰老是造成患老年精神疾病的一种主要原因。

为什么在老年期患精神疾病的人很多呢？主要有以下3种原因。

❶ 大脑的衰老

大脑是进行神经活动的器官，并且还起着对全身的各种机能进行调整、综合的作用。组成大脑的神经细胞是非增生性的，不以分裂法来繁殖新细胞。到30岁以后，大脑的神经细胞就开始减少。如果发生大脑病变性老化，进入老年期后，会出现大规模的神经细胞变性坏死。这就是老年痴呆症。

❷ 身体疾病的影响

在老年期，精神与身体息息相关，一旦身体染上疾病，精神就难以保持健康。

❸ 社会心理原因

当老年人失去身体上的健康、经济上的独立及与社会和他人的交往时，就会给精神健康带来巨大的影响，往往会产生异常心理，陷入抑郁状态。

怎样缓解焦虑

焦虑和恐怖的区别就在于焦虑是一种没有明确对象的恐怖，因此以经常或持续的、无明确对象或固定内容的紧张不安，或对现实生活中的某些问题过分担心或烦恼为特征。这种紧张不安、担心或烦恼与现实很不相符，使病人感到难以忍受，但又无法摆脱。

这种焦虑和烦恼可表现为对未来可能发生的、难以预料的某种危险或不幸事件的经常担心；这类病人常有恐慌感，终日心烦意乱、坐卧不安、忧心忡忡，好像不幸即将降临在自己或亲人的头上。因此注意力难以集中，对日常生活中的事物失去兴趣，以致学习和工作受到严重影响。

焦虑会导致记忆力严重下降，健忘的现象日益严重，在做事的时候注意力不集中，无法尽力去完成一件事情，总是犹豫不决。另外，因为精神长期焦急紧张，所以有些人的生理机能会下降，严重者还会有内分泌失调、精神衰弱的症状。

如果一个人长期陷入焦虑情绪而不能自拔，内心就会充满不安、恐惧、烦恼，出现消沉、冷漠等情况。由于愿望受阻，常常表现出懊悔、自责，并伴自主神经功能障碍，如出汗、口干、胸闷气短、呼吸困难、心悸，全身尤其是两腿无力等，久而久之，甚至会导致精神疾病。

那么怎样缓解焦虑呢？

❶ 开怀大笑

人在开怀大笑时，处于紧张状态的心脏、躯干和四肢会得到迅速放松。在开心笑过之后，由于血压心跳和肌肉的紧张有些缓和，全身有如卸掉了重担似的格外轻松感。

❷ 和盘托出

将心中的焦虑坦率地说出来，能使你感到踏实。特别当对方是一位有相同经历的长者时，他（她）更能帮助你。如果羞于启齿，不妨在信中写下自己内心的感觉，寻求对方的帮助。

❸ 洗澡解愁

研究结果表明，洗澡能解乏、消除忧愁。

“老小孩”的预防

离退休后的数年中，大约占50%的老年人会出现不同程度的性格改变。有的一反常态，举止轻率，说话幼稚；有的争吃争喝、争面子、争礼貌、争物品；有的则是稍不如意就发脾气，或者是喜怒无常，还有的像孩子一样哭闹、喊叫、发狂、任性等。这就是常说的“老小孩”现象。

老年人出现上述现象，并不是有意

的，而是身不由己。从医学上说，这是因为生理变化所引起，主要是由于脑功能退化、萎缩的结果。如脑动脉硬化、脑血流量减少、脑细胞缺氧及脑细胞营养供应不足等，均可出现不同程度的脑功能衰退，而发生“老小孩”现象。另一方面，有的学者认为“老小孩”举止的发生，也与心理上的倒退有关，是一种无意识的心理防御机制，多是在焦虑、忧郁、紧张或不满的情况下表现出来的。

一般来说，有文化修养的人、事业心较强的人，他们的智能活动衰退较慢，很少出现“返童”现象。因此，多用脑，保持乐观情绪，心胸宽阔，凡事看得开，知足常乐，并注意饮食营养和运动锻炼，多参加社会活动，就可避免和减少心理和脑功能的退化。

如果已发生“老小孩”现象，家里人切不可歧视，不可说刺激性的话，要理解和体谅老人生理、心理上的变化，耐心帮助他解决思想上的困扰，生活上多关心照顾，满足老人的需要。

作为家庭中的成员，应宽待这样的老年人。遇上有老年人爱吃的东西，最好像对待孩子一样进行耐心的开导，碰到有意见分歧时，应尽量不计较他们的态度，相反，要用温柔的语言去帮助老年人控制情绪，使他们感到家庭的温暖，同时，也要坚持说理，使返童老人能提高认识。

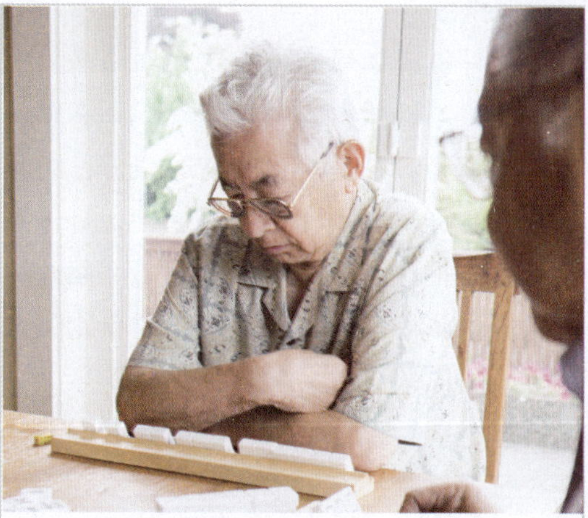

◎老年人日常可以多参加社会活动，多运动，都可以防止脑功能的退化。

换个活法精神爽

进入老年期，失落、孤独、抑郁、苦闷会随之而来。这是老年人遇事想不开的结果。

老年人要健康长寿，需要调适自己的心理状态，遇烦恼能排除，遇挫折能顶住，遇疾病不发愁，丧失亲人能承受。这样，才能心情愉快，保持蓬勃向上的健康状态。

经常唱唱歌或哼哼京剧有利于老年人的身心健康。德国研究者对德国法兰克福大学31名业余歌手的研究表明，歌唱能刺激抗体的产生，保护上呼吸道系统免受感染。该研究的负责人说，歌唱、冥想与步行一样，对身体健康有积极影响。沙利泰大学医学院教授沃尔弗拉姆·塞德纳说，经常唱歌的人能改善他们的呼吸，增加他们的循环系统，能将他们的身体调整到一种“平衡和充满活力”的状态。

由于音乐能影响人的生理活动，特别是情绪活动，因此，人们能够用音乐来改善和调剂人体的生理和心理功能，进而达到增进健康的目的。

❶ 换一种想法，人生便因此不同

人间的快乐与痛苦都是自己找来的，是自我心理的体验。美国心理学家通过社会调查得出结论：智商高的人比智商低的人缺少快乐，是因为总是不满足；工作忙碌的人比轻松的人快乐得多，是因为忘却了烦恼；参加文体活动的人快乐多，是因为他们找到了调节的手段。当人们对生活中的诸多不如意抱着接纳的心态，潇洒一点，宽容一点，坦然地接受，积极地应付，心情就会轻松，身体也会更健康。有时候，仅仅是换了一种想法，人生便因此而大为不同。

有的老人每天都活得很累，吃饭时老伴炒的菜淡了点，凉的半杯茶被儿女喝了，早晨锻炼时闹了一个笑话，和一起活动的老人吵了几句嘴，本来都属于“区区小事，不足挂齿”，可有的老人就因此把自己搞得烦躁不安、郁闷不堪。

这时，如果能换一种眼光看问题，提醒自己这只不过是生活中无足轻重的插曲，不值得把精力、时间都消耗在这上面，更不值得为了争一口气，赔上自己愉快、闲适的好心情，这样一想，心胸就开阔了。

有些老人抱怨儿女对自己不够关心、不够孝顺，没有报答自己对他们几十年的养育之恩。其实，大自然中的万物生灵，无不为了后代的顺利成长而倾尽心血，乃至鞠躬尽瘁，人类也是一样。亲代对子代的抚养无不用尽最大的耐心和爱心，而子女对于父母的爱则更多是社会习性的结果，其中浸润着伦理教化的痕迹，是理性与感情的表现。同时，子女对其下一代也会承袭上一代的传统。老人如果能够这样想，即便儿女不够孝顺，也会把要求儿女回报自己的心放松一些、看淡一些，只要自己觉得无愧于对子女的养育就可以了。

❷ 拥抱现在，学会遗忘

有的老人总是喜欢回想当年，抚今追昔，感慨万千，对一生所遇到的坎坷、挫折以及不幸总是不忘。他们没有认识到，人到老年，最重要的并不是回顾过去、伤感既往。日本心理学家井上胜为此提出了一个老年人幸福生活的准则：“为今天而生。”老年人既无须懊恼过去，也不必担忧未来，而是要牢牢地把握现在。

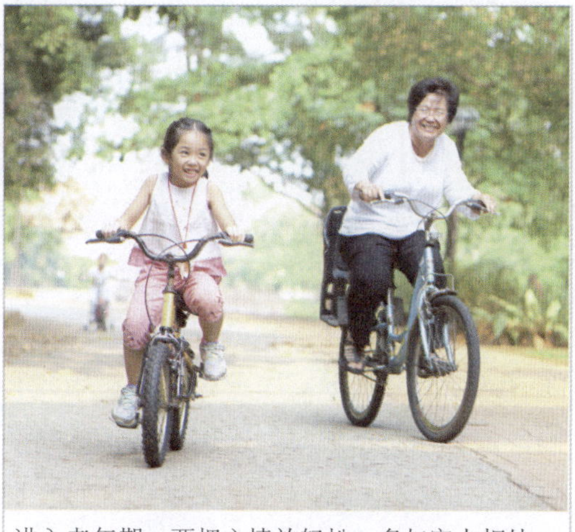

进入老年期，要把心情放轻松，多与家人相处，换一种角度看人生，这对健康很有好处。

怎样“欣赏”老伴的唠叨

有君嗟叹：“回到家本以为可调节心境，摆脱心灵的功利或物欲扰乱，保持心理平衡，可偏巧又常受到老伴儿唠叨的干扰，弄得心烦脑涨，好大不快。”也有人诉说：“不知咋的，随着年岁增大，老妻越来越爱唠叨。完全没有从前的温顺、恬静，好像换了一个人，真让人伤心烦恼。”于是，他们对唠叨便采取了针锋相对、以牙还牙的粗暴办法。

其实，持粗暴态度的人，不懂得爱唠叨是女人的一种特殊生理心理现象。女人随着年龄的增长，由于机体各种组织器官逐渐衰退，大脑记忆力差起来，总担心别人记性不好，叮嘱别人的话总是说了又说，唯恐别人听不懂记不住。这样一来，说话就显得特别琐碎。当她自言自语时不要干涉，应该顺着她的情绪讲一些新鲜事，让其看些平时爱看的书报，参与些有益又喜好的活动，这样可以引起她们的各种兴趣，唠叨自然就少起来。

正确对待老伴的唠叨，是正确对待生理学与家庭学的态度。于是说，对待老伴的唠叨也应该讲点意念才好：男士在对待老伴的唠叨上，将它比作老伴的健身曲来幻化人生，不是为自己的心情打开了一扇明朗之窗么？

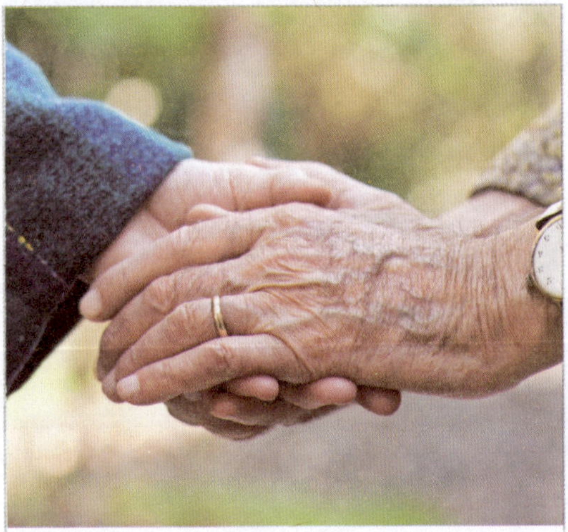

◎要学会“欣赏”老伴的唠叨。

精神紧张是怎么回事

设想你正走在一条城市的街道上，突然听到一只狮子在附近吼叫。这时你会经历一种所谓的搏斗或是逃跑的对策过程。你的脑子会立刻分泌出各种化学物质。它们会警告你的肾上腺分泌精神紧张激素，诸如肾上腺素、降肾上腺素以及皮质醇。这些激素会使你心跳加快，血压升高，呼吸加快，肌肉绷紧，瞳孔扩张（观察食肉动物会更好地看清这一点），同时你的唾腺和肠道分泌液会减少，因为对躯体来说，吞咽和消化已不太重要，而更为重要的是集中所有的应变能力去逃避眼前的危险。你的胃还可能发生结节，手掌变潮湿，膝盖颤抖，且嘴巴发干。

然而，假如你是在动物园里听到那头狮子吼叫，你甚至连眼睛都不眨上一眨。

上述任何生理反应都不会发生，因为你全然未被激起精神上的紧张。你确信那头狮子处在一个安全的距离之外，你完全没有处于危险之中。两种情景是多么不同啊！

可是，数年后只要一想起狮子出现在街道上的情景，就会引起你精神紧张的反应，其强烈程度如同真实的经历一样。

精神紧张是我们对生活中发生的事变所产生的生理反应，而且，我们是感到焦虑还是感到完全平安无事，取决于我们对这些事件的理解。如果我们从容不迫，只是让问题从我们身边滑过，就不会遭受很多精神紧张之苦。我们对生活中的问题越是敏感，我们的神经系统就越调频在作出反应这根弦上，而且，在精神紧张的警报阶段过去后，就越是难以恢复体内平衡。

在平常的一天中，你可能接到一个令人心烦意乱的电话，遇到一起发生在近处的交通事故，收到邮寄来的大量账单，与你的伙伴发生争吵。接二连三发生的所有这些不愉快事件会使你的精神紧张激素处于高水平状态。

或者，你可能经历相反的情况——持续长时间没有电话，也未发生任何事件，生活变得极为无聊。假如这种社会关系空白成年累月存在下去，那将使社会关系遭到荒废和破坏。你会像受到高度焦虑的刺激一样受到被社会抛弃和兴奋不足的压抑。

精神紧张是目前一种十分流行的“文明病”，它是人的机体对现代生活节奏加快、竞争压力大等刺激所做出的反应。精神紧张会导致体内的一些激素的分泌失去平衡、心跳加快、血压升高、新陈代谢加快或减慢。在日常生活中可坚持做放松运动，每天二至三次，每次五分钟，方法是：坐在椅子上，头和背部保持正确姿势，然后从上到下将身体每一部分的肌肉依次放松，顺序为颈部、背部、双臂、双腿和双脚，另一方法是按摩双脚：坐在垫子上，先用大拇指在双脚脚底板上做圆周运动，按摩整个脚板，然后轻轻拍打小脚和大腿的肌肉。

如果你不知道如何对付紧张因素，不知面临麻烦时如何使之缓解，你会在不知不觉中对自己造成伤害，进而可能缩短你的寿命。反之，如果你学到了处理每天遇到的困难问题的某些简单易行的手段，一般情况下你将会通向更为愉快的坦途，甚至可能增寿十载。

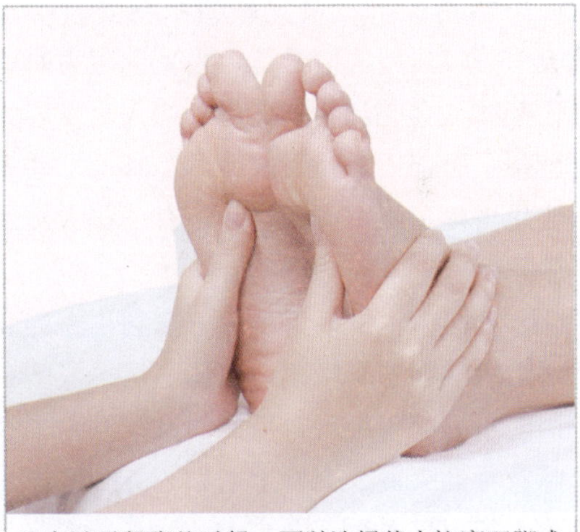

◎在过于紧张的时候，可以选择找人按摩双脚或自我按摩，这样可以缓解紧张状态。

❶ 对总体性适应综合征的认识

研究精神紧张问题的开山祖师汉斯·塞利，在他1926年还是名医科大学学生时就发现，所有认为自己“有病”的人，无论是什么病，都显示出一系列类似形态的综合征。无论是受到压抑，还是对周围环境产生焦虑，他们都有一种绝望感和无依无靠感。这就阻碍了他们的康复。他们似乎是太疲惫了，以致难以聚集力量走上健康之路。

塞利还发现了精神紧张综合征中一种特殊的按顺序出现的继发症，他称之为总体性适应综合征。在第一阶段期间，即警报阶段期间，躯体表现出被激起的总体性精神紧张，如脑子和肾上腺开始大量分泌精神紧张激素。这种不安的感觉告诉我们大事不好了，并促使我们进行搏斗或逃跑。

第二阶段，即抵御阶段，在此阶段期间躯体某一系统承受的紧张压力最重。在通常情况下，最灵敏的系统受影响最大——较典型的情况是，当受到压力时我们某些人会感到头疼，另一些人会发展为脖颈、腭部或后背肌肉绷紧，其他一些人会患胃疼、腹泻或便秘，还有一些人会发生皮疹。

第三个也是最后阶段，塞利称之为衰竭阶段。在这个阶段，躯体已用尽了所有的能量，而曾经进行抵御的系统发生了故障，导致失灵，会发生诸如心脏病发作、癌症甚至死亡。

人的机体有一种奇异的性能，即保持有适应环境的能力。但有时我们适应环境的能力却表现得并不十分好。然而，确有一些充分得到证明的方法可供我们用于警报或抵御阶段，以阻止诸如此类精神紧张引起的反应。

❷ 躯体如何对精神紧张作出反应

当你对外界发生的事变无法控制而感到压抑和焦虑时，脑子就向躯体发出红色警报。当脑子和中枢神经系统倾注“搏斗或逃跑”精神紧张激素时，你的循环系统处于高速运转状态，以比正常速度更快的速度倾注和凝集血液。生活在经常性高度精神紧张状态下的人，比受压抑较少的人患冠状动脉疾病的可能性要高6倍，易患心脏病发作的可能性要高2～3倍。

肌肉骨骼和神经系统也会受到影响，引起整个躯体的疼痛性痉挛和紧张状态。受到严重压抑的人是生活在一种慢性疼痛的状态之中，无法驱散缠绕着他们的所有的紧张状态。

精神紧张对躯体最有害的影响也许是对免疫系统的抑制作用。人体具有的

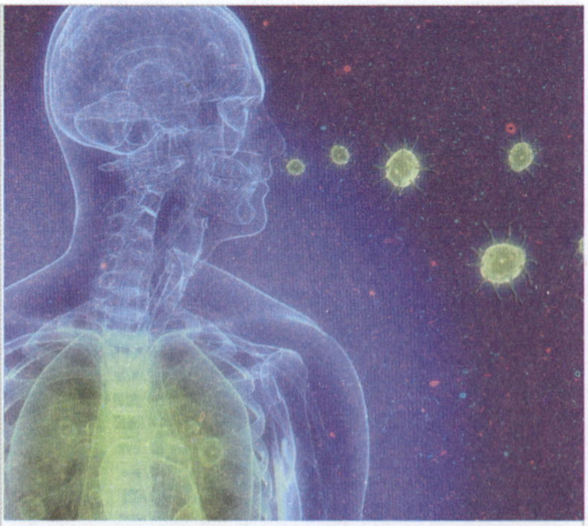

◎若人体长期精神紧张，会抑制人体的免疫系统，导致疾病的发生。

能抵御疾病的一系列保护机制往往被肾上腺分泌的精神紧张激素彻底毁掉。皮质醇激素似乎将T细胞受体封锁住了，因而减慢了通常保护着人体的白血细胞更好地进行工作。于是，人体的确没有足够多的抗体在血液中循环，也没有足够多的淋巴来照料疾病。处于压抑状态下的人，更多的会感冒、头痛、胃疼、失眠、突发气喘，而且更易患诸如心脏病及癌症等严重疾病。

③ 精神紧张激素和心脏

在美国，死于心脏病的人要比死于其他原因的人多得多。经受的压力越大，心脏的健康就越处于危险之中。在精神紧张反应中，血液还会从肝脏和肠道转移走。如果肝脏得不到适当的血液供给，就不能够排出毒素，处理脂肪和糖。因此，此类物质便会存留在血液中并淤积在动脉壁上。如果持续多年，便会引起心血管病。如此说来，除非我们善加爱护，精神紧张随时会侵蚀我们的躯体。

④ 精神紧张并非总是坏事

有一个病号曾告诉医生，他不愿意在没有压力的情况下生活，因为正是这种压力促使他一早起床，正是这种压力给他以充沛的精力，渴望多做些事，且取得更多的成就。这个病人所说的是有利的压力，或称之为好的压力。它与我们必须对付的有害的压力正好相反。

这种压力可以让人充满活力，并能积极地应对各种突发的事情。也能让人更加勇敢地面对疾病，并有机会战胜不可治愈的病魔。

中老年人如何面对精神紧张

你承接的挑战越多，你就越有更多时候感受到被压得直不起腰来。如果你是一位母亲、妻子、劳动大军的一员、年老父母的儿女、社区中心的志愿者、工作场所或邻里中年轻人的辅导员、某个委员会的成员以及某些业余爱好或运动项目的参加者，你顶戴着的头衔着实太多了。你充当着太多的角色，承担着太多的义务，而剩余的时间着实太少！所有这些是造成高度精神紧张的因素，而这尤其是妇女们所独有的特征。

各种研究改变家庭作用的报告显示，在双职工家庭中，妇女不但要上班，还要更多地负责照管孩子、管理家务、侍奉父母。她的精神紧张激素整天都停留在相当高的级准上。她离开了一个高度紧张的工作岗位，回到家里还要去干另一项紧张的工作。

即使男人们也分担家务，他们也倾向于热心干那些任何时候都可以干的事情，诸如照管孩子、修剪草坪或纳税的准备工作。而妇女忙的苦活却是从采购食品到做饭，以及在突发情况下带孩子去看病等。由于没有时间喘口气儿，她们持续不断地处在高度的精神紧张状态。在许多不同范围里的此类旷日持久的精神紧张，使妇女们置于身患疾病和情感压抑的危险状态之下。

在日常生活中不妨试试这些方法，也许可以防止精神紧张的发生。躺在床上，在眼睛上盖一条叠起的毛巾，然后全身放松，试着不去想任何事情，如此坚持十分钟后，你就会重新变得精神十足。或者听听轻松的音乐，如《蓝色的多瑙河》、《匈牙利舞曲》、《紫竹调》等。找时间健康开怀地大笑是清除精神紧张的最好办法，也是一种十分愉快的发泄方法。

维生素C是缓和日常紧张情绪的理想物质，每天早晨和中午各服用适量的维生素C对你保持良好的心境非常有益。维生素B能维持精神平衡，你可以多吃一些富含维生素B的食物，如干菜、动物肝脏、面包等。

不管你担任多少个角色，你都无须硬充“超人”。你有时可以喘息一下，且须认识到其他的人也像你一样那么有能力，他们能保护自己。你不必每天每时每刻都感到重担在身。

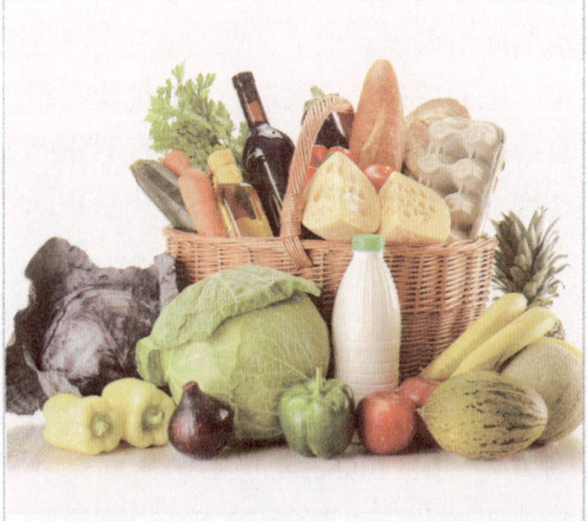

◎多吃些富含维生素C和维生素B的食物，有助于舒缓情绪，保持好的心态。

❶ 学会控制你的愤怒情绪并建设性地利用它

成年累月地强忍愤怒完全可能使人心肠变硬。被封堵而找不到发泄机会的感情可能使一个人动脉内的溶菌斑的数量增加。

为了控制你的愤怒情绪，并以适当方式发泄，既不畏惧它，也不听之任之，你可以采取些什么措施呢？一种方法是改变你的控制中心点。如果你允许其他人的行为影响你的情绪，那你就已经把控制权交到他们的手里了。但是如果你把自我从别人的控制下解脱出来，而且把解决某种争端只是作为必须克服的问题来看待，那你就是把控制的关键又掌握到自己手中了。如果你以积极的而不是消极的精神去对待你的愤怒情绪，就会使大家普遍得益，同

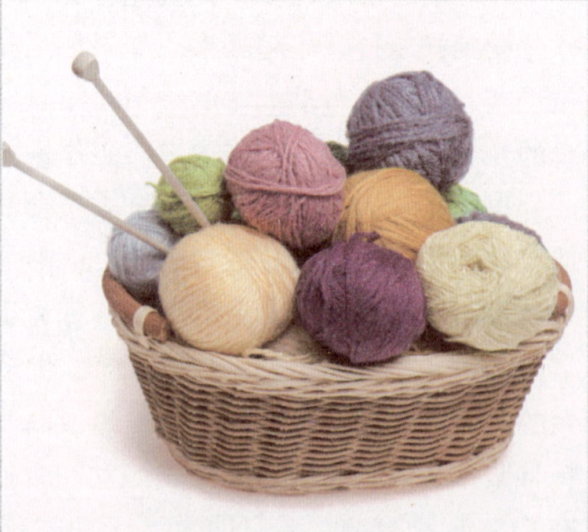

◎编织和刺绣也是简单有效的松弛方式。

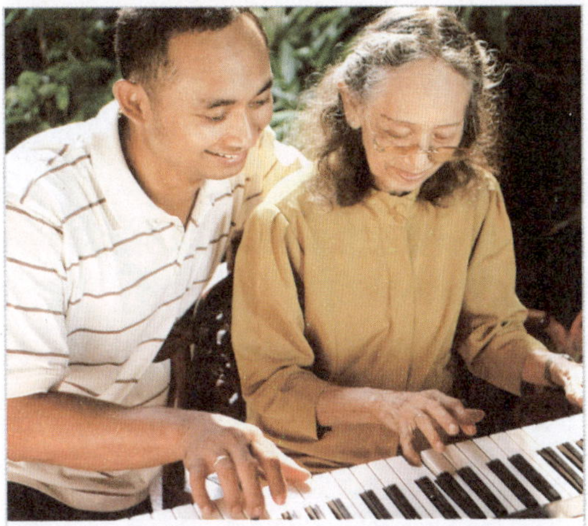
◎如果你会弹钢琴、吉他或其他乐器，不妨以此来对付心绪不宁。

时也就缓解了你的肌肉紧张和心血管压力，或者还会使自己免于生病。

如果你处在一种伙伴的关系之中，当争论突然发生时，要建设性地利用你的愤怒情绪。对与你的伙伴争吵所进行的研究表明，过分的争吵或一声不吵都会有害于健康。如果你忍耐得太多，这就意味着你们一方或双方在压制情感，这会使血压升高，并且旷日持久下去会导致心血管发生问题。如果你太放纵了，最终大嚷大叫，甚至高声尖叫和打人，那么暴力会使双方的身体健康都处在严重的危险之中。

在当今社会中，辱骂成习的婚姻是太司空见惯了，究其原因，部分是因为对如何处理好愤怒情绪，或者利用它作为积极的有利的信息这方面的教育确实太少。

获得健康和长寿的关键，是要洞悉你内心更深层的情绪，了解你的伙伴的情绪，并且一起交谈。交谈越具有建设性，你会感觉越好，特别是在处理愤怒情绪的时候。你们可以争论某些事情，因为那能把双方的观点摆在桌面上，但你必须学会恰当地争论。

❷ 如何进行一场争论

（1）放慢节奏并一次只表露一种情感。

（2）你的伙伴谈话时，要仔细听；如果弄不清对方的观点，要多提问。

（3）要全神贯注，认真对待。使环境良好。争论时不妨把电话插头拔掉，关好门；如果家里有孩子，要让他们走开，你们自己单独呆上一会儿。

（4）不要彼此指责。不要说“你过去就是这样对待我的”，而是说“当这种事情发生时我是这样感觉的。那你是怎么感觉的呢？”

（5）承认你自己的弱点，并努力培养自己的优点；对你自己的行为和欲望勇于承担责任。

（6）当争论变得太激烈或有害时，要暂停。你们可以规定一个暗号或作暂停的手势。

（7）如果你希望你的伙伴改变某种举止，要说明为什么。它在某些方面影响了你，你可以说：“当你对我那样时，我就感到这样。你考虑一下换个做法如何？”

（8）有意见及时交换，不要拖延太久。

（9）要互相尊重。要记住，除非你们是真正彼此关心的，否则不要争吵。

❸ 如何抵御工作上的精神紧张

如果你基本上满意你自己，赞赏自己

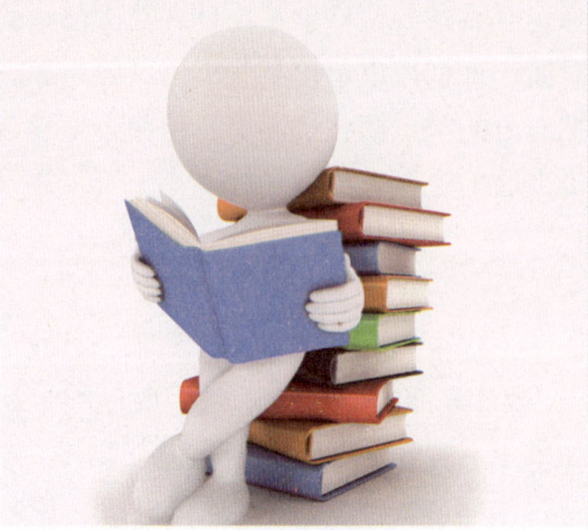
◎阅读书报不仅有助于缓解紧张情绪，还可使人增加知识和乐趣。

的成就，那么你的自尊心和自信心就足以有效地抵御工作上的压力。当截止日期临近或上司提出要求的时候，你若深知自己有能力办好，那将使事情大大改观。下面是减轻工作场所容易发生的精神紧张的几个快捷方法。

（1）要有条理。如果你知道要处理的事情是在办公室里、在办公桌上、在公文夹里，你就会工作得更有效率。

（2）避免误解。如果你向雇员发出指示，或者从上级那里接受指示，要额外花点时间确定它。这样就可以避免误解。"请向我重复一遍这些指示，以便我确信我们没有误解了，好吗？"这是你们两者之间完全正当的提问。

（3）要诚实，这样可以使你避免为谎言被揭穿而紧张。

（4）在几个约会之间要留出一点儿富余时间，不要把日程表排的太满太紧。在一个活动与下一个活动之间，要有一个过渡时间。如果你要去看望一位客户，要使你路程的时间富余出20分钟，以防万一。

（5）要更多地依靠你自己的鉴别力，而不要依赖别人的鉴别。如果你因某项工作而受到赞扬，那当然好，但不指望也不依赖赞扬，这对自己不失为一种小得多的压力。

（6）从你受到的批评中学习有用的东西。如果你的工作成绩鉴定未达到一般标准，沉迷在消极的情绪中是无用的、有害的。仔细想想对你的批评，看看你可以做些什么改进，以便下次获得好的评价。

调整身心、呼吸、睡眠以及松弛精神的方法

现代化社会，人们工作越来越紧张，节奏越来越快。高度的精神集中，常使人感到极度疲惫，这时人们会说，该松弛一下了；你去参加演出，或去就职应聘，甚至即将进行手术，常感到紧张，不能使心情平静，人们也会对你说，该松弛一下了。

这里说的松弛，一向被认为是一种无可争议的良好状态。它可达到精神放松、肌肉松弛的效果，精神放松、肌肉松弛所产生的生理效应包括：脉率减慢、血压降低、耗氧量减少、代谢率减慢、瞳孔缩小、周围血管扩张、末稍温度升高等。产生这些效应的方法，就是松弛疗法。

松弛疗法可作为多种疾病的辅助治疗。当你面对医生将要进行的器械检查时，当哮喘病人预感哮喘将要发作时，可用任何一种松弛方法来减轻焦虑程度。松弛疗法可降低疼痛部位的肌肉紧张度。因此可减轻急性或慢性疼痛；孕妇掌握松弛疗法，临产时可不用镇静剂或止痛剂；初产妇给婴儿哺乳并使精神放松，可增加奶量；手术前应用松弛疗法，不仅可减少对即将施行手术的顾虑、恐惧，术后，松弛还能减轻疼痛；在疾病的康复或恢复过程中，松弛疗法能直接起到增强信心的作用。松弛疗法与药物治疗相结合，可起到相辅相成的作用。

为了活得更长更好，重要的是要不断地进行调整并不断接受新的挑战。即使一座山也在不断地变形，因为随着时间的推移它要经受风吹雨打。对于一座山来说，那是要经过多少世纪才发生变化的，但是，谢天谢地，人却用不着那么长的时间。我们仅仅可以靠一个决心，或者至多经过几年的时间，就能改变自己的状况。

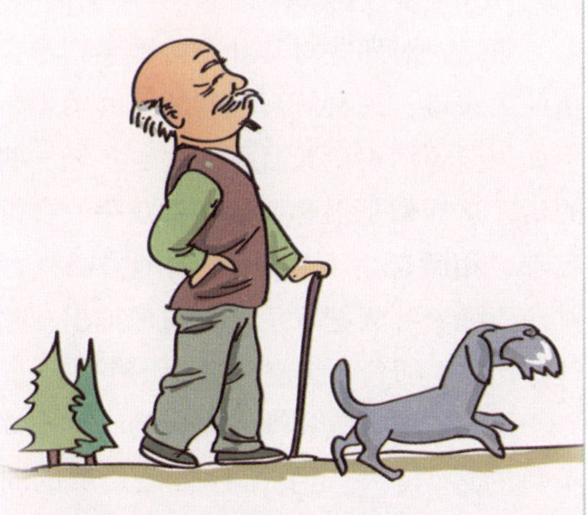

◎走路散步可以放松精神。从桌子旁或沙发里站起来，哪怕走上10分钟也好。

但是，在你能改变一生的习惯之前，你不得不从下列的基本功入手，诸如睡眠、呼吸和松弛精神。你自认为已经知道如何去做所有这些事情了吗？为了很好地调节精神紧张，我们劝你从头做起。

❶ 好好睡眠，好好度日

睡眠能够治疗一切。长时间地剥夺睡眠，可能感到将要精神错乱。另一方面，在经过一个安静之夜的睡眠，最大程度上放松之后，我们就会从床上一跃而起，准备对付世事的挑战。

虽然大多数人一夜需要6～8小时的睡眠，但某些人的睡眠时间少到4个小时也可以勉强度日。每个人都需要一定时间进行休息，以从日常的精神紧张中恢复精力。

我们所有人都受生理节奏周期，即生物钟的主宰。它滴滴答答地走着，形成了我们生命的时间表。在自然界的24小时周期内，我们适应着黑暗和光明，并且在我们优先选择的时间段中工作或娱乐。做完了日常工作，大约在黄昏时分，我们的体温达到最高点；而当我们熟睡时，在清晨3或4时体温处于最低点。精力下降发生在白天下午2点左右，这时已经干了整整一上午的工作且吃过了午餐。

就生物钟而论，所有的人都是十分独特的。某些人是云雀，能在太阳升起前起床，且能立刻投入行动；但有些人是猫头鹰，只有在太阳落山之后才醒过来。一位生物钟形同云雀的妇女与一位生物钟形同猫头鹰的男人结婚，生活将是艰难的，反之亦然。因为时间同步在人际关系中太重要了。如果你准备上床睡觉了，而你的配偶却要去参加聚会，那么，你们之间的紧张关系可能最终导致婚姻破裂。

某些中年人在季节变换时对光线的减少很敏感。冬日的沉闷能引起他们患季节性身心机能失调或抑郁症。光线的谱型和阴暗无光对人的情绪有强烈的影响，这是因为褪黑激素分泌速度发生了变化。缺乏足够的褪黑激素的人可能也缺乏足够的血管收缩素。血管收缩素是一种帮助保持良好情绪的神经传递质。

所以，我们不仅需要足够的休息，而且需要在恰当的时间里休息。为了减轻精神紧张，我们必须在生物钟运动节奏与对外部世界所承担的责任之间取得平衡。当你的身体和头脑不能保持足够的精力使你工作时，试图熬夜不睡是毫无意义的。

你的躯体和头脑对一种稳定的有规律的睡眠模式会有良性反应，一旦形成生物钟它会使你很快入睡，且进入熟睡状态，使你睡得宁静。从而使你睡眠充足，醒来后精力充沛。

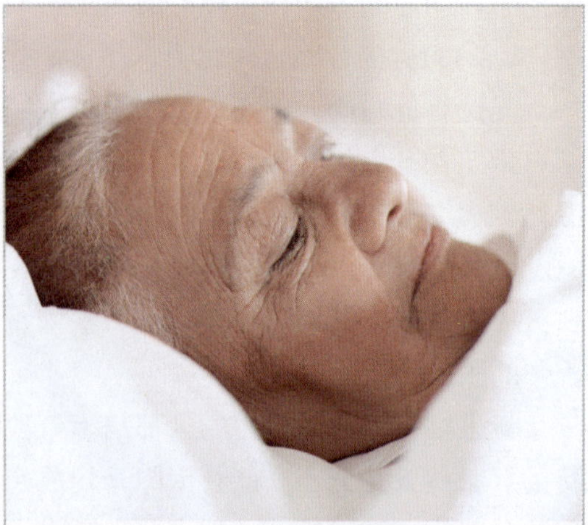

◎为了减轻精神紧张，必须在生物钟运动节奏与对外部世界所承担的责任之间取得平衡。

❷ 呼吸生命的必需品

当有人说你可能还不懂得最好的呼吸方法时，你会感到惊奇。婴儿时期你常常使用这种方法，但现在你已经忘记了。生活的各种压力可能使你停止从腹部呼吸，而开始用胸部和双肩呼吸。但这只是短浅的吸气，所以，有时就会感到气短。

为了更好地调理身体，你要靠自己进行深深的和充分的呼吸。这就是说，你将不得不花费一些时间来熟悉腹部呼吸并且用一段时间来改变你的呼吸方式。开始时你会感到不舒适，但经过一段时间之后，就会习惯。

第一，站在一面镜子前面，用你感到自然的任何方法进行呼吸。注视胸部和双肩的起落。当你吸气和呼气时要力求不以任何方式绷紧任何部位。

第二，对那些对其肚子特别感到难为情的人来说，这种练习会有特殊的困难。但如果要想活得更长且看上去更年轻一些的话，这样做是很必要的。把双手放在下腹部，用腰部之上约7厘米的地方吸气，并让胃随着呼吸把双手从下腹部推出；呼气并让双手随着下腹部收缩被吸进去。

第三，把吸气和呼气设想为一种连续不断的运动。一定要给你自己足够的时间，以便尽量多地吸入所需要的空气。如果你感到头昏眼花了，那就坐下来并重新使用你感到舒适的呼吸方式。明天再试着进行新一轮的呼吸练习。

第四，无论何时，当你陷入困境或感到特别压抑时，停止手头的事情，集中精力进行呼吸练习。它不仅使你把注意力转移到你所面临的问题之外，而且能使你吸入更多的氧气。这可以帮助你思路更清晰。

第五，夜里当你躺在床上，躯体处在沉静平息状态时，要做几次深及腹部的深呼吸，以帮助减轻白天造成的紧张。如果你因不能入睡而烦恼，也可以应用你学会的这种有益健康的呼吸方法使自己得到松弛。当你真的睡着了，你也会睡得更香。

③ 放松紧张精神状态的方法

围坐在电视机前看电视和进行松弛精神的练习，二者之间有着明显的不同。研究发现，当被测试对象着迷于电视节目时，这些被测试者处于半睡眠状态。

另一方面，看上去似乎处在昏睡状态的冥想者实际上却注意力集中。冥想是怎么一回事？这是一种有高深学问、经过实践检验能深入到人的意识的调谐方法，能使人消除精神涣散。研究报告表明，患失眠症的人练习一种特定形式的冥想30天之后，能把他们所需要的进入熟睡状态的时间从75分钟降低到只用15分钟。原因当然是冥想能使人有效地集中注意力，还能使人对先前被认为是无意识的许多机体功能加以调节。静坐以及把无关的思想清除出脑海的冥想，是一种非常好的减轻精神紧张的方法，可供你在自己的精神紧张调节方案中加以采用。下述这些方法你不妨一试。

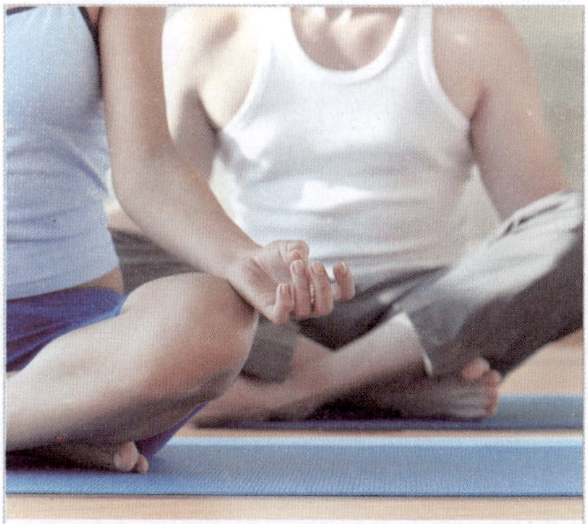
◎静坐时，心跳会放慢、血压会下降，精神紧张的症状会明显改善。

（1）冥想。虽然冥想是一种经历了很多世纪的古老实践，天天进行冥想的人经过几年的实践能唤起称之为“精神松弛的反应”。在冥想期间，血压降低了，心跳速度放慢了，肌肉紧张程度也减轻了。研究发现，冥想期间氧气需要量减少了，而那些久做练习的老手竟能在几分钟内降低他们的氧气消耗速度，而这通常需要数小时的睡眠才能达到。

有些冥想者把注意力集中在呼吸上，而另外一些人则把注意力集中到诸如“安静”或“平和”等词上。另有一些人试图监视通过其头脑的每一个思想活动，仿佛他们乘坐在一列行进中的火车上，而他们的思想活动就是途中的景色。概念不是黏着在任何事物上，而是仅仅让你自己成为它的目击者。

有注意力的冥想。在你把注意力集中到你正在做的任何事情上，不管是书写你的签名，或是注视你所喜爱的面孔，常常是使开始练习的人安下心来进入冥想状态的好途径。学会在日常工作或每天的活动期间用片刻时间停留在眼前，那就更易于在静坐冥想时做同样的事情。

冥想是一项古老的实践。冥想可以用静坐形式进行，也可以在一天中独自闭上眼睛10到20分钟，以松弛精神紧张。还可以给这种练习设定仪式——可以焚香和在每一次练习的开头及末尾摇铃或敲钟。

不必静坐在那里进行冥想。如果你在从事某种活动，以一种若有所思、精神集中的样子不想别的，只想那种活动，也可以获得类似的效果。从事园艺活动、爬山或在波浪拍打中游泳，皆可提供机会使自己进入冥想状态。

（2）想象。这种方法使你能够为了达到某一目标在脑子里产生一幅画面。如果精神过分紧张的一天使你胃滞，你可以自己想象把胃结节解开，使之平滑舒展。如果患有强烈的头痛，可以把这讨厌的头痛想象成一种有形的物块，把它装在盒子里，用纸和胶带包起来，然后径直从你的脑袋里抛出去。

（3）太极拳。这种古老的中国冥想艺术提供了活动姿势，是具有缓慢的、舞蹈化的路数和姿态的训练方法。它能活化头脑和躯体。天天练太极拳能给躯体增加体力、耐久力和灵活性，降低血压，使头脑平静。太极拳把阴阳原理结合起来，太极图案是平衡状态的最完美的描述；当我们处在压力较小的状态时，我们能感觉到

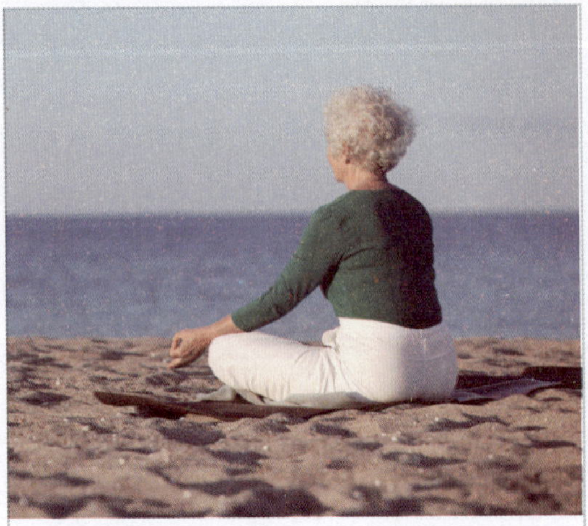

◎瑜伽是一种达到身体、心灵与精神和谐统一的运动形式。

在我们的体内在既存在着暗面，也存在着明面。

（4）瑜伽。这是一种古老的印度练功法。它要求身体摆出各种不同的姿势并在深呼吸时保持这种姿势。它对头脑和躯体的益处已经得到医学界的公认。

（5）机能反馈疗法。这种方法要使用安装在办公室或实验室中的监控设备。你可由一名教员教你改变诸如血压、体温和心率这些无意识的机体功能，方法是专心注意来自机能的听觉或视觉反馈（例如闪光）。经过教员几个回合的训练，你就能够把这些技能带回家，用以改变自己的精神紧张状态。

（6）自我催眠。人们有可能使自己处于高度松弛状态并给予自己减轻精神压力的联想。你能够把你紧绷的肌肉想象成花朵，正在阳光中开放，不断张开。当你集中想象力时，这种联想的力量可能使你真的嗅到了花的香味，感觉到了太阳的温暖。通过精神松弛和自我

联想控制感官输入，你就能成功地学会调节精神紧张。

（7）祈祷。如同冥想一样，祈祷对健康是有益的，而且对于那些来自宗教教派的人来说是优先选择的方式。你不仅能够集中注意力，清除头脑中的无关思想，而且还拥有了一个根本，一种对于远大于你自己的某种事物的信仰。这样一来，祈祷就减轻了生活中的压力，有助于你松弛精神紧张。

④ 创造一个有利于松弛精神紧张的环境

无论选择何种练功方法，你都需要适当的环境，以使自己忘却日常的压力，把各种难题赶出头脑。

第一，挑选一个舒适的、凉爽的、安静的、光线柔和的场所。你可以盘腿坐在地板上铺的席子或软垫上，或坐在一把直背椅子上。躺着是不可取的，因为你可能会入睡。冥想的意念使你变得明察得更多而不是更少。

第二，花费一点儿时间，让一天中最后的忙乱思想离开脑海。松弛一下双眼，但不要闭上眼睛，要有意地做到松弛。

第三，闭上眼睛，把注意力集中在呼吸上或集中在你选择的某个词上。你可以从100每隔十位数慢慢地往下数到零，当你往回数时，会感觉到这些十位数从你身边悄悄溜走。这时你将会感觉到你年岁的增长与你的心率和呼吸一道渐渐放慢了。

第四，不要设定任何目标。这本身就是对你的酬劳。你不必有很大的意外发现，或感觉到好像你的背痛或头痛已经消失了。你需要做的一切是恰好保持正常。

第五，如果你发现自己不由自主地漂流进有意识的状态，随后又漂流出有意识的状态，就试着把你的意念拉回到你的呼吸上来。你的目标是入静，而把意念集中到一种身体过程，会帮助你做到这一点。

第六，当你亲身经历宁静的片刻时，要好好地享用它。你可能会发现，在你继续不断练功时，有的时候你会感到被堵塞住了，另外一些时候会感到有一股活力流。每一次冥想都是不同的。要接受每次冥想的益处。

根据科学的实验证明，当你进入冥想状态时，大脑的活动会呈现出规律的脑波，此时支配知性与理性思考的脑部新皮质作用就会受到抑制，而支配动物性本能和自我意志且无法加以控制的自律神经，以及负责调整荷尔蒙的脑干与脑丘下部的作用，都会变得活性化。

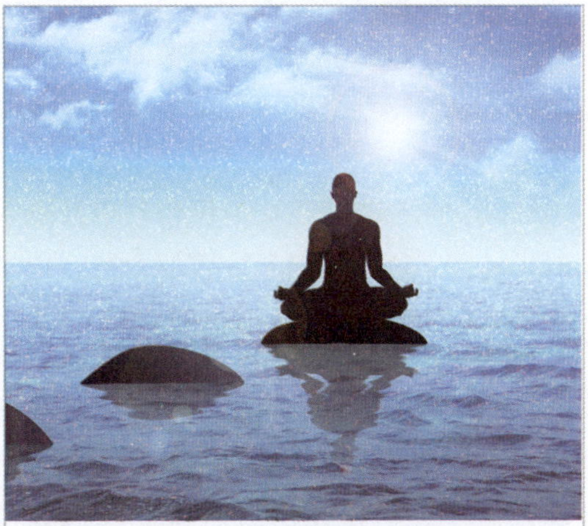

◎选择一个有利于松弛精神紧张的环境，会让你忘却日常的压力，舒缓精神。

绝经期时身体与精神的变化

绝经，按照字义是月经停止的意思。这是这样一个时刻，即每月循环一次的月经来潮令人惬意地停止了。这对许多妇女来说，可能是一个值得庆贺的时刻，因为不会再有经期的腹痛或担心怀孕了。大多数妇女一个月有一次月经。这时她们先是注意到月经周期有了微妙的变化，然后只剩下一点点了，再往后她们可能实际上已经忘记留心这件事了。许多专家认为，如果过去两年时间里不见一点儿经血，那你就度过了绝经期。

激素状态的这种变化一般发生在妇女的50~55岁，虽然有些人的间距可能更大一些。根据统计材料看，发生绝经的平均年龄是51岁零4个月，但是许多生活习惯都可能改变这个数字。吸烟厉害的妇女绝经期就来得早。这说明，吸烟能多么快地降低妇女产生生殖激素（雌性激素）的功能。这种生殖激素与其伴侣孕酮一起保持着月经周期性来潮，且对大脑、心脏和骨骼产生影响。

让我们来谈谈有关的术语。如果月经周期变得不规律但仍然行经，那就是处在前绝经期。在之后年月里，当感受到绝经期阵发性的发热感，阴道干燥或者其他变化的症状和征兆时，那就是迫近了绝经期。如果不再流经血了，那就已经度过了绝经期。

如何使中年时光变得更美好

如果你弄明白了你在今后的生活中的的确确能做些什么，无论是对人对己，做好计划，定好目标，都是至关重要的。请记住，至少多活上10年意味着你要有意义地来充实它。

当你明白了你理应取悦自己以及别人时，就能选择某些自我完善的方法，追求利己利人的目标。以下是几项建议。

① 摈弃一贯顺从的角色

你有生以来第一次充当自己命运之舟的船长。你已经成熟到足以与你的配偶并驾齐驱且地位同等。在决定命运的问题上，现在你比一生任何其他时候都有更为响亮的发言权。

② 重新界定你在生活中扮演的角色

现在正值你重新界定自己在生活中扮演的角色的大好良机，开始进入一种充满戏剧性，具有创造力，多才多艺，独立自主的角色，这是迄今你一直梦寐以求的。而这以前从未实现过。现在你除了自己，无需再听从谁的支使。50岁并不是人生的尽头；它是一个灿烂的开端，如果你选择使之如此的话。

③ 享受探索活动新感受

你比任何时候都更有改变自己生活的自由。你可以加入到新的人群集体中去，这些人的兴趣一直是你想要研究探索的；假期里到具有异国情调的地方去旅行；你可以比以前任何时候更率直更坦白。最后，世界是属于你的，你可以比以前任何时候都勇于去探索，去享受，从探索中获得知识。

爱可以拨回年龄的时钟

多项研究证实，亲密、互励的关系有助于减轻压力，促进心血管健康。不仅外部压力会导致血压上升，缺少互励的朋友和家庭也会使血压上升。

男人和女人是来自不同星球的，男人理性，女人感性。如果希望两个人有相同的思想、相同的意见和相同的愿望，这是很可笑的想法，这种事情是不可能的。去适应，而不是改造你的配偶。要维持家庭生活的幸福快乐，请记住：不要批评。

一项利用猕猴进行的压力研究也有相似的发现。最友善的猴子拥有较强的免疫反应，而最好斗最具挑衅性的猴子免疫反应最弱。一位研究人员认为："相互交往能使动物免受因长期压力而造成的潜在致病影响。"

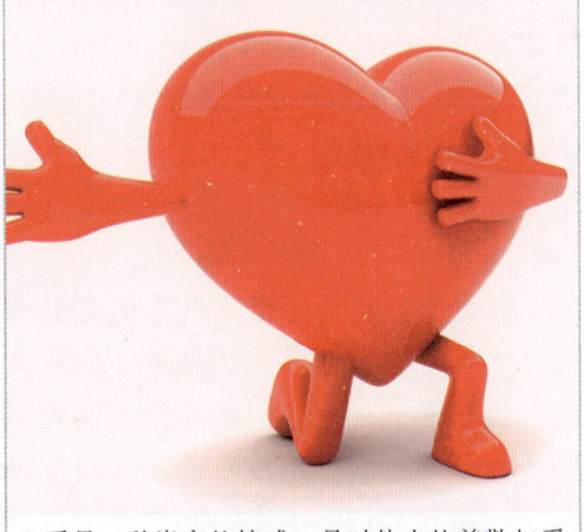

◎爱是一种崇高的情感，是对他人的尊敬与爱戴，是自己生命的延长。

① 至少结交一位可以交心的朋友

有多少位可以互励的朋友并不是最重要的，关键要看是不是真正的知交。一言以蔽之，起码应有一两位知己，双方能够坦诚相处，相互交心，无所保留。这就比50位不能完全交心的朋友都强。应该学会与人为善，而不要敌视别人、冷嘲热讽、多疑猜忌。

② 学会"合理冲突"

当夫妻俩因为谁支配谁而争执时，血压会升高。但如果是为了解决问题而不是为互争高低而产生积极的冲突，血压就不会升高。

合理冲突的技巧有助于避免搞垮健康。夫妻间互争高低会导致心脏病，而和谐的关系则会对心脏产生积极的影响。

明确生活目标能使人长寿

快乐、长寿之人的特点是有明确的生活目标观念，无论身处何地，他们都不会失去方向。

生活目标观念有宏观和微观两种。从宏观上讲，大多数人都认同这样的目标——使生活丰富多彩；用智慧创造一个更美好的人生；发现各种努力的内在意义。

① 人生之大得——求索人生真谛

人活一辈子就要活得明白点。人生就是一个创造生活和享受生活的过程。在这个过程中，只懂得享受而不懂得去创造，那么享受便毫无快乐可言，因为你没有付出；只懂得创造而不懂得享受，那么创造也失去了其价值，因为你在创造的过程中会失去包括健康等在内的许多宝贵的东西。人生的真谛就在于创造与享受之间。人生要品尝世间的百味，观赏世间的百态；人生要把过去当成书，有时间要翻一下；要把未来当成一个梦想，有时间规划一下。保持积极的心态，快乐地活着，这就是人生的全部。

② 快乐源自精神生活

情感成熟了，我们就会体会到：快乐并非来自豪华小轿车和超大屏幕电视，而是来自我们宽以待人的为人之道以及通过不断学习和自我完善而获得的人格魅力。我们不再过分在意最终结果，比如墙上的奖状或超过别人，我们更注重享受自己拥有的亲情、日常生活和娱乐。

③ 奉献越多，伤害越小

对人生真谛的探索越深入，就越不会让不愿得到的结果去分散精力。越明晓人生真谛，就越不易受外物影响。最自私的人总想着不断控制自己和别人的生活——他们才最易受到生活的挑战。而生活目标明确的人通常在情感上、精神上和知识上尽己所能帮助他人，因此，他们最不容易被生活的挑战击伤。

④ 奉献者会更健康

奉献者关注着生活目标。无论奉献之物多么普通，只要给予了，生活就会丰富而有意义，疾病、物质损失或个人受到的委屈就会变得没那么严重了。总想着奉献的人其实更有可能保持健康，摆脱物欲的束缚，受到他人的欢迎。一旦我们活得更健康、更有意义，且能多活10年，就更能理解当一名奉献者而不是以自我为中心的索取者的深层目的了。

⑤ 给予他人，不觉寂寞

压力主要来自生活中产生的无助感而非生理危害。而有意识地给予他人就会赶走这种无助感。只要是给予他人，则无论是通过教育、倾听的形式或仅仅和那些需要我们的人在一起，我们都会感受到与生活之源的某种联系，因而不易受到孤独感和排斥心理的影响。我们变得不大在意物质获求以及成就的外在形式，而是更欣赏在人际交往中产生的友爱和真诚，并感受平凡生活时的那种令人舒服的闲暇感。我们得以享受对他人的情爱，尽管内容不同、表达方式不一；当我们运用自己独有的能力或智慧去帮助他人时，无论其助益大小，我们都能产生发现自我能力的成就感。

6 奉献导向自我实现

面对物欲以及奋斗目标，人们很容易沉溺其中。如果继续脱离自我的内在动力，我们就很难感到满足。外在的欲望没有尽头。象征着功成名就的“屋宇”永不会完工，因为它总需不断地施工以吸引左邻右舍。而“家”则以其温暖和个性为人接受，因为它不是为了取悦于人。生活亦如此，为了取悦他人，我们永难满足。而以奉献社会为生活目的，我们总能自我实现。当我们决定活得更长久、更健康，我们就能够享受“无限好的夕阳”，并且通过帮助周围的人来享受自我。

7 学会表达爱

我们如何表达爱？很简单，只要愿意就能实现。首先为我们所爱的人——伴侣、子女和父母——奉献自我，并懂得用爱去满足他人的需求。这里说的不是金钱、财产或时间，尽管他们或许需要这些东西。有人希望被接纳和认同，而我们确实热爱并认同他们。那么我们是否表达了自己的情感呢？就让我们从身边的人开始来表达我们的爱吧。

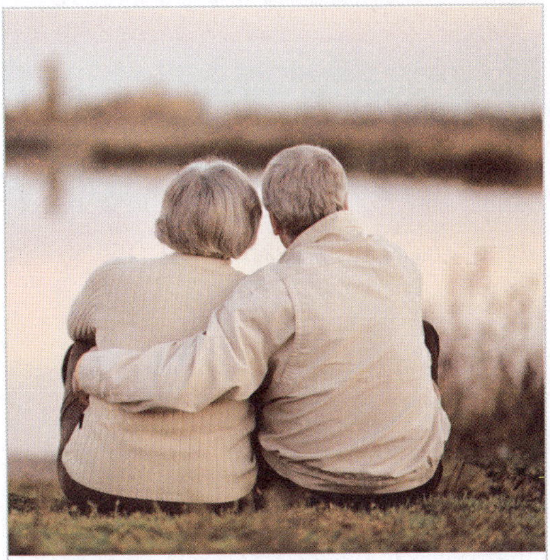

◎我们要学会对家人表达我们的爱，这对家庭和谐、个人的身体健康都有益处。

8 欣赏内在自我

如果我们越超脱个人的俗念，更多地关注公共利益，我们就越能相信自己的内心感觉可以真正引导自己的行为。有人称之为直觉，还有人称其为内心反应。越脱离低级趣味和钩心斗角，对内心感觉就越敏感。时间已多次证明内心感觉对我们的引导要比智慧和逻辑的引导更准确。这时我们就会益发自得其乐，而没有孤独感。我们在做园艺、赏乐或冥想时均可以诉求于内心世界。有趣的是，我们越不依附于他人，别人似乎越为我们所吸引。

9 别跟自己过不去

别跟自己过不去，别欺骗自己，也不要拿自己与他人相比。要承认自己有缺点，同时也要增强自我意识。我们的生活质量将会因此而大大提高。

如何克服危机带来的压力

当进入中年时，不要浪费时间坐在那里等待时机以求一鸣惊人，或者让人承认你的隐而未露的价值。你现在可以开始行动并奋力向前，去做那些对你真正重要的事情。

那么如何克服呢？

第一，想到最糟糕的结果，作最坏的打算。如果后果是死亡，我们就应该依赖专家和医学技术的帮助；如果后果是破产，我们就应该考虑降低物质消费水平；如果后果是法律起诉，我们应该相信正义终归会战胜邪恶，从而或接受惩罚或为自己的无辜辩护。到目前为止，大多数情况下，后果尚不比上述种种严重。但是如果已经做好了最坏的打算，剩下的事情就好办多了。

第二，请求可以找到的最有能力的专业人士诸如医生、律师、财务专家的帮助，并遵循他们的建议从事。

表达感激之情能减少人际冲突

表达感激之情是一种简单但却极为有效的方法，它有助于使人际关系更为和谐。因此，我们应该重视那些对丰富我们的生活有所助益的人们。他们给予的有积极意义的帮助使我们感到更安全、更有成就感。

表示感激同样也适用于处理与同事之间的关系。即使同事仅仅给予了一点点帮助与照顾，我们也一如既往地感谢他们，那么这种帮助将持续下去且有增无减。

向上司表达感激之情，听起来也许很奇怪。但是，偶尔递上一张便条，诚恳地表达一下对他们制定的某个政策的赞赏与支持，会使上司明白我们同他共事心情很舒畅。要是我们能够简明而得体地表达感激之情，那么我们同上司的这种交流对我们只有益而无害。

减少人与人之间的冲突取决于态度和行动。人的一言一行都有助于建立更丰富、更有意义的人际关系，同时，也能够增强人的自尊，最终使人们体会到达到某种目的或完成某种使命的成就感。

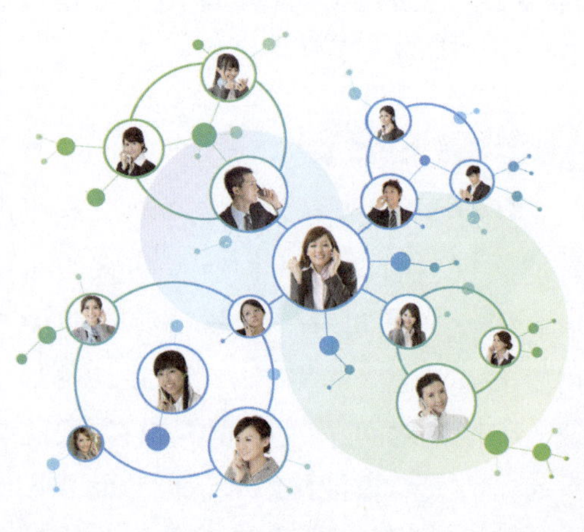

◎人的一言一行都有助于建立更丰富、更有意义的人际关系。

积极参加志愿者活动

社会是永远欢迎那些优秀的、工作效率高的志愿者的。参加志愿者的活动将在以下几个方面帮助我们更好地解决困难，并减少个人问题。

第一，作为志愿者，我们将有机会接触一些风趣、有影响力且特别乐于助人的人。他们是我们行动的典范。这些成功的典型将教我们如何更好地解决问题，以及如何通过作长远打算或采取预防性措施避免问题的产生。

第二，我们将有机会发挥潜能——以前从未得到过开发和利用的能量与才能。对于一个志愿者的要求也许与我们熟悉的日常工作的要求有很大的不同，这就使得我们身上的某一部分能量得以释放。如果没有这个机会，这部分能量也许永远都派不上用场。

第三，在承担新的责任及与别人合作的过程中，我们将积累更多的经验。这些新的才能与协调技巧无疑将帮助我们更有效地处理问题，并为建立一种融洽的人际关系铺平道路。

中老年人的社会心理

① 中老年人的精神寄托

中老年人晚年幸福生活的基本前提是他们具有圆满的精神寄托。从社会心理学角度，老人的精神寄托和追求应包括5个方面：

（1）良好的自我概念，表明他对待自己的基本态度。

（2）自尊自重，希望自己的人格和情感一如既往、充实美好。

（3）社会交往，希望自己能像过去一样保持良好的社会交往。

（4）亲密忠诚的关系，是老人追求的美好目标之一。

（5）独立自主，希望在经济上、政治上、社会生活中有自己的独立地位，不完全依附他人。

② 中老年人及其家庭

在自然经济和农业经济为主的国家中，几代同堂是由经济关系所决定的；现代社会中老年人与子孙共同生活的基础是道德与感情。然而，两代人之间由于价值观念、兴趣爱好的差异，往往产生一定距离。我国居民区街委会建立了老人活动站，各大企业事业和国家机关都为离退休老人活动创造了良好条件，这些使老年人经常聚在一起，从事有意义的活动，形成具有特色的文化风格，成为老年家庭生活的重要补充。

性格与疾病

公元1世纪，古罗马国王纳瓦在一次御前会议上因有人大胆顶撞和冒犯他，不禁大怒，拍案而起，瞬即倒地身亡。《三国演义》里有一段故事是：诸葛亮阵前痛斥王朗，王朗羞怒交加，大吼一声，坠马而亡。日常生活中也常见到，有人遇事就火冒三丈，这一切都是火爆脾气。它不仅影响相互之间的关系，而且还能致病，甚至死亡。

几种常见病患者的性格特点

疾病	性格特点
高血压	好高骛远，易焦虑，固执保守，敏感多疑，胆小自卑。
哮　喘	过分依赖，幼稚，希望受人照顾，对别人、对自己在情感上都喜欢模棱两可。
结肠炎	听话，抑郁，矛盾，吝啬。
心脏病	忙碌，好争，急躁，善于把握环境，雄心勃勃，常感到时间紧，有压力。
荨麻疹	渴望得到感情，善思念，有罪恶感。
偏头痛	追求尽善尽美，死板，好争，妒忌
溃疡病	依赖，喜怒不形于色，竞争性过强，情绪被压抑。

临床上发现，不同的性格特点既影响疾病的发生，在一定程度上也影响疗程和疗效。

一般来说，性格与疾病是有“互动”关系的：不良性格可致病，不同的性格类型与疾病的发生、发展都有密切关系；反之，在性格成为致病因素后，心血管、消化及内分泌等系统的病况又会破坏人们的心绪，使性格进一步变坏。这种生理和心理的相互影响会形成不良循环，危害人的健康。英国研究人员发现，从胃溃疡、支气管哮喘到老年痴呆症，各种疾病都与性格特征存在着千丝万缕的联系。因此，培养良好的个性对于防治心身疾病非常重要。

性格外向的人乐观、豪爽、开朗无畏，往往“小病不多看，大病不在乎”；而性格内向的人忧郁、沉默、内心恐惧，往往“无病呻吟，小病大治”。因此老年人要特别注意这一点。要注意放慢生活的节奏，适当休息，学会享受生活的乐趣。只要主观努力去改造有损于健康的性格，就可以在某种程度上预防疾病和减轻疾病。

在教育工作中，根据不同人的性格，采取“因材施教”的原则。同样，在医疗工作中，也应针对不同性格的患者，既要“对症下药”，又要注意“因人施医”。

中老年人的心理需求

注意保持和维护正常的心理需求，对促进健康有着重要的影响。中老年人生理上的衰退容易在一定程度上产生心理上的情绪消沉、抑郁、焦虑，而这些消极的心理特征又往往会反过来加速生理上的衰退。但是，如果调理得当，衰退可以推迟，寿命可以延长，从而使“恶性循环”变为“良性循环”，所以，中老年人应该针对自身的生理和心理特点，采取某些措施，以改善晚年的生活质量。中老年人正常的心理需求大致有以下几个方面。

❶ 交往需求

与青年人一样多层次交往，是中老年人正常的心理需求。在社会生活中，人们总是被不同职业、年龄、文化素养、居住区域、爱好、经济状况和生活习惯等社会环境划分为不同的层次。广泛交朋友，可满足个人认识发展和信息交流的需要。

❷ 自主需求

中老年人大都沉着冷静、老成持重、阅历丰富，做事希望自作主张。这种心理上的自信、坚定和自主，正是中老年人的自身需求，周围人应给予充分理解，使他们在这一点上找到心理平衡。

❸ 变化需求

人到了一定年龄，男女都会有“生理更年期”，这是一个人由中年向老年过渡的标志。变化需求是适应生理变化和社会角色变化的一种心理现象，要把握好这种变化，就需要适应客观现实，用积极的态度对待人生。

❹ 安静需求

人到老年大都喜欢安静的生活环境，嫌吵怕乱，如果环境嘈杂、吵闹，就容易出现心理烦躁，甚至爱动肝火，发脾气。

了解老年人的心理需求，有助于老少之间增进了解，改善人际关系，促进家庭和睦。当然，老年人对自己的心理需求也要作具体分析，正确对待，不可抱着完全肯定的态度，要从客观实际出发，正视客观事物的变化，并适应这些变化，然后才能使自己晚年过得幸福愉快。

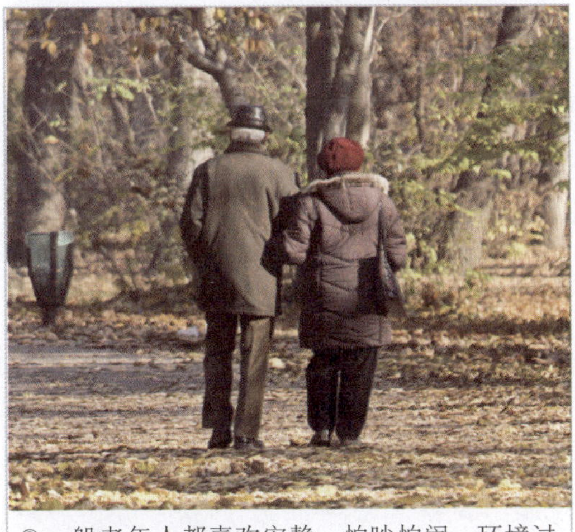

◎一般老年人都喜欢安静，怕吵怕闹，环境过于喧闹会让老年人烦躁不安。

老年人怎样焕发“第二春”

面对现代社会老龄化越来越严重的情况，我们不得不思考。

老年人如何开创人生的“第二春”，一些有经验的人总结归纳出以下4点。

老年人如何开创“第二春”

老要少	平时多回忆高兴的往事，回想年轻时最喜欢的形象和自己青少年时代的愉快事情，例如欢乐的游戏、成功的考试、甜蜜的热恋等。多接触青少年，让他们活跃、好动、充满探索与理想的个性感染你；多参加文体活动和集体活动，开阔眼界，丰富自己的生活，这样就会重新唤起青年时代的那股激情。
老要俏	平时注意修饰和穿着，经过打扮会显得大方得体，穿上一套合体、富有时代感的服装，是美的享受，能使自己产生“我还年轻”的心理。医学研究证明，愉快的心理，可以使体内分泌有益的激素、酶和乙酰胆碱，能把血液量、神经细胞的兴奋、脏器的代谢活动调节到最佳状态，增强抗病和延缓衰老的能力。
老要跳	积极参加迪斯科、交谊舞及学练太极拳。通过跳的锻炼能使神经系统得到良好训练，增强大脑的灵活性和记忆力，促进血液循环新陈代谢，使全身关节、韧带都得到良好的锻炼，可以身心兼修、陶冶性情、强壮身体、延年益寿。
老要笑	笑，能令人神采飞扬；笑，能令人精神爽快。给人一种年轻和健康的美感。美国教授弗莱说：“人每天笑100次，其心律增加相当于10分钟的划艇运动。”

老年人怎样排解孤独

中老年人退休后没事可做，“出门一把锁，进门一盏灯。”这是不少“空巢老人”的真实生活写照。中国老龄科学研究中心一项统计显示，城市老年人中感觉幸福和比较幸福的只占56.9%，农村老年人的这个比例仅为33.1%。

居家养老服务券、高龄津贴、百岁以上的老人还将获得政府的额外补贴……各种居家养老政策惠及着越来越多的老年人，老年人物质生活有了保障，但精神上的慰藉却依然匮乏。老人日常生活单调乏味；老人自身的心理问题、家庭关怀的缺失和社区配套设施的不完善是老人乐不起来的主要原因。普遍会产生孤独感，尤其是丧偶而身边没有子女的老年人更为突出。

❶ 老年人产生孤独感的原因

（1）家庭地位的变化。在我国传统大家庭中，老人是一家之主，在家庭中负担重要角色，作为父母、长辈，他们受到小辈的尊重，很有权威。但是，现在这种传统的家庭结构发生了变化，儿女结婚后组成小家庭，即使与儿女在一起，也常常由于两代人的代沟，使他们之间在兴趣、爱好方面大不相同，相互间共同语言也很少。此外，老年丧偶、无子女等都会造成老年人心理上的孤独感。孤独感是一种非常消极的心理状态。据心理学家研究证明，人是一种不愿意孤独生存的动物。他们总是千方百计地丰富自己生活的内容，总是自动地与社会广泛交往，用以充实自己的精神生活。人们怕孤独，因为孤独能迫使脑子陷入精神恐怖之中，给人一种空虚、可怕，似有灾难降临之感，产生一种无形的精神压力。研究还证明孤独可使人的思考能力和判断能力麻痹、反应迟钝。

（2）老年期病理或生理的变化。如脑动脉硬化，体内某些激素平衡失调等。这些生理变化引起了老人的心理变化，使有些老年人的性格变得孤僻。

（3）社会地位的变化。老年人退休后，脱离了原来的集体，生活节奏减慢，活动天地狭小，与人的交往也相对减少。对于这一变化，许多老年人不能立即适应，在一些老年人的心理上，会产生被社会冷落、抛弃的感觉。同时，子女、周围邻居忙忙碌碌，而自己却无所事事，使他们感到生活上无所适从、精神上无比空虚，在这一点上，男性比女性更为严重。

❷ 消除孤独的方法

（1）广交朋友。一个人即使退休了，但可以参加力所能及的社会活动，广交朋友，增进友谊，俗话说“友谊益寿”。

（2）合理宣泄。心理学家指出，宣泄是调节孤独的好方法，对知心朋友可以倾吐自己的痛苦、委屈、不幸……这样可以舒缓心境。

（3）建立和睦家庭。人愈老就愈需要人爱、愈需要家庭温暖。老年夫妻亲密无间、恩爱相处、相依为伴，是克服孤独感的最好方法。对于丧偶的老年人，子女应该支持他们再结良缘，亦要从各方面体贴、关心他们，帮助他们消除孤独感。

（4）安排好每天的日程。每天最好都能翻新花样，可以用一天上业余学校，学习一样新的爱好、技术或课程；再用一天请朋友到家里做客；再用一天去拜访别人；可用一天与家人去看电影、听音乐、看戏等等；此外，还有许许多多的事情可做。时间安排得周密、紧凑一点，就不会感到空虚、寂寞、孤独了。

（5）对待已经作出的选择，要意识到，不管现在的情况如何，都是因为一开始的选择一步步走到今天的。做了选择，就要为目前的生活负责。接受它，并且开始改变现状。每件积极的事情都开始于认可。

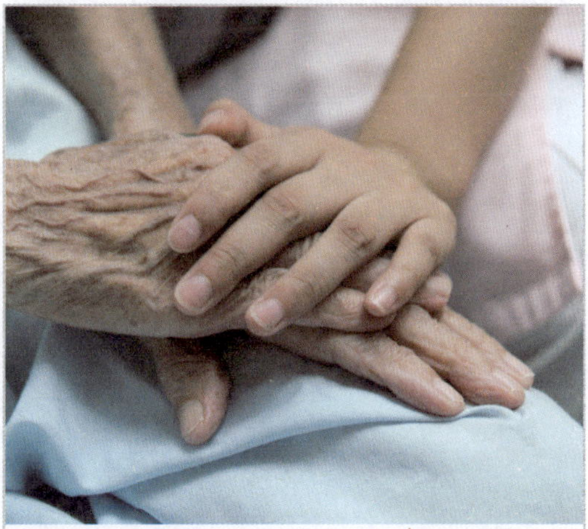

◎家人要多多关心老年人，有时间陪着聊聊天，以消除老年人的孤独感。

中老年人如何学会自我安慰

生活中每一个人都有安慰别人或得到别人安慰的时候。可重要的是要学会自我安慰，这是一种心理防卫的方式。

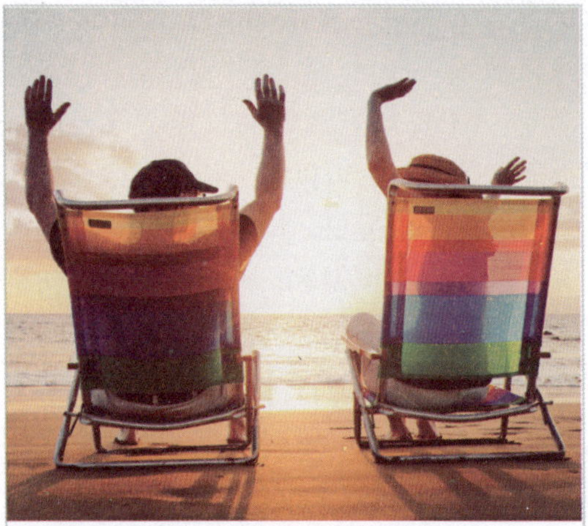

◎多接受阳光，阳光中的紫外线能或多或少改善一个人的心情。

安慰自己，就是通过积极的自我评价以及对自己适度的宽容，抚慰自己因失败、挫折、不幸而痛苦不堪的心灵，使暗淡的心理图景上闪现出希望之光，以便重新荡起生活之舟，如鱼得水地驶向理想的彼岸。

（1）不嫌弃自己，对别人的褒贬好恶也就比较淡然。如果对自己的性格马虎不以为然，能够自我宽容，同时对同样性格马虎的朋友也能够宽容，就能很好地搞好人际关系。

（2）心底无私天地宽。如果遭到别人诽谤，受了委屈，胸襟也要宽阔。或者为了完成一件事，生怕人家说闲话，说你出风头、想奖励，你也不要退缩不前。只要你心底无私，干起事来便可无畏。不患得患失，始终保持乐观舒畅，精神上便可得到自慰。

（3）不自寻烦恼。中老年人有些烦恼是自己寻出来的，俗话说："自作自受"。不要为一些小事而大动肝火。"塞翁失马，焉知非福"，凡事都有两重性，既有好的一面，又有坏的一面，因祸得福、乐极生悲这是生活中常见的事。因此中老人对一些生活琐事不要过分认真。有时你一个人躲在角落里生闷气，家里人莫名其妙，不知你的气因何而起，这时需要你主动地与家人进行沟通；或者自我开解，不要为生活琐事生气，不值得。

（4）要善于自我解嘲。人生不如意，十之八九，遇到困境要学会自我解嘲，自我减压。人只有有了好心情，有信心，才能克服困难，战胜困难，走出困境。"人有悲欢离合，月有阴晴圆缺。此事古难全"这不也是词人的自我解嘲吗？自我解嘲是人们心理防卫的一种方式，是生活的艺术，是一种自我安慰和自我帮助，也是对人生挫折和逆境的一种积极、乐观的态度。

自我解嘲并非逆来顺受、不思进取，而是随遇而安，放弃可望而不可即的目标，重新设计自己，追求新的目标。一个人要做到自我解嘲，重要的是要有一颗平常心，不为名利所累、不为世俗所扰、不以物喜、不以己悲。

走出自闭，沐浴群体阳光

自闭，又称孤独症或孤独性障碍等，是广泛性发育障碍的代表性疾病。

自闭一词最早源自于一位德国医师布鲁勒，用来说明曾为一般人士但却突然无法再与他人沟通且具有极端孤立的成人精神分裂症患者。

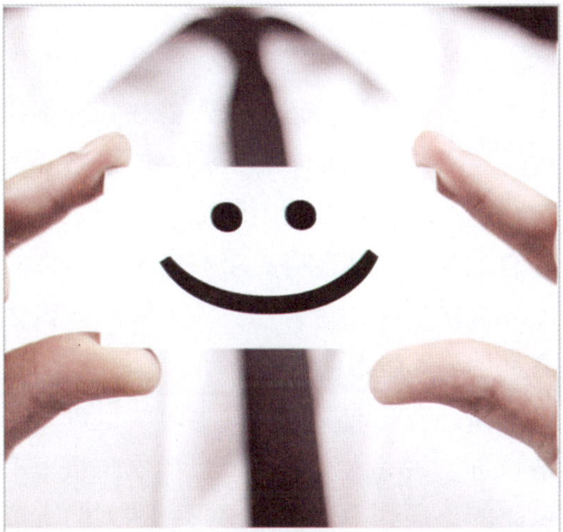

◎不要把什么事情都看得那么严重，你会很惊奇地发现，自己快乐了许多。

❶ 自闭摧毁幸福

现代社会，交通、通讯越来越发达，人们的生活的丰富多彩，而越来越多的人却声称内心孤独。一位中学生说，即使是在拥挤的教室、热闹的街市和同学的生日聚会上，都能感受到难以排遣的孤独感。孤独是一种思想上、情感上无以沟通、无倚无傍、无人理解与认同的感觉。这种感觉会让我们心情抑郁，情绪低沉，久而久之，就会走向自闭。

自闭的人往往深居简出，与世隔绝。他们更多地注意别人的评价，甚至别人的目光，最后干脆拒绝与人来往。他们或逃避现实，或期望过高，或孤身不嫁，或推卸义务，总之，他们要达到的结果就是将自己封闭起来。

自闭是阳光心灵开放的一剂毒药，是对自己融入群体的所有机会的封杀，自闭不仅毁掉自己的一生，也会让周围的朋友、亲人一起忧伤，总之，自闭会葬送一生的幸福。所以，生活在现代生活的快节奏中，我们一定要走出自闭的牢笼，走入群体的海洋。

❷ 自闭带给你的究竟是什么

每个人活在世上都有追求，并且希望达到完善，这本是一种天性。但人性的历程始终是得失相随，难有十全十美的时候，因而每个人也都应该有一定的心理承受能力才行。特别是当人们遇到挫折或打击后，应积极努力地将紧张或焦虑心态转移或发泄出来，防止其持续作用而损害健康。如果人们面对挫折和打击，将自己“封闭”起来，甚至消极悲观，独居一隅，这样发展下去，就会构成现代生活易发的“自闭”心理状态而不能自拔。

暂时的自闭孤独有时也是一种休息、放松及宣泄。但是这种自闭只能是暂时的，如果长时间陷入其中，必然会导致心灵的失衡，形成好走极端的倾向。而且，长期的封闭会阻隔个人与社会的正常交往。处在封闭环境之中的人，感觉不到封闭，就必然导致精神的萎靡，思维的僵滞，它使人认知狭窄，情感淡漠，人格扭曲，最终可能导致人格异常与变态。

自我封闭的心理具有一定的普遍性，各个历史时期、不同年龄层次的人都可能出现，其症状特点有：不愿意与人沟通、害怕和人交流、讨厌与人交谈，逃避社会，远离生活，精神压抑，对周围环境敏感。由于他们的自我封闭，所以常常忍受着难以名状的孤独寂寞。众所周知，人类的内心世界是由感情凝结而成的，所以我们才能在邻居或朋友之间建立起诚挚的友谊；才能在夫妻间建立起美满的婚姻和家庭；社会也才能通过感情的纽带协调转动。真挚的感情无影无形，但它却比任何实际的东西都更有价值。

如果一个人总是将自己封闭在一个狭窄的圈子内，对自己、对社会都没有好处，所以自闭的人都应走出自我封闭的圈子，注意倾听自己心灵的声音并大胆表现它的美好和幸福。

③ 打开自闭心灵，寻找快乐的天堂

可以说自从世界上出现人类以来，相互交往就一直存在，即使是病人，聚在一起也比独处要轻松，尤其是现代社会，与世隔绝，独处一室是非常不切实际的做法，人际关系就像是一盏灯，在人生的山穷水尽处，指引给你柳暗花明的又一村繁华。

创造完美的人生就从铺好你的人脉开始……

许多杰出的人士，之所以被能力不如自己的人击垮就是因为不善与人沟通，不注意与人交流，被一些非能力因素打败，在中国这样的一个重人情世故的国家，不能融入人群无异于自毁前程，把自己逼入死胡同。

穷困潦倒的英雄，是常见的事，但只要懂得与群体感情的投资，就能一飞冲天，一鸣惊人。

人是高级的感情动物，注定要在群体中生活，而组成群体的人又处在各种不同的阶层,具有各自的属性，适当时进行感情投资，有利于在社会上建立一个好人缘，只有人缘好，才能有一个好的形象，你的人际交往才能如鱼得水，没人缘的人自然会常常陷入进退两难的境地。

懂得人情的聪明人，平时就很讲究感情投资，讲究人缘，其社会形象是常人不可比的，遇到困难很容易得到别人的支持和帮助。因此，这样的聪明者其交友能力都较一般人占有明显的优势。

赢得好人缘要有长远眼光，要在别人遇到困难时主动帮助，在别人有事时不计回报，“该出手时就出手”，日积月累，留下来的都是人缘。

现代人生活忙忙碌碌，没有时间进行过多的应酬，日子一长，许多原来牢靠的关系就会变得松懈，朋友之间逐渐互相淡漠。这是很可惜的。

就像西德尼·史密斯所说：“生命是由众多的友谊支撑起来的，爱和被爱中存在着最大的幸福。”

化解邪恶，拥抱善良

恶念语出《菩提心论》：“宿殃未殄，恶念旋起。”清梁章鉅《退庵随笔·躬行》：“才一善念动，则取白豆投其中，恶念动，则取黑豆投其中。”

印光大师著述《复高邵麟居士书二》中有说小人之所以虚伪地做善事，而其实背地里做坏事的原因，就是以为别人不知道。殊不知那些不知道的，只是世间的凡夫而已。如果是证得道果的圣人，固然凡夫的一举一动都看得清清楚楚。然而天人和鬼神，虽然没有证得圣道，因为自然报得了浅近的他心通，也看得清清楚楚。

❶ 恶念须常止

很多时候人的恶念是被惯性所牵引的，时间长了，恶念便成了一种常事而被人忽视。

北极圈附近的人们猎貂的行为就充分说明了这一点。

夜幕降临时，猎人穿上厚厚的棉衣出发，到貂类经常出没的地方躺下，假装快要冻死的样子。貂生性慈悲，看到有人卧在雪地里，它们会从暖暖的洞穴里跑出来，用自己的身体温暖那些假装冻死的人。于是，猎人就轻易地抓到了貂。

动物的善良让身为动物的灵长的我们相形见绌。邪念扭曲人的心灵，造成人类的心理贫穷。而心理贫穷的程度永远同邪恶成正比。所以，对于恶念，我们需要常常牵制。而在牵制恶念的时候，善念也便产生。

❷ 善心，散发恒久的芬芳

休谟说：“人类生活的最幸福的心灵气质是品德善良。”一个心地善良，具有爱心和同情心的女孩，我们能嗅到她灵魂的芬芳。

每个人都应该在心中播种善良的种子，如此，日后方能绽放出绚烂的花朵。“善良即是历史中稀有的珍珠，善良的人便几乎优于伟大的人。”一个爱的字眼，有时能把人从痛苦的深渊中拯救出来，并且带给他们希望。有不少人，他们曾经非常认真地考虑过结束自己的生命，而在电梯里有个陌生人跟他们打了个招呼，或接到一个朋友打来的电话说“我心里正念着你”之后，打消了自杀的念头。

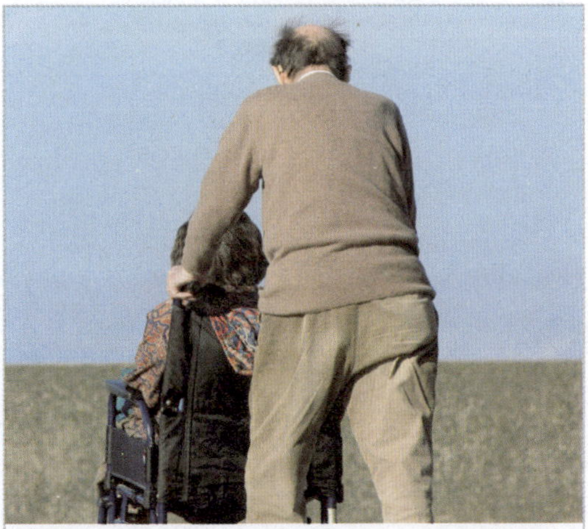

◎一个爱的字眼，有时能把人从痛苦的深渊中拯救出来，并且带给他们希望。

纠正偏执，勿使人生败走麦城

① 偏执诞生“狂妄”

一个人有主见，有头脑，不随声附和，不人云亦云，我们说这是值得称道的好品质。但是固执己见、自以为是就不被人认可了，而且长期的偏执，还可以产生刚愎自用的性格。

项羽英勇善战，堪称英雄，但他为人刚愎自用，一意孤行，以至于鸿门宴上失掉机会，关键时刻失掉谋臣，最终一败涂地。

项羽的刚愎自用与偏执的心理让他失去了最重要的谋臣，同时也为我们敲响了警钟，人生容不得狂妄，而来自于偏执的狂妄更是让人死守一隅，把自己的偏见当成至理名言的处世大忌，如果不纠正这种“项羽遗风”，就很可能误入人生的狂妄偏执的峭壁，让自己进退维谷，痛苦不堪。

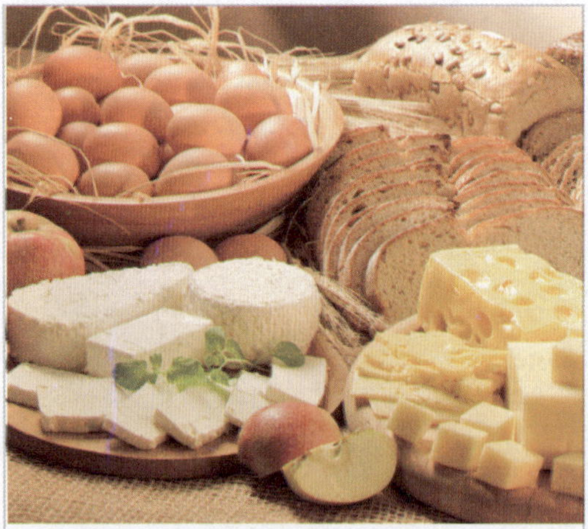

◎偏执的人应该多吃些诸如蛋类、鱼类、牛肉、猪肉及牛奶制品等高蛋白的食物。

② 不要死钻牛角尖

从小我们就懂得“滴水穿石”、“绳锯木断”的道理，它们无一不在说明坚持不懈带来的成功，那些“半途而废”的行为让人为人惋惜，然而生活中就有些事情需要“半途而废”的精神，它带给我们的就是变通，不钻牛角尖，不一条路走到黑，不一个眼打井，就是不让我们固守一成不变的东西，这也是人生应该掌握的改变固执的智慧。

偏执心理是一种病症，患上这种病的人，往往走极端，死不回头，还自以为是，分明是自己做错了，却总觉得是别人不对；当自己不能和别人取得一致意见时，从来不反思自己的对错，而总是去探究别人做错了什么。

所以，生活中一定要学会变通，不要一味地坚持自己认为正确的道路，有时换一种方向，天地会更开阔。

③ 克服偏执，心随境迁

生活中，不可能事事顺心如意，也不可能一切永不改变，固有的规律和经验，不一定适用于变化的世界。所以不要完全相信自己的经历，要克服刻板的态度，灵活地面对人生。只有这样才会不死抱原有的看法不变。诚然，摒弃偏执似乎不能做到，但克服偏执，做起来就不那么难，心随时随地接受别人的意见和外界已成的状况，我们就能避免更多的挫折和失败，更接近成功的终点。

汉朝陈平，先是为魏王做事，因为犯了错，所以一直得不到重用，他离开了魏王投奔了项羽，结果项羽又不赏识他，他又通过魏无知介绍来到了刘邦身边，刘邦任命他为都尉参乘典护军。周勃等人很不服气地问刘邦："陈平虽然外表长得好看，但未必有什么真才实学。听说他在家时与他嫂子私通，跑到魏国，魏王不信任他，又跑到楚王那里，楚王还是不用他，现在他又来归附您，您这么器重他，任命他很高的官职，来监督各部将领。我们听说陈平收受将领们送的金钱，谁送的多，他就对谁好；谁送的少，就给予极差的待遇。可见陈平是个反复无常的小人，还望大王明察。"刘邦于是也开始怀疑陈平了，他找来引荐陈平的魏无知，批评他举荐不力，魏无知说："我推荐陈平，是因为他有才能，可以辅助你成就大业。而您今天问的是他的品行，如果今天有道德非常高尚的人，可是他们没有决定您命运胜负的能力，您会去用他们吗？现在楚汉相争，我举荐有奇谋异计的人，只是考虑他们的谋略是否对国家有利，而不去考虑他是否与嫂子私通、是否收取了贿赂。"

汉王觉得魏无知的话有道理，于是又把陈平找来责问他说："你侍奉魏王没侍奉好，投奔项王又不长久，现在又来到我这里，守信义的人难道总是这样三心二意吗？"陈平回答说："我侍奉魏王，可是魏王不采纳我的主张，所以我又转投项王。项王不重视、不相信人才，他只看重项姓本家人或他妻子的兄弟。我听说汉王能够量才用人，所以就来归附大王了。我空手而来，不接受金钱，就无法应付日常生活。如果我的计策中确实有大王值得采纳的，您就采纳它们。如果我的计策毫无价值，那么钱都还在这里，我会原封不动地送到官府，请求自动辞去官职的。"汉王于是重重地赏赐了陈平，并升迁他为护军中尉，全军将领都受他监护，众将们再也不敢说三道四了。

陈平后来果然献出了很多妙计，这些计谋都成功地帮助刘邦打下了天下，平定了内乱。陈平被刘邦任命为右丞相。

有些人常常为了无法改变的事实沮丧，其实与其为了固有的事情悲哀，还不如接受它适应它。

发现自己有偏执倾向的人，要认真反省，是否过于自尊，是否轻易地批评别人或否定别人的意见，是否对别人都加以戒备和猜疑，是否对人冷漠。如果确实如此，应加强自我修养，正视自己的偏执性格及其危害，下决心克服和矫正。虚心是医治偏执的良药，只有善于博采众长，才能成为自信而不自满，坚韧而不固执的、受人欢迎的人。所以，要建立相互尊重、相互信任的人际关系，全面冷静地考虑问题，克服思维的片面性，多征求别人的意见，待人接物随和一些，尽量少将自己的想法强加于人。

大千世界，茫茫人海，冲突和不顺在所难免，戒除偏执，适应和克制不可改变的事实是成功者的箴言。

平和让你浇灭心中的愤怒

❶ “气”是杀人不见血的刀

世间万事，危害健康最甚者，莫过于生气。

诸如：咆哮如雷的“怒气”，暗自忧伤的“闷气”，牢骚满腹的“怨气”，有口难辩的“冤枉气”等。“气”乃一生之主宰，与人体健康关系甚密。若“心不爽，气不顺”，必将破坏机体平衡，导致各部分器官功能紊乱，从而诱发各种疾病和灾难。所以《黄帝内经》就明确指出：“百病生于气矣。”

我们每一个人，面对生活中的各种困惑、烦忧，都应该学会宽容、学会理解、学会忍让、避免生气，牢记“气人伤身”，用宁静的博爱的心态，对待世事是非，烦恼自会远离。哲人说：生气，就是拿别人的错来惩罚自己。

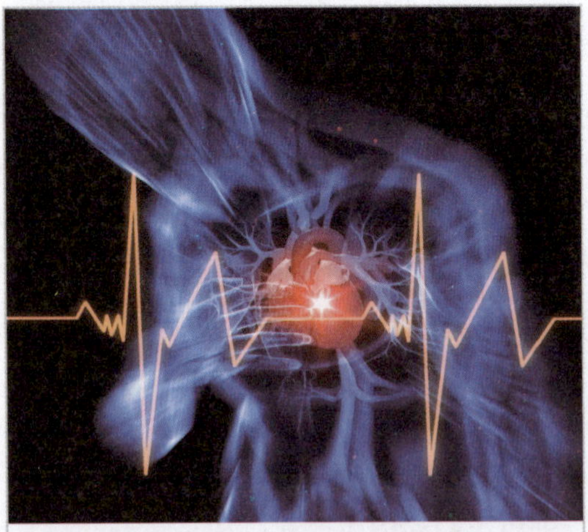

◎“生气是一种毒药”，我们要用乐观正确的思维来迎接人生。

不错，何必为别人背沉重的包袱，何必为别人犯下的错误承担责任，其实，人只要肯换个想法，调整一下态度，或者移转一下视角，就能让自己有新的心境。只要我们肯稍作改变，就能抛开坏心情，迎接新的处境。

我们需要记住：“生气，是一种毒药！”我们不能让自己的情绪只停留在问题的表面，我们必须学习“转念”、“少点怨，多点包容”、“多洒香水、少吐苦水”，让负面的思绪远离，而用乐观的正面思绪来迎接人生。

控制自己的愤怒的确是件非常不容易的事情，因为我们每个人的心中永远存在着理智与感情的斗争。如同所有的习惯一样，控制冲动也是一种必须经过训练才能得到的能力。要具备这种能力，有两个基本方法：第一，你必须不断地分析你的行动可能带来的长期后果；第二，你必须不屈不挠地按照符合你的最大利益的决定而行动。

❷ 愤怒使你落入别人挖设的陷阱

人的情绪中有两大暴君，其中之一就是愤怒。它们与单枪匹马的理性抗衡，然而人的激情远胜于人的理性。不去生气的人是聪明的，一个人必须学会自我调控，否则就会落入别人挖设的陷阱。

愤怒容易让人失去理智，他们把一点

小事看得像天一样的大，过于认真让他们夸张了自身受到的伤害。他们以为愤怒可以让自己在别人眼中更具有权力，其实不是这样的。他不仅不会被认为拥有权力，反而会被认为缺乏理智，难成大气候。怒气会让你失去别人对你的敬意，他们会认为你缺乏自制力而更加轻视你。

抑制自己的愤怒并不能从根本上解决问题。你的能量会在这个过程中消耗殆尽，你的心理也会严重受挫。要想解决这一问题，最好的办法就是时刻保持冷静和宽容。面对别人的愤怒不要多想，可能他的愤怒并不是针对你，让自己的心情轻松一些。

③ 不为小事愤怒

愤怒让人失去理智。做任何事情我们都需要思路的高度清晰，但总有一些不顺利的事情甚至让人无法接受的事情发生，这时候，愤怒会不期而至，而愤怒恰恰是冷静思考的天敌。

让我们以平和的心境来对待生活中繁杂的事情吧！小心别伤害了自己，只有健康才是生活的本钱。有了无法避免的怒气，学着适度地释放它，不要自我封闭，要学会适度宣泄，宣泄是一种排解负面情绪的有效方法。找朋友倾诉或是干脆痛快地哭一场。男人也可以哭，流泪不丢人。我们应宽解自己，少发脾气。快乐地过好每一天。

人常说："生气是拿别人的错误来惩罚自己。"在怒火中放纵，无异于燃烧自己有限的生命。人生苦短，值得我们用心去品尝的东西实在太多，耗费时间和精力去生气，可以算是真正的愚行。其实，人生多一点豁达，多一点宽容，多一点感悟，多一点理性，愤怒的情绪便会像高僧手中的那杯水，倒地化为虚无。

④ 怒气这样消解

"风平而后浪静，浪静而后水清，水清而后游鱼可数"，这就是怒气消解的至高境界。

制怒的智慧，首先来自于冷静。冷静提供了思考的空间，头脑一发热，思考的空间就少了，也就容易失去理智，意气用事，无端动怒，结果将人际关系带往不可追悔的地步。

在怒火中烧时，"逆向性思维"有助于我们冷静下来。一定要劝自己回头想想自己为什么与人发生冲突，是不是自己太冲动？这样，头脑就会较为冷静，较为理智，看问题就会比较乐观，从而避免做出过激的举动和后悔莫及的蠢事。

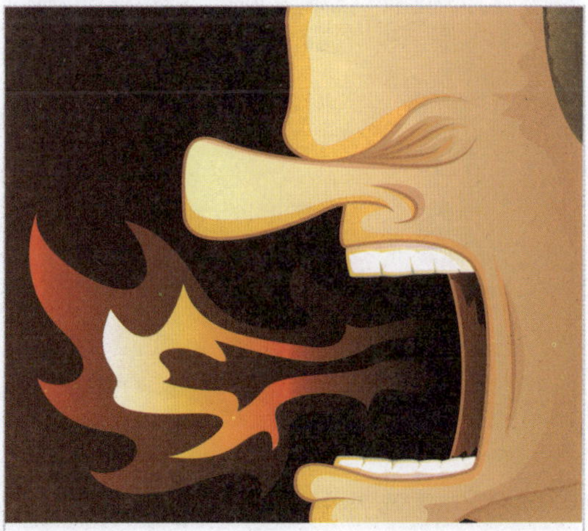

◎怒火中烧时，"逆向性思维"有助于我们冷静下来。

放松，消融你的紧张

❶ 紧张情绪面面观

适度的紧张有益，但过度的紧张将会对人体产生抑制作用。

过度紧张，会使人动作失调，会使人行为紊乱，会降低效率。因为人们在过度的紧张情绪下，会使脑神经的兴奋和抑制过程失调，出现暂时性的不平衡。这时，人就会体验到一种难以自制的心慌、不安、激动和烦躁的情绪。从而出现一系列的行为紊乱、动作失调现象。

偶尔出现过度的紧张如能及时调整，不会对人造成大的危害，但持续的情绪紧张状态对人体特别有害。有人把持续的情绪紧张称之为体内的“定时炸弹”。因此，长期、高度的情绪紧张，对人体是十分有害的。

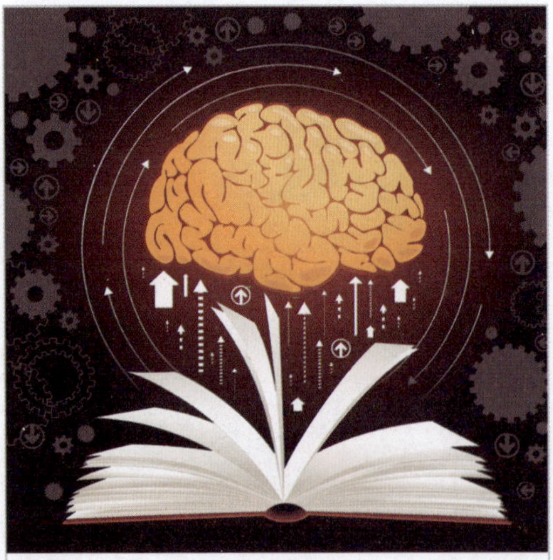

◎集中注意力做某件事情如看书、学习等，能有效缓解紧张状况。

❷ 消除紧张，掌握人生的平衡

紧张是一种习惯，放松也是一种习惯。坏习惯可以改正，好习惯慢慢养成。

人生需要消除紧张、就像一只松松的旧袜，有了些许的从容。下面介绍几种消除紧张情绪的妙计，希望对还在紧张的人们能够有所裨益。

（1）畅所欲言。当有什么事烦扰你的时候，应该说出来，不要存在心里。把你的烦恼向值得你信赖的、头脑冷静的人倾诉：你的父亲或母亲、丈夫或妻子、挚友、老师、学校辅导员等等。

（2）暂时避开。当事情不顺利时，你暂时避开一下，去看看电影或一本书。或做做游戏，或去随便走走，改变环境，这一切能使你感到松弛。强迫自己“保持原来的情况，忍受下去”，无非是做自我惩罚。当你的情绪趋于平静，而且当你和其他相关的人均处于良好的状态可以解决问题时，你再回来，着手解决你的问题。

（3）每天自省四五次。并且自问：“我做事有没有讲求效率？有没有让肌肉做不必要的操劳？”这样会使你养成一种自我放松的习惯。

（4）每天晚上再做一次总的反省。想想看：“我感觉有多累？如果我觉得累，那不是因为劳心的缘故，而是我工作的方法不对？”丹尼尔·乔塞林说过：“我不以自己疲累的程度去衡量工作绩效，而用不累的程度去衡量。”他说，“一到晚上觉得特别累或容易发脾气，我就知道当天工作的质量不佳。”如果全世界的商人都懂得这个道理，那么，因过度紧张所引起的高血压死亡率就会在一夜之间下降，我们的精神病院和疗养院也不会人满为患了。

（5）改掉乱发脾气的习惯。当你感到想要骂某个人时，你应该尽量克制一会儿，把它拖到明天，同时用抑制下来的精力去做一些有意义的事情。例如做一些诸如园艺、清洁、木工等工作，打一场球或散步，以平息自己的怒气。

（6）谦让。如果你觉得自己经常与人争吵，就要考虑自己是否过分主观或固执。要知道，这类争吵将对周围的亲人，特别对孩子的行为会带来不良的影响。你可以坚持自己正确的东西，静静地去做，给自己留有余地，因为你也可能是错误的。即使你是绝对正确的，你也可按照自己的方式稍做谦让。你这样做了以后通常会发觉别人也会这样做的。

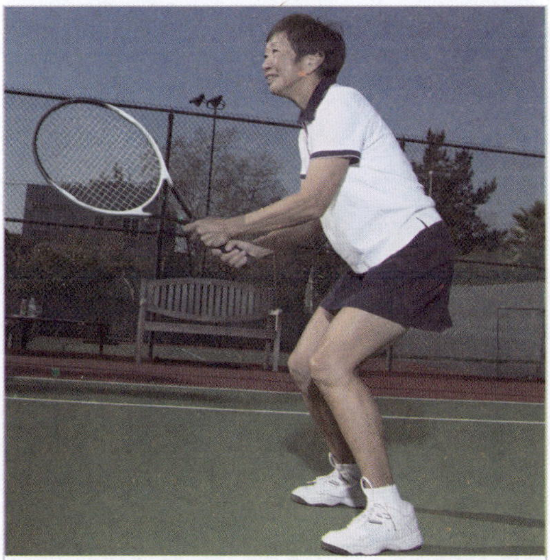

◎当生气的时候，可以用打球等运动转移一下注意力，来平息怒气。

（7）随时保持轻松，让身体像只旧袜子一样松弛。我在办公桌上就放着一只褐色的袜子，好随时提醒自己。如果找不到袜子，猫也可以。你见过睡在阳光底下的猫吗？它全身软锦绵的，就像泡湿的报纸。懂得一点瑜伽术的人也说过，要想精通“松弛术”，就要学学懒猫。我从未见过疲倦的猫，或精神崩溃，因无法入眠、忧虑、胃溃疡而大受折磨的猫。

（8）尽量在舒适的情况下工作。记住，身体的紧张会导致肩痛和精神疲劳。

③ 学会放松

200年前，欧洲有一首民谣：“我们背井离乡，为的是那小小的财富。”而现在，西方流行的观念是“过普通人的生活”。的确，拼命地工作挣钱，却没有时间和精力来享受安闲、舒适的生活，确是一件悲哀的事情。

在竞争越来越激烈、节奏越来越快、压力越来越大的现代社会中，要想生活得轻松自在一些，你应该放松生命的弦，减轻自己的压力，让金钱、地位、成就等追求让位于“普通人的生活”。

放松的方法有很多，例如想象放松法、肌肉放松法等，需要注意的是，放松应经常化，平时多放松，才会收到很好的效果。

想象法主要是通过对一些广阔、宁静、舒缓的画面或场景的想象达到放松身心的目的。

拒绝抱怨，化解不满

① 不要让抱怨成为一种习惯

抱怨似乎是一种很普遍的情况，它也很容易传染，而且让别人感染上此病后却浑然不知。人似乎天生就有一种抑强扶弱、劫富济贫的心态，对那些超越我们、管理我们的人天生有一种抵触情绪。很多人会不自觉地认为，富人之所以富有，是缘于对穷人的剥削。直到今天，这种财富的原罪始终没有从人们的头脑中消除。我们经常可以看到关于为富不仁的报道，内容不过是对老板如何奸诈的揭露，以示对“社会底层人士”的同情。最近有国外的神经科学家与心理学家进行研究，发现对一些面临各种刺激（包括长时间的抱怨）的人，进行大脑活动分析后发现时发现：大脑的工作方式就像肌肉一样，如果让它听到了太多负面信息，很可能导致当事者也会按照消极的方式行事。更糟糕的是，长时间暴露在抱怨环境中还会使人变得愚蠢和麻木。出现这样的原因，是因为情绪有一定的感染性，在听到抱怨与牢骚时，我们在大脑中会容易出现共鸣，从而也会出现一些不良的情绪，导致影响大脑的思维。

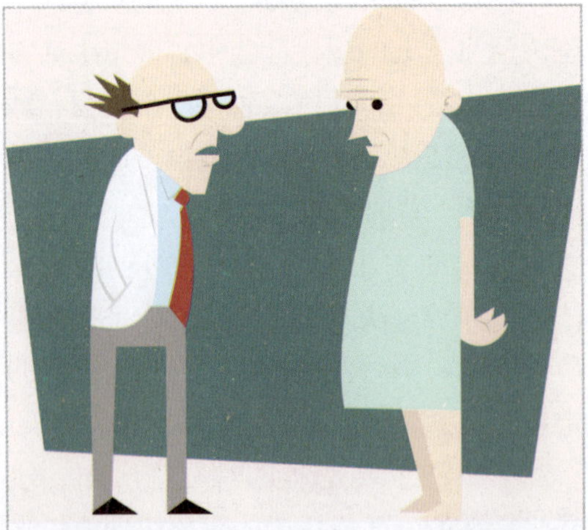

◎拒绝抱怨，才能有健康的沟通，问题才能得到解决。

长期的抱怨可能会导致一个人对企业失去忠诚，陷在一种无法自拔的低迷情绪中。因为抱怨，一个人可能会抵不住其他机会的诱惑，或者不能承受企业暂时的困境，所以消极对抗或者另谋出路。比如一个技术人员，刚到一个小工厂，在发展的初期，不可避免地会遇到战略不清晰、管理混乱、老板经常变换思路等特点，这时候他抱怨：你是请我来干事业的，不是来和你们变来变去的。他认为这样的企业和老板不值得为之效力，准备跳槽。其实那个抱怨的员工可能不明白，这是很多小工厂必须渡过的一道难关，而一个员工在这种时候不仅要做事，还要学会应对各种可能的突发事件，并且与老板共渡难关。

世界是美丽的，世界也是有缺陷的；人生是美丽的，人生也是有缺陷的；工作是美丽的，工作也是有缺陷的。因为美丽，才值得我们活一回，因为有缺陷，才需要我们弥补，需要我们有所作为。

② 抱怨的包袱有多重

生活中，常常听到有人抱怨活得太辛

苦，压力太大，其实，这往往是因为我们还没有衡量清楚自己的能力、兴趣、经验之前，便给自己在人生各个路段设下了过高的目标，这个目标不是根据个人实际情况制定的，而是和他人比较制定的，所以每天为了完成目标，不得不背着抱怨的包袱去生活，忍受辛苦和疲惫的折磨。

有些人常常抱怨命运不公，而却不看自己为理想都做了什么。其实，只要放平心态，你一样也能活得很好，就像下文中的森林之王。

有一天，素有森林之王之称的狮子，来到了天神面前："我很感谢你赐给我如此雄壮威武的体格，如此强大无比的力气，让我有足够的能力统治这整片森林。"

天神听了，微笑地问："但是这不是你今天来找我的目的吧！看起来你似乎为了某事而困扰呢！"

狮子轻轻吼了一声，说："天神真是了解我啊！我今天来的确是有事相求。因为尽管我的能力再好，但是每天鸡鸣的时候，我总是会被鸡鸣声给吓醒。神啊！祈求您，再赐给我一个力量，让我不再被鸡鸣声给吓醒吧！"

天神笑道："你去找大象吧，它会给你一个满意的答复的。"

狮子兴冲冲地跑到湖边找大象，还没见到大象，就听到大象跺脚所发出的"砰砰"响声。

狮子加速跑向大象，却看到大象正气呼呼地直跺脚。

狮子问大象："你干吗发这么大的脾气？"

大象拼命摇晃着大耳朵，吼着："有只讨厌的小蚊子，总想钻进我的耳朵里，害我都快痒死了。"

狮子离开了大象，心里暗自想着："原来体型这么巨大的大象，还会怕那么瘦小的蚊子，那我还有什么好抱怨呢？毕竟鸡鸣也不过一天一次，而蚊子却是无时无刻地骚扰着大象。这样想来，我可比它幸运多了。"

在人生的路上，无论我们走得多么顺利，但只要稍微遇上一些不顺的事，就会习惯性地抱怨老天亏待我们，进而祈求老天赐给我们更多的力量，帮助我们渡过难关。但实际上，老天是最公平的，就像它对狮子和大象一样，每个困境都有其存在的正面价值。

生活中有许多不快乐与抱怨。生活烦闷，感到人生不顺的时候，应该让自己明智一点，卸掉自己背负的沉重包袱，不再折磨自己。

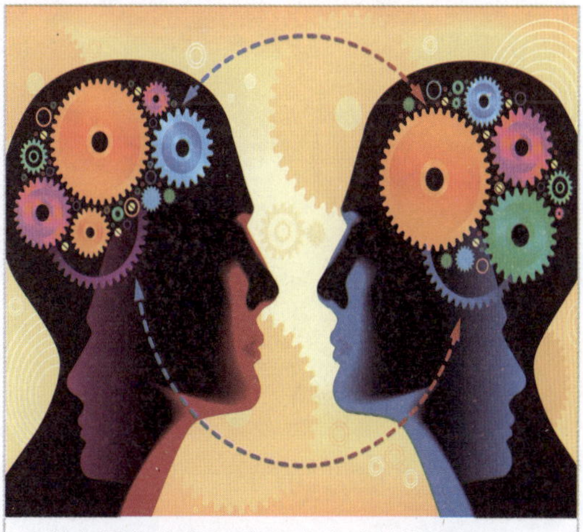

◎学会用整体的思维方式准确地认识他人，这样才能心态平衡，把抱怨转化为前进的动力。

盘点心藏，清除孤独中的尘埃

① 孤独是人心病态的收藏

那些能克服孤寂的人，一定是生活在怀特博士所说的“勇气的氛围”里。无论我们走到哪里，一定要培养出与人们亲密的情谊关系。就好像燃烧的煤油灯一样，火焰虽小，却仍能产生出光亮和温暖来。

孤独感在人的思想上、行为上的体现，有两种情况：一种是因为客观条件的制约，长期脱离人群的“有形”的孤独，比如远离人们生活中心的边疆哨所中的战士、长期坚持在高山气象观测站工作的科技工作者、长期游弋海洋的海员等，他们远离亲人朋友，在工作之余没有与更多的人相互交往的机会，没有丰富多彩的精神生活，不免有时感到寂寞，感到孤独。

一种是身处人群之中，但内心世界却与生活格格不入而造成的“无形”的孤独。这种孤独对人的伤害是十分严重的。一个长期被孤独感笼罩的人，精神受到长时间的压抑，不仅会导致自己的心理失去平衡，影响自己的智力和才能的发挥，也会引起人的心理上、思想上的一系列变化，产生诸如思想低沉、精神萎靡，失去事业的进取心和生活信心。

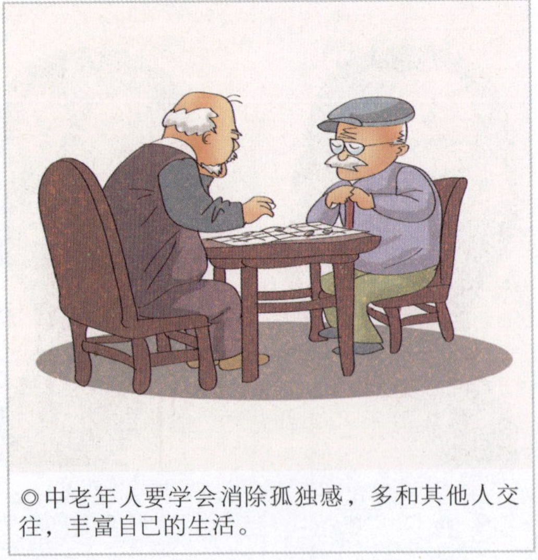

◎中老年人要学会消除孤独感，多和其他人交往，丰富自己的生活。

大多有孤独感的人，并不是自己情愿离群索居、孤身独守的。他们有的是在坎坷难行的人生路上遇到了伤人肺腑的痛苦，因而或嗟叹人生艰难，埋怨命运刻薄，或痛恨世态炎凉，咒骂人心虚伪；有的是感到自己怀才不遇，知音难觅，得不到别人的理解，因而也不愿去理解别人，不如独处一隅洁身自好；也有的是自己看不起自己，不相信自己，在人群中徒见别人风流潇洒、知识渊博，因而自惭形秽，悲观自己才貌平庸，才智低下，不敢也不愿意与人交往……境遇各有不同，其结果都大致差不多：把自己置身于孤独的控制之下，陷入无边的伤感之中。

许多孤独的人之所以会如此，是因为他们不了解爱和友谊并非是从天而降的礼物。一个人要想得到他人的欢迎，或被人接纳，一定要付出许多努力和代价。要想让别人喜欢我们，的确需要尽点心力。情爱、友谊或快乐的时光，都不是一纸契约所能规定的。让我们面对现实。无论是丈夫死了，或太太过世，活着的人都有权利再快乐地活下去。但是，他们必须了解：幸福并不是靠别人来布施，而是要自己去赢取别人对你的需求和喜爱。

❷ 帮助孤独的人，你将不再孤独

“孤独，孤独，彻底的孤独；孤身一人，在苍茫、辽阔的大海上。”你曾经体验过诗人柯勒律治所描绘的这种孤独吗？你是否目睹过冬季海滩上空无一人的荒凉景象，或者感到过凌晨五点钟大街上阒无人迹的寂寞况味？这种外界的荒凉、寂寞是否也触动了你内心的凄清与孤独？被称作“孤独”的东西到底是什么？是简简单单的“孤身一人”吗？不，正像一位作家所说的：“心灵在稠人广众之中就不会感到孤独了吗？”而另一方面，一个人孤身独处，他就不能感到仍与相爱的人没有分离了吗？孤独的感受与孤身独处并不是一回事。“孤独”是用来描绘一个人的精神状态的。这是一种精神贫乏的处境，而这种处境是可以改变的。精神的贫乏不能通过获取来求得改善，它必须通过给予才能够治愈。

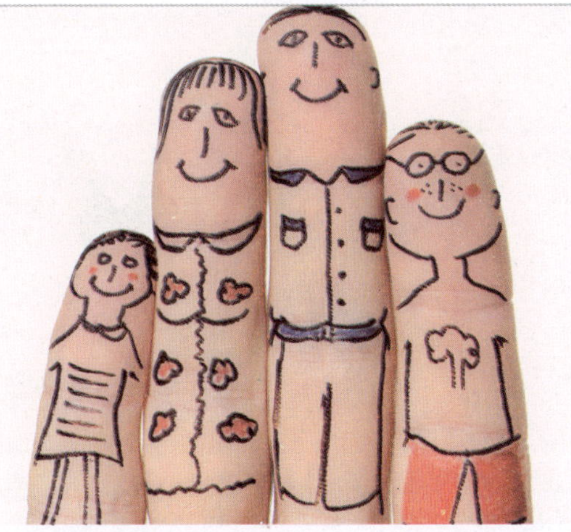

◎幸福并不是靠别人来布施，而是要自己去赢取别人对你的需求和喜爱。

要想摆脱孤独感的折磨，就像身处一个无人的山谷，只有自己主动向外走，才能离开这片荒凉之境。同样，要获得丰富深刻的人际感情，你也需要走出自己的小天地，愿意和别人交往。其实人生来就是一种社会性的动物，单靠自己个人的力量生活在这世界上显然是不够的。尤其在现代社会，人与人之间需要展开广泛深入的合作，才能共同完成一件事，所以学会交往和合作是非常重要的生存之道。而且，人只有在交往中，才能体会到各种情感体验所带来的愉悦。所以，交往是人生非常重要的课程，需要你努力用心地去学习和实践。最终你一定会发现，你的投入越多，获得的回报也越大，幸福感也越强烈。

幸福并不是靠别人来布施，而是要自己去赢取别人对你的需求和喜爱。

❸ 人生要懂得享受孤独

如果你是孤独无助的，但不要害怕，因为这本身就是人生给你的最高馈赠，正如罗曼·罗兰所说：“世上只有一个真理，便是忠实人生，并且爱它。”那么，当孤独来临时，去体味它，享受它，在欣赏完夏花的绚烂之后，不妨沉下心来，品读秋叶的静美。

孤独是一种难得的感觉，在感到孤独时轻轻地合上门和窗，隔去外面喧闹的世界，默默地坐在书架前，用粗糙的手掌爱抚地拂去书本上的灰尘，翻着书页，嗅觉立刻又触到了久违的纸墨清香。正像作家纪伯伦所说："孤独，是忧愁的伴侣，也是精神活动的密友。"孤独，是人的一种宿命，更是精神优秀者所必然选择的一种命运。

在现代社会中为生存而挣扎的人总会有一种身在异国他乡之感：冷漠、陌生，好像"站在森林里迟疑不定，未知走向何方"，好像"动物引导着自己"，"感到在众人中比在动物中更加危险"，又好像"独坐在醉醺醺的世人之中"，"哀诉"人间的不公正。总之，互相猜忌，彼此欺诈，黑暗笼罩着去路，危险隐藏在背后，这些就是现实人生的写照。

而保留一点孤独则可以使你"远看"事物，即"从事物远离"，对事物"作远景的透视"，只有这样才能达到万物合一、生命永恒的境界，在这种境界中，你"可以倾诉一切"，"可以诚实坦率地向万物说话"，"人们彼此开诚布公，开门见山"。这也是一种艺术审美的境界，它能"使事物美丽、诱人，令人渴慕"，使人成为自己的主人，使人生获得意义和价值。

尘世中，无数人眷恋轰轰烈烈，以拜金主义为唯一原则而没头没脑地聚集在一起互相排挤、相互厮杀。而生活的智者却总能以孤独之心冷观人世纷扰，自始至终都保持独立的人格，流一江春水细浪淘洗劳累碌之身躯，存一颗闲静淡泊之心寄寓无所栖息的灵魂。

这是孤独的净化，它让人感动，让人真实又美丽，它是一种心境，氤氲出一种清幽与秀逸，营造出一种形胜独处的自得和孤高，去获得心灵的愉悦，获得理性的沉思，与潜藏灵魂深层的思想交流，找到某种攀升的信念，去换取内心的宁静、博大致远的菩提梵境。

一个人要学会忍受成功路上的孤独，可是在有些人的意识里一直存在着一种观点"孤独的人是可耻的"，大概来于社会上一些热心社会活动的人那吧，一个人想要成就一种事业必然要经历心灵的炼狱和个体的孤独，既然是人类成长的必然，其实是任何人不可违背的，怀着崇敬的心去迎接孤独！

孤独的人才有时间静心去品味幸福，而用心灵品味的幸福才足以滋润人生的土壤，感谢那些亲人朋友无法相伴的独享时刻吧，那是一种幸福的表现，但是，千万别让灵魂寂寞，其实，孤独只是无人相伴的形单影只，但寂寞却是灵魂无所依傍的漂泊。

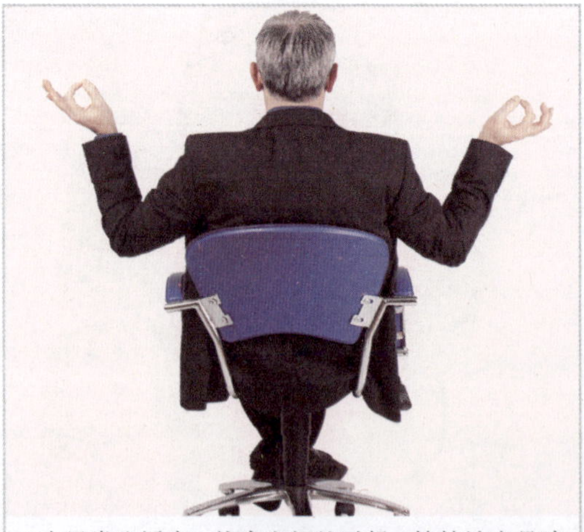

◎在日常生活中，找个空闲的时候，静静地去品味一下幸福，用心灵品味生活，这样才能生活快乐。

摆脱抑郁的束缚

① 抑郁带给了你什么

人在不同时期拥有不同的心态，由于不同的心态，就会拥有不同的人生经历。大多数人都可能或轻或重地陷入抑郁。抑郁是一种很复杂的情绪，是痛苦、愤怒、焦虑、悲哀、自责、羞愧、冷漠等情绪复合的结果。它是一种广泛的负情绪，又是一种特殊的正常情绪；抑郁超过了正常界限就畸变为抑郁症，成了病态心理。由于每个人的心理素质不同，所以抑郁有时间长短、程度强弱之分。

对于有抑郁心态的人，所有这些怜悯都不能穿透那堵把自己和世人隔开的墙壁。在这封闭的墙内，不仅拒绝别人哪怕是极微小的帮助，而且还用各种方式来惩罚自己。在抑郁这座牢狱里，拥有抑郁心态的人同时充当了双重角色：受难的囚犯和残酷的罪人。正是这种特殊的心理屏障——“隔离”把抑郁感和通常的不愉快感区别了开来。尽管在抑郁的牢狱里你是孤独的，但抑郁也不单纯是孤独感。它还是一种隔离，这种隔离改变了你对周围环境的正常感觉。

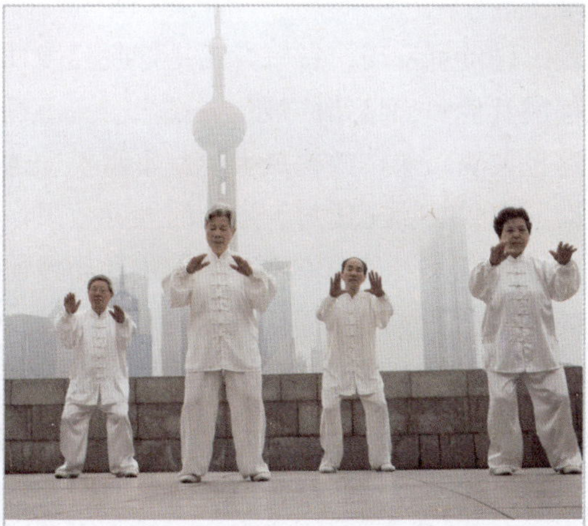

◎有氧运动通过出汗还可使体内一些有毒物质经汗液排出体外，使人产生愉悦感。

当然抑郁心态并不是不可以调整的。从深层看，如果能积极而正确地对待，抑郁会升华出精明又清醒的生存智慧。通过痛苦的心路历程，在承受苦难的漫长过程中，以惊人的韧性和耐力，把自身的能量节省下来、保存下来，把苦难耗掉，使自己存活下来。这无疑带有悲剧色彩，是一种“阴性”的悲剧。它与面对环境的不如意而改造反抗的“阳刚”的悲剧相比，更有深度和力量，也更富于民族特色，值得注意。

② 抑郁是让你与世隔绝的墙

尽管我们希望我们的看法乐观一点，可事实却不能让我们乐观起来。虽然我们知道现代人的心理很脆弱，虽然我们知道厄运与打击可能使很多人走向心理异常，但后果比我们想象的要严重得多。

人在受到挫折的时候，往往产生沮丧的心理，但沮丧只是一时的情绪失落。抑郁则不同，虽然抑郁也是一种情绪。专家告诉我们，在我们的生活中，充满了大大小小的挫折和失败，常常我们最梦寐以求的东西，它再也不存在了，常常我们最心爱的人，再也不能回到我们身边。每当这些时刻来临的时候，我们都会体验到悲伤、痛苦，甚至绝望。通常，由这些明确现实事件引起的抑郁和悲伤，是正常的、短暂的，有的甚至有利于个体的成长。但是，有些人的抑郁症状并没有十分明确、合理的外部诱因；另外一些人，虽然在他们的生活中发生了一些负面生活事件，但是，他们的抑郁症状持续得很久，远远超过了一般人对这些事件的情绪反应，而且抑郁症状日趋恶化，严重地影响了工作、生活和学习。如果是这样，那么很可能，他们患了抑郁症。

抑郁就好像透过一层黑色玻璃看一切事物。无论是考虑你自己，还是考虑世界或未来，任何事物看来都处于同样的阴郁而暗淡的光线之下。柴可夫斯基的抑郁人生和创作让我们不得不回想自己的过去，记忆中充满着一连串的失败、痛苦和亏损，而那些你曾经认为是成就或成功的事情，以及你的爱情和友谊，现在看来都一文不值了。你的回忆已经染上了抑郁的色彩。一旦戴上这副黑色的滤光镜，你就再也不能在其他的光线下观察任何事物。消极的思想与抑郁相伴：情绪低落导致消极的思想和回忆，反之，消极的思想和回忆又导致情绪低落，如此反复下去，形成一个持久而日益严重的抑郁恶性循环。

③ 摆脱抑郁的困扰

抑郁是禁锢人心灵的枷锁，困扰人们不能在现实的世界中调适自我，只能渐渐退缩到他的小天地里，来逃避抑郁。

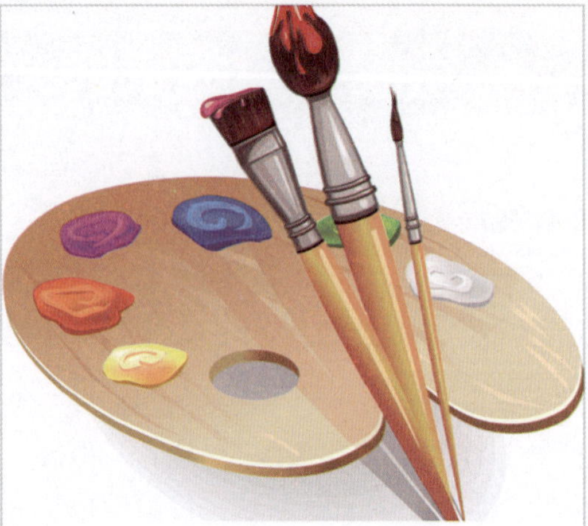

◎选择一个自己感兴趣的事情，绘画、舞蹈、唱歌等都可以转移你的抑郁情绪。

抑郁症的表现是多方面的，但归结起来，主要表现为心境低落、思维迟缓、意志减退的症状。

为了使我们的生活永远充满阳光，为了使我们有一个健康向上的心理，人们曾费尽心思地寻找着克服抑郁的药方。

有人说，哭泣可以使脑部引发悲伤的化学作用变缓和，哭泣有时的确可让人停止悲伤，但也可能是你继续执着于悲伤的理由。

科学家发现，有氧舞蹈是摆脱轻微抑郁或其他负面情绪的最佳方式之一。不过这也要看对象，效果最大的是平常不太运动的懒骨头。至于每天运动的人，效果最大的时期大概是他们刚开始养成运动习惯的时期。

抑郁的人低沉不振的主因是不断想到自己及不快的事，设身处地同情别人的痛苦自可达到转移注意力的目的。经研究发现，担任义工是很好的方法。然而，这也是最少被采用的方法。

摆脱焦虑的绳索

❶ 焦虑随处可见

在如今这个快节奏的社会里，升学就业、职位升降、事业发展、恋爱婚姻、名誉地位，种种事情使人们承受着巨大的心理压力，由此产生焦虑情绪，造成心神不宁，焦躁不安，严重影响人们的工作和生活。发生焦虑的原因有时候匪夷所思，出人意料。

（1）守规焦虑。遵纪守法、照章办事，理所当然，又有什么好焦虑的呢？但是在某些“老实人吃亏”的场合，守规焦虑就在所难免。

我们不妨先看两个例子：一是“人行道焦虑”——过马路走人行道，应该是无忧无虑的吧？但当很多人都不走人行道，一窝蜂跨栏杆而过时，你甘心多绕些路去走人行道吗？当奔驰的车辆对人行道上的行人并不礼让，朝你直冲过来时，你敢走人行道吗？二是“排队焦虑”——当你老老实实地排着长队，等着购物、购票、评职称时，有人却在前面夹塞、在后门另排小队，也许你等上大半天甚至大半辈子都在候补之列，也许轮到你的时候什么都没有了，你心里面紧张不紧张？

（2）付账焦虑。在中国，当几个熟人一起坐车、聚餐时，大家抢着购票、付账是司空见惯的景观。但是，这种争先恐后恐怕也有真有假，有些场合是出于真情实意，心甘情愿地要为他人付账；有些场合则多少有点虚情假意，只是不得不做做样子。虽说AA制现在在青年中已流行开来，但一般人还是不习惯这种“分得太清”的方式。觉得既然是“熟人”，就不能太“生分”，为了表示热情主动、不分彼此，就该抢先付账，否则显得不够交情，甚至有爱占别人便宜之嫌。但如果“抢付”成功，内心又不免有点担忧：这份人情，别人会及时还吗？因此，抢付时不免“进亦忧，退亦忧”，心里面紧张一番。

（3）催账焦虑。如果请您想象一下催账人、讨债人的形象，十有八九在您的脑海中绝不会浮现出一个和蔼可亲的面目，而极有可能的是联想到《白毛女》一类的电影中地主逼租的镜头。其实，向人讨账并非“黄世仁”、“南霸天”的专利，您自己在日常生活中恐怕也难免遇到

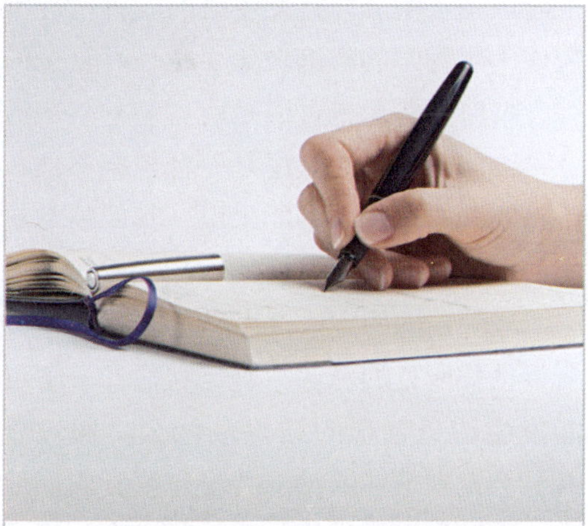

◎一天用30分钟写下焦虑，然后放在一边，这样就不会整天都闷闷不乐。

需要向人催账的事情，但是“催账焦虑”也许最终使您没能开口。

（4）点钱焦虑。有些人一碰到钱，就显得很马虎大意，从别人手中接钱时（如领工资、取买东西找回的余款），尤其是从熟人、好友手中接钱时往往看都不看，一把塞在口袋里。待回家查点对不上数，便只好自认倒霉或者闹出不小的矛盾。其实，在这种“马虎”的背后，有一种“点钱焦虑”在作怪：不点心里不放心，点又显得太多心。当面一五一十地核点，似乎太不信任对方，两人都不免有点难堪，朋友之间说不定还会因此影响交情；不当面点清，一旦有差错，事后再查就说不清、道不明了。点也不是，不点也不是，自然免不了一番焦虑。

❷ 超越焦虑，把握人生

焦虑是预感到未来威胁，与惧怕不同，后者则是对客观存在的某种特殊威胁的反应。正常人的焦虑是人们预期到某种危险或痛苦境遇即将发生时的一种适应反应或为生物学的防御现象，是一种复杂的综合情绪。焦虑也可以是所有精神疾病的一种症状。病理性焦虑是一种控制不住，没有明确对象或内容的恐惧，其威胁与焦虑的程度很不相符。

战胜焦虑的方法之一是客观冷静地分析评估你所处的境遇。确定和估计一下可能发生的最糟糕的结果是什么。通过分析，会发现最坏的结果并没有糟到山崩地裂、地球爆炸的程度，而如果坏事一旦真的发生，你也可以承受并度过它。有意思的是，我们所预先担忧的事通常不会发生。就算不幸真的发生了，也往往没有预计中的可怕和令你损失惨重。

所以，只要你还活着，你就应该保持一颗积极热情的心，乐意去学习更多的知识和技巧，丰富你的头脑和人生。也许你明天就会流离失所，露宿街头，但你仍然能够找到一条通往成功和幸福之路。许多人都经历过这样的惨境，从一无所有白手起家，到收获人生成功的丰硕果实。你也同样可以做到。

大灾大祸在你身上发生的几率其实微乎其微，人们总是习惯花很多时间和精力去担忧也许永远也不会发生的事。其实这真是杞人忧天，没有必要的。如果你能冷静接受你所遭遇的每一件事，你就没有必要去焦虑。

学会去承受发生在你生活中的每一件事，这是达到心境平和的唯一方法。你真的没有必要去焦虑，因为你有能力做好任何事。

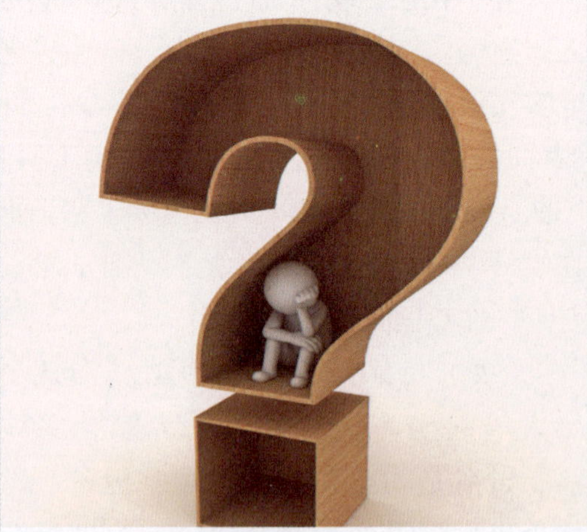

◎战胜焦虑的方法之一是客观冷静地分析评估你所处的境遇。

化解恐惧的密码

❶ 恐惧是人生的敌人

恐惧是一种带有强迫性质的，不以人自身的意志和愿望为转移的情绪。

恐惧能摧残一个人的意志和生命。它能影响人的胃、伤害人的修养、减少人的生理与精神的活力，进而破坏人的身体健康。它能打破人的希望、消退人的志气，而使人的心力“衰弱”至不能创造或从事任何事业。

许多人简直对一切都怀着恐惧之心：他们怕风，怕受寒；他们吃东西时怕有毒，经营商业时怕赔钱；他们怕人言，怕舆论；他们怕困苦的时候到来，怕贫穷，怕失败，怕收获不佳，怕雷电，怕暴风……他们的生命，充满了怕，怕，怕！

恐惧能摧残人的创造精神，足以杀灭个性而使人的精神机能趋于衰弱。大事业不是在恐惧的心情下可做成的。一旦心怀恐惧、不祥的预感，则做什么事都不可能有效率。恐惧代表着、指示着人的无能与胆怯。这个恶魔，从古到今，都是人类最可怕的敌人，是人类文明事业的破坏者。

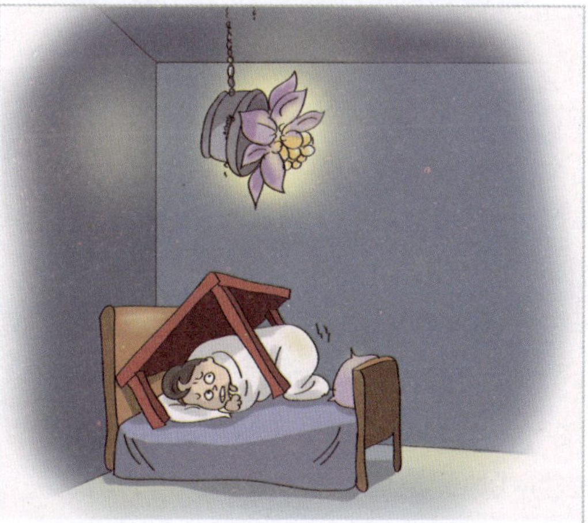

◎恐惧会摧残人的精神和意志，进而破坏人的身体健康。

最坏的一种恐惧，就是常常预感着某种不祥之事的来临。这种不祥的预感，会笼罩着一个人的生命，像云雾笼罩着爆发之前的火山一样。

恐惧是人生命情感中难解的症结之一。面对自然界和人类社会，生命的进程从来都不是一帆风顺、平安无事的，总会遭到各种各样、意想不到的挫折、失败和痛苦。当一个人预料将会有某种不良后果产生或受到威胁时，就会产生这种不愉快情绪，并为此紧张不安，忧虑、烦恼、担心、恐惧，程度从轻微的忧虑一直到惊慌失措。现实生活中每个人都可能经历某种困难或危险的处境，从而体验不同程度的焦虑。恐惧作为一种生命情感的痛苦体验，是一种心理折磨。人们往往并不为已经到来的，或正在经历的事感到惧怕，而是对结果的预感产生恐慌，人们生怕无助、生怕排斥、生怕孤独、生怕伤害、生怕死亡的突然降临；同时人们也生怕失官、生怕失职、生怕失恋、生怕失亲、生怕声誉的瞬息失落。

❷ 恐惧是无知的影子

恐惧是大脑的一种非正常状态，它是由

于人本身的经历的扭曲或伤害引起的。它产生的原因已经为大部分人所遗忘。我们不希望承认自己恐惧，这种恐惧感被我们沉埋在心底，犹如一个毒瘤。可以这样说，它对于患者来说并不致死，却常常可笑。

无论作为个人还是作为社会，恐惧都是我们今天面对的最大的挑战之一。恐惧既使我们无法充分地展示自我，同时又阻碍着我们爱自己和爱他人。没来由的、荒谬可笑的恐惧会把我们囚禁在无形的监牢里。然而，恐惧有时也可以为我们所用。某些恐惧对于自我保护乃是必要的。对危险的本能的直觉可以提高我们的警惕，帮助我们调动一切手段来使我们免受伤害。在危险的环境中，倘若我们丧失了警惕，我们就可能闯进“连天使也害怕涉足的境地”。

随着先进的通讯技术把世界各地发生的事件送进每个家庭，我们就能了解到其他地区的文明，于是，我们对不可知物的恐惧与无知的阴影就会逐渐消失。在《文科教育》一书中，托马斯·亨利·赫胥黎曾谈到这一点，他说：“世界有如棋盘，棋子是宇宙间的各种现象，比赛的规则就是我们所谓的大自然法则。对弈的另一方是我们没法见到的。我们只知道他的法则总是公道的、光明正大的和耐心的。但通过我们所付出的代价，我们还知道，他绝对不会宽容我们的错误，或对我们的无知作丝毫的让步。”

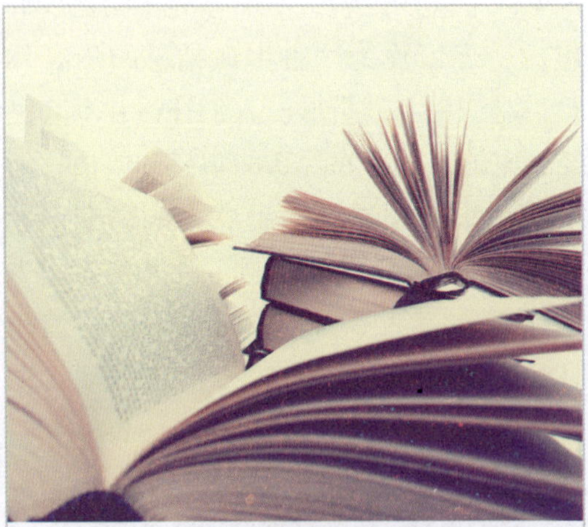
◎经常读些课外书籍、报纸杂志，开拓自己的视野，丰富自己的阅历，会消除恐惧感。

我们也许听说过这句老话：“你不知道的东西不会伤害你。”其实完全不是这么回事。无知并不是福气，相反，它往往会引起恐惧和混乱。

3 勇气帮你跨越恐惧的障碍

恐惧消耗人们的精力，损害和破坏人们的创造力。心存恐惧的人是无法充分发挥其应有才能的，他只会使自己无法做到最好。如果处境困难，他就会束手无策，焦虑不安。

勇气是一切时代伟大奇迹的创造者。无论你需要什么，首先要把它置于勇气之中。不要问怎么办、为什么或什么时候，而一定要全力以赴，一定要有勇气。

当我们知道“勇气”可以代替“快乐”时，我们是幸运的，只是因为它揭示了生活中的一个事实。虽然我们失去了一些东西，但是，我们同时也有所得。快乐是不可捉摸的，在我们的面前忽隐忽现。当我们追寻她时，她却不在那里，我们必须费尽心思去寻找她，她是非常害羞和狡猾的。

一个成年人的大部分时间都是不快乐的，但是，即便我们没有运气，我们却可以有勇气。幸运也是变幻无常的，它会赋予一个人名声，赋予另一个人财富，并且可以毫无理由。但是，勇气却是一个稳定而又可以依靠的朋友，只要我们信任它。

勇气通常平静而有魅力，它会激发你的美德，增强你克服困难、挫折的自信心。选择一种你想要摆脱的恐惧感，你可以从程度较轻的开始。比如，“我害怕对朋友说不”、“害怕在亲友面前坚持自己的主张”、“害怕在工作中没有热情”……接下来，你可以迎战较严重的恐惧感，比如，“我是一个失败者”、“我将在孤独中走向衰老”、“我将一直债台高筑”……确认恐惧的根源。是什么导致了恐惧？要如实说出来，然后记在本子上，越具体越好。一旦你确定了常见的恐惧诱因，就不会再像以前那样毫无防备。

④ 绝不当懦夫

维特革斯坦说：“勇气通往天堂之途，懦弱往往叩开地狱之门。”懦弱是人性中勇敢品质的“腐蚀剂”，时时威胁着我们的心灵。只有在生命中注入勇气，才能帮助你斩断前进途中缠绕在腿脚上的蔓草和荆棘。

对于懦弱者来说，一切都是不可能的。正如采珠人如果被鳄鱼吓住，怎能得到名贵的珍珠？事实上，总是担惊受怕的人，他不会是一个自由的人，他总是被各种各样的恐惧、忧虑包围着，看不到前面的路，更看不到前方的风景。正如法国著名文学家蒙田所说：“谁害怕受苦，谁就已经因为害怕而在受苦了。”懦夫怕死，但其实，他早已经不再活着。

当然，世上没有任何绝对的事情，懦夫并不注定永远懦弱，只要他鼓起勇气，大胆向困难和逆境宣战，并付诸行动，便开始成为勇士。

不妨在生活中去尝试着用以下方法认识自己和改善自己的性格。

（1）正确评价自己。如实地看待自己的长处和短处，坚信自己并不比别人差，在任何事面前要理直气壮，胸有成竹，使懦弱与自卑远离自己。

（2）正确表现自己。学会在适当的场合表露自己，多做一些力所能及的、把握较大的事情。因为，任何成功都会增强人的自信、力量和勇气，要不断的寻找机会表露自己，逐渐克服懦弱的性格。

（3）不断充实与提高自己。明确自己存在的不足，以最大的决心和顽强的毅力去克服这些不足，不断学习、充实、提高自己，相信一定可以克服懦弱的性格。

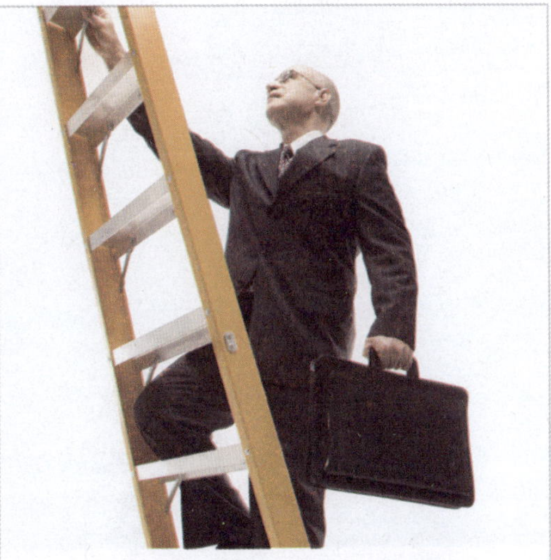

◎要学会去争取，增强自己的自信和勇气，不断提高自己，勇于行动。

扔掉拐杖，不要依赖

❶ 都是依赖惹的祸

世上有一种人，总是存在极强的依靠心理。依靠拐杖走路，尤其是依靠别人的拐杖走路。

有些人经常持有的一个最大谬见，就是以为他们永远会从别人不断的帮助中获益。力量是每一个志存高远者的目标，而依靠他人只会导致懦弱。力量是自发的，不依赖于他人。坐在健身房里让别人替我们练习，我们是无法增强自己肌肉的力量的。没有什么比依靠他人更能破坏独立自主的了。如果你依靠他人，你将永远坚强不起来，也不会有独创力。要么抛开身边的"拐杖"独立自主，要么埋葬雄心壮志，一辈子老老实实做个普通人。

一个登山者，一心一意想登上世界第一高峰。

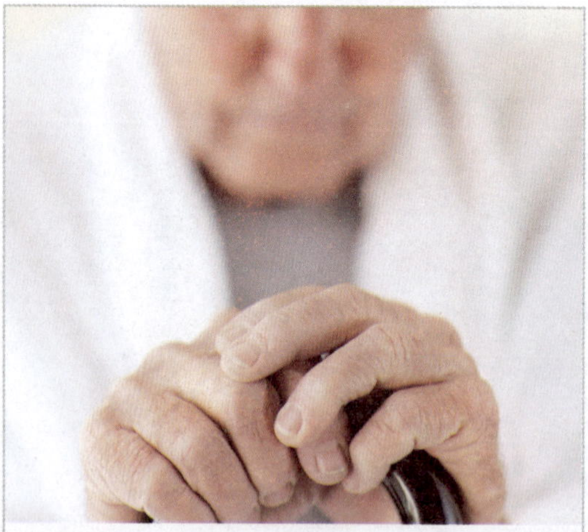

◎分析一下自己的事情中哪些是应当的，哪些是错误的，从而自觉减少习惯性依赖心理。

在经过多年的准备之后，他开始了新的旅程。但是，由于他希望完全由自己独得全部的荣耀，所以他决定独自出发。他开始向上攀爬，时间已经有些晚了，然而，他非但没有停下来准备露营的帐篷，反而继续向上攀登，直到四周变得非常黑暗。山上的夜晚显得格外的黑暗，这位登山者什么都看不见。到处都是黑漆漆的一片，能见度为零，因为，月亮和星星又刚好被云层给遮住了。即使如此，这位登山者仍然继续不断地向上攀爬着，就在离山顶只剩下几米的地方，他滑倒了，并且迅速地跌了下去。跌落的过程中，他仅仅能看见一些黑色的阴影，以及一种因为被地心引力吸住而快速向下坠落的恐怖感觉。

他下坠着，在这极其恐怖的时刻，他的一生，不论好与坏，也一幕幕地显现在他的脑海中。当他一心一意地想着，此刻死亡是正在如何快速地接近他的时候，突然间，他感到系在腰间的绳子重重地拉住了他。他整个人被吊在半空中……而那根绳子是唯一拉住他的东西。

在这种上不着天，下不着地，求助无门的境况中，他一点办法也没有，只好大声呼叫："上帝啊！救救我！"

突然间，从天上有个低沉的声音回答他说："你要我做什么？"

"上帝！救救我！""你真的相信我可以救你吗？"

"我当然相信！"

“那就把系在你腰间的绳子割断。”在短暂的寂静之后，登山者决定继续全力抓住那根救命的绳子。

第二天，搜救队找到了他的遗体，已经冻得僵硬，他的尸体挂在一根绳子上。他的手也紧紧地抓着那根绳子……在距离地面仅仅1米的地方。

新生命的诞生是从剪断脐带开始的，生命所受到的最大束缚就来自于它对“绳子”的依赖性，人类注定只有靠自己才能获得自由，“你的命运藏在你自己的胸里”，如果你依恋那根“绳子”，你至死也不会明白为什么自己会那么卑贱地离开这个世界。

“在这个世界上最坚强的人是孤独地、只靠自己站着的人。”这是挪威著名戏剧家易卜生对于人所作出的一个断言。穿越世纪的风尘，这句话依然掷地有声，因为它揭示了一个亘古不变的真理：你的命运只藏在你自己的胸里，你就是主宰一切的上帝。

❷ 用自己的脚走路

生活中最大的危险，就是依赖他人来保障自己。“让你依赖，让你靠”，就如同伊甸园的蛇，总在你准备赤膊努力一番时引诱你。它会对你说：“不用了，你根本不需要。看看，这么多的金钱，这么多好玩、好吃的东西，你享受都来不及呢……”这些话，足以抹杀一个人意欲前进的雄心和勇气，阻止一个人利用自身的资本去换取成功的快乐，让你日复一日原地踏步，止水一般停滞不前，以至于你到了垂暮之年，终日为一生无为悔恨不已。

而且，这种错误的心理，还会剥夺一个人本身具有的独立的权利，使其依赖成性，靠拐杖而不想自己一个人走；有依赖，就不会想独立，其结果是给自己的未来挖下失败的陷阱。

雨果曾经写道：“我宁愿靠自己的力量打开我的前途，而不愿求有力者的垂青。”只要一个人是活着的，他的前途就永远取决于自己，成功与失败，都只系于自己身上。而依赖作为对生命的一种束缚，是一种寄生状态。英国历史学家弗劳德说：“一棵树如果要结出果实，必须先在土壤里扎下根。同样，一个人首先需要学会依靠自己、尊重自己，不接受他人的施舍，不等待命运的馈赠。只有在这样的基础上，才可能做出成就。”将希望寄托于他人的帮助，便会形成惰性，失去独立思考和行动的能力；将希望寄托于某种强大的外力上，意志力就会被无情地吞噬掉。

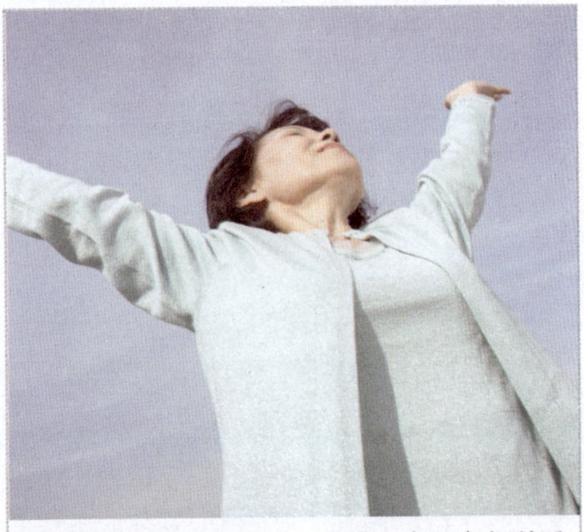

◎首先要有正确的心态，然后一条一条加以重新认知，逐渐培养和增强自信心。

为了训练小狮子的自强自立，母狮子故意将它推到深谷，使其在困境中挣扎求生。在残酷的现实面前，小狮子挣扎着一步一步从深谷之中走了出来。它体会到了“不依靠别人，只能凭借自己的力量前进”，它逐渐成熟了。

真实人生的风风雨雨，只有靠自己去体会，去感受，任何人都不能为你提供永远的庇荫。你应该掌握前进的方向，把握住目标，让目标似灯塔般在高远处闪光；你应该独立思考，有自己的主见，懂得自己解决问题。你不应相信有什么救世主，不该信奉什么神仙或皇帝，你的品格、你的作为，你所有的一切都是你自己行为的产物，并不能靠其他什么东西来改变。

能够充分发挥一个人的潜能的，不是外援，而是自助；不是依赖，而是自立，如果你总是让其他力量推着才能前行，那么，你的生命意义将归于零。

有这么一则希腊神话：一个马车夫正赶着马车，艰难地行进在泥泞的道路上。马车上装满了货物。

忽然马车的车轮深深地陷进了烂泥中，马怎么用力也拉不出来。

车夫站在那儿，无助地看着四周，时不时大声地喊着大力士阿喀琉斯的名字，让他来帮助自己。

最后阿喀琉斯出现了，他对车夫说：“把你自己的肩膀顶到车轮上，然后再赶马，这样你就会得到大力士阿喀琉斯的帮助。如果你连一个手指头都不动一动，就不要指望阿喀琉斯或其他什么人来帮助你。”自助者天助，完全依赖别人的恩赐是不可能的，只有你自己首先尽力而为，别人对你的帮助才能最终解决问题。

你，就是主宰一切的神灵，一个人，即使驾着的是一匹羸弱的老马，但只要马缰掌握在你的手中，你就不会陷入人生的泥潭，人只有依靠他自己，才能自视配得上最高贵的东西。

③ 独立自主的人最可爱

善于驾驭自我命运的人，是最幸福的人，正像康德所说：“我早已致力于我决心保持的东西，我将沿着自己的路走下去，什么也无法阻止我对它的追求。”最高的自立是追随自己的心灵，确定自己是正确的，不被任何人的评断所左右的精神上的自立。

独立自主，并非要求你固执己见，而是对任何事都要有自己的想法，要知道怎么去认同自我，设定自己的人生目标。缺乏主见其实就是在逃避选择，惧怕选择的人总是习惯依赖别人，而在这种依赖中，你会变得越来越自卑、软弱，甚至形成恶性循环。不管是处理家庭事物还是在工作社交方面，当别人发表意见时，要主动思考，可以多问几个为什么，并大胆说出自己的意见，没准自己的判断更合理、更有价值。如果你这样做了，哪怕一次，都会让你自信心大增。

“在这个世界上最坚强的人是孤独地、只靠自己站着的人。”这样的人即使濒临绝望，也依然能认清自己和世界，进而改变自己的所有本质，超越自身和一切的痛苦，进入真正自主的世界。

拖延是毁掉前程的恶魔

❶ 拖延是一种错误的生活

每个人的生命都是有限的，当拖延成为你的习惯时，死神也就在不知不觉中来临了。你可以给自己时间，但生命却不会给你时间，正如中国古代诗人李商隐所吟诵的“人间桑海朝朝变，莫遗佳期更后期”。

人为什么会被“拖延”的恶魔所纠缠，很大的原因在于当认识到目标的艰巨时所采取的一种逃避心理，能以后再面对的就以后再面对，只要今天舒服就行，拖延就这样成为了“逃避今天的法宝”。而逃避是弱者最明显的特征。

有些事情你的确想做，绝非别人要求你做，尽管你想，但却总是在拖延。你不去做现在可以做的事情，却想着将来某个时间来做。这样你就可以避免马上采取行动，同时你安慰自己并没有真正放弃决心。你会跟自己说：“我知道我要做这件事，可是我也许会做不好或不愿意现在就做。应该准备好再做，于是，我当然可以心安理得了。”每当你需要完成某个艰苦的工作时，你都可以求助于这种所谓的“拖延法宝”，这个法宝成了你最容易也是最好的逃避方式。

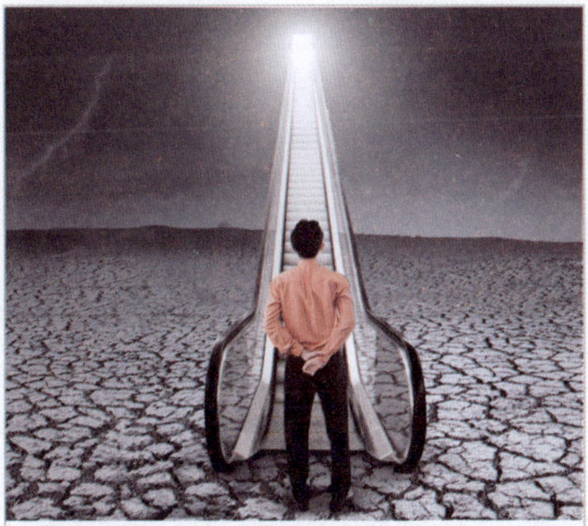

◎要勇于实践，做个真正在做事的人；以避免拖延的恶习。

拖延自己的时间，往往有1/3的原因是自我欺骗，另外2/3是逃避现实。之所以坚持自己这样的拖延行为，还因为你自己从其中得到了一些“好处”：

通过拖延，你显然可以不去做那些令自己感到头疼的事，有些事情你害怕去做，有些事情你想做又害怕行动。

欺骗自己的各种理由让你心安理得，因为你觉得自己还是个实干家，也许就是慢一点的实干家。

只要能一拖再拖，你就可以永远保持现状，无须力求改进，也不必承担任何随之而来的风险。

就这样，拖延成了你用来逃避的通行证，你和社会上千万人一样像草木般活着，遇到任何困难都不当机立断，任其耽误下去。

❷ 拖延吞噬你的成功

你的抱负和梦想，是怎么化为灰烬的？是拖延，如果你打算用你的白日梦和你从没按时履行过的计划表来实现梦想，等待你的只有生命的损耗和机会的擦肩而过。

类似的情况在我们的生活中经常会遇到，如果哪天你把一天的时间记录一下，会惊讶地发现，“拖延耗掉了我们很多的时间”。很多情况下，拖延是因为人的惰性在作怪，每当自己要付出劳动时，或作出抉择时，我们总会为自己找出一些借口、安慰，总想让自己轻松些、舒服些。有的人能在瞬间果断地战胜惰性，积极主动地面对挑战；而有的人却深陷于“激战”的泥潭，自己被主动性和惰性拉来拉去，不知所措，无法定夺……时间就这样被一分一秒地浪费了。其实拖延就是纵容惰性，也就是给了惰性机会，如果形成习惯，它会很容易消磨人的意志，使你对自己越来越失去信心，怀疑自己的毅力，怀疑自己的目标，甚至会使自己的性格变得犹豫不决，养成一种办事拖拉的工作作风。

爱默生曾说：“紧驱他的四轮车到别的星球上去的人，倒比在泥泞的道上追踪蜗牛行迹的人，更容易达到他的目标！”当你准备把今天的事情放到明天去做时，你应该想想到底有多少明天在等着你，到底有多少机会在等着你，今天的太阳明天还会升起吗？

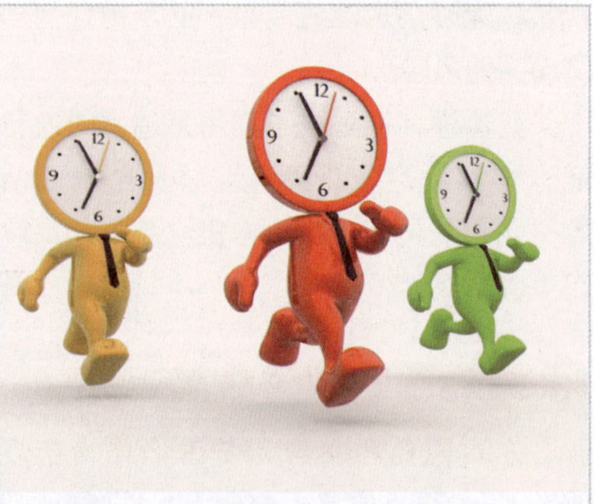

◎自己推动你的精神，不要坐等精神来推动你去做事。主动一点，自然会精神百倍。

③ 克服拖延有法可循

如果你是个办事拖拉的人，又不想因为拖拉某项工作任务，或是某项事项过后而悔恨。那么不妨试试这些有效对付拖拉作风的方法：

（1）确定一项任务是否非做不可。当我们感觉一项任务不重要，做起来自然会拖拖拉拉，若是这项任务真的不重要，就立刻取消它，而不是既拖延又后悔。有效分配时间的重要一环，是取消可有可无的任务。应该从你的日程表中把乱糟糟的东西清除。

（2）确定好处与优势，立即行动起来。

我们往往因为看不到完成一项任务有什么好处而拖拖拉拉。

也就是说，我们做这项任务时付出的代价似乎高于做完之后得的好处。应付这个问题的最佳办法是从你的目标与理想的角度来分析这个任务。如果你有个重大目标，那你就比较容易拿出干劲去完成有助于你达到目标的任务。

拖延是一种疾病，对那些深受拖延之苦的人来说，唯一的办法就是作出果断的决定。否则，这一疾病将成为摧毁胜利和成就的致命武器。通常来说，爱拖延的人就是失败的人。

懒惰是人心的腐化剂

① 慵懒是人性的劣根

在这个社会上，不论什么人要想做成一件事，都必须抗击来自人性中慵懒的缺点，使外界的逼迫变为内心的自觉。

慵懒是人的一种劣根性，为了做成某件事，必须与它抗争，超越这种劣根性的钳制。但是这种抗衡和超越不容易是心甘情愿的，一开始总要由一些外力来强制，进而才能逐渐内化为恒定的精神和行为习惯。

一旦养成恒定的勤劳习惯，往往就会拥有一份稳定的愉快心情。因为它专注，意念与行为协调归一，所以恶劣的情绪便没有潜入的机会。更没有盘踞的空间。一个进入勤劳状态的人，心灵中就不会有长久驻足的慵懒。所以，克服慵懒最直接、最有效的方法就是使自己忙碌起来。

② 业精于勤荒于嬉

“业精于勤荒于嬉。”产生惰性的原因就是试图逃避困难的事，图安逸，怕艰苦，积习成性。人一旦长期躲避艰辛的工作，就会形成习惯，而习惯就会发展成不良性格倾向。

懒惰，从某种意义上讲就是一种堕落、具有毁灭性的东西，它就像一种精神腐蚀剂一样，慢慢地侵蚀着你。一旦背上了懒惰的包袱，生活将是为你掘下的坟墓。马歇尔·霍尔博士认为：“没有什么比无所事事、懒惰、空虚无聊更为有害的了。”

③ 勤奋，懒惰的天敌

一位哲人曾经说过：“世界上能登上金字塔顶的生物只有两种：一种是鹰，一种是蜗牛。不管是天资极佳的鹰，还是资质平庸的蜗牛，能登上塔尖，极目四望，俯视万里，都离不开两个字——勤奋。”

一个人的发展与成长，外部因素固然重要，但重要的是自身的勤奋与努力。没有自身的勤奋，就算是天资极佳的雄鹰也只能空振双翅；有了勤奋的精神，就算是行动迟缓的蜗牛也能雄踞塔顶，观千山暮雪。成功不单纯依靠能力和智慧，更要靠每一个人自身孜孜不倦地勤奋工作。

人生路上，要想到达成功的圣殿，唯一的一条道路也是勤奋。

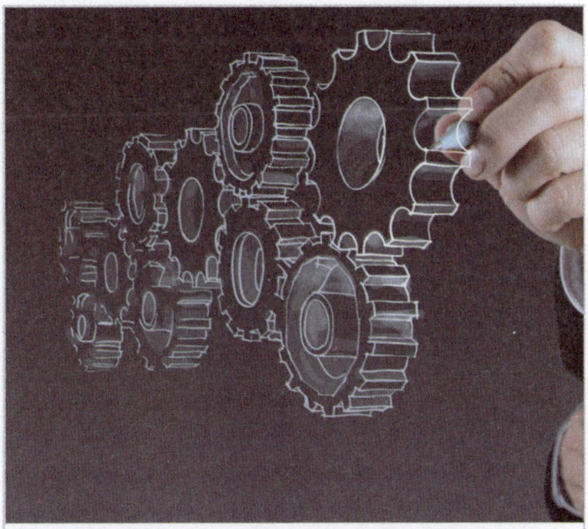

◎当你知道有什么小事需要你马上去做时，立刻就去做，一分钟也不要耽误。

冲动是噩运的导火索

① 冲动只会带来噩运

冲动多是指做事鲁莽，不考虑后果。感情特别强烈，理性控制很薄弱的心理现象。可表现为行为上的，也可表现为思想意识上的。每个人都有控制情绪失灵的时候，每个人都会冲动。如果你不注意心平气和的性情、清醒的理智，培养交往中必需的沉着冷静，一旦触到导火索，就会暴跳如雷，情绪失控，从而把自己美好的人生毁掉，最后只会使自己陷入自毁的囹圄。

一个人不管做什么事都要三思而后行，若是只凭自己的一时意气用事，就会造成不堪设想的后果。当你的判断不够准确或没有得到事实证明时，要有耐心地等待几时，多加考虑思索一番，千万不要草率行事。

大多数成功者，都是能够把情绪控制得收放自如的人。这时，情绪已经不仅仅是一种感情的表达，更是一种重要的生存智慧。如果控制不住自己的情绪，随心所欲，就可能带来毁灭性的灾难。情绪控制得好，则可以帮你化险为夷。

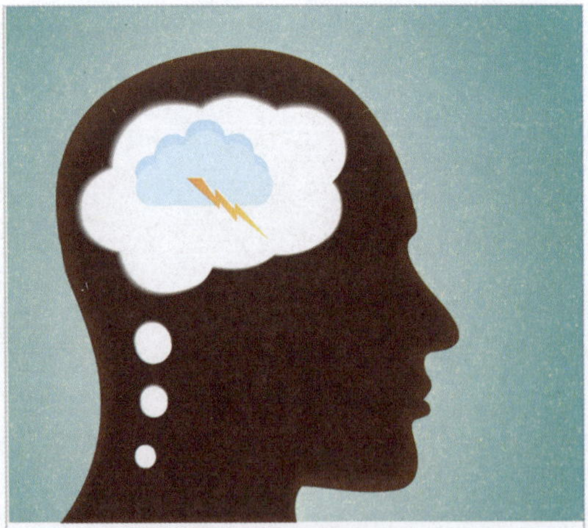

◎当触发怒气时，“三分钟后再发怒”在很大程度上可以帮助自己恢复理智。

要学会控制自己的冲动。学会审时度势，千万不能放纵自己。每个人都有冲动的时候，尽管它是一种很难控制的情绪。但不管怎样，你一定要牢牢控制住它。否则一点细小的疏忽，可能贻害无穷。

② 控制冲动，忍成大事

人是感情的动物，表达情绪是无可厚非的，但是，如果不加控制地任意表达，就成了一时冲动的宣泄，而此时冲动者就成了一个最软弱、最容易被打败的人。

学会舒缓冲动，是高情商的一大表现。养身贵在戒怒，戒怒就是养怡身心，尽量做到不生气、少生气，思想开朗，心胸开阔，宽宏大量，宽厚待人，谦虚处世。这样不仅有益于身心健康，也利于提高自己的道德修养和思想水平，于人于己都会有益而无害。

一味地忍耐不能真正消除冲动的威胁，应该在怒气爆发之前利用自我的控制力，在内心将这种恶性的情绪转化到良性的轨道上来。

③ 冷静安详修正果

许多人因缺少自我控制，不冷静沉

着，情绪因为毫无节制而躁动不安，因不加控制而浮沉波动，因为焦虑和怀疑而饱受摧残。

只有冷静的人，才能够控制自己的情绪，才可以“终成正果”。

在生活中，许多疾病都是因为情绪不好引起的。那么我们更应该调节与控制自己的情绪。下面几种方法你不妨试试：

（1）意识调节。人的意识能够调节情绪的发生和强度，一般来说，思想修养水平较高的人，能更有效地调节自己的情绪，因为他们在遇到问题时，善于明理与宽容。

（2）语言调节。语言是影响人的情绪体验与表现的强有力工具，通过语言可以引起或抑制情绪反应，如林则徐在墙上挂有“制怒”二字的条幅，这是用语言来控制与调节情绪的例证。

（3）注意转移。把注意力从自己的消极情绪上转移到其他方面上去，俄国文豪屠格涅夫劝告那些刚愎自用、喜欢争吵的人：在发言之前，应把舌头在嘴里转十个圈。这些劝导，对于缓和激情是非常有益的。

（4）自我控制。人们还可以用自我调控法控制情绪。即按一套特定的程序，以机体的一些随意反应去改善机体的另一些非随意反应，用心理过程来影响生理过程，从而达到松弛入静的效果，以解除紧张和焦虑等不良情绪。

（5）行动转移。此法是把情绪转化为行动的力量，即把怒气转变为从事科学、文化、学习、工作、艺术、体育的力量。

（6）释放法。让愤怒者把有意见的、不公平的、义愤的事情坦率地说出来，以消怒气，或者面对着沙包、人头面像猛击几拳，可达到松弛神经功能的目的。

（7）静观与内省。静观与内省是用反观自身的方式，发现自身存在的问题并消除不良情绪的一种自我调节方法。在受到不良情绪的困扰时，选择一种自己感觉比较舒适的方式，或坐或卧，慢慢地通过调节呼吸或放松使心情平静，将精神集中到自己的思想活动上，观察自己头脑中正在出现的念头，让它随来随去，不去执着地想它，也不期待未出现的念头的到来，慢慢地你就会进入一种平静而舒适的状态。进入这种状态后，再回顾一下，自己为什么会感到苦恼、压抑、烦闷与不安，一次找不出原因也没关系，坚持练习一段时间，一旦抓住了感觉，就会很容易发现自己不良情绪产生的原因，并对自己的思维活动和行为作必要的调节。

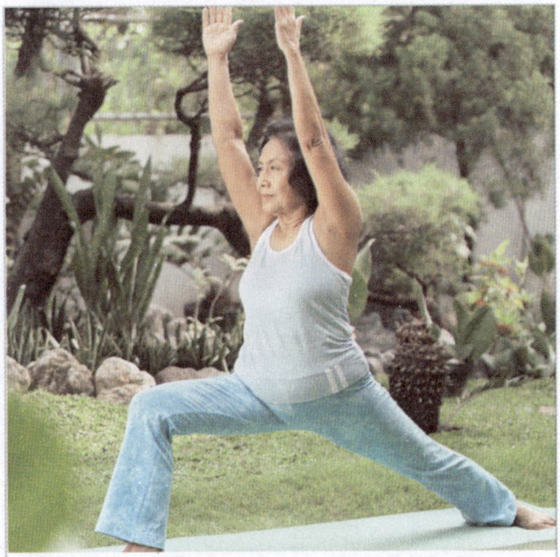

◎在生活中当感觉到苦恼烦闷与不安的时候，不妨转变一下当时的状态，比如做做运动。

老年人的心理健康需注意

① 老年人怀揣“九心”益健康

面对生活中的浮沉和起落，老年人只要怀揣以下“九心”，就可以调节自己的情绪，轻松享受悠闲的老年生活。俗话说老小老小，越老越小。老人真像这句话所说，上了年纪以后，往往会变得像小孩一样任性、固执、暴怒和健忘，这样在心理医生眼里就可能成为一个心理疾病患者。在日常生活中老年人应做到以下这些事项。

（1）童心。“常藏童心，常怀童趣”，实为养生保健之道。与孙子辈逗玩，歌声笑语伴你身边，会使你变得年轻。他们左一声爷爷奶奶，右一声外公外婆，喊得你比喝蜜糖还要甜。好的心情自然对健康有益。

（2）信心。对生活有十足的信心，什么难事都能克服，什么关口都能渡过。这种信心能产生强大的生命力，也是老人生活中强大的精神支柱。

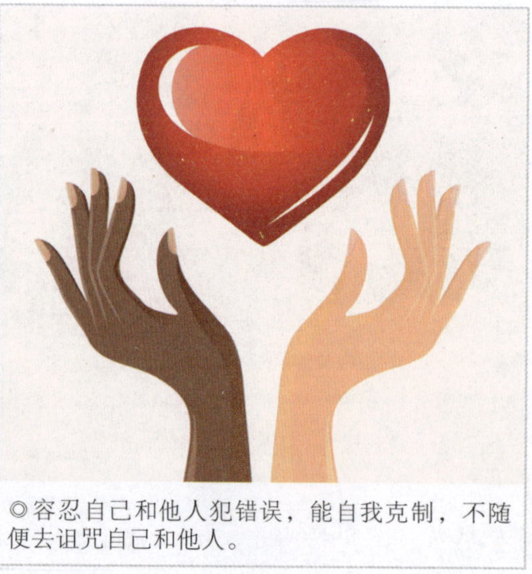

◎容忍自己和他人犯错误，能自我克制，不随便去诅咒自己和他人。

（3）爱心。夫妻之间要以爱心相伴。夫妻和睦，温馨浪漫，有益健康。

（4）开心。笑是一种治病良方，养生益寿之道。“一笑失百忧。”所以，笑口常开，青春常在。

（5）善心。与人为善，助人为乐。念人之功，谅人之短，扬人之长，补己之短，融洽人际关系。

（6）宽心。能化心头的冰霜，驱散忧愁与烦恼。心平气和，不动肝火，也不纠缠于待遇、鸡虫之争。宽容能将生活中的酸甜苦辣转化为五彩的乐曲。

（7）进取心。进取心是长寿的要素，是一种良好的心态。有进取心的人心情坦然，各器官功能正常。对知识学而不厌，对工作乐此不疲，脑子越用越灵，延缓大脑衰老。

（8）静心。“静则神藏，躁则消亡。”宁静平和可节约脑、体能量，消除机体疲劳，达到祛病健身的目的。

（9）恒心。恒心是做任何事情都必须具备的先决条件。要想通过运动来达到健身目的，非一朝一夕之功可得，只有长期坚持锻炼，才能拥有健康体魄。

② 老年人要尽量保持心理平衡

生活充满了矛盾，尤其是人到老年，

难免会用老眼光看问题，因此许多问题都看不惯，导致生闷气、发牢骚，生气恼怒对老年人的健康伤害极大，那么，老年人该如何保持心理平衡呢？

（1）目标：有些老年人不服老，给自己树立了远大的目标。要注意不要苛求自己，要把目标和要求定在自己能力范围内。同时，树立长寿的信心很重要。

（2）奉献：人老了，如果身体允许，可以帮子女做些力所能及的事情，从中收获乐趣与满足。

（3）期望：对子女、对他人期望不要过高，否则，期望变成失望，带来不必要的痛苦。对子女要“因势利导”，不要什么事都管，要时刻牢记“知足常乐，能忍自安”。

（4）沟通：遇烦恼要向家人以及亲朋好友倾诉，以沟通信息，敞开心扉，取得帮助。

（5）自控：平衡心理关键在于自控能力。遇事一定要冷静，即使是不顺心的事，也要保持冷静，三思而后行。生活经验证明，不生气、不上火是保持心理平衡的最佳法宝。

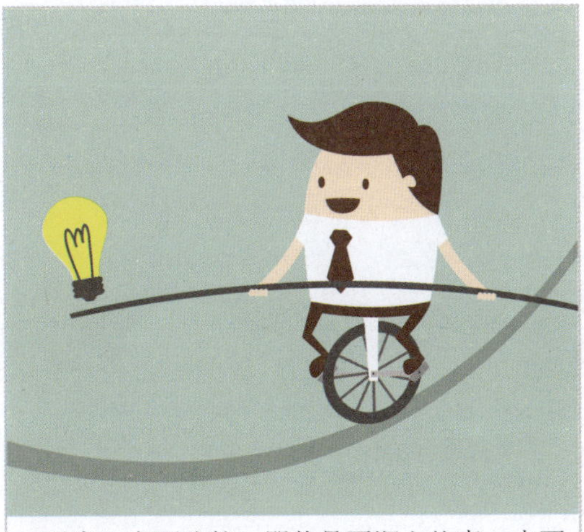

◎遇事一定要冷静，即使是不顺心的事，也要保持冷静，三思而后行。

（6）放松：培养有益身心健康的兴趣爱好。听听音乐，下下棋，练练书法，多参加一些文体活动，心情自然舒畅。一句话，老年人养生离不开放松。

③ 老年人保持心情愉快四法

（1）常与朋友联系。给朋友打打电话，同时每周至少参加一次社交活动，可让身心愉快，降低血糖，预防心脏病。

（2）将愉快时光记录下来。记录下愉快的事能够提神，一周可以写一次心情日记。

（3）经常做好事。研究表明，一天做几件好事能使人变得幸福和安宁。

（4）回忆逝去的时光。即使是不好的事情也值得回忆，因为有很多事情只有在若干年后，你才能发现，那次“损失”为你打开了另一扇门，从而解开心结。

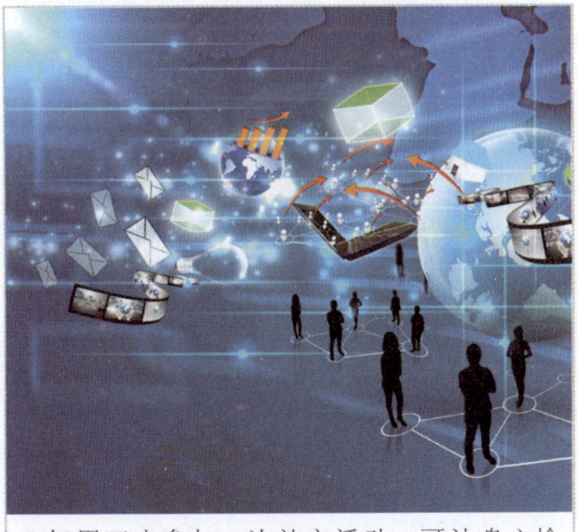

◎每周至少参加一次社交活动，可让身心愉快，降低血糖，预防心脏病。

现代心理健康的七条标准

人的心理健康是战胜疾患的康复剂，也是机体健康、延年益寿的要素。那么怎样才能算是心理健康呢？所谓心理健康，其实是一种持续的心理状态，在这种状态下，当事人能够有良好的适应能力，具有生命的活力，并能发挥本身的能力和潜力。心理学家将心理健康的标准描述为以下几点：

（1）充分的安全感。安全感是人的基本需要之一，如果惶惶不可终日，人便会很快衰老。抑郁、焦虑等心理，会引起消化系统功能的失调，甚至会导致病变。

（2）充分了解自己，对自己的能力作出恰如其分的判断。如果勉强去做超越自己能力的工作，就会显得力不从心，于身心大为不利。超负荷工作甚至会给健康带来麻烦。

（3）生活目标切合实际。由于社会生产发展水平与物质生活条件有一定限度，如果生活目标定得太高，必然会产生挫折感，不利于身心健康。

（4）与外界环境保持接触。因为人的精神需要是多层次的，与外界接触，一方面可以丰富精神生活，另一方面可以及时调整自己的行为，以便更好地适应环境。

（5）保持个性的完整和和谐。个性中的能力、性格与气质等各种心理特征必须和谐而统一，方能得到最大的施展。

（6）具有一定的学习能力。现代社会知识更新很快，为了适应新的形势，就必须不断学习新的东西，使生活和工作能得心应手，少走弯路，以取得更多的成功。

（7）保持良好的人际关系。人际关系中，有正向积极的关系，也有负向消极的关系，而人际关系的协调与否，对人的心理健康有很大的影响。

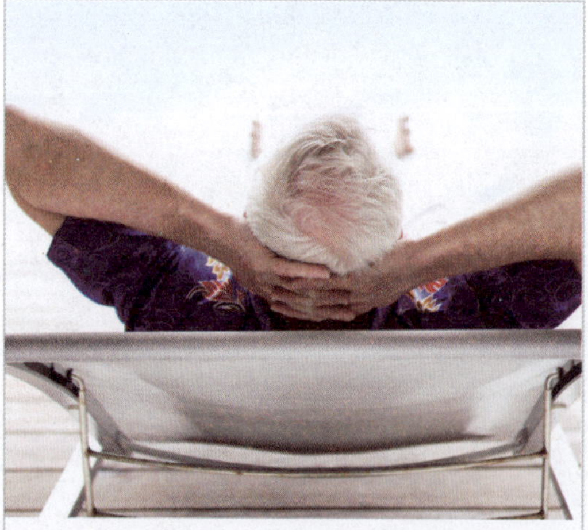

◎在阳光下晒太阳，或读一本让自己内心感动的书，也会让人精神放松。

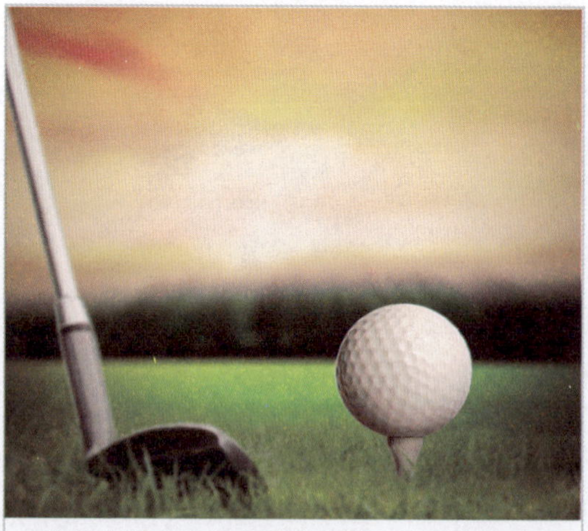

◎找几个好友去打打高尔夫球，享受把球击打进洞里的快乐，舒缓精神压力。

忧愁过度催人老

忧虑是健康和美丽的最大敌人。如何摆脱忧愁，培养积极健康的心态呢？

第一，心情要愉快。早晨起床后，就要决心度过愉快的一天，不为琐事烦心。

第二，心胸要宽阔。要去除孤立的心态，多和外界接触，这样就会看到充满幸福和希望的美好事物。

第三，不要随意责难别人。不要故意给人难堪，也不可对人吹毛求疵，而应处处与人为善，去发现别人的优点。

第四，感受大自然。有空去感受一下大自然，因为大自然充满了一种使人心平气和的力量。

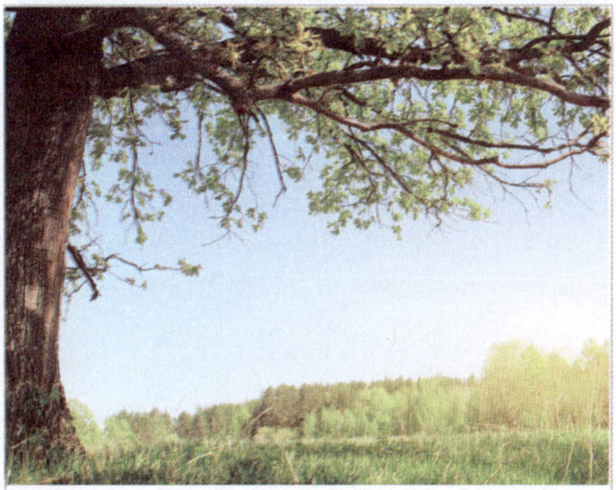

◎心情不好时到大自然中走走，有助于让心情平复。

没事瞎生气，最伤免疫力

没事瞎生气最伤免疫力。《黄帝内经》中有云：“夫百病之所始生者，必起于燥湿寒暑风雨，阴阳喜怒，饮食起居。”人在生气、动怒时，呼吸加快，肺泡扩张，耗氧量加大，肝糖原大量损失，血流加快，血压升高，心跳加速，周身都会处于正常生理机能的失控状态。很早之前人们就明白了生气是最原始的疾病根源之一。

人在发脾气时，肝气会往上冲，直冲头顶，所以会造成头顶发热，久而久之，就会形成秃头。严重的暴怒，有时会造成肝内出血，严重的还有可能会吐血，程度轻一点的，则血留在肝内，一段时间后可能形成血瘤。

有些闷在心里的气也会对人体造成伤害，生闷气会使气在胸腹腔中形成“横逆”的气滞。

既然生气这么危害人体的健康，那么，怎样才能做到不生气呢？

事实上，遇到事情不生气的人少之又少，做到不生气需要日常保养，需要修养身心，开阔心胸，或者寻找一种宗教信仰。

当面对人生不如意时，能有更宽广的心胸包容他人的过错，把生气的念头消灭掉，如果生活或工作的环境经常会使自己生气，那就换一个环境。

孤独寂寞易使人产生消极心理

今天，许多都市人习惯于躲在自己的一方世界里，自哭自笑，自悲自怜。他们一方面忍受着城市的拥挤，另一方面却感受着前所未有的孤独，一种身处闹市的孤独。

国外心理学家曾对人们的孤独感进行了调查，在被调查的400名工人中，100%的人回答说常常感到孤独；另外一位心理学家在关于友谊的研究中也发现有67%的人时常感到孤独。

克服孤独寂寞感可从两个方面努力，一个方面是自己积极主动去接近别人，一个方面是通过改变自我，使别人愿意接近自己。积极主动地接近别人的最好方法，便是关心、帮助别人。为自己赢得了朋友，从而也帮助自己摆脱了孤独。

要想有朋友，就不能光想着自己。总把“我”放在嘴边的人，最招人反感。和别人交往时，要懂得尊重别人。所以，摆脱孤独，要从自己做起。

同时，孤独者应对自己进行一番冷静、客观、合理的估计，特别要留意发现自身的一些长处，以增强自己的自信。

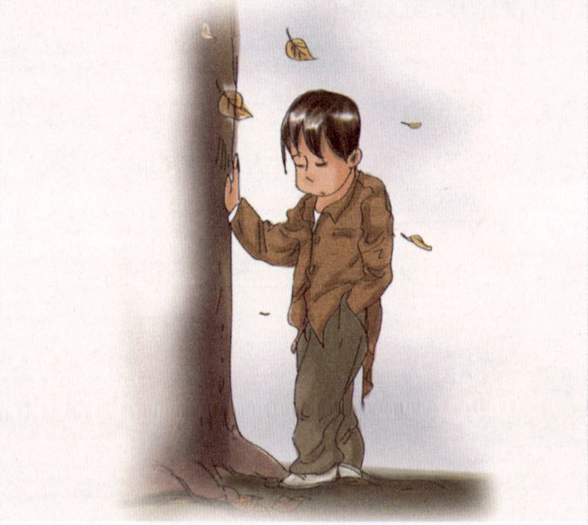

◎孤独寂寞会使人产生消极心理，进而影响到人的身体健康，所以要克服孤独寂寞感。

过于敏感妨害健康

心理学家通过研究发现，敏感多疑的人常常使自己处于忧心、焦虑的心理状态之中，总担心自己会遭到别人的伤害，并不断给自己的心理加压，以至于终日处于紧张、焦虑的心理状态之中，最终导致心理崩溃，自信心丧失，出现种种“心衰”症状。

因此，过于敏感是一种非常不好的心理习惯，如果不能改掉这种习惯，不仅会对工作和学习造成不良影响，造成人际关系紧张，还会对身心健康产生危害。

在日常生活中，要用平常的心态和信任的眼光看待周围的人和事，不要总觉得时时处处都有人在注意你，认为别人在与你作对，把小事看得过大或把自己幻想出来的感觉当成真事，免得给自己找麻烦，为自己增添不必要的心理压力。

老年人要保持心理平衡

❶ 喜伤心——大喜不喜增福添寿

按理说七种情绪里面喜是一种好的情绪，怎么会伤心呢？这里的喜其实说的是大喜，是指过分的高兴、兴奋，因此喜欢过分就会损伤心气。因为“喜则气缓”，大喜之后这个气就缓，就是涣散开来的意思。太高兴、太兴奋，气往往就会散掉，而产生喜笑不休、心悸、失眠等症，严重的甚至会发疯。

❷ 思伤脾——千万不要思虑过度

《黄帝内经》说：“思则伤脾”，是指思虑过度会影响到脾脏。如果一个人多愁善感，老是在考虑问题，考虑得太多往往不思饮食，或者饮食不和，则会影响到脾胃。

脾是主运化的，饮食水谷精微到了脾胃，就要靠脾胃的运化。运化就是运输、运送和消化、变化的意思。脾胃把吃进去的水谷消化成有营养作用的精微物质和无用的糟粕，并把其中的精微物质运送到全身。脾的运化功能，除了运化水谷之外，还有水液。

❸ 恐伤肾——要学会处变不惊

中医认为，肾脏是人们表达惊恐之志的主要脏器。惊恐是人对外界突发刺激的应激反应。人在受到剧烈惊恐之时，会出现大小便失禁，这与肾主前后二阴，肾主两便的功能相符。人受到惊吓后，会突然昏厥，不省人事，这与肾藏精、生髓充脑有关系。惊恐在正常情况下对机体是有一定的益处的，可以引起警觉，避免机体遭到危害，惊恐过度会耗伤肾气，使得肾气下陷，二便失禁，遗精滑泄，严重的惊恐，还会导致人的死亡。

❹ 适度发泄情绪对健康有利

适度发泄情绪对健康是有利的。假如欲乐不能乐，欲怒不能怒，强行压制和抑制，时间一长，就难免抑郁成疾。

最简单有效的方法就是“发泄”。譬如，向自己的朋友或亲人倾吐自己的苦水，再经朋友或亲人开导，排解心中的烦愁。如果找不到宣泄的对象，在悲苦难忍时，不妨号啕大哭一场，让烦恼和泪水一起排出体外。

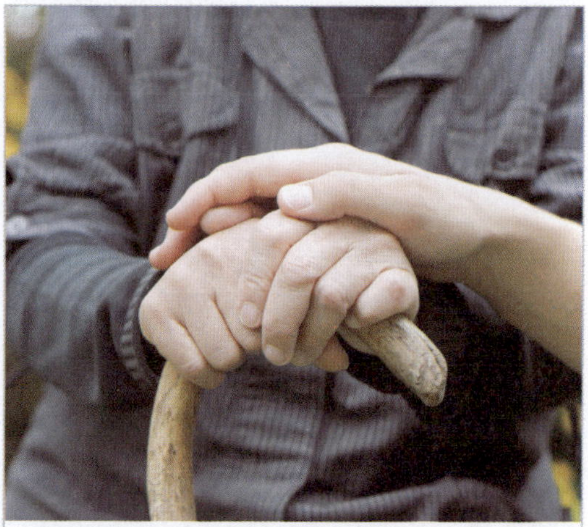

◎老年人可以向自己的亲朋好友倾吐一下心声，这有助于保持心理平衡。

“小事糊涂”有益身心健康

从心理学角度看，对非原则性的不中听的话或看不惯的事，装作没听见、没看见，不去计较，这种“小事糊涂”的做法，既可消除矛盾，又可使紧张的气氛变得轻松、活泼，还会对身心健康有益，这就叫做“难得糊涂”。

其实，人们日常生活中的许多纠纷常常是由一些鸡毛蒜皮的小事引起的，聪明的人在处理这类纠纷时常常采取视而不见糊涂处之的态度小事化无，矛盾也随之化解。倘若过分热衷于搞清谁是谁非，一味地斤斤计较，或只顾发泄心中的怨恨，结果反而会使矛盾激化，对身心健康也是有害无益的。

小事糊涂，能够使紧张的关系得以缓和，紧张的气氛得以放松，有益于人体健康；小事糊涂的人心胸大都开朗，容易接受他人的意见，能够忍受生活中的各种磨难，比斤斤计较的人更不易发生偏激，影响自己的身心；小事糊涂的人多有良好的人际关系，他们比那些过于精明、事事都要争个高低的人更容易相处，因此这些人会更容易成功；小事糊涂的人更能享受生活，如果一个人不去过分关注、计较生活中的琐事，会减少很多不必要的焦虑，有更充裕的时间去享受人生，有益于自己的身心健康。

心气平和，保持健康最佳状态

心气平和就是健康的最佳状态。试想，一个人每日处在浮躁、烦躁甚至暴躁之中，久必情绪失调、脏腑失和。生活中的喜怒哀乐往往无法避免，但用心平气和来达到处事平和，则必须要心胸开阔，宽善待人，遇愁不愁，逢怨不怨，以理智驾驭感情，以平和调节心志。这样不仅可以避免因忧郁而破坏了自身的免疫功能，更会使血流贯通，身泰寿延。

心气平和，就是保持体内平衡，心顺气畅。这样，紧张、恐惧、焦虑的情结就没有“市场”。这样，就不致过喜伤心，过怒伤肝，过哀伤肺，过乐伤肾。人体的免疫力就能增加，疾病就难上身，自然利于身体健康。

心气平和可平衡阴阳，调和六脉，祛病延年。甲拜衮桑在《西藏医学》中论述说：“要维护良好的健康，养成良好的生活习惯，就必须对身体的活动、言语及思想有所节制。在做任何事情之前，都要想一想再做”。这句话阐明了“心气平和”，一切要从每一细微处做起，毋以善小而不为，毋以恶小而为之。为人处世，心中常存正大光明的意念。浩然正气常存我心，自然“正气存内，邪不可干”，元气充沛，脏腑功能好。

心理平衡六要诀

现代生活中如何保持心理平衡，这是人们共同关心的问题。美国心理卫生学会提出了心理平衡的六条要诀，值得我们借鉴。

（1）对自己不苛求。为了避免挫折感，应该把目标和要求定在自己的能力范围之内，懂得欣赏自己已取得的成就，心情就会自然舒畅。

（2）不要处处与人争斗。只要你不敌视别人，别人也不会与你为敌。

（3）对亲人期望不要过高。每个人都有自己的生活道路，何必要求别人迎合自己。

（4）暂离困境。在现实生活中，受到挫折时，应该暂时将烦恼放下，去做你喜欢做的事，如运动、打球、读书等，待心境平和后，再重新面对自己的难题，思考解决的办法。

（5）适当让步。处理工作和生活中的一些问题，只要大前提不受影响，在非原则问题方面无需过分坚持，以减少自己的烦恼。

（6）对人表示善意。诚挚地伸出友谊之手，自然就会朋友多、隔阂少，心境自然会变得平静。

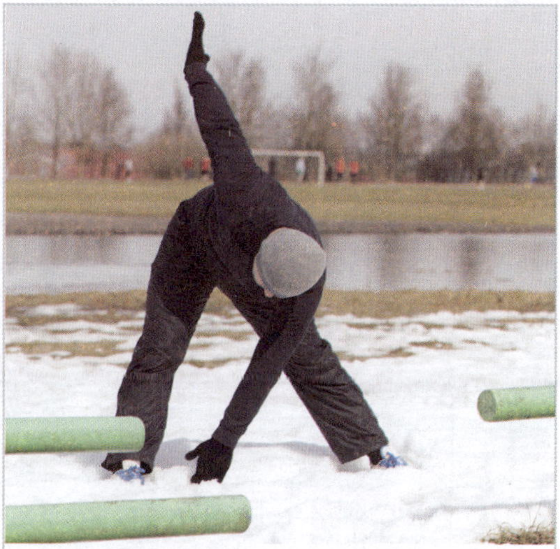

◎在遭遇烦恼时，可以以做运动等平复一下心情，再思考解决方法。

消极情绪宜疏不宜堵

保持心理健康首先就得排解消极情绪，把心中的不平、不满、不快、烦恼、恐惧和愤恨统统及时倾泻出去。可采用以下方法：

（1）一分为二法：善于心理自救者，能把这种情绪升华为一种力量，引至对己、对人、对社会都有利的方向，在获得成功的满足时，清除心理压抑和焦虑，达到积极的心理。

（2）补偿法：补偿是以另一个目标来代替原来尝试失败的目标。如日本著名指挥家小泽征尔，原是专攻钢琴的。他手指摔伤后十指的灵敏度受到影响，曾一度十分苦恼。后来，他毫不犹豫改学指挥而一举成名，从而摆脱心理困扰。

乐观的人活得久

精神乐观何以长寿呢？近代养生家丁福禄的见解颇为精妙："欢笑能补脑髓，活筋络，舒血气，消食滞，胜于服食药耳，每日须得片刻闲暇，逢场作戏，口资笑乐，而益身体也。"他十分具体地指出了欢乐的情绪可以调节中枢神经，使经络通畅，血气舒展。

那么如何培养乐观情绪呢？

（1）体会成功的喜悦。成功是培养乐观情绪非常有效的手段。

（2）要有一个心理安全带。凡事都应设想一下可能出现的最糟糕的结果并制订出应变计划，以便到时从容不迫地应对。

（3）利用镜子技巧。使你脸上露出一个很开心的笑脸来，挺起胸膛，深吸一口气，然后唱一小段歌，如果不能唱，就吹口哨，若是你不会吹口哨，就哼哼歌，记住自己快乐的表情。

（4）学习运用幽默。幽默是能在生活中发现快乐的特殊的情绪表现，可以从容应付许多令人不快、烦恼，甚至痛苦、悲哀的事情。

（5）正确对待消极念头。出现消极念头时不要急于摆脱，要接受它，并用下一项工作来取代它。

调摄七情，益寿延年

七情可以损害人体的健康，在某种情况下比六欲还严重。而精神治疗的作用在许多内伤疾病中都远甚于药物。即使是六欲所伤，病者的精神状态正常与否，对于药物的治疗作用也大有影响。中医学强调人的精神因素与身体健康的关系，提出了"神形相因"之说。认为人的形体与精神活动密切相关，即良好的精神状态可以增进人体健康与益寿延年，而不良的精神刺激可使人致病。所谓调神养生，即精神养生，就是在"天人相应"整体观念的指导下，通过对心神的怡养、情志的调摄等方法，增强人的心理健康，达到形神的高度统一，以延年益寿。

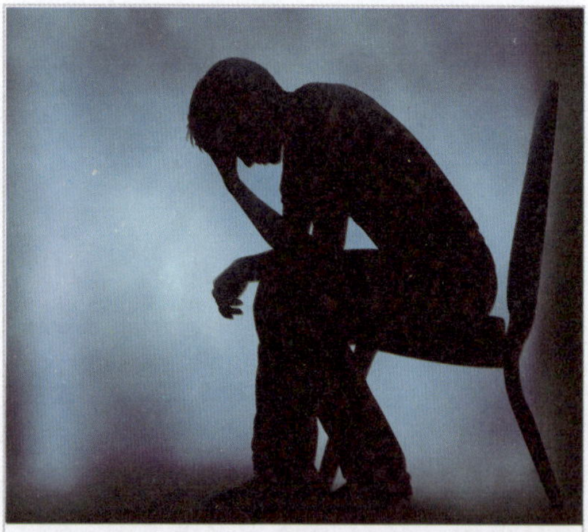

◎思虑过多会使机体气血失调，耗伤心神而损寿命。

❶ 注重养神

注重调养精神，是养生的重要方面，这是因为神是生命活动的主宰，对生命的存亡有着十分重要的影响。关于养神的方法主要有：

虚静养神：调神摄生，静养为首。经常保持思想清静，调摄精神，多练气功，可有效地增强机体的抗病能力，有益身心健康。

安心养神：人生不会没有忧患，对于日常生活中所遇到的种种复杂问题及任何重大变故，都要保持稳定的心理状态和达观的处世态度，要养成理智与冷静的品性，凡事从容以对，冷静思考，正确处理各种难题。

❷ 清心寡欲

清心寡欲是指减少私心杂念，降低对名利和物质的嗜欲。我国历代养生学家非常重视清心寡欲，认为这是调摄精神、益寿延年的重要方法。

哭泣不宜超过15分钟

哭泣是人类的一种情感流露。有的是‘喜极而泣’，有的是过于悲伤，有的是疼痛难忍，有的是因为感动而泪流满面，而大多都是因为个人亲身感受到的才会忍不住要‘哭泣’。这是一种关系造成的感觉，而离开或中断这种关系，或者感觉不到它的存在，人们自然不会哭泣。

哭，会使心中的压抑得到不同程度的发泄，从而减轻精神上的负担，对健康是有一定好处的。

但是哭也要适当。压抑的心情得到发泄、缓解后就不要再哭了，否则对身体反而有害。因为人的胃肠机能对情绪很敏感，忧愁、悲伤、哭泣的时间过长，胃的运动减慢，胃液分泌减少，酸度下降，会影响食欲，甚至引起胃炎或胃、十二指肠球部溃疡，有的还会诱发麻疹。因此心理学家主张哭不宜超过15分钟，要学会控制自己，做情感的主人。

人们常说这样一句话：“男儿有泪不轻弹”，一直以来，人们都把男人视为坚强、勇敢的化身，面对失败和挫折只能勇往直前，而不能畏首畏尾，甚至哭泣。其实，男人也有软弱的时候，哭泣也是一种发泄。

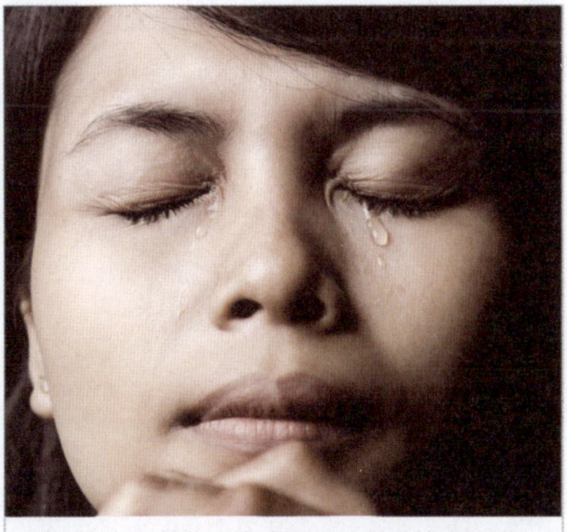

◎人们适时流出“情感眼泪”是非常必要的，它就是在给身体和心理“排毒”。

九个减压小妙方

只要适时运用自己的减压妙招，我们完全可以有条不紊地面对“压力大敌”。

❶ 制订一个计划

压力往往来自比较难达到的目标，因此，不妨制订一个具体的计划，按计划逐步实施，一步一步地接近自己的目标。在不断完成计划的同时，自己也会不断增强信心。制订计划的好处，是把目标化整为零逐步实现，其实也就是把压力化整为零逐步减轻。

❷ 把完成的工作一一“勾”去

如果你每天有一大堆事情要处理，那么，好记性不如烂笔头，不妨把这些事情一一记下来，按轻重缓急一一解决，把完成的事情一一“勾”去，会增加成就感。

❸ 放弃无意义的固执

有些人总想能得到一切，不愿作出任何放弃，这种心理常会使你患得患失，背着沉重的包袱熬过每一天，往往会放大这些困难形成压力。关键是放弃无意义的固执追求，抓住主业大事不放。

❹ 勇于挑战

有时压力的产生很大程度上来自于你对某些事情的逃避。但当你挑战了自己的极限，或者哪怕是走出小小的一步而获得成功，你都会信心倍增。不妨每天尝试新的工作方法，甚至尝试一些极限运动等，都能帮你减轻压力。

❺ 不要追求完美

许多人做事的标准是完美无缺。事实上，并非所有的工作都要尽善尽美。当有数不清的工作涌来时，有些工作做到80分就足够了，保证最重要的事得100分才是最要紧的。不过分追求完美，就不会因为对自己各方面都要求太高而感到压力重重了。同样，要学会说“不”，对那些让自己感到为难的、有压力的事情，如果不是自己职责范围里的，要理直气壮地拒绝。

❻ 去卫生间用凉水冲洗额头

当你在办公室面对上司严肃的面孔或者一大堆文件的时候，卫生间也许是你暂时躲避重压的一个好地方。去卫生间用凉水冲洗额头，能够让你感觉头脑清醒，好理顺工作的思路。

❼ 放慢说话的速度

也许你每天的桌上摆满了要看的文件，你的右手在接听电话，左手还要翻看资料。你要应付形形色色的人，说各种各样的话。那么你一定要记住，尽量保持乐观的态度，放慢你的速度。

❽ 通过沟通释放压力

有压力时多与亲朋好友聊天，必要时

还可以与上司谈心。当你将工作中的压力说出来后，必然得到上司给出的建议，这样压力自然就被化解了。

9 爬楼梯

在疲劳紧张时，在大楼里爬几趟楼梯，会使你受益匪浅。如果你不好意思无事乱跑，就拿一本公文夹爬楼梯。人们看到你匆匆上下的身影，会赞美你的敬业精神。而且你还会有更大的惊喜——健美身材渐渐显出，真是一举两得！

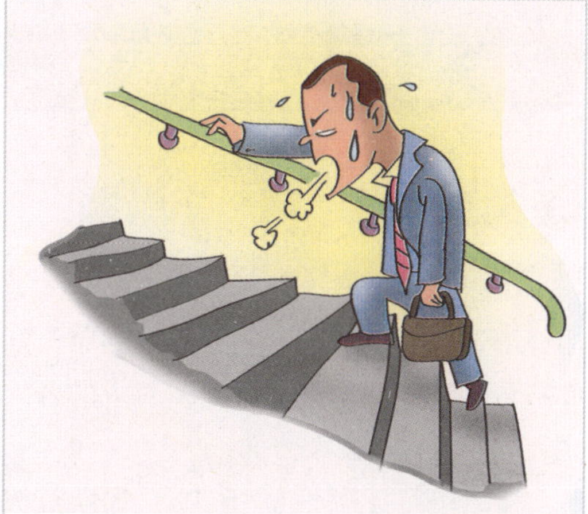

◎紧张时爬爬楼梯，有助于缓解情绪，还能锻炼身体。、

压力可用音乐来缓解

面对现代高节奏的紧张生活，用音乐来缓解压力已经成了一种风靡世界的保健、治疗方法。通过欣赏音乐来放松情绪并不是简单地听听音乐、唱唱歌、玩玩乐器，因为如何利用音乐来缓解压力是一门专门的科学。

音乐的旋律、节奏和音色通过大脑感应可引发情绪反应，并进一步影响生理状态，如果懂得如何控制反应过程，便能利用音乐来有效松弛神经。

由于个性和背景的不尽相同，人们对音乐的感受也会千差万别，由此相同的音乐对不同的人可能会产生不同的效果。

打个比方，一般人认为，如果心情悲伤，那么听听快乐的音乐就会心情好转，但事实上这样做只会使情绪变得更为抑郁。正确的做法是：选择与当时的心情相“吻合”或“一致”的音乐，目的是促使其产生所谓的“知音现象”。而对付一般性的情绪紧张，欣赏节奏舒缓的“悲乐”比欣赏轻音乐也更为有效。

听音乐时应尽量选择优雅静谧的环境，室内舒适美观，空气流通好，最好配有调节心理和养神情调的色彩和花香。

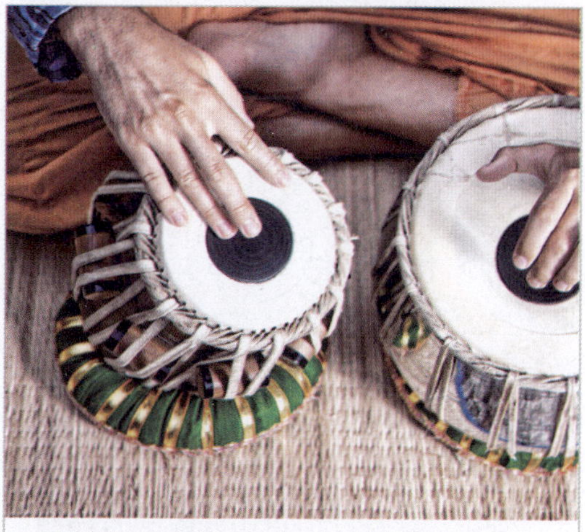

◎吃饭时不要听打击乐，否则会使心跳加快、情绪不安，从而影响食欲和消化。

老年人学会娱乐

❶ 健康人生“棋”乐融融

下棋不仅仅是一种需要集中精力的智力竞赛，而且是一种有利于身心健康，延年益寿的文体娱乐活动。下棋对人的好处主要体现在以下几个方面：

（1）养身颐性。不少人患有慢性病，如高血压、心脏病等，不宜进行激烈的体育活动，需要安心静养，或动静结合。而下棋只需一桌数凳，闲时开合，气平心静，谋定而动，成竹在胸，谈笑之间分出高下，性情从中得以陶冶。

（2）健脑防衰。对弈是一种充满乐趣的有意义的脑力游戏。棋盘之上，虽然只有寥寥数十，却是韵味无穷。两军对垒，是智力的角逐，行兵布阵，是思维的较量。经常下棋，能锻炼思维、保持智力、防止脑细胞的衰老。

（3）身心愉快。退休后的老人，也难免会感到孤独寂寞。外出走走，会会棋友，也是一种有益的社交活动。可增进友谊、加强往来、消除孤寂感，使身心舒畅。

（4）精神寄托。老年人，尤其是离退休后的老人，时间大多充裕，下棋则可成为一种有益的娱乐项目。邀上几位志气相投的棋友，饮茶品茗，横车跃马，或黑白互围，杀他个天翻地覆，是何等有趣。

下棋虽然好，但也应注意几个问题。首先，不要计较输赢，若对胜负看得过重，耿耿于怀，反会导致心情郁结，气血不畅，劳神伤身。其次，对弈之际，忌耗神过度，应适可而止，否则也会对身心不利。最后，更忌以棋为赌，由小赌小闹到大赌大闹，不可收拾。在下棋之余，应该培养一些其他有益活动的爱好，如散步、打太极拳、养花种木等。

❷ 书法，书写健康的好办法

古今史实证明，习研书法可使人健康快乐，那么，怎样正确利用书法，让它真正成为书写健康的办法呢？

首先，应树立正确的习书观念。把书法作为职业只是少数人的事，对于大多数人，特别是老年人来讲，练习书法主要是为了休闲、健身与养性。所以，应以陶冶情操、净化心灵、增进健康、养生益寿为主，而不要有太多的功利思想，不必与别人比高低。

其次，要掌握正确的习书方法。练习书法不仅要展纸挥毫泼墨，还要用心用神用气。每日临池握笔，开卷书写，必然端坐凝神，专心致志。写字时头正、肩松、身直、臂开、足安；执笔时则指实、掌虚、掌竖、腕平、肘起。一身之力由腰部而渐次过渡到肩—肘—腕—掌，最后贯注到五指，运行于毫端。

最后，要重视书法的教育功能。书法的教育功能，首先体现为人格塑造。俗话说“字若其人”。人品与书品互相体现。

心正之人，书体端庄，高雅秀灵。字里行间体现出其高尚品德。要做一个好的书家，必先做一个堂正之人。

在书法学习中，不管临摹还是创作，只要精神专注，一丝不苟，都有利于培养自身品质，让人的精神意识自然地融到点线中，自然而然地产生心理与生理的提升，调节人的情绪与耐性，并进而影响到人的品格与性情。在经年累月的书法练习中，到达一定境界时，还会促进人的创新精神。书法能促进健康长寿，但必须掌握“适时适度”的原则。过于劳累或过于追求成就，都会因疲劳伤身，得不偿失。

❸ 绘画教你学会乐而忘忧

中医认为五色归于五脏，而且颜色与人的情绪、心境有着密切的联系，所以研习绘画技巧有助于养生，可使人健康长寿。

（1）修身养性。在临摹图画时要选色彩鲜艳、造型美观、格调清新、内容健康的图景，这会使人赏心悦目、心旷神怡，排除思虑和寂寞无聊感。

（2）练身练脑。绘画时人们大多是站着，而想要画好画儿，就需要整个身体协调一致，肩、臂、肘、腕、指必须一致，这就是练身。一幅作品首先要经过认真的构思，巧妙的立意，再用纯熟的技法创造出一个新天地，这就是练脑。

（3）调节情绪。大脑中的网状结构能决定人们对颜色的反应，当人们看到红、橙、黄色等暖色时，血压会上升，脑波活动增强，呼吸加快，出汗增加。颜色还可能激发释放出激素或神经递质，这些物质会交替影响人的情绪。所以，人们在创造具有美感的书画境界的同时，也是一个自身解郁的精神调节活动，是对自己不良情绪的一种高级解脱过程。

❹ 山水之间自有快乐在

从医学角度来讲，旅游有利于身心健康，而旅游也是自古以来人们所崇尚的养生之道，历代养生家都提倡远足郊游。

旅游能使你在紧张工作时的压抑或压力释放出来，没有压力和压抑也就是调节了你的新陈代谢，恢复了你正常机能的功能，这有利于健康，有利于长寿。

在远足跋山涉水之中，同时也活动了身体筋骨关节，锻炼了我们的体魄，使气血流通，利关节而养筋骨，畅神志而益五脏。对于年老体弱者，应只求慢步消遣，不必求快求远。对体胖者，旅行是减肥的好方法。

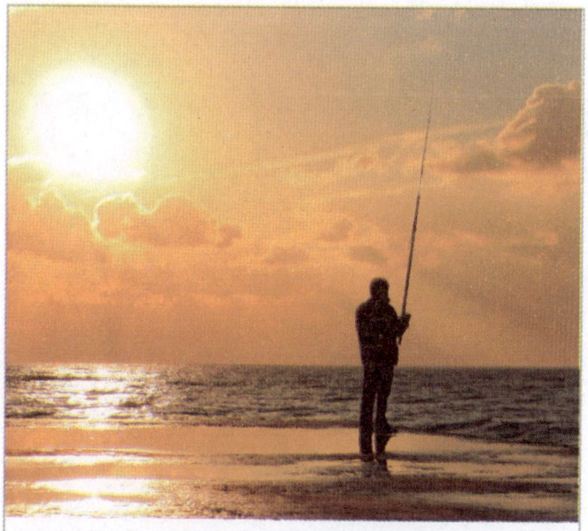

◎垂钓时静等鱼儿上钩，则欢快轻松之情溢于言表，从而达到内无思虑之患的养生境界。

食物影响人的心情

食物是如何影响人的心情的？科学家们经过长期的研究发现，大脑中的神经传导物质将各种信息传递到身体的各个部位，目前已经确认的这种传导物质有100种以上。其中，影响情绪的有肾上腺素、多巴胺、血清素和内啡肽。肾上腺素、内啡肽是传递“幸福”的元素；多巴胺也有改善情绪的作用；血清素影响人的满足感，如果血清素含量不足，人就会感到疲倦、情绪低落。

下面我们一一解析不良情绪和食物之间的微妙关系。

❶ 怒：有些暴躁是吃出来的

吃东西吃多了。几种与能量代谢有关的B族维生素（维生素B_1、维生素B_3、维生素B_6等）会因为吃得多而消耗得多，而维生素B_1缺乏会使人脾气暴躁、健忘、表情淡漠；焦虑、失眠与缺乏维生素B_3有关；缺乏维生素B_6则会导致思维能力的下降。

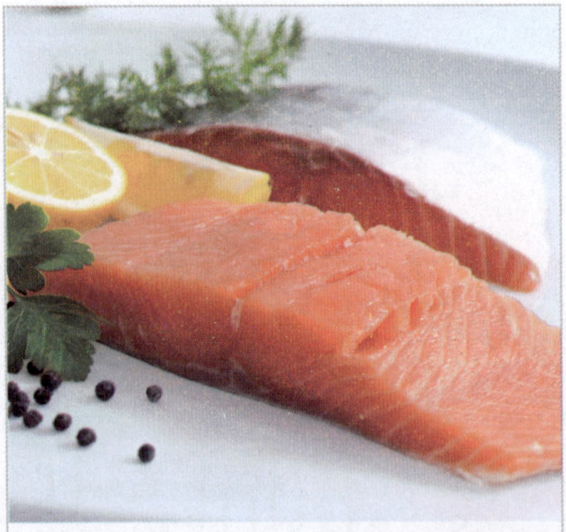

◎肉吃得多了会让体内肾上腺素升高，使人冲动。

肉吃得多。体内的肾上腺素水平高会使人冲动。

糖吃多了。听说过“嗜糖性精神烦躁”吗？怒与吃糖多有关联。

❷ 疑：希望过高，紧张过度

也许是压力太大，也许是期望过高，多疑的人都有些紧张、有些神经质，通常不快乐，甚至常受失眠困扰。

（1）吃少了。疑虑和忧思之人多是苍白、瘦弱的，主要是能量、蛋白质摄取量很低，导致贫血、体力不足。

（2）吃素。长年吃素得不到足够的脂肪以及那些含在动物性食品中的卵磷脂和肉碱，从而影响细胞对能量的利用，影响脑组织神经递质的合成和释放。

（3）缺锌。缺锌的人容易抑郁、情绪不稳定。

❸ 懒：是一种症状，能反映饮食上的某种偏差

（1）盐多了。食盐过量在体内积蓄，会出现反应迟钝、喜欢睡觉等现象。

（2）体酸。常言道酸懒酸懒，真的是酸了便会懒的。

（3）缺铁。饮食单调、不注意荤素搭配摄食的人，容易缺铁。

吃和喝是这样使你心情愉快的

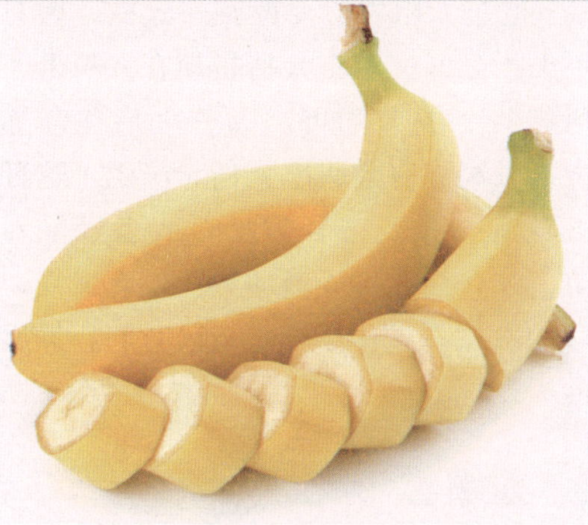

◎香蕉含有一种称为生物碱的物质，可以振奋精神和提高信心。

人都是有七情六欲的，都会悲伤、难过、恐惧……当我们有这些负面情绪的时候该如何尽快走出情感的沼泽？

（1）茫然无绪时：这个时候试一试葡萄柚吧。葡萄柚有强烈的香味，可以净化繁杂的思绪，也可以提神。此外，葡萄柚里高含量的维生素C，不仅可以维持红细胞的浓度，使身体具有抵抗力，而且还可以抗压。

（2）压抑时：心情压抑的时候吃点菠菜。菠菜含有丰富的镁，镁是一种能使人头脑和身体放松的矿物质。菠菜和一些墨绿色、多叶的蔬菜都是镁的主要来源，例如羽衣甘蓝。菠菜还富含另一种降压营养物质：维生素C。

（3）昏昏欲睡时：眼睛实在睁不开了，真的想睡觉。这时试试吃几个鸡蛋吧。鸡蛋富含胆碱，胆碱是维生素B复合体的一种，有助于提高记忆力，使注意力更加集中。

（4）愤怒时：有时候情感会失控。那不妨吃点瓜子吧，瓜子或许会让你口干舌燥，却不会让你火冒三丈。因为瓜子富含可以消除火气的维生素B和镁，还能够令你血糖平稳，有助于你心情平静。

（5）焦虑时：生活节奏快，有很多事情令人焦虑。你可以在早上喝上一碗麦片粥。燕麦富含维生素B，而维生素B有助于平衡中枢神经系统，使你慢慢平静下来。麦片粥还能缓慢释放能量。不会出现血糖忽然升高的情况。

（6）麻木时：时常觉得什么都无所谓，没感觉了，麻木了。那就吃点豆腐吧。豆腐里面丰富的蛋白质会增加人的警觉水平，并增强行事的动机，使人处于比较主动的情绪之中。

三个小动作，帮你消解郁闷情绪

生气郁闷时，很多人会习惯性地拍打胸脯，更为奇怪的是，这样一拍打还真管用，心里会觉得舒服许多。这有何道理呢？

在一般人看来，郁闷时拍打的是胸脯，而实际上打的是膻中穴。膻中穴位于两个乳头连线的中间点，正中心的心窝处，是心包经上的重要穴位，是心脏这个君王的臣使，可以令人产生喜乐。如果膻中穴不通畅，人就会郁闷，这对人的身体是不利的。

这里还有几个控制情绪的好方法，实用简单也方便，可以一试。

❶ 手指弹桌

将双眼轻轻微闭，哼着你喜欢的小曲、京剧或念着诗词，用你的手指有节奏地敲打桌面就能缓解抑郁情绪。为什么呢？

十指肚皆是穴位，叫十宣，最能开窍醒神，一直被历代大医当做高热昏厥时急救的要穴。十指的指甲旁各有井穴， 所以刺激井穴最能调节情志，怡神健脑。另外，有抑郁情绪的人经常会表现为整日疲劳不堪，四肢无力，连心里也觉得虚弱无力，吃饭走路都没精打采，甚至不知道哪里还能使出力气来。俗语道：十指连心。只要你闭上眼睛，轻轻地在桌上一敲，手指的微痛，立刻会让你重新找回“心力”，这是人体中最宝贵的力量。

❷ 按压太阳穴

太阳穴位于眉梢与眼外眦之间向后1寸许的凹陷处。当人们患感冒或头痛的时候，用手摸这个地方，会明显地感觉到血管的跳动。这就说明在这个穴位下边，有静脉血管通过。因此，用指按压这个穴位，对脑部血液循环产生影响。不光是烦恼，对于头痛、头晕、用脑过度造成的神经性疲劳、三叉神经痛，按压太阳穴都能使症状有所缓解。

按压太阳穴时要两侧一起按，两只手十指分开，两个大拇指顶在穴位上，用指腹、关节均可。顶住之后逐渐加力，以局部有酸胀感为佳。产生了这种感觉后，就要减轻力量，或者轻轻揉动，过一会儿再逐渐加力。如此反复，每10次左右可休息较长一段时间，然后再从头做起。

❸ 双手合十

我们知道佛家对人表示问候和尊重时，都会双手合十。其实，从中医的角度来说，双手合十其实就是在收敛心包。双手合十的动作一般停在膻中这个位置，那么掌根处正好是对着膻中穴。这样做，人的心神就会收住，一合十，眼睛自然会闭上，因为心收敛了，眼睛自然也会收敛。

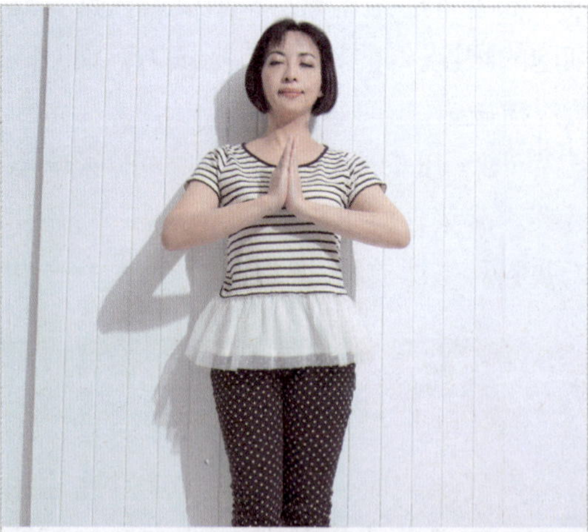

◎从中医的角度来说，双手合十其实就是在收敛心包，这样做，人的心神就会收住。

刮痧，把焦虑从身上“刮”掉

焦虑是大脑中枢神经长期过度紧张，致高级神经活动机能障碍的一种疾患。中医认为，气血阴阳失和、脏腑功能失调为焦虑的主要病机。“脑为元神之府”，“心主神”，故本病与心、脑关系密切，同时亦涉及肝、脾、肾。

以刮痧疗法治疗焦虑，一般选督脉、足太阳膀胱经为主，通过刺激体表腧穴，调整机体的阴阳平衡，振奋阳气，达到“阴平阳秘，精神乃治”。方中百会穴有醒脑开窍，宁心安神，升举阳气之功。背俞穴为脏腑经气所聚，与中枢神经关系密切，刮拭背部俞穴可调节脏腑功能，协调中枢神经的功能活动。方法如下：

（1）患者可以坐着或俯卧，在患者身上抹上刮痧油，刮拭督脉（自上而下）、足太阳经（自下而上），并刮拭身柱、肝俞等穴位，至痧痕出现为宜。

（2）患者端坐，在身上抹上刮痧油，刮拭百会、神门、三阴交、太溪（内踝高点与跟腱之间凹陷中）、照海（内踝下缘凹陷中）、申脉（外踝下缘凹陷中）等穴，至痧痕出现为宜。

（3）待患者失眠症状逐渐消除、睡眠好转后，再刮拭三阴交、太溪、照海等穴15～20次，以巩固疗效。

刮痧对焦虑症有较好的疗效，但并非所有人都适合用刮痧治疗，以下这些是绝对不可以刮痧的：

（1）白血病，血小板少，慎刮。

（2）心脏病出现心力衰竭者、肾衰竭者，肝硬化腹水，全身重度水肿者，禁刮。

（3）下肢静脉曲张，刮拭方向应从下向上刮，用轻手法。

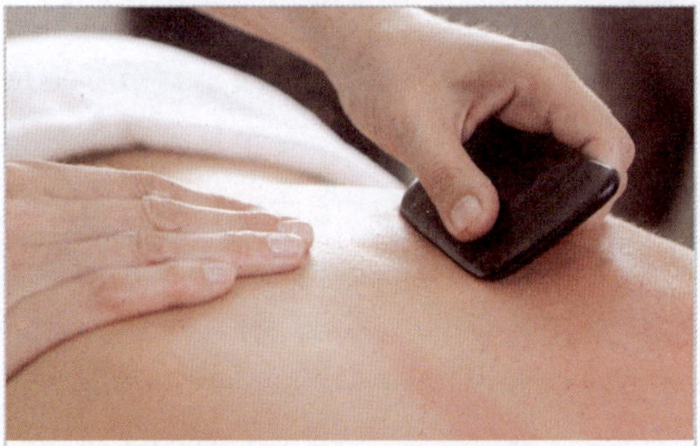

◎刮痧的机械作用可以使全身的血脉畅通，以起到治疗疾病的作用。

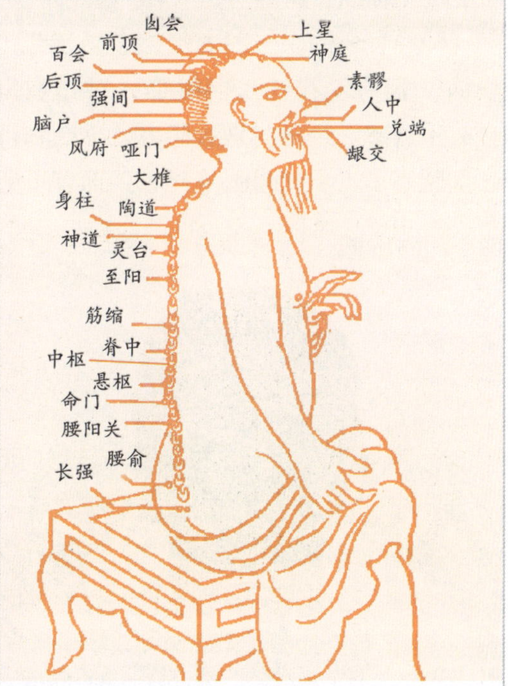

◎在人体的督脉刮痧，可以缓解焦虑，协调中枢神经。

拉耳垂法，摆脱神经衰弱

目前大多数学者认为精神因素是造成神经衰弱的主因。凡是能引起持续的紧张心情和长期的内心矛盾的一些因素，使神经活动过程强烈而持久地处于紧张状态，超过神经系统张力的耐受限度，即可发生神经衰弱。

人类中枢神经系统的活动，在机体各项活动中起主导作用。而大脑皮质的神经细胞具有相当高的耐受性，一般情况下并不容易引起神经衰弱或衰竭。在紧张的脑力劳动之后，虽然产生了疲劳，但稍事休憩或睡眠后就可以恢复，但是，强烈紧张状态的神经活动，一旦超越耐受极限，就可能产生神经衰弱。

神经衰弱的人一般表现为容易疲劳，烦恼，容易发脾气，很敏感，对光和声音有不适感，经常向别人倾诉，感受到自己摆脱不了，出现睡眠障碍，头部有不适感，肠胃不舒服等。

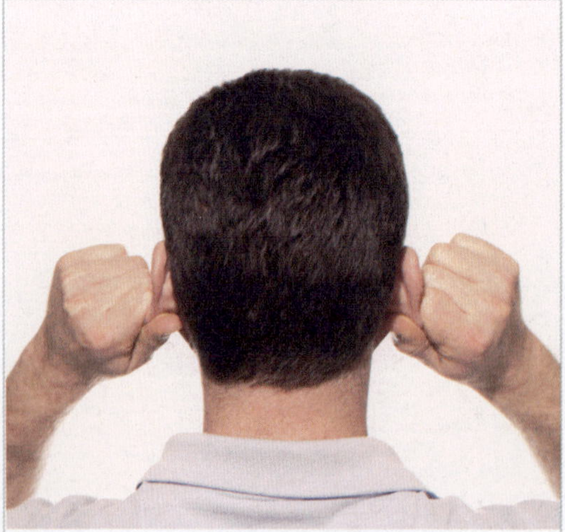

◎捏拉耳垂能起到清醒头脑、眼明神足的作用。

神经衰弱患者，一般易于兴奋也易于疲劳，碰到一点点小事，就容易激动，容易兴奋，但兴奋不久就很快疲劳，所以有很多患者非午睡不可，否则下午便支持不住；稍微做一点费力的工作，就感到疲倦不堪；走不了多远的路，就觉得很累。

神经衰弱的人整天忧虑重重，闷闷不乐，常把自己的病情变化做好记录交给医生看，担心自己得了大病。因而常询问医生自己得的是什么病，能不能治好。

神经衰弱的人在工作中也常常感到苦恼，看着别人工作起来那么有活力，自己却心有余而力不足，更为焦急、恐惧和苦恼。倘若听说自己的同学或同事不幸患病停学或去世的消息，就会马上联想到自己，唯恐自己也会有同样的结局，惶惶不可终日。

要治疗神经衰弱，中医常用拉耳垂的方法：先将双手掌相互摩擦发热，再用两手掌同时轻轻揉搓对侧耳郭2～3分钟，然后用两手的拇指和食指屈曲分别揉压对侧耳垂2～3分钟，最后开始向下有节奏地反复牵拉耳垂30～50次，直至耳郭有热胀感为止，这时全身也产生一种轻松、舒适、惬意的感觉。照此法每天锻炼3～5次。

用拉耳垂的方法治疗神经衰弱，常常可以收到意想不到的效果。但预防神经衰弱还是十分重要的，注意保持良好情绪，才是防治神经衰弱的根本之法。

第五章

运动健身与态度

●生命在于运动是亘古不变的真理。如果一个人想要推迟衰老，延长寿命，想要分享生命，那么就必须经常运动健身。

运动与长寿

经常运动，可以加强心肌的力量，使心脏每分钟的搏动次数减少，每次的搏血量增加。这既有利于全身的血液循环，又有利于改善冠状动脉对心肌的供血。

运动可改善呼吸。人体在运动中需要吸进更多的氧气，排出大量的二氧化碳，因而肺活量增大，残气量减少，肺功能增强。

人到老年，脂肪往往在体内过多地堆积，肌肉却逐渐萎缩。运动可以改善这一状况。

有轻度糖尿病的人只要经常做适当的运动，再加以膳食的调节，就可以保持血糖正常。对于需要用胰岛素治疗的患者，运动可以减少胰岛素的用量。

骨质疏松是老年人骨质退化的结果，运动可以延缓这个退化过程。

运动可改善神经系统功能，提高机体对外界活动的适应能力，协调大脑皮层兴奋和抑制过程，对脑力劳动者既是“兴奋剂”又是“安眠药”，可使紧张用脑之后的神经细胞得到恢复，营养物质得到补充，提高神经细胞的工作效率，解除大脑皮层的紧张和焦虑，有助于休息和睡眠。

运动给老年人带来健康的身体，使老年人精神愉快，对外界的适应能力增强。这种愉快和适应能力反过来又可以促进身体健康。运动能给人带来健康的身体，使人精神愉快，对外界的适应能力增强。运动还可以使脑组织释放一种化学物质，使人产生欣快之感。总之，适度、科学的运动是使人抵御衰老和长寿一个很重要的方面。运动还可以使脑组织释放出一种化学物质，使人产生欣快感。

锻炼还可使老年人容貌健美，面部皱纹减少。适当的运动，使全身血液循环加速，皮肤血管充盈通畅，大量的营养和氧气被输送到皮肤细胞。运动时流汗，有利于废物的排除；皮肤温度的升高，有助于胶原产生。通过运动，促进了皮肤的新陈代谢，从而防止起皱。

当前国内外学者一致认为，体育锻炼可以调动人体免疫系统的应激能力，使免疫器官延缓衰老，增强免疫功能。他们从实践中得到这样一条规律：机体的衰老→疫功能下降→体育锻炼→提高免疫→增强健康→延缓衰老。

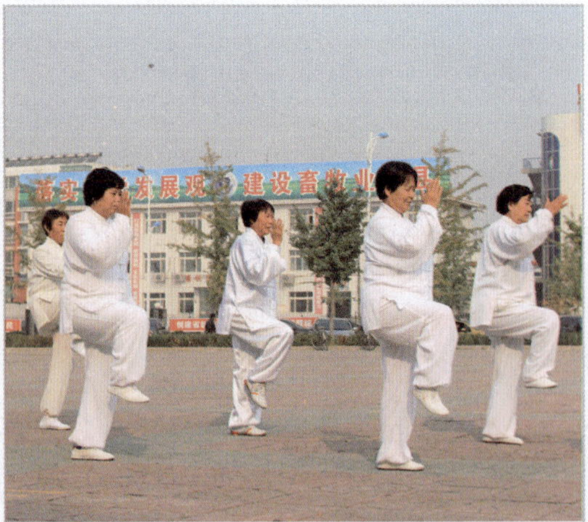

◎运动可使紧张用脑之后的神经细胞得到改善，解除大脑皮层的紧张和焦虑。

50岁以后怎样选用健身器材

为了帮助练习者使用好健身器材，现特介绍几种适合在家庭、宿舍使用的器材。

❶ 空心球

用皮革或人造革制成，中间可塞入棉花、碎布片、沙子等。直径从31～39厘米不等，重为1～5千克不等，直径与重量各分为5种。

空心球主要用于上肢、肩带、腰背和下肢的力量性训练。

❷ 握力器

有N形、A型、五簧握力器和橡胶握力器。

（1）N型握力器，用弹簧钢片弯制成N型，两端有塑把。小巧、便携。

（2）A型握力器，用钢丝绕制成A型，似一把钳子。

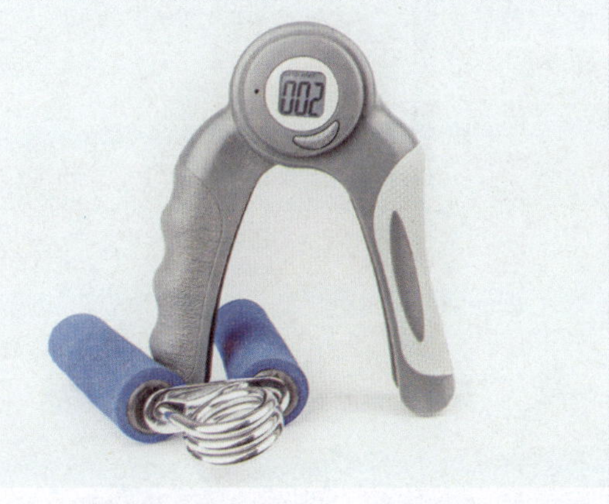

◎握力器有N形、A型、五簧握力器和橡胶握力器。握力器主要用于前臂的力量训练以及掌、指力量的训练。

（3）五簧握力器，在握手之间置上5根弹簧，供练习者量力增减弹簧。

（4）橡胶握力器是一种带有按摩触点的橡胶圆环，手掌大小。

握力器主要用于前臂的力量训练以及掌、指力量的训练。

❸ 健身球

圆形，金属制成，直径4～5厘米。练习时将两球托于一掌之中，靠五指顺序屈伸，使两球在手中盘旋。

健身球主要通过手部运动来训练前臂、掌指力量，以及手指的灵活性。借此还可通过手指的灵活运动来健脑。

❹ 溜溜球

塑料制成，犹如一副缩窄变小的杠铃，横杠系一软线。练习时牵动软线，使溜溜球时正时反旋转，球体时而落下，时而卷上。

溜溜球主要对上肢、手腕、肘、肩部进行灵活性的训练。

❺ 滚垫

塑制或木制，在一平板上开槽。置入一圆柱形滚筒，筒身横卧，略高出平板。练习时用脚底在滚筒上前后移动，速度由慢到快逐渐加大。

中老年人怎样选择适宜的锻炼项目

人在中年时的身体状况，正好处在一个特殊的阶段，那就是一方面到达了本身体力和智力的“鼎盛时期”，另一方面又即将开始逐步衰退，走向下坡。为了减慢衰退的速度，就要有意识地加强身体锻炼。那么中老年人怎样来选择一些适合自己年龄和体质的锻炼项目呢？

① 可以选择增强心肺功能的项目

这类项目较多，例如：慢跑、走长路、骑自行车、练习上下楼梯、游泳等。它们都能促进机体代谢、提高身体耐力、改善呼吸和血液循环，有效地增强人的心肺功能，对推迟衰老具有积极作用。

② 可以选择增强肌肉力量的项目

人到中年以后，由于生理上老化的自然规律，肌肉会逐渐发生萎缩。为了减慢这种退化，就需要自觉地增加对肌肉的锻炼。这方面的项目也不少，如：跑步、俯卧撑、徒手体操、哑铃和拉力器练习等，都具有较明显的加强肌肉力量的效果。

③ 可以选择对自己的健康状况具有针对性的项目

如：有高血压、神经衰弱或各种慢性疾病的中老年患者，可以打太极拳；有颈、肩、腰、腿痛的中老年人，可以坚持练“练功十八法”等。类似这种拳操，经过长期的实践检验，都具有较好的疗效。

④ 工作比较紧张的，可以选择放松性的项目

工作时要求全神贯注、强度较高，精神和体力消耗都较大的。需要选择能松弛身心的、缓慢柔和的项目进行锻炼，例如散步、练气功、打太极拳等。

⑤ 各种带有文娱性的项目

碰到任务重、工作忙，有的再加上家里上有老、下有小、有一大堆家务，就容易埋头于工作和家务，忘记了娱乐和休息。所以有些带健身性的文娱活动，如旅游、垂钓、各种球类活动、跳跳交谊舞等，都是很适宜中老年人的锻炼项目。

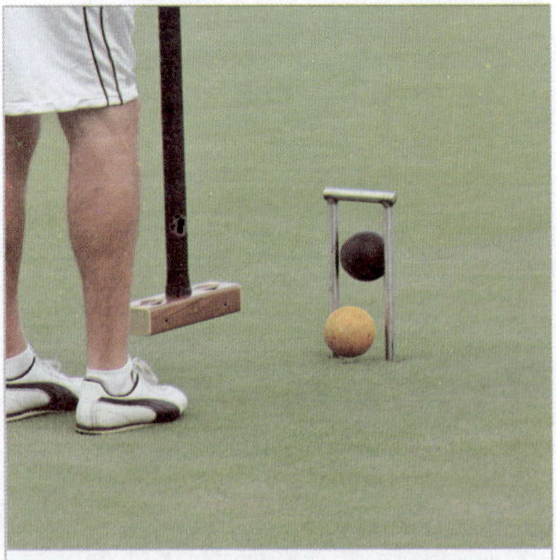

◎门球运动，特别适合中老年人玩，不碰撞、不激烈、不危险，锻炼效果较好。

50岁以后怎样锻炼全身的肌肉

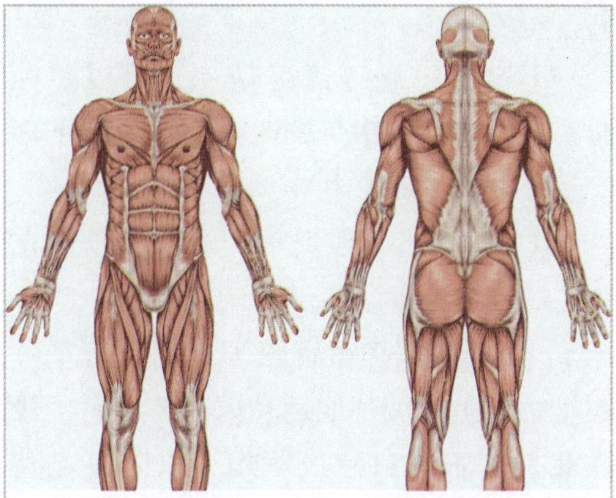

◎肌肉分为骨骼肌、心肌和平滑肌三种，其功能皆为产生力并导致运动。

锻炼全身肌肉的每个动作可重复10～18次，做时要求动作准确，不要屏气。

① 增强肩胛肌

两手伸直抓起哑铃，尽量高举并深吸气，然后将哑铃平稳放下。上举时吸气，放下时呼气。

② 增强胸肌、背肌和肩胛肌

右手抓哑铃，两臂同时向两侧张开，吸气，再向胸前合拢，呼气。换右手做同样的动作。

③ 增强胛肌以矫正体型

双手持哑铃，紧贴后背。两臂弯曲，尽量将哑铃往上提，同时吸气，然后将手伸直，哑铃移至原位，呼气。反复几次。

④ 增强前臂肌

直立，双手抓哑铃，两臂弯曲成直角，将哑铃上下左右移动。

坐在凳上，两腿钩住固定物，两臂交叉于头后或背到腰部。上体后倒，同时吸气，再慢慢恢复原位，呼气。当上体抬至倾斜度时，迅速向左右转动。

⑤ 增强腰肌

坐在凳上，两脚与肩同宽。上体尽量向右侧弯，右手触地，左手弯曲贴身向腋下移动，然后向左侧弯，重复此动作。腰部侧弯时呼气，直起吸气。

⑥ 增强臂肌、肱三头肌和三角肌

直立，用右手握哑铃举起，反复几次，然后换左手。

⑦ 增强腰肌、肩胛肌和臂力

坐在凳上，双臂伸直做支撑。先将臂部抬起5～6秒，然后双腿并拢，抬起与上体成直角。

⑧ 增强肱二头肌、肱三头肌和胸大肌

俯卧、双手撑地、脚尖顶住凳面。然后做俯卧撑，两臂弯曲时吸气，撑直时呼气。

夏天锻炼怎样避免发生中暑

人体的温度一般维持在36.5～37℃，不发生特别情况经常是不大变动的。体温的这种恒定性，是由于人体内具有一种调温的机能，而这种机能是靠散热与产热的平衡来维持的。

在一些特殊情况下，在较长时间运动后，身体产生的热量急剧增加，体温的调节作用一时不能把过多的热量散发出去。在这两种情况下，都可能使体内的热量慢慢地积累起来，体温会显著升高。在夏天，特别是闷热的天气，气温既较高，热的放散力又较小，长时间运动时体温可能升为39～40℃。体温这样剧烈升高，会引起身体的整个机能，特别是大脑的机能发生障碍，可能引起中暑。

中暑的症状是头痛、头晕、眼发黑、心慌、心跳、气喘、口渴、恶心、皮肤发烫、抽筋等，严重的会昏迷晕倒，不省人事。

不过，中暑等情况是完全可以避免的，只要我们在锻炼的时候，注意以下事情就可以避免发生中暑了：

（1）尽量不在炎热的时间（一般在10～16点）进行锻炼。

（2）如果必须冒热天远出、行军、划船，或是参加其他运动以及劳动时，最好戴上遮阳的白帽或草帽，以防日光直射；穿的衣服最好是浅色或白色，质料轻松、宽大、透气，以利于热量的放散。

（3）在运动中，应增加休息次数，最好到荫凉的地方去休息。运动的时间切不可过长，这一点对于没有锻炼习惯的人来说，更应该注意。

（4）在运动后即用温水洗澡，对避免发生中暑也有很大的好处。切忌用冷水浇身，更不能大汗的时候跳入冷水之中。

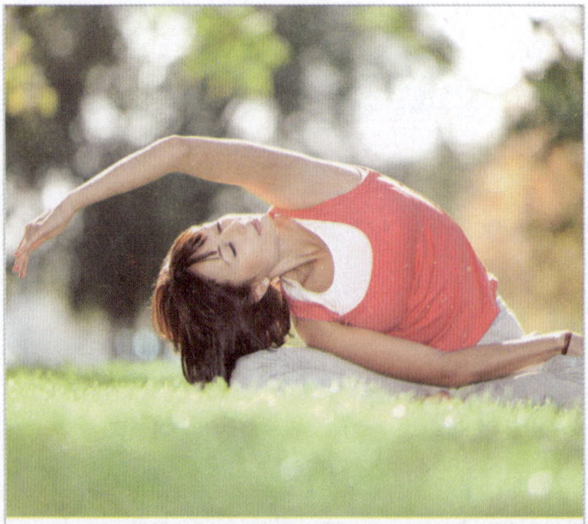

◎在夏天强烈日光下照射时间太长，对身体也会产生不良影响。

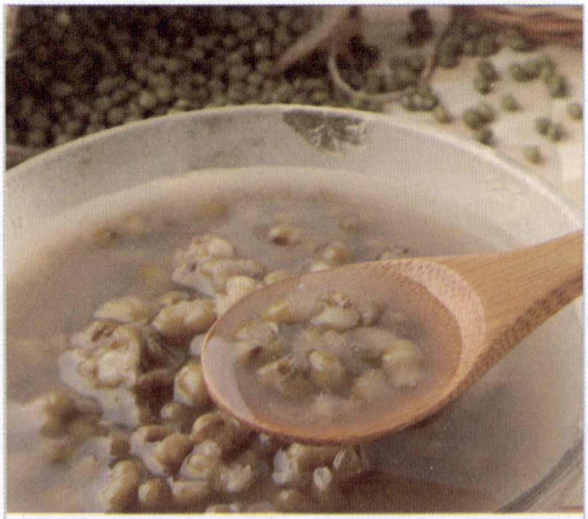

◎休息时可以喝点绿豆汤，有补心安神、消暑解渴的作用。

锻炼出汗后怎样正确补充水分

锻炼要消耗体力，就免不了要出汗，特别是在热天或温度较高的室内锻炼，汗出得就更多些，人会感到十分口渴。有些青年人在锻炼以后，虽然口渴，但不能马上大量饮水。因为：

第一，锻炼时大量血液流入肌肉，胃肠道的血管处于收缩状态，血液供应暂时减少。如果这时大量饮水，由于胃肠吸收能力减退，水分就会积聚在胃肠道，使人感到胃部胀满不适，并影响呼吸。

第二，锻炼完了后，心脏负担减轻，应该得到休息。刚锻炼完如果大量饮水，一部分水经胃肠道吸收后进入血液，使血液流量增加，这就加重了心脏的负担，不能使心脏好好休息。

出汗多时要带出一些盐分，如果喝很多水，而不加点盐，水分经胃肠道吸收后，一部分又很快变成汗排出体外，汗里又会带出一部分盐分，这样就会造成体内缺盐，不能使体内的盐分保持应有的浓度。由于人体自身的调节作用，为保持体内水分和盐分的应有比例，就要向外排出水分。这样，出汗就会更多，越出汗，人就会越渴，越想多喝，因此尽管喝下很多水，也并不解渴。所以，运动过后，可以适当喝点淡盐水。

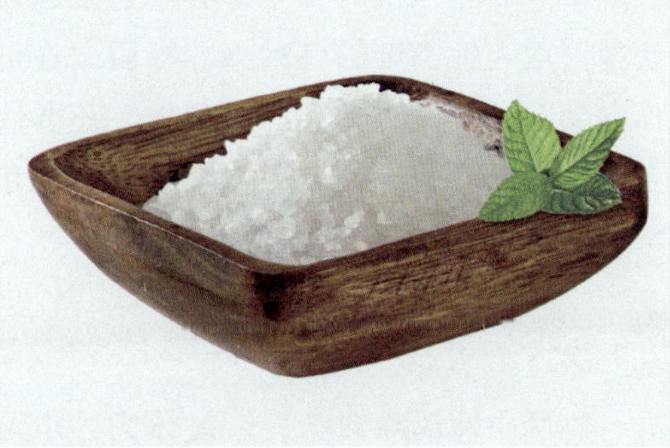

◎锻炼后可以喝点淡盐水，会使体内的盐分保持应有的浓度。

怎样快速消除锻炼后的疲劳

在运动锻炼中，一些中老年人常感到机体比较疲劳，而一些青年人在运动锻炼后，特别是长时间、大强度运动后，也感到机体十分疲劳。过度疲劳不利于提高机体的免疫力，为了使自己能够以充沛的精力投入到以后的运动锻炼中以达到提高免疫力的目的，锻炼后快些消除疲劳的方法有以下几种。

① 整理活动

整理活动是消除疲劳、促进体力恢复的一种良好方法。运动引起人体的生理变化并不随运动的停止而消失，人体通过整理活动，可更好地由紧张状态逐渐过渡到安静状态。整理活动一般有走或慢跑一段距离，做几节徒手体操，拍打上、下肢和腰背部等。

2 注意休息

锻炼后需要进行休息，以促进人体尽快恢复。良好的睡眠或静止休息，都有助于体力恢复；但也不要忽视积极性休息，如跳跳舞、下下棋等文娱活动。两种休息方法相结合，快些恢复体力的效果最好。

3 补充营养

由于锻炼时消耗了大量的能量物质，所以锻炼后必须及时补充营养。这要通过饮食摄取人体需要的各种营养物质。在选择食品时，要注意食品的质和量，还要注意各种营养素的比例，以提高食品的利用率和生理价值。

4 进行按摩

要尽快地消除疲劳，恢复体力，也可采用按摩的手法。

效果较好的按摩手法：

（1）振动——这种手法主要用于大块肌肉，可以对肌肉中的神经末梢产生良好作用。按摩时肌肉要放松，用手指抓住肌肉进行有节奏的振动，操作时不应有疼痛感。

（2）揉捏——拇指同其他四指成钳形，捏住肌肉轻微上提，向前作旋转揉动，手指和手掌同时用力，柔和地挤压，但不应有很痛的感觉，这种手法多用于四肢和臀部肌肉。

（3）按压——用手掌和掌根按压在被按摩的部位上，停留5～10秒钟，然后揉按一下，可再按压。注意按压时用力要缓和，不要有突然动作。这种手法多用于身体的大腿、背部、腰部、腕关节与踝关节。

（4）拍打——用半握空手或全手掌正、侧面轻轻拍打按摩完的部位。可由轻—重—轻的顺序拍打，最后用手沿向心方向轻轻舒摸一下皮肤，可以使人有舒展感。

按摩时的注意事项：

（1）锻炼有疲劳感时，肌肉出现酸胀，可采用上述手法。而且，还可以互相按摩或自我按摩。

（2）根据运动项目，可着重对锻炼中负荷最大的部位进行按摩，每个部位按摩10～15分钟。如需要按摩的部位较多，每个部位的时间可减为3～5分钟。

（3）有高烧、炎症、皮肤病者，不能按摩。

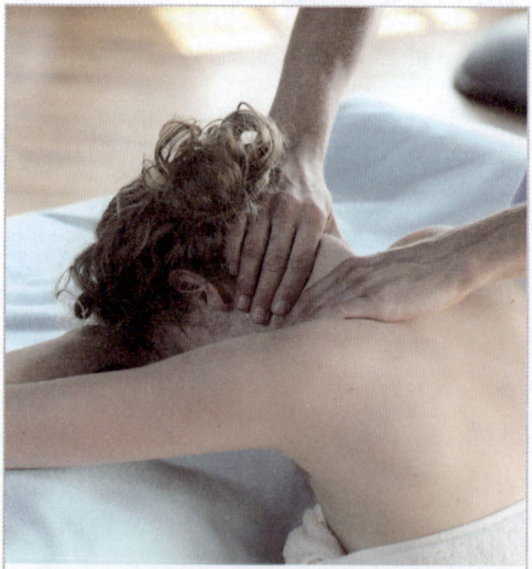

◎消除疲劳可以采用力量较轻的揉和揉捏手法，结合牵拉、叩打等，都可以获得满意的效果。

中老年人怎样消除工作的疲劳

人们可以通过一些活动来消除凝聚在颈部、背部、腰部的疲劳物质，以提高工作效率，消除工作的疲劳感。

以下动作可收到良好的效果，可以消除工作中的疲劳，促进血液循环，使心情舒畅，还可增强三角肌、二头肌、胸部肌肉。

活动步骤：

（1）坐在椅子上，把双手手心朝上平放在桌面下，用双手的手平面用力往上抬桌子，并静止6秒钟。反复做5～10次。

（2）侧靠桌子，用一只手的外侧斜按在桌子上，并把全身重量都移到这只手上。注意挺胸，然后换手。反复做5～10次。

（3）背靠桌子，双手反撑在桌子上，呈倒俯卧撑（腰不要弯曲）姿势，并变换手的方向。反复做5～10次。

运动中怎样尽量避免腰部损伤

相当一部分腰痛是由于患者在体育运动中产生腰部损伤而引起的。体育运动中腰部损伤的主要原因有：自我保护观念不强，运动前准备活动不充分，运动中防护措施不力，腰部活动不当。其中自我保护观念不强是最主要的原因，有些人往往因此而后悔莫及。

选择合适的服装和鞋子，选择相应的护具以保护容易受伤的部位。从踝关节的护踝到肘关节的护肘，从举重时用的腰带到不起眼的健美裤……这些看似细小的运动护具，却能够在我们平时锻炼的过程中为肌肉和关节分担外来的压力和冲击。

为了更好地避免体育运动时腰部损伤，一般要求做到以下几个方面：

（1）加强自我保护的意识，切不可掉以轻心。

（2）在体育活动之前要有充分的准备活动。对于一些腰部负荷较大的体育专项，除了一般性准备活动外，还应有侧重地进行专门性准备活动。时间一般为20分钟，冬季和夏季可适当加减5分钟，以自身感觉发热、四肢关节灵活、腰部已充分活动为度。

（3）在体育活动中，应合理安排腰部运动负荷量，中间有一定时间的间歇，以免腰部过度疲劳。运动量应循序渐增，多进行增强力量的伸展性锻炼。腰部紧张情况下的负重锻炼一般以加强静力锻炼为主。

（4）注意运动姿势，特别是进行举重等项目时，尤应注意腰部的活动姿势；必要时，可利用宽腰带等措施加强防护。

中老年人怎样跑步才能健身

生命在于运动，最完美的运动就是跑步。但若跑得不当，非但无益，还将适得其反，特别是中老年人由于生理机能等方面的减退，跑步时一定要做不计速度的轻松愉快的慢跑，绝不能做速度快、强度大的冲刺跑或跳跃运动。

轻松愉快的慢跑对老年人身体的保健最为有益。这种跑被赋予了特定的名称——健身跑。

健身跑的保健作用在于使心肺功能得以增强，氧的摄取和血流量得到改善。但这一切的前提，在于运动量的适当。当运动时感到浑身发热、微微出汗和结束后感到轻松、愉快，食欲、睡眠比以前好，这说明运动量适度。如果运动中感到头昏、胸闷、心悸、气促，运动后食欲减退、睡眠不好、明显疲劳，则说明运动量过大。因此，中老年人最好根据自己的身体状况调整运动量。

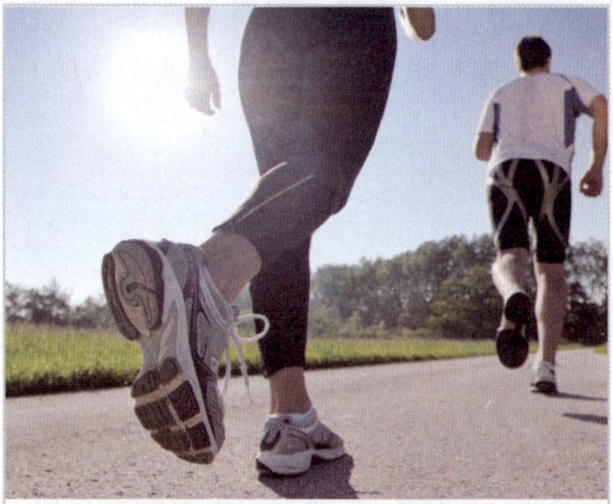

◎中老年人由于生理机能减退，最好是做轻松的慢跑。

中老年人自我保健按摩的方法

自我保健按摩是一种自我强身法。操作简便，效果良好，又不需要他人照料。现简要介绍如下。

❶ 头面部

（1）动齿。牙齿似咀嚼状，上下叩齿，左右磨动。做30～40次。

（2）运舌。口唇轻闭，舌体在口腔内、外卷伸运动。做30余次。

（3）擦脸。两手掌在脸颊部上下作“洗脸”动作式的来回摩擦，不用毛巾，不用水。做20余次。

（4）梳头。手指（除拇指）微微弯曲呈爪状，从前额沿头顶直至脑后梳刮头皮，或直接用木梳反复梳刮头皮。做20～30次。

（5）点迎香穴。在鼻翼两旁点压“迎香穴”，每次同时揉压3～5秒。做5～10次。

（6）揉太阳穴。两拇指掌面分别按揉太阳穴。做5～10次。

（7）理眉。两手中指掌面分别自眉间开始，向外沿着眉弓反复理抹。做5～10次。

② 胸腹部

（1）擦胸。用手指掌面在前胸皮肤上下顺序摩擦。做30～40次。

（2）揉腹。右手掌放脐部，左手放右手背上，在腹部作顺时针方向揉压旋转30～40次。

（3）叩腰。取坐位，两手半握拳，以拳眼轻叩腰背、肾俞穴。做30～40次。

自然力锻炼

自然力锻炼，指利用自然界的条件——日光、空气、水等进行身体锻炼的一种方法。这种方法既简单易行，又可得到丰富的“廉价”营养。能提高身体对自然环境的适应能力；能增强对疾病的抵抗能力；能增强身体各系统的功能；能促进新陈代谢，有防病治病，延年益寿之功效。

① 水浴

水浴是指利用水的温度、机械作用和化学成分锻炼身体的一种方法。水温的变化能提高神经系统的调节功能；水的波动、冲击对皮肤能起按摩作用；水中的矿物质对人体更有特殊的作用。水浴一般可分冷水浴、热水浴、冷热水交替浴、海水浴、矿泉水浴、盆浴、淋浴、游泳、擦身等。

冷水浴能提高中枢神经系统的紧张性，使其兴奋和强壮；能促进身体的新陈代谢，增强身体的抵抗能力。冷水浴分冷水擦身，冷水冲头，冷水泡脚，冷水淋浴，冷水盆浴和冬泳等。进行冷水浴锻炼时应注意：

（1）水温及锻炼时间长短应因人而异。但最长不宜超过15分钟。

（2）应注意根据冷水浴后的自我感觉，调整锻炼时间和强度。

（3）锻炼中，如出现寒战或起鸡皮疙瘩时，应立即用干毛巾按摩，或活动四肢，或中止锻炼。

（4）冷水浴后，应用干毛巾擦摩皮肤，直至发红为止。

冷热水交替浴是利用水的温度变化锻炼身体的一种手段。冷水有兴奋、散热的作用，浴后，体表血管扩张，体温散失较快。热水有镇静、保温的作用，浴后，不

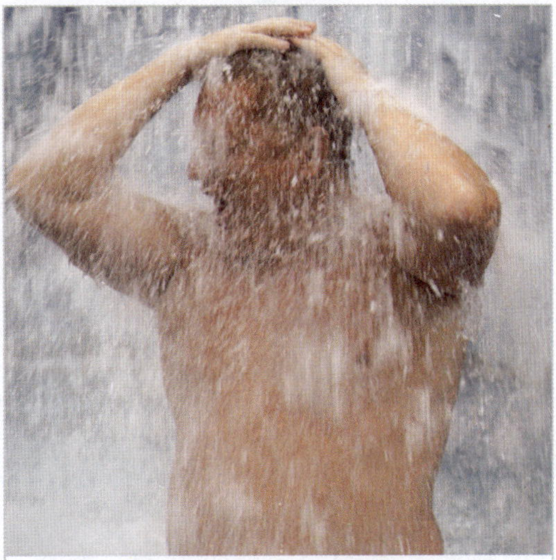

◎自然力锻炼应注意：进行空气浴和冷水浴时，如感觉寒冷，应立即停止锻炼，以免引起感冒。

仅能起保暖作用，还可使神经和心血管系统得到良好的休息，但水温不宜超过40℃，以免兴奋和疲劳。做法：先进行冷水浴（擦身、淋浴、盆浴、冬泳），后用热水擦身或冲洗，可各做1次，也可交替做2～3次。

❷ 日光浴

日光浴是利用阳光中的紫外线有杀菌，促进体内维生素D的合成，保证钙、磷的正常代谢，提高中枢神经系统紧张程度，活跃身体各器官机能的作用及红外线能提高体温、促进新陈代谢的作用来锻炼身体的一种方法。锻炼时，可采用全裸日光浴或局部裸露日光浴。一天中进行日光浴最适宜的时间，应根据季节、地区的不同情况选择，一般在上午9～11时、下午4～6时为宜。

锻炼时应注意：

（1）不宜在日光过分强烈、气温过高时进行；

（2）不宜在空腹或饭后、过度疲劳时进行；

（3）患有皮炎、发热、出血、贫血、失眠等患者，不宜进行日光浴；

（4）日光浴时，应戴帽子和茶色眼镜，以保护头部和眼睛；

（5）日光浴后，最好在荫凉处休息15分钟后，再进行淋浴或擦身。

❸ 空气浴

空气浴是利用空气中温度、流动度（风力）、湿度的变化和电离作用锻炼身体的一种方法。主要指利用凉、冷空气沐浴裸露身体的方法。这种方法一般可结合肢体运动或日光浴、森林浴进行。根据气温可分为冷空气浴（6～14℃）、凉空气浴（15～20℃）、中等温度空气浴（21～25℃）、暖空气浴（26～30℃）、热空气浴（30℃以上）。

锻炼时应注意：

（1）初练者，应从暖空气浴开始。

（2）服装可从穿单薄衣服逐步过渡到穿短袖衣衫，裸露的部分尽可能多些。

（3）锻炼的时间，可由10多分钟逐步过渡到30分钟以上。

❹ 森林浴

利用森林中空气湿度大、噪声小、尘土少、氧气丰富、负氧离子多和芳香植物散发香气的特点，是锻炼身体的一种好方法。

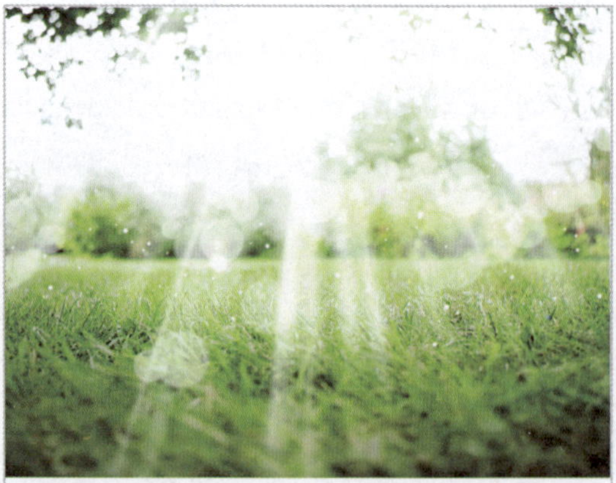

◎自然力锻炼可以增强人体适应自然环境的能力，并增强身体的抵抗力。

保健功法

养生在我国古代又称“摄生”。所谓“摄”，即有保养之意。老子在《道德经》中就有“善摄生者”的论述。养生的理论和方法也叫做“养生术”，或曰“养生之道”也。

保健功法是以健身、祛病为目的的一类功法，类似体操。多以躯干、肢体的左、右、前、后各方位的活动，使身体得到全面充分的活动与锻炼。如头部向左右前后的转动，上肢的屈伸及向前、向左、向侧举起，肩的上下前后的转动，腰的前后左右转动，下肢的踢、摆、屈伸、蹲起、跳跃等动作。但这不同于体操，它的特点是：动作简单，多重复；以意带动，内外合一；动作轻柔，缓慢；注意与吐纳、呼吸配合，忌气粗、气促。

① 易筋经

由我国古代养生术中的导引法与吐纳法演变发展而成。动作简单，强调用意不用力，多用暗劲，有“内壮”、“外强”之功效。其历史悠久，流派繁多。目前流行的易筋经有两类：一类以上肢动作，使暗劲为主；另一类的运动遍及全身。常见的动作名称为：

（1）韦驮献杵。两掌相合，或侧举，或上举呼吸。

（2）摘星换斗。单臂上举、下按。

（3）出爪亮翅。两掌前推，然后收至腰部。

（4）倒拽九牛尾。弓箭步，一手握拳前举，一手握拳后拉如拽牛尾。

（5）三盘落地。两腿下蹲，两足用力抓地；然后反掌托起，直体。

（6）胥龙探爪。单臂前探，弯腰，掌绕过膝后，握拳收回腰间。

（7）卧虎扑食。弓步，两手扶地，腰平头昂，胸前探，呼吸调匀。

② 五禽戏

相传为东汉名医华佗所创，模拟虎、熊、鹿、猿、鹤的姿态和动作，用以养身祛病的导引术。由于历史久远，流派繁多，内容亦不尽相同。但都要求形神兼备，动静相兼，刚柔并济，以意引气，以气养神。每次练习应力求出汗，以促进新陈代谢，活血化淤。

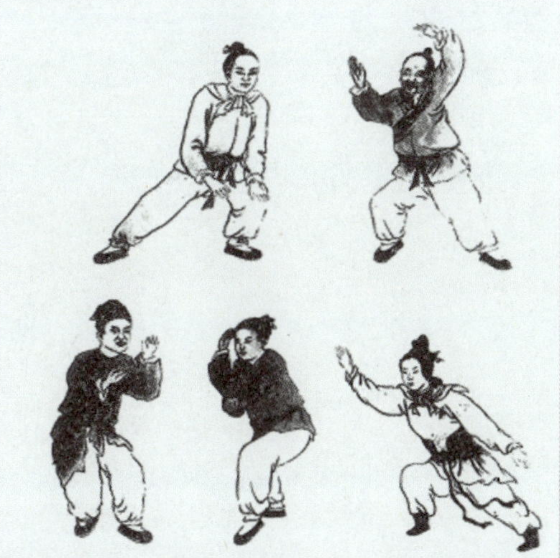

◎五禽戏是可以达到舒展筋骨、畅通经脉目的的一种健身方法。

③ 八段锦

自宋代始即有记载的一种传统健身法。是我国古代的一套优秀的传统保健功法，其同祖国传统养生治病理念密切结合，内炼精气神，外练筋骨皮。整套动作柔和缓慢，圆活连贯；有松有紧，动静相兼。流传至今约有八百年的历史。本功功法比较简单，易学易练，效果显著，适合于老、中、青各类人士的锻炼。八段锦，流传广泛，风格各异，有文八段、武八段、站八段、坐八段、南八段、北八段之分。最常见的歌诀有：两手擎天理三焦，左右开弓似射雕，调理脾胃单举手，五劳七伤往后瞧；摇头摆尾去心火，背后七颠百病消，攒拳怒目增气力，两手攀足固肾腰。每句歌诀既说明了动作姿势与要求，又指明了健身防病的作用。

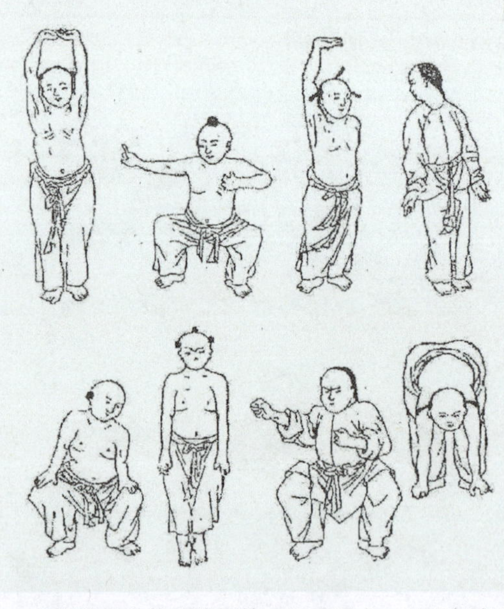

◎八段锦的坐势练法恬静，运动量小，适于起床前或睡觉前穿内衣锻炼。

④ 冷谦的八段锦

元末明初百岁老寿星冷谦创编的“八段锦”。全套共分八节，其顺序为：

（1）闭目冥心坐，盘腿坐叩齿；

（2）鸣天鼓；

（3）撼天柱；向左右摆转头部；

（4）赤龙搅水津；

（5）搓手热；

（6）背摩后精门；

（7）左右辘轳转，低头，轮流抬高左、右肩；

（8）攀足频。伸直两腿，平坐，用手摸足心。

⑤ 八式健身功

以导引和吐纳相结合，由八式相连而成。其升降开合顺序与人体经络运行规律自然配合。其特点为：动静相兼，刚柔相济，简单易学。练习时，取双腿并立，然后做八式：

（1）双龙出海（两臂前伸）；

（2）二虎潜藏（屈时回收）；

（3）直冲霄汉（合掌上举）；

（4）海底明堂（体前屈）；

（5）怀中抱月（托掌伸腰）；

（6）仰举苍天（托掌上举）；

（7）三盘落地（全蹲前平举）；

（8）顺手牵羊（翻掌还原）。

八式相连，不重复，不停顿，一气呵成，为一遍。每次可连续做9～36遍。由广东邓锦涛传授。

老年人参加体育锻炼的效能

老年人参加体育锻炼的效能可分为生物效能和社会效能两大方面。

从生物效能方面考虑，老年人由于其机体发生了一系列改变，故表现出生理和心理的衰老。通过体育锻炼，可以延缓这种变化过程，推迟衰老，延年益寿。

长期坚持体育锻炼，会使老年人的心肌纤维逐渐粗大并强壮有力，改善心血管循环系统的功能，预防或推迟常见的心血管疾病的发生。

对呼吸系统来说，经常运动，可使呼吸肌强壮有力，呼吸变成深而慢型——呼吸加深，次数减少。

对消化系统来说，可使食欲、胃肠蠕动、消化液的分泌都增强，加速食物的消化吸收。运动还可治疗胃肠神经官能症、胃下垂、便秘等。由于运动时人的整个机体的血液循环加速，新陈代谢旺盛，从而改善肝、胰的功能。运动对神经系统的作用更明显。

运动时各部分肌肉有规律而协调地收缩，各种刺激传达到大脑，大脑又发出各种动作的指令，因此对神经系统是一个很好的锻炼，使其反应敏捷、准确，动作迅速，不易疲劳，而且能使机体保持良好的防御机能。运动还能改善肾脏的血液供应，提高肾脏排除代谢废物的能力，以及提高对水分和其他对身体有用物质的吸收能力。

运动损伤的预防和处理

① 运动损伤的预防

运动损伤，不仅损害人体健康，影响工作和学习，而且容易造成不良的心理反应，妨碍体育锻炼的积极性。因此，应该尽量避免运动损伤。避免运动损伤要注意以下几点。

（1）要注意检查运动场地和器材。要检查运动场地是否有来往的机动车，是否在高楼旁等，以便采取安全措施，防止机动车撞人或高楼坠物伤人。另外，要检查运动器材，有无破损，安装是否牢固等。自制或就地取材的体育器材更要认真检查它的牢固性。

（2）认真作好准备活动。准备活动

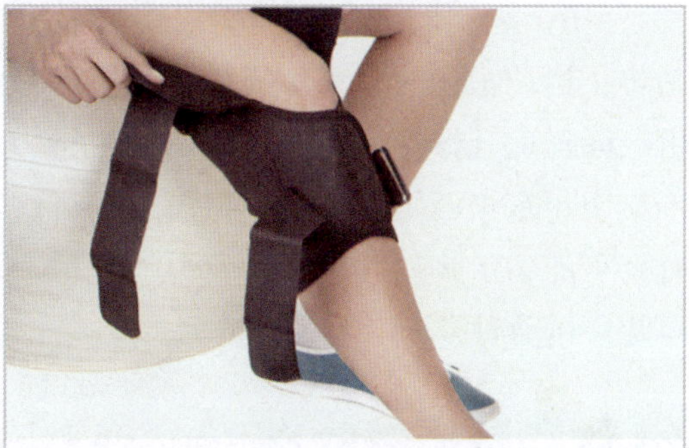

◎认真做好准备活动，对可能发生运动损伤的环节和易伤部位，要及时做好预防措施。

分一般性和专门性两种。一般性准备活动包括走、跑、跳、徒手操等。可由慢走过渡到慢跑，跑400～600米。跑完后进行由头颈、躯干、臂、手、腿，一直到脚的徒手操。跑时要自然放松，徒手操要细致柔和。专门性准备活动根据锻炼项目来选择。如练习哑铃时，应多做上肢、腰、背活动；如练习跳跃，应多做腹前活动，两腿屈伸等。如果不作准备活动或准备活动不充分，就不能发挥神经系统和内脏器官的功能，肌肉的温度、力量、弹性、伸展性达不到运动的要求，因而不能很好地克服机体的惰性，不能使身体协调一致，容易发生运动损伤。

（3）正确掌握动作要领。错误的动作，因为违反身体结构规律、生理机能特点、运动力学原理，容易造成运动损伤。因此，要正确掌握动作要领，严格按照动作的技术要求锻炼。

（4）运动量要合适。运动量太小，达不到锻炼目的；运动量太大，容易使身体局部负担过重，造成运动损伤。因此，运动量要合适，运动后既要有一定的疲劳感，又不要负担过重。

（5）运动时要集中精力。专心运动是防止运动损伤的重要环节。一心不可二用，同样适合体育运动。如果运动时精力不集中，东张西望，或心不在焉，练哑铃时有可能砸了脚，练单杠时有可能坠地。因此，运动时，一定要集中精力。

2 运动损伤的处理

中老年人在进行体育锻炼时，偶有不慎或运动不当可能会出现一些损伤，遇到这种情况，不要惊慌，应根据伤病情况及时救护处理。以下介绍几种运动损伤的处理：

（1）骨折。中老年人不慎跌倒易发生骨折，尤以闭合性骨折、骨裂较多见。骨折有时难以即时诊断，其明显的症状是局部疼痛、肿胀、畸形、压痛和阵痛等。老年人发生骨折后应立即送医院治疗，并临时用夹板固定患肢，做好搬运，避免处理不当加重损伤。在运动时，要掌握好身体重心，同时要注意运动场地的选择，以防滑倒或绊倒。

（2）挫伤。这是身体某部位受到钝器的撞击而引起的损伤，出现疼痛、红肿现象，如果皮下出血，皮肤上可见到青紫色的淤血斑。

挫伤后，应在伤处立即冷敷或用自来水冲洗片刻，再用绷带包扎，以减轻疼痛和出血。一天以后，可以用理疗、按摩等方式促使皮下淤血吸收，消除肿胀。如伤处较重，可以内服和补敷一些治疗跌打损

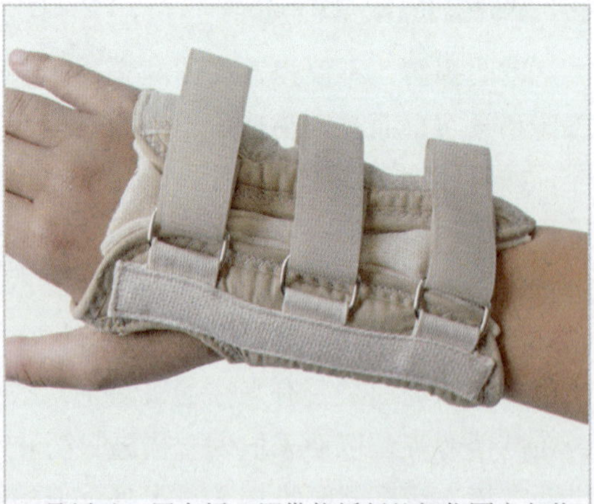

◎骨折时，用夹板、绷带将折断的部位固定包扎起来，使伤部不再活动，称为临时固定。

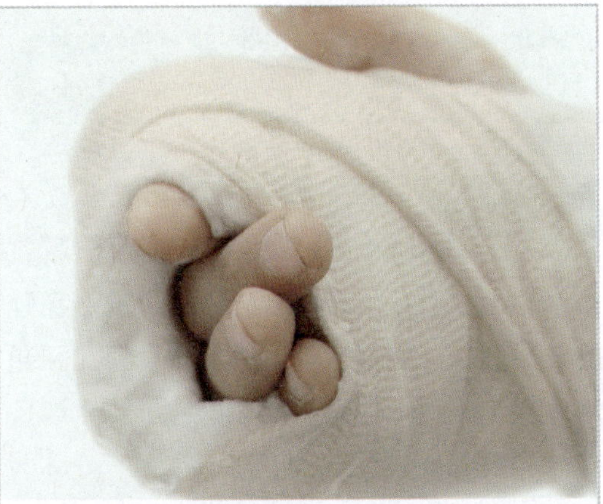
◎绷带包扎可固定敷料和夹板，也有保护伤口、压迫止血和支持伤肢的作用。

伤、止痛消炎之类药物。如腹、胸等部位受到挫伤，内脏器官受到损伤应及时到医院诊治。

（3）抽筋。“抽筋”这是人们的一种俗称，实际是肌肉痉挛，抽筋时，局部肌肉紧缩成一个“疙瘩”，疼痛难忍。引起抽筋的原因主要是运动前准备活动不充分，或用力太猛，或遇到寒冷的刺激，或大量出汗体内盐分损失过多，或过于劳累。解除抽筋的方法是，把抽筋的肢体尽量舒展，使肌肉适当拉长，再配合局部的按摩，慢慢即可消除。老年人应特别注意在运动时做好准备活动，寒冷季节要适当注意肢体保暖，在疲劳和饥饿时不要进行长时间的活动。

（4）腹痛。中老年人在长跑时，有时出现腹痛，其主要原因是胃肠痉挛引起的。一般表现为胀痛，严重时为阵发性绞痛。运动前吃得过饱、喝得过多（特别是冷饮）、空腹锻炼、腹部着凉或吃了不易消化食物等都可能引起腹痛，另外，运动时呼吸节奏紊乱，冷空气刺激，使运动时肝脾淤血，也可引起腹痛。

运动中出现腹痛时，要停止运动，增加呼吸，手指可以按压痛处，这样能减轻腹痛症状。如疼痛不消，要及时分析原因，有时可能是腹部慢性疾病引起，就应去医院诊治。为了防止腹痛，一般不要在饭后马上大运动量活动，可以缓慢散散步，1～2小时以后再进行较大运动量的锻炼。运动前要注意做好准备活动，运动中注意呼吸的节奏，不要用嘴吸气，也不要在运动中间大量饮水（特别清凉饮料），避免胃肠骤然受到冷的刺激引起痉挛。

中老年体育运动受“老”制约，任何时候都不可忽视，要从自己的实际出发，以练为主，在普及的基础上，进行表演赛。但要有老年人比赛的规则、场地、器材和注意事项，并要有全面的医务监督，绝不可不顾中老年生理、心理特点，轻率地进行，搞“最大限度地发挥运动能力”的拼搏。拼搏会引起中老年人情绪上的过多激动，血液循环、呼吸、内分泌等急速改变，这些都可能诱发事故。

要注意合理安排锻炼的间隔时间，做到劳逸结合、动静相适。运动时精神百倍，运动后体力又能得到很快恢复。对于一般中老人来讲，每周锻炼3～4次，隔日1次为宜。经常锻炼，并能适应的中老年人，每日1次为好。

在体育锻炼前，最好请医生较全面地检查一下自己的身体，做到充分了解自己，然后选择合适的锻炼方法。在锻炼中要善于自我体察，防止不良反应，并定期体检，调整锻炼方法，提高锻炼效果。

睡前怎样锻炼才有助于入睡

锻炼时不要思考问题，还要注意锻炼时间不宜长，一定要在睡前20分钟锻炼完。下面介绍几种适于睡前锻炼的项目和方法。

❶ 散步10分钟左右

散步时，不再想任何工作上、生活上的问题，散步后再用一大盆热水泡脚5～10分钟，使更多的血液流向下肢，大脑皮层的兴奋性逐渐降低，易于入睡。

❷ 做自我按摩

上床后先用双手轻轻按摩面部，再用左右手分别按摩右臂和左臂，用双手摩擦胸部和腹部，最后按摩脚心，10分钟左右，就会出现倦意和睡意，取得较快入眠的效果。

❸ 慢跑

以近乎步行的速度慢跑几百米，在睡前20分钟左右结束。跑完休息一会儿，再用热水泡泡脚，有助于入睡。

❹ 打1～2遍太极拳

打拳时全神贯注，心平气和，有利于减轻大脑皮层的兴奋，容易转入抑制状态。

❺ 练气功

最好做放松功。上床后向右侧睡，思想放松，跟随呼吸升降，集中注意在呼吸上，一般做十几分钟即可较快地入睡。这是一种自我引导入睡的练功方法，效果很好。

怎样做床上运动

中医研究院胡斌同志介绍的床上运动，简便易行，不受锻炼场地和气候条件的限制，随时可做。全套共分8式，练时可根据个人身体与病情，选2～3式练习，循序渐进。运动前宽衣松带，解除大小便，最好喝杯温开水。

❶ 静坐

平坐床上，两腿伸直，两手放在膝盖上，两眼前看，注视1～1.7米远的一个目标，精神内守，静坐5～10分钟。

❷ 全身的抚摩

静坐结束后，将全身由上到下、由左到右轻抚摩一遍，给末梢神经一种良性刺激。

❸ 搬足运动

两手从膝盖上轻轻抬起，由下后方往前上方左右各画一圈，手往前伸，上身前弯，两手搬足心涌泉穴处，为1次。如此10次。动作要缓慢均匀，不要暴力，呼吸要自然。可防治腰背痛。

❹ 固肾运动

两手从膝盖上向后拉至胯关节处，沿前腋窝线上行，于头上两手十字交叉，手心向上，两脚蹬直，从上往下落，上身前屈，手到足尖，为1次。如此10次。可固精健肾，防止遗精。

❺ 侧身平衡运动

左侧平卧，两腿伸直，右腿放在左腿上，用左上肢支撑上身抬起，右上肢手放髋上，左手用力使下身抬起，全身重点在左上肢及左手部，下在左足。身体挺直，不要有弯，左右各3次。可锻炼上肢筋骨。

❻ 蹬足运动

仰卧床上用两手支持上身起坐，而后两足用力，全身呈弓形离床，只有两手两足着床，抬起左下肢，用脚后跟往左上方蹬，左右轮换各5次。可使下肢轻捷，全身轻灵。

久坐时怎样锻炼

办公室内的职员，经常久坐工作，头处于前屈位，颈部血管轻度屈曲或受压，以致流向脑部的血流受到限制，造成大脑的氧和营养供应不足，易引起头昏、乏力、失眠、记忆力减退等症状。

下面这套体操，能够帮助长时间坐飞机、火车及坐办公室工作的人促进血液循环，振奋精神，防止衰老，并可以克服高血压。

❶ 准备动作

开始做操以前，可以先做以下准备动作，使血液畅通，肌肉松弛，做操时不致扭伤：

（1）坐在椅子上，两小腿向椅内蜷曲，两脚尖着地，两脚跟抬高。然后，左腿抬起，尽量远伸，脚跟向前伸，脚尖向后勾。回复原位，放松。换右腿重作。再用两腿一起做。全部动作共做4次。

（2）坐在椅子上，两脚平行，脚尖指向前方。左腿向胸前抬起，两手紧抱小

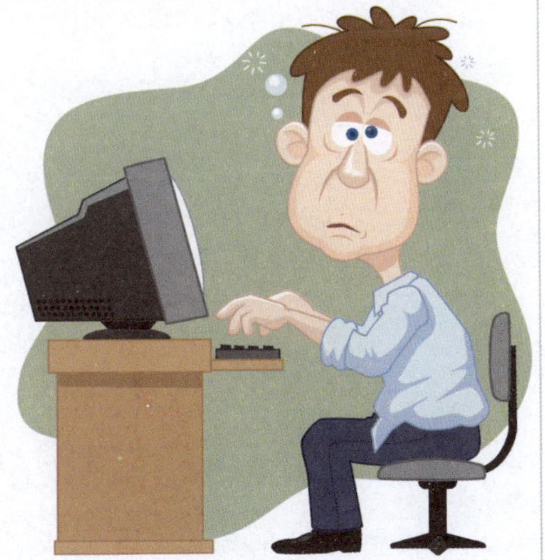

◎伏案久坐，使患心脏病和肺部疾病的机会增多。

腿，往怀里拉。回复原位。换右腿重做。然后抬起双腿，双手环抱两小腿，往怀里拉。回复原位。起身，到臀部与座位刚刚离开为止，同时两脚尖上翘。回复原位，放松。

全部动作做5次。

2 加速血液循环

（1）坐在椅子上，两臂在身体两侧自然下垂。右臂向左上方弯曲，同时左膝抬向右肘。回复原位。左臂向右上方弯曲，同时右膝抬向左肘。重复全部动作15次。

（2）坐在椅子上，两脚尖着地，两脚跟尽量向右，两手也放在右侧。抬起脚跟向左摆动，同时两臂也向左摆动。重复30次。

3 腹、背运动

（1）坐在椅子上，两手自然平放在大腿上，把腹部尽量吸进，但要能进行正常呼吸，不要憋气。上身前倾，脚尖抬高，脚跟着地。脚尖放平，腹肌放松，上身立起。重复30次。

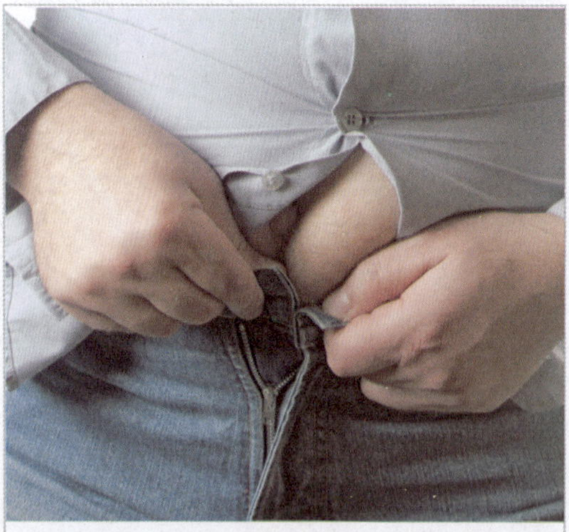

◎久坐使腹部肌肉松弛，腹腔血液供应减少，从而引起食欲不振、腹胀、便秘等。

（2）坐在椅子上，身体放松，双肩自然下垂，上身向前，向下，紧拉腰部肌肉。坚持7秒钟。然后挺直背部，放松7秒钟。重复做8次。

4 肩、臂运动

（1）坐在椅子上，肩部放松。右肩向前移动，然后左肩向前移动。做时肩部不要用力。复原，放松。双手互相紧握，向前向上举起双臂，越过头顶时掌心向上翘，两手轻轻上推，然后两臂继续向后移动。重复做8次。

（2）坐在椅子上，肩膀慢慢地、有节奏地做画圈动作，两肩一起向前，一起向后。各做15次。

5 脚、腿、踝骨运动

（1）坐在椅子上，两脚跟着地，两脚尖跷起，双脚做画大圈动作，向左、右两个方向各做15次。

（2）身体坐在椅子上，双肘放在两膝上，上身前曲，将全身重量压在膝盖上。接着，脚跟尽量抬高。然后，直起上身，放平脚跟，抬起脚尖。这套动作可重复做30次。

6 手、腕运动

坐着，双手握拳，手心向下。把手翻转，手心向上，手指伸开。复原。重复15次。

跳舞有益健康

跳舞能促进全身的血液循环，使身体各器官及各部位肌肉得到充分的滋养，加快新陈代谢。实践证明，在紧张的劳动之余或晚餐后安排适当的时间跳舞，可以减少消化不良、肥胖、痔疮、高血压和动脉硬化等病症的发生。跳舞能够促进大脑更好地休息，有益于夜间睡眠。某些代谢性疾病患者通过跳舞可以得到防治，如跳舞可使糖尿病患者的血糖降低。

跳舞不是单一的运动，它总是伴随着音乐，是运动糅于音乐的一种综合活动。优美的轻音乐使人感到心旷神怡、悠然自得，不但使你的精神愉快、增加食欲、恢复体力、消除疲劳、有助睡眠，而且还能治疗许多疾病（如精神抑郁症等），并有明显的降低血压及减轻或治愈临床症状的作用。科学家研究证明，优美、健康的音乐能使人的大脑皮层出现新的兴奋灶，振奋精神；悦耳的旋律和节拍，能促使大脑发育，引起胸部肌肉弛张，加大肺活量。当你随着悠扬动听的音乐舞蹈时，身体已分泌了一些有益于健康的激素，可调节血流量，兴奋神经细胞，并能使胃的蠕动有规律。

户外锻炼的环境和气候选择

锻炼时如出现热衰竭以后，必须马上休息，最好是找一个阴凉的地方，把双脚抬高，头部稍微放低，立即补充水分和电解质以及流质的东西。

体育锻炼时，人的呼吸次数增加，吸入的空气数量增多。如果人们经常在没有污染、空气新鲜、氧气充足的环境中锻炼，就可延缓大脑皮层神经细胞的老化，有益于心、肺等内脏器官的运动，推迟衰老的进程。

相反，空气污染会使人吸入更多的有害物质。一般地说，许多人喜欢早晨运动，早晨的空气最新鲜。最好是黎明即起，日出后到室外林木繁茂、空气清新的地方锻炼。繁华的街道上，空气污染比较严重，在这种场所跑步锻炼既不卫生，又不安全。在工厂、住宅区锻炼，要选择宽敞、通风、周围绿化比较好的环境。

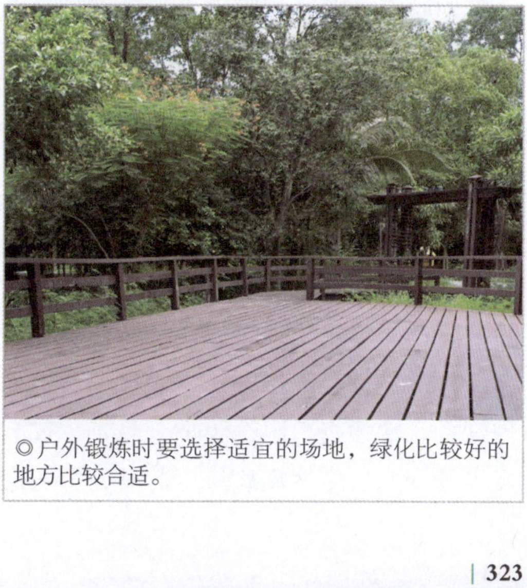

◎户外锻炼时要选择适宜的场地，绿化比较好的地方比较合适。

晨练"七不宜"

中老年人坚持晨练对防病健身、延缓衰老有重要意义。为从晨练中取得更多好处，应注意以下"七不宜"。

❶ 不宜晨练前不喝水

晨练前喝200～300毫升水，或在温开水中加入1汤匙蜂蜜改善口味，又增加了血液中糖量，还避免了晨练中诱发以上疾病和发生低血糖症的可能性。

❷ 不宜起床后立即晨练

晨起时人体各脏器功能尚处于较低水平，难以适应变化了的外界环境，须有一个逐步调整的过程，以利生理功能活跃起来。中老人起床后可休息短时间，做些准备活动，然后再进行晨练。

❸ 不宜在黎明前晨练

须待日出后植物的光合作用开始，氧气逐渐施放，空气新鲜度方能逐渐增高，故世界各国的运动医学专家大多主张晨练的最佳时间是日出后。

❹ 不宜在雾天晨练

据化验证实，雾中的有毒有害物质包括：酸、碱、苯、胺、酚以及病原性微生物等。当晨练时，呼吸增快，容易吸入较多的废气废物，因而在雾天锻炼中易诱发气管炎、咽喉炎、眼结膜炎、鼻炎、鼻窦炎以及变态反应性疾病等。此外，雾天湿度大，气体不易交换，汗不易蒸发，以致人体多有不适感，故应避开雾天晨练。

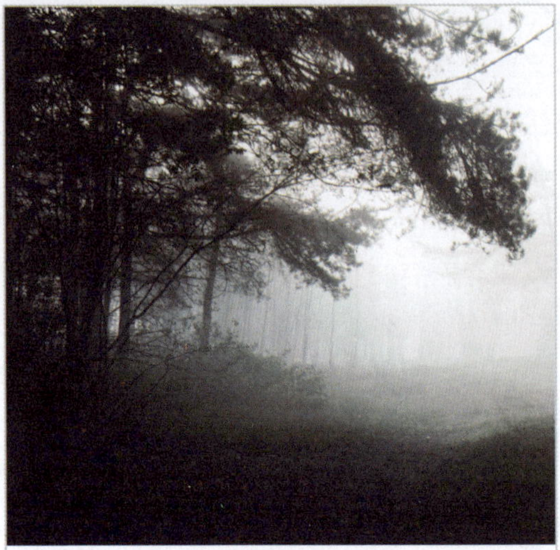

◎雾中含有毒有害物质包括：酸、碱、苯、胺、酚及病原性微生物等。

❺ 不宜在大汗淋漓时洗冷水浴

晨练后马上洗冷水浴，则机体受冷水刺激，可导致毛细血管突然收缩，身体抵抗力降低，易发生感冒、气管炎、肺炎等疾病。

❻ 不宜贪吃冷饮

贪吃大量冷饮，易引起胃肠收缩、痉挛，发生腹痛、腹泻、呕吐等急性胃肠炎等胃肠道疾病。

❼ 不宜立即进食

运动后不经过适当休息，立即吃饭，易患消化不良等胃肠疾病。

心血管病患者的运动方案

中等量的体力活动对心血管有保护作用，但锻炼应采取循序渐进的方式。如果操之过急，超出自己的适应能力，可能会加重心脏负担。

❶ 散步

散步一般在清晨或傍晚进行。散步的地点应在室外，选择空气清新、环境优美的区域，并且划定行走的路线，选定路程的长度、休息的适当位置，以便掌握活动量和指标。一般情况下，患有心血管疾病的老年人应根据自身病情及体质来确定散步时间，但最短不应少于15分钟，最长不宜超过1小时，一般以20～30分钟为宜。

心血管病人，在散步前、散步完毕即刻、散步完毕后3分钟、散步完毕后5分钟，各测脉搏1次，并作记录，作为研究运动量时的参考数据。

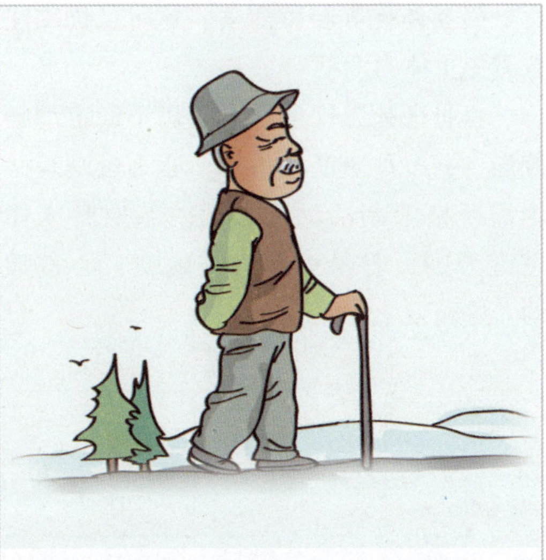

◎散步要选择适当的路程长度和休息的位置，要根据自己的身体状况选择合适的时间。

❷ 爬坡步行

爬坡步行是在带有坡度的地段（如山地）上定量步行的一种体育疗法。通过逐渐增加登高坡度来锻炼心脏，有效地增加心肌的储备力，改善血管的舒张功能。这种运动对老年人的心血管系统具有良好的保护作用，同时对减肥健美也有很好的作用。

爬坡步行应选在室外公园或附近的小山、高地进行，其运动量取决于步行距离、步行速度、坡度大小、上坡次数以及中间休息次数和休息时间长短等。试举例如下：

第一条路线：往返2000米，其中有两段短的坡路，各长100米，坡度5～10度，其余为平路。先用20～25分钟步行1000米，休息8～10分钟，再用同样的时间按原路返回。

第二条路线：平路往返3000米，在1500米处有30～50米高的小山一座，坡度30度。先用16～18分钟走完1000米平路，休息5分钟后继续用7～8分钟走完500米平路，休息3分钟，然后用20～30分钟爬山，中间可适当休息，上山后休息5～10分钟，然后按同样的时间原路返回。

冠心病病人运动的注意事项

如果掌握冠心病及其运动的规律，鼓励病人进行适当的运动，可以使营养心肌的血管增加侧支循环，而改善缺血状态。运动可以增强心肌的收缩力量，使心肌具有更强的代偿能力，心搏量增加，心率减慢，耗氧量反而减少。运动还可以使血液中的胆固醇含量降低，从而防止动脉粥样硬化。反之，过于苛刻地限制冠心病病人的体力活动，往往增加病人的精神负担，由此引起的心脏负荷常常超过体力活动的影响。

因此，我们提倡冠心病病人进行积极而适量的运动。怎样才是适量呢？通常根据心率的变化及运动后的主观感觉来估算运动量，各年龄组运动后的极限心率和适宜心率可参考图表。

冠心病病人参加运动时，既要选择适当的运动量，还要有适当的运动方式。如果病情稳定，病龄在3年以上，可做散步、快速步行、慢跑、做操、打太极拳、练气功、骑自行车等运动。在心肌梗死恢复期，国内多主张发病后6～8周下床活动；但是，如果病情稳定，无心力衰竭、心律失常及休克等并发症时，可以在3～4周后下床活动。一般先在床上做些简单的医疗体操，然后在床上坐位自理生活；2～3天后，如仍无不适，可到床边椅子上坐位活动，接着在室内适应性散步；5～7天后，如仍无不良的异常反应，可选择步行、简易体操等轻微活动。这时，仍须注意避免重体力活动。

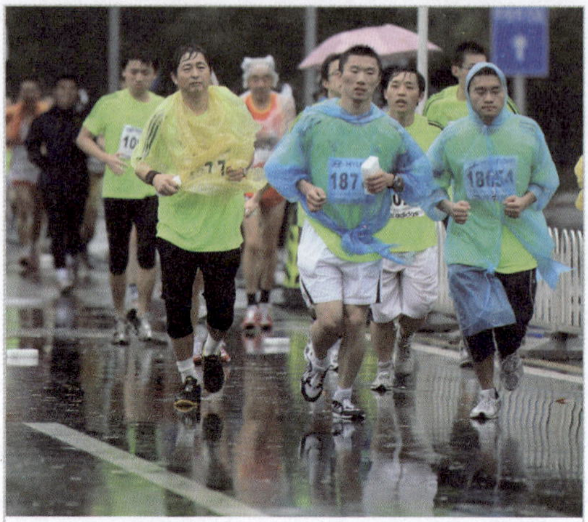

◎运动要循序渐进，持之以恒。冠心病病人不宜从事剧烈的运动。

心肌梗死急性期，冠心病不稳定型心绞痛，并发严重心律失常、心力衰竭等，均需严格限制活动，必要时绝对卧床休息，否则，容易引起心脏破裂、心室颤动，进而发生猝死。

年龄组（岁）	55	60	65	70
极限活动心率（次/分钟）	150	140	135	130
体育运动适宜心率（次/分钟）	116	112	108	104

慢性腰腿痛患者的体育疗法

运动方式以医疗体操为主，同时可选用悬垂运动太极拳和八段锦等。

医疗体操应包括活动腰、髋关节，增加腰、臀部肌肉力量以及矫正性的动作等。一套操8～12节，每天练习1遍。

悬垂运动是用两手攀悬在单杠、肋木、树枝上，身体凌空，腰部放松，或两手攀悬时足尖刚能支地。悬垂时，做腰、臀部各方向的活动，特别是注意多做腰部后伸的动作。一次练习5～10分钟。这个动作对治疗职业性腰部劳损效果好。如弯腰工作两小时，可做悬垂运动两三分钟。

自我推拿，两手空握拳，捶击和擦动腰、臀等处，由上而下数遍，每次3～5分钟，可在医疗体操之前进行。

腰部牵引，用束胸带束住胸部后悬起身体，以身体自身重量作牵引，每次牵引20～30分钟，每日或隔日1次。

太极拳、八段锦，对腰部的锻炼有特殊的作用，练拳时应注意动作以腰为轴，步法虚实分清，每次练拳的活动量以身体发热、微微出汗为宜。

高血压病患者的体育锻炼

大量事实证明，适当的体育活动对高血压的防治是很有益的，现将几种适宜于高血压患者的体育运动介绍如下。

① 慢跑或长跑

慢跑和长跑的运动量比散步大，它适用于轻症患者。高血压患者慢跑时的最高心率可达120～136次，血压开始平稳下降，脉搏平稳，消化功能增强，症状减轻。跑步时间可由少逐渐增多，以15～30分钟为宜，速度要慢，不要快跑。长期坚持，对防治高血压非常有益。患有高血压、冠心病不宜长跑，以免发生意外。

② 太极拳

太极拳对防治高血压有显著作用，适用于各期高血压患者。据北京地区调查，长期练习太极拳的50～89岁老人，其日平均血压值为134.1/80毫米汞柱，明显低于同年龄组的普通老人（154.5/82.7毫米汞柱）。高血压者打太极拳有三大好处。第一，太极拳动作柔和，全身肌肉放松能使血管放松，促使血压下降；第二，打太极拳时用意念引导动作，思想集中，心境宁静，有助于消除精神紧张因素对人体的刺激，有利血压下降；第三，太极拳包含着平衡性与协调性的动作，有助于改善高血压患者动作的平衡性和协调性。太极拳种类繁多，有繁有简，可根据个人状况自己选择。

哮喘病人怎样锻炼

哮喘病人的体育疗法可用七节操，每节操可使胸膜慢慢收缩和放松，每节连做5次左右，每做完一节应休息5分钟。

第一节：仰着躺在床上或长沙发上，头下垫着一个枕头，双臂稍稍弯曲，将两手放在腰带处，吸气收缩腹部，然后呼气放松胸部。

第二节：患者上身慢慢抬起，同时收缩腹部，做深呼吸。

第三节：半卧，头部垫着枕头，先向左边侧身躺着，一只胳膊弯曲，而另一只稍带弯曲的胳膊放在床上。作同样的腹部收缩和深呼吸。然后再朝右边侧身躺着，重复上述动作。

第四节：全侧卧，一只手臂放在枕头下边，而另一只手在上面呈半弯曲状，做腹部收缩，与此同时，依次收缩颈部、肩部、双臂和前臂肌肉。

第五节：双腿分开，双手用力按住膝盖，提肩吸气，然后收缩腹部肌肉，接着再放松，呼气和落肩。

第六节：上身伏在桌子上，手臂交叉地放在桌上的枕头上，把头枕在手臂上，收腹吸气，随后放松呼气。

第七节：身体躺在椅子靠背上，背成弓形，头低下，两腿稍稍地分开，向上抬肩，先收缩胸部吸气，然后放松呼气。

长骨刺后怎样锻炼

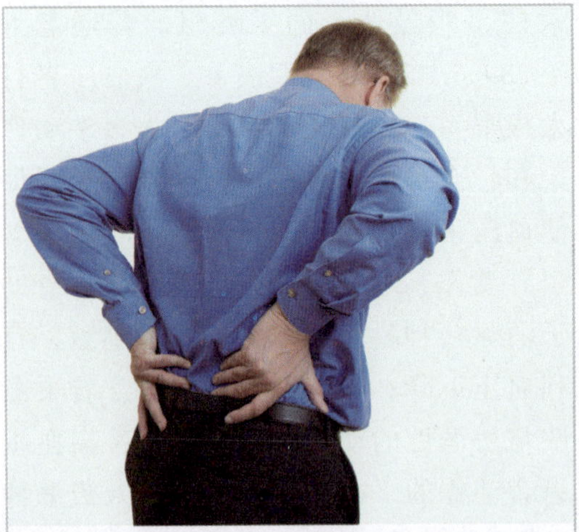

◎长了骨刺以后，一般都会引起下腰部酸痛，有时还会引起放射性神经痛，如坐骨神经痛等。

治疗骨刺最为有效而且简便易行的方法，是采用体育疗法。实践证明，许多由骨质增生而引起腰酸腿痛的病人，经过长期坚持体育锻炼，效果都十分显著。因为通过体育锻炼，可以活血通络、强壮肌肉的力量和韧带的弹性。

长骨刺以后，应该选择那些柔和、缓慢，并能使腰、腿的肌肉和韧带得到活动的体育项目。如打太极拳、做各种伸展肢体和提高柔软性的器械体操、做各种转动躯干的徒手体操（转腰、体前屈、体后屈及缓慢的踢腿等）。

颈椎病病人运动的方法

骨质增生是老年人的一种常见病，颈椎病又是最常见的一种骨质增生症。一般认为在高于50岁的男性、高于60岁的女性中，90%以上的人患有颈椎骨质增生。而经常参加运动的人，患颈椎病却很少。颈椎病病人如果能持之以恒地锻炼身体，可以延缓颈椎病的发展，减轻临床症状。然而，颈椎病病人如何运动呢？

颈椎病病人的运动目的在于扩大颈部活动范围、增强关节生理机能、增强颈部肌肉力量，因此，各种医疗体育项目中，凡涉及头颈部运动的动作，均可适当选用。

有人倡导“穴位”自我按摩，这也是一种很好的运动方式。取合谷、少海、肩井、风池等穴位，按压后出现酸、麻或胀的效应时为得气，1～2个月为一疗程。

每天做数次颈前后屈、侧屈、旋转等运动，对颈椎病也是十分有益的。

老年肥胖者运动的注意事项

青年肥胖者的运动是不适合老年人的，肥胖的老年人多有冠心病、高血压、形体肥胖、行动笨拙，加之胖人运动减肥心切，因而由于运动过量而酿下悲剧的老年人不少。

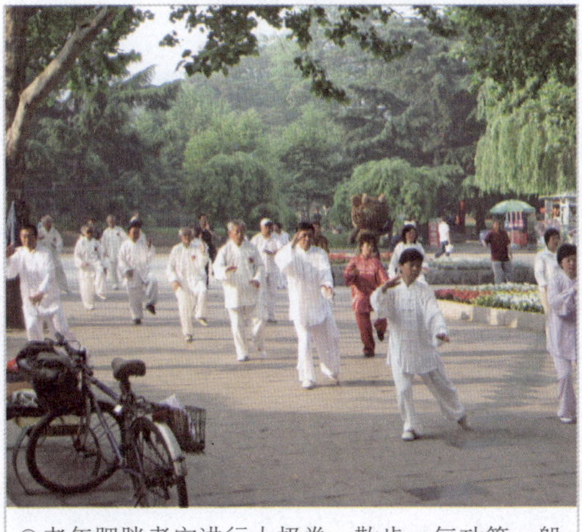

◎老年肥胖者宜进行太极拳、散步、气功等一般轻量的运动。

据此，我们认为肥胖的老年人运动时需要注意下列事项：

（1）运动前后注意定期检查身体，对于患有冠心病的老年肥胖者，尤其注意心电图的对比观察。

（2）一般不要一个人单独运动，最好有人陪同，或有熟悉健康状况的运动伙伴。

随身带有“急救保健盒”或备有急救药品及健康记录卡片，以备紧急情况时迅速了解病情，能及时用药。

（3）宜采取太极拳、散步、气功等一般轻量的运动。同时注意运动后的心率不超过极限心率的80%，反之，应考虑停止运动。

偏瘫病人怎样锻炼

偏瘫期如果尚具可以活动的健康肢体，病人就要用健康肢体带动偏瘫的肢体进行主动运动练习，这是加快偏瘫肢体康复的最有效方法。完全瘫痪的肢体失去主动运动的能力，应在疾病的恢复期就开始积极的功能锻炼，主要应做各关节的被动功能活动（屈伸、旋转、摆动等），同时可用推、拿、按、摩、揉、捏等手法活动肢体。当患者可以扶杖行走时，应在有人照顾的情况下做步行训练，还可做力所能及的保健体操，以求全身各部都能适当地活动。

下面介绍两种医疗体操供病人锻炼。

1 目的是训练患者能坐起和站立

（1）仰卧位，足踝和足趾屈伸练习（重点是练勾脚，即足背屈）。髋、膝关节屈伸练习，手指和手臂屈伸练习（重点是手臂上举过头顶至枕骨）。

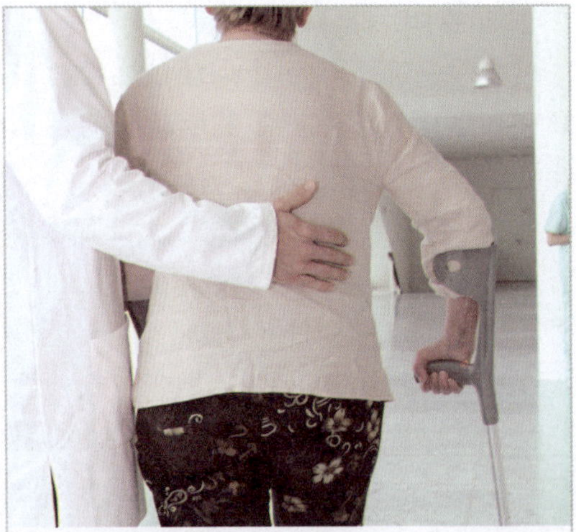

◎注意安全，患者进行练习时要有旁人在场扶助或保护。

（2）坐起练习，最初由旁人扶助，以后逐渐过渡到自己坐起。

（3）坐在椅上，双脚在地上做踏步动作。

（4）从坐位转为立位（扶物站起）。

（5）扶住床头或椅背站立片刻。

（6）靠床边独自站立。

（7）徒手站立。

2 目的是训练患者能恢复步行和手指的活动能力

步伐锻炼：

（1）在旁人扶持下，身体向左右摆动，使两腿轮流负重。

（2）在扶持下踏步。

（3）在扶持下向侧方步行。

（4）扶学行车步行。

（5）拄手杖步行。

（6）独自步行。

手指训练：

（1）用按摩和被动运动消除手指的屈位挛缩。

（2）手指作屈伸开合等练习。

（3）利用各种小器械，如握力器，训练手指伸展和分开。

（4）利用打绳结、解纽扣、打算盘、写字、叠纸等方法可以训练手的细致功能。

中风患者怎样利用日常生活进行功能锻炼

中风患者经常做日常生活锻炼，有助于患肢功能的康复，对日后的生活很有利。当然，患者日常生活锻炼必须是在家属的密切协助下进行。常见的锻炼方法有：

（1）锻炼洗漱动作，先用健手洗脸、刷牙，以后逐渐训练患手洗脸、洗澡、刷牙，健手给予适当的辅助。

（2）生活能自理后，可以训练患者做一些简单的家务劳动，如开门窗、扫地、叠被、洗碗、室外晒被、种花、上街购物。与此同时可进行职业训练。

（3）可让患者步行，或乘坐交通工具，或利用轮椅活动，促使其重返社会。

能让双腿年轻起来的小运动

人体主要运动的支撑点和着力点都来源于双腿。因此养护好双腿对防老抗衰是多么的重要。下面介绍几种小运动让你的腿年轻起来。

扭膝：两足平行靠拢，屈膝微向下蹲，双手放在膝盖上，顺时针扭动数10次，然后再逆时针扭动。此法能疏通血脉，治下肢乏力、膝关节疼痛等症。

揉腿肚：以两手掌紧扶小腿，旋转揉动，每次揉动20～30次，两腿交换揉动6次。此法可以疏通血脉、加强腿的力量，防止腿脚酸痛和乏力。

甩腿：手扶树或扶墙先向前甩动小腿，使脚尖向前向上翘起，然后向后甩动，将脚尖用力向后，脚面绷直，腿亦伸直，两条腿轮换甩动，每次甩80～100下为宜。可防半身不遂、下肢萎缩、小腿抽筋等症。

蹬腿：晚上入睡前，可平躺在床上，双手紧抱后脑勺，由缓到急进行蹬腿运动，每次可达3分钟，然后再换另一条腿，反复8次。这样可使腿部血液畅通，尽快入眠。

搓脚：将两手掌搓热，然后搓两脚各100次。经常搓脚，可滋肾水、降虚火、舒肝明目等作用，还可防治高血压、眩晕、足部萎缩酸疼、麻木水肿等，对身体健康很有好处。

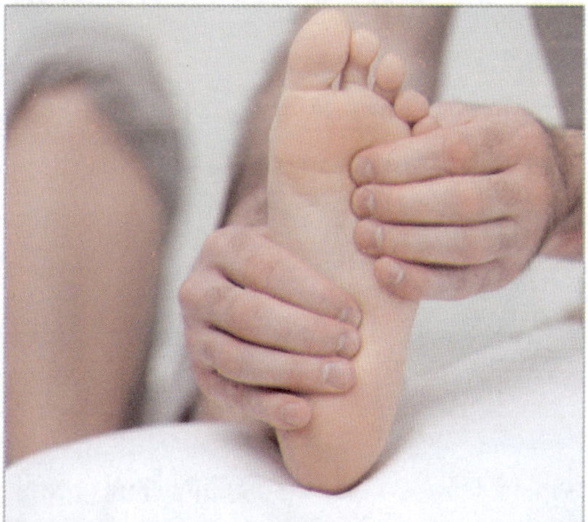

◎经常搓脚，有滋肾水、降虚火、舒肝明目等作用。

八卦掌，让老年疾病远离你

八卦掌又称游身八卦掌、八卦连环掌，是一种以掌法变换和行步走转为主的内家武功拳术，柔中有刚。由于它运动时纵横交错，分为四正四隅八个方位，与“周易”八卦图中的卦象相似，故名八卦掌。

有些八卦掌老拳谱常以卦理解释拳理，以八个卦位代表基本八掌。八卦掌是一种以掌法变换和行步走转为主的拳术。它将武功与导引吐纳溶为一体，内外兼修。不仅有强身健体之功用，而且能够锻炼攻防搏击的技能。

大多数老年人由于缺乏锻炼，常疾病缠身，如头晕失眠、血脂升高、腰酸腿疼等，从而使衰老加速。八卦掌是我国古代流传下来的保健武术，若每天锻炼20～30分钟，则可疏通经络，调和气血，保持人体阴阳平衡之功，可防治低血压、偏头痛、失眠、闪腰、腰腿疼、肥胖症等常见疾病。

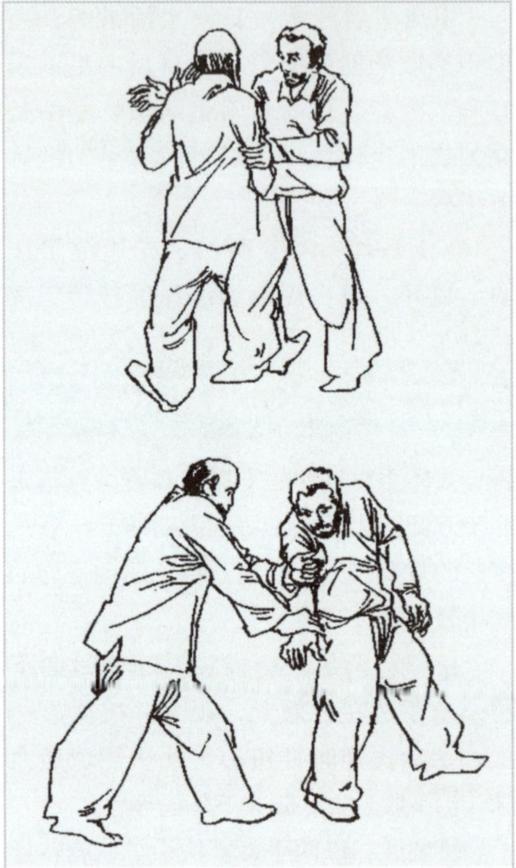

◎八卦掌要求空胸拔顶，下塌腰，拗胯，掰膝，双足抓地，加强了肌肉组织的锻炼。

初练时，可在地上画一个直径约一米的圆圈，人站立于圈外边缘，脊椎伸直，腰部自然下沉，如向右（左），先跨出左（右）脚，在距右（左）脚尖前10～20厘米处落脚，接着跨出右（左）脚。行走时双手可垂于身体两侧或背向身后，不可低头弯腰，双膝可自然屈曲，但速度切勿过快，以双脚交叉或八字形朝向外侧。如此行走数分钟或一定圈数后换方向。初练习惯后，即可正式走圈。设想地面有一个一米左右的圆圈，走圈时双臂向两侧自然伸直。待向左、右方向各走完10～20圈后，换“八卦掌”之法，即抬起双臂，一掌在上，高度不超过头顶，但横向可超出面部，一掌位于上腹部，双掌心皆向外（即身体的左右侧）。走10～20圈后，同时换手换方向。当“平伸”和“八卦掌”手姿感到累后，可采用自然下垂或背向身后的方法进行练习。

床上一分钟，保健变轻松

老年人在早晨苏醒后不必立即起床，因为人在夜间睡眠时，身体各系统处于半休眠状态：血压下降、心率减慢、尿量减少、代谢率减低、呼吸变慢等。醒来后，各系统需要从半休眠状态逐渐转变为工作状态。

正确的晨起方法应该是：清醒后不忙起床，先静躺5分钟，同时做10次深呼吸，然后缓慢坐起，伸3~5次懒腰，下床后喝一杯温开水，待身体恢复正常状态后，再进行晨练或其他活动。

（1）手指梳头一分钟：用双手手指由前额至后脑勺，依次梳理，增强头部的血液循环，增加脑部血流量，可防脑部血管疾病，且使发黑又有光泽。

（2）轻揉耳轮一分钟：用双手轻揉左右耳轮至发热舒适，因耳朵布满全身的穴位，这样做可使经络疏通，尤其对耳鸣、目眩、健忘等症，有防治之功效。

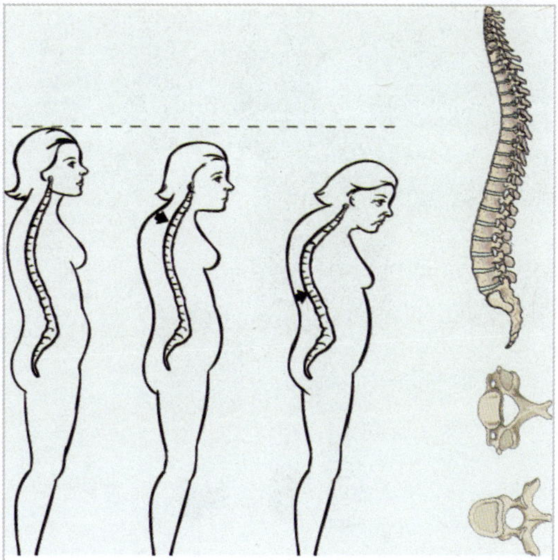

◎在床上轻轻翻身，可以活动脊柱大关节和腰部肌肉。

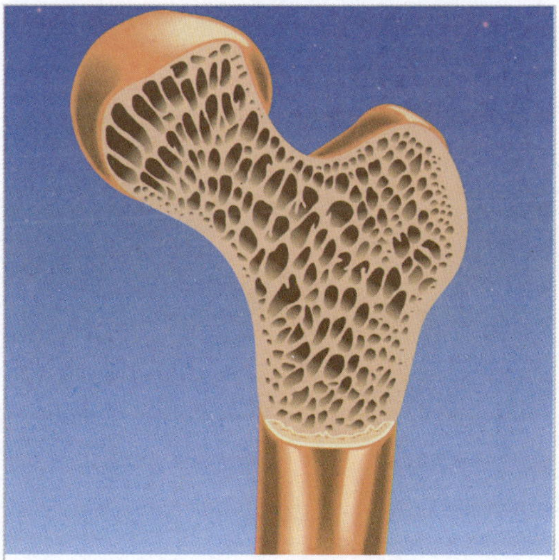

◎骨质疏松的老年人应避免突然改变体位而发生骨折。

（3）转动眼睛一分钟：眼球可顺时针和逆时针运转，能锻炼眼肌，提神醒目。

（4）拇指揉鼻一分钟：轻叩牙齿和卷舌，可使牙根和牙龈活血并健齿。卷舌可使舌活动自如，且增加其灵敏度。

（5）伸屈四肢一分钟：通过伸屈运动，使血液迅速回流到全身，供给心脑系统足够的氧和血，可防急慢性心、脑血管疾病，增强四肢大小关节的灵活性。

（6）轻摩肚脐一分钟：用双手掌心交替轻摩肚脐，因肚脐上下是神厥、关元、气海、丹田、中脘等各穴位所在位置，尤其是神厥能预防和治疗中风。轻摩也有提神补气之功效。

老年人最适合安步当车

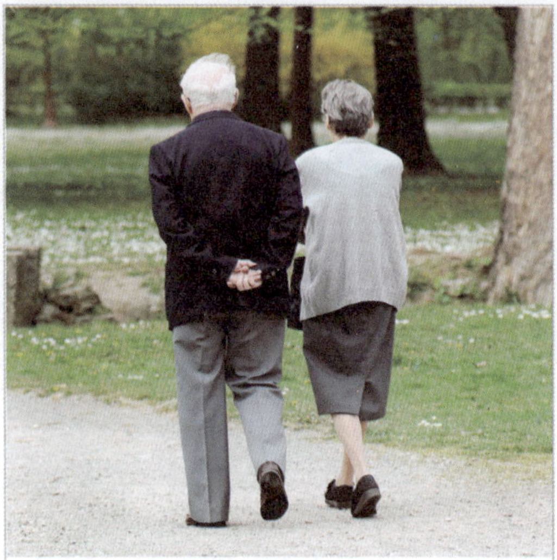

◎背着手走路不能充分活动身体各部位，也不利于身体放松，因此不能达到最好的运动效果。

研究发现，适当散步能够起到延年益寿的作用，而且相对于比较剧烈的其他运动而言，散步这种比较舒缓的运动非常适合老年人。

但一定要注意避免发生随意走走停停地溜达，这不能算是散步。因为运动量过小，达不到有氧代谢，就起不到运动的效果，就如同做家务不能算做锻炼一样。健康的老年人，可按“3、5、7”原则散步，就是每天走3000米，30分钟内完成，一周走5次，心率控制在(170–年龄)/分钟内。比如一位65岁的老人，用170减去65，那他散步的心率应保持在105次为宜，最高也不过在125次/分钟范围内。运动时出点汗，呼吸顺畅，就达到了锻炼效果。

（1）有轻微老年痴呆症、神经疾病患者适合反臂背向散步法，即行走时把两手的手背放在两侧后腰部，缓步倒走50步，然后再向前走100步。这样一倒一前反复走5～10次。

（2）患有肩周炎、上下肢关节炎、慢性气管炎、轻度肺气肿等疾病的老年人可进行摆臂散步法，就是走路时两臂前后做较大幅度的摆动。每分钟行走60～90步为宜。

（3）肠胃功能紊乱、消化不良等胃肠疾病的老人可用摩腹散步法健身，即步行时两手旋转按摩腹部，每分钟30～50步，每走一步按摩一周，正转和反转交替进行，每次散步时间3～5分钟。

散步健身不是一朝一夕的事情，但只要常年坚持，效果自然明显。建议老年人可以在晨起或每日晚餐半小时以后去散步，从缓步前行中享受运动的快乐，还可以强身健体。

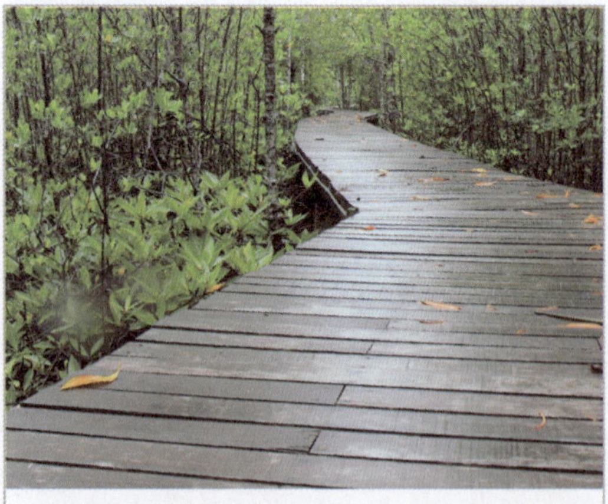

◎人体在运动时，需氧量高。空气清新，草木茂盛的地方含氧量高，对全身有益。

第六章

健康生活方式

● 健康的生活方式主要包括健康的生活习惯、科学的身体防护和保健养生等。生活方式决定生活质量，生活质量决定健康。

从点滴做起养成良好的生活习惯

在日常生活中有些事情虽然不大，却能反映出一个人的卫生习惯、文化修养和精神文明程度。

忽视这些小事，不但有损自身的形象，而且可能传染上疾病，因此，生活中的小事也不容忽视。

养成良好的生活习惯，必须从点滴做起。例如，下面一些生活小事就应该加以注意：

❶ 不和别人共用梳子

梳子能传染头癣。头癣也叫秃疮、癞痢头。医学上根据病原菌的不同，分为黄癣、白癣、黑癣3种，分别是由黄癣菌、铁锈色小孢子菌、紫色癣菌等致病真菌引起的。这些真菌能通过梳头沾到梳子上，健康人用了这种梳子，梳子上的真菌接触到健康人的皮肤，就会在毛囊里生长繁殖，损坏毛发和周围组织，使毛发脱落，结疮痂，奇痒难忍，因此，梳子不宜混用。

❷ 水杯盖不要扣着放

水杯盖扣着放比较稳当，但容易使盖子里面沾灰尘、细菌、病毒和其他脏东西。如果再把这样的杯盖盖到水杯上，水杯中的水就会受到污染，传染疾病。因此，水杯盖要仰着放。

另外，壶盖、锅盖、盆盖、缸盖等都要仰着放。

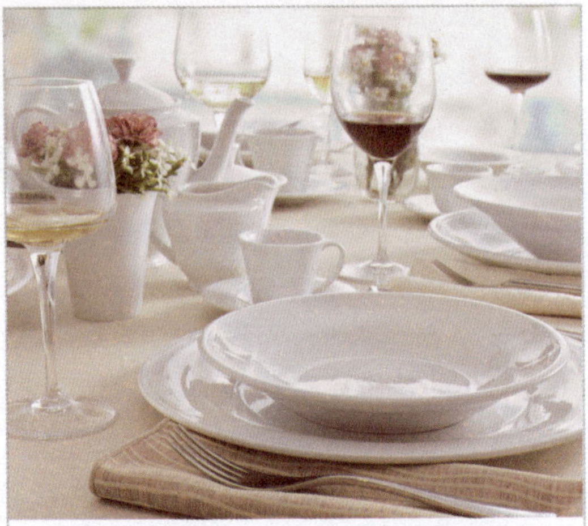

◎碗筷不要用抹布擦，抹布不可能每天消毒，上面的灰尘及污染的细菌，就会沾到碗筷上。

❸ 不要用饭盒盖托饭盒

饭盒的外面，经常会受到人手和其他物品的污染，可能沾有细菌、病毒等。如果用饭盒盖（内面向上）托饭盒，饭盒盖的内面接触饭盒底时，就会沾上细菌和病菌。若不清洗不消毒，又把饭盒盖盖在饭盒上，就会污染饭菜，使人生病。

❹ 暖瓶塞要常清洗和消毒

暖瓶塞每天被手触摸多次，容易被细菌或其他脏东西污染，如果不慎把暖瓶塞掉到地上，就更不卫生了。不卫生的暖瓶塞，容易污染瓶中的水，使人喝了生病。因此，最好每天用清水洗一洗暖瓶塞，并定期用漂白粉液消毒。

中老年人怎样在日常生活中改善体形

不良的体形可能引起脊柱生理性曲线消失，肌肉张力不平衡，肌肉容易疲劳。不良体形还可能加速骨关节的退行性变化，如颈、腰椎骨质增生，出现一系列慢性疼痛症状。所以老年人的体形健美也是很重要的。

①在拾举重物时改善体形

在举起物体的时候，你下背部的肌肉需要帮助。帮助的办法是：在弯腰用手去接触脚趾或拾取物体的时候，一定要弯曲膝部。膝部弯曲，可使脚部和腿的肌肉分担“举起”的工作。

在从地板上捡取物体的时候弯曲双膝，除了能预防下背部肌肉可能的紧张，避免下背部疼痛以外，还可以改善你臀部和大腿的体形，使你的动作姿态美观。

②在从卧姿坐起来时改善体形

从卧姿坐起来时，绝不可同时把双腿向上一举然后向下一挥而坐起来。这种动作，会迫使你的背部弯曲成拱形，而使背部下方最狭部分的韧带和肌肉紧张，并扩张腹部的肌肉，对于你的身体害多益少。

从仰卧的姿态起来的时候，先应该以一个圆活的动作举起你的头部、颈部和肩部，使用两肘支持身体。起来的时候，把你的体重转到一侧的肘部，支持你坐起来。

③在从椅子上起来时改善体形

从椅子上起来的时候，要把一只脚放在另一只脚后方几厘米的地方，从腰部起略向前倾，只用后脚把身体向上推，前脚保持平衡。起来的时候，脊椎骨要保持正直，臀部要向上收缩。

④在坐下时改善体形

不要用你的臀部来就椅子，这种坐法不但很不雅观，同时对于你的体形也毫无补益。事实上，你的这种坐法是在加宽你的臀部。

坐下去的正确姿势是：站在椅子（或床铺、沙发）边沿，把一脚放在另一脚后面，然后把臀部向下“收缩”，上体从腰部起略向前倾，轻轻坐下。每一次取正确的姿势坐下去，你都是在使大腿和臀部的肌肉变得结实些。

如果你想证明哪一种坐下去的姿态对于你大腿部的肌肉最有利，可在你用正确和错误的方法时，各用手握住你的大腿试试。

⑤在坐的时候改善体形

坐的时候两腿不要交叉，因为那样会阻碍你下面那条腿的血液循环，使脚踝和膝部胀大。

坐时要坐在两块臀肉上，坐姿端正，腰部向前收，肋骨向上提，颈项自

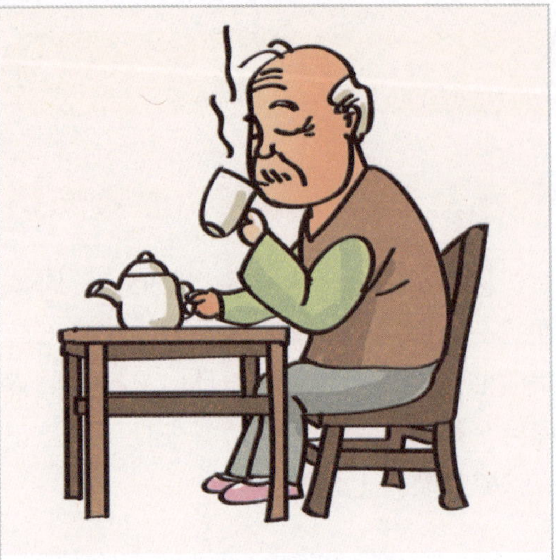

◎中老年人在坐着的时候两腿不要交叉，这也有助于改善体形。

肩部向上伸，肩部以下向后引，下颌和颈项成直角。你的躯干保持这个姿势，可以使腹部、胸部、背部和颈部的肌肉结实而不松弛。

当你坐在椅子上照相的时候，应把双膝移到一边，而把双脚移到另一边，外面这一只脚略放在前面。这样照出来的相片，可以使你的臀部和大腿看起来苗条些。

6 在上下楼梯时改善体形

中老年人注意在上下楼时，绝不应该突然使膝部僵直。因为那样会使身体猛动，将使大腿突出，臂部向后伸，腹部向前突，很不雅观。如果采取正确的姿势，脚步就不会上下跳动，不但姿势美观，而且也能改善你的体形，使你的大腿修长而结实。

上楼梯时，应把整只脚放在楼梯的踏板上，膝盖略弯曲，臀部向上收缩，胃部向内收，肋骨向上提，头部保持端正。应该感到好像胸部两边各挂住了一条线，像吊木头人似的，把你身体吊上去。

下楼梯时，身体姿势应和上楼梯时一样。但是在你下来时，脚趾应该略转向外方。感到好像有两条线挂住了你耳朵的上部，帮助你一步一步地下来。这样对改善体形也有帮助。

7 在站立和行走时改善体形

站立的姿势正确，可以使你的大腿、腹部、臀部、胸部、背部、肩部、颈部及颏下的肌肉结实而不松弛。完美的姿态还可以帮助你矫正驼背、弓腰、罗圈腿及弓腿（除非骨骼变形）等缺点。

当你在日常生活中站立和行走时，切记要提起肋骨，使它们离开腹部；腹部向内向上收，收在肋骨下；肩部向下向后收；颈头向上伸，好像要离开你的肩膀。两臂放松，膝盖略弯。

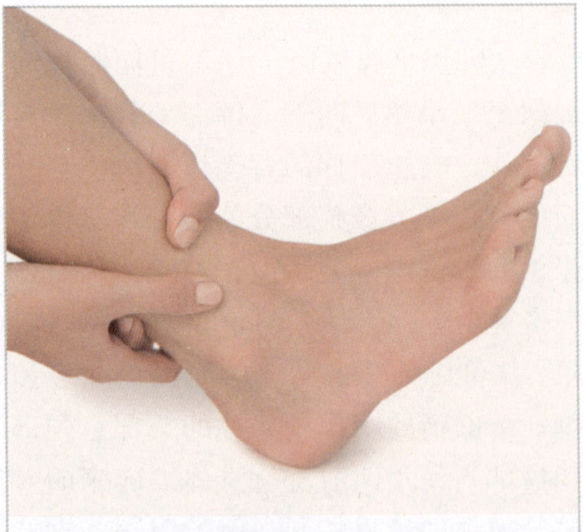

◎全身重量应由双脚支撑。脚部疲劳及疼痛通常是体重分布不当的征象。

老年人每年定期检查身体的必要性

老年人应定期体检，每半年至少做一次，并注意作好体检记录，保管好化验单。

常规性检验项目有条件的老年人最好每季度查一次，这样既能及早发现疾患，又能对自己已患疾病的治疗、病变、发展有所掌握。

早期发现及治疗疾病是保障老年人健康长寿的有力措施。然而，老年人患病时症状及体征可能不典型，常常不引起人们的重视。比如老年人患肺炎时可能不出现高热；患急性心肌梗死时可能为无痛型；癌症的早期，病人可无任何不适，如果没有详细的临床资料和及时的观察对比，这些对老年人威胁最大的疾病是不容易发现的。因此，每年定期为老年人检查身体，是早期发现疾病的有效方法。

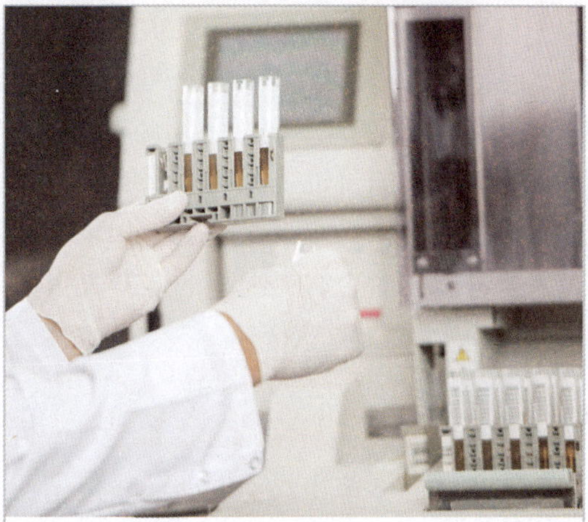

◎尿常规检测可及时发现肾脏病、糖尿病以及老年妇女的慢性肾盂肾炎。

愉快迎接退休生活

退休后的暂时不适应状态几乎是每个退休者都能遇到的问题。有的人既有退休后的愉快，又有留恋过去工作而产生的懊恼；有的人既感到轻松，又为无事可做而担忧，或心烦意乱、急躁暴怒，或沉默不语。这是可以理解的。人们在数十年的工作、生活中，人体都已习惯了这种生活，也就是说，人体各系统的器官功能状态都是根据这种生活在运转。现在退休了，情况不一样了，各器官的功能也要有一个适应的过程。在这样的过程中，必然会产生许多不适应的表现。

为了使老年人欢度晚年，退休老年人应尽快适应退休生活，摸索退休生活的规律，其中最重要的一条，就是善于安排好退休后的生活日程，每天的起床、活动、吃饭、午休、运动、看报等等事项都要有明确的程序。每天生活内容丰富，劳逸得当，更为可贵的是，十多年如一日地严格遵守自己的作息时间，严格按照自己的生活日程办事，生活非常有规律，就可使晚年生活过得非常幸福而又有乐趣。

老年人失眠怎么办

老年人失眠怎么办呢？首先要寻找失眠的原因，思虑过度、情绪波动、睡前饮茶、吸烟、贪食等常常影响入睡，环境的干扰、疾病的痛苦也是影响睡眠的因素，这些不利因素，均应予以解决。如果能注意下述各点，对患有失眠症的老年人可能是有益的。

① 做好睡眠前的准备工作

睡前要尽量排除杂念，使情绪稳定，心胸坦然，这是大脑能够迅速地进入抑制状态的先决条件。睡前一般不宜做剧烈活动。但是，适当活动肢体、散步、做一些保健操、自我穴位按摩，有时也呈现“催眠”的效能。尤其是气功导引，常可诱发睡意。睡前温水沐浴或洗脚，都可能起到一定的催眠作用。

② 选择合适的睡眠姿势

一般以右侧卧位为最好，仰卧位也可以。以俯卧位为最不好，既影响呼吸功能，又易惊醒。

③ 平时适当增加活动量

白天尽可能参加力所能及的活动，调整脑力劳动与体力劳动的时间比例，养成规律的生活习惯，对克服失眠是很有帮助的。

居室环境有讲究

老年人的日常生活护理包括居室环境、个人卫生、安全管理等方面，其中居室环境的质量直接影响着老年人的身体健康，什么样的环境才是良好的呢，主要有以下几个方面。

① 居室光线

室内光线充足。墙面以蛋青、藕荷、乳白等素雅的色调为好。室内照明光线应适中，光线太强会使老年人眼肌过于紧张，眼光缭乱，心神不安；光线太弱，又会难以视物，容易眼疲劳。

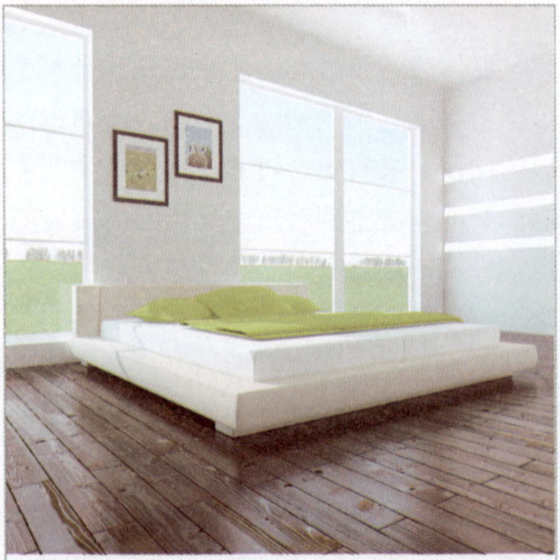

◎创造一个宁静、幽雅的居室环境，有利于老年人休养。

❷ 老年人用家具有讲究

（1）桌子。老年人用的桌子，既不宜过高，也不能太低。过高的桌子容易导致老年人肌肉疲劳、脊柱侧弯、视力下降等。长期伏案的老年人，还会因为颈椎骨质增生，患颈椎肥大等疾病。过低的桌子则会使老年人感到书写不适、肩部疲劳、胸闷、起坐吃力等。

（2）椅凳。老年人使用的椅子、板凳，最好都能带靠背，以托住人体脊柱，保护全身肌肉用力平衡，减轻劳累。椅、凳的靠背板和椅面的宽度也要适中，不要太窄。椅子也不要过高，否则坐久后，会由于血液循环受阻而使足趾温度下降，对身体健康不利。椅子也不宜过低，否则坐久了会一时站不起来。

（3）床。不少老年人喜欢睡席梦思床、钢丝床、棕绷床，认为这些床柔软舒适，可减少疲劳。其实不然，这些床透气性差，长期睡卧，还会使人脊柱呈弧形，劳损症状加重，腰部发生疼痛。为了预防和治疗腰脊疼痛，最好选择木板床。使用时，可在铺板上加一层厚一些的棉垫，使之松软，这样不仅可使老人躺得更加舒服，而且可使脊柱基本保持正直的状态。

（4）沙发。老年人在选购沙发时座位不能过低，否则坐下去和站立时会感到困难。有腰痛病的老人，选购带靠垫的，坐、卧时感到舒适，有助于消除疲劳。

乘凉与露宿须知

在炎热的夏秋季节，乘凉与露宿是非常常见的事，有些老年人更爱乘凉或露宿，因乘凉或露宿而急性发病者为数不少。因此，老年人乘凉与露宿时至少要注意以下几件事。

乘凉的地点要妥善选择，不能随便席地而卧。曾有老人，由于夜卧青石板，诱发前列腺炎急性发作，导致急性尿潴留。夏秋季节昆虫繁多，它们也喜欢荫凉，又爱夜晚活动，或许会有昆虫爬进耳朵，或者会咬伤肢体，这是必须提防的。夜间湿度大，地面潮湿，乘凉时避免随地就座，带一小凳子、放一躺椅，都是很必要的。乘凉是能避暑，但乘凉也很容易着凉，老年人更应当心。

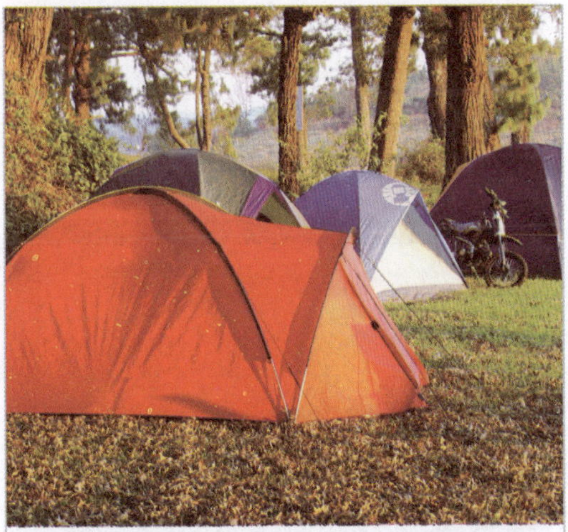

◎老年人一般不宜露宿，这与老年人不能迅速适应天气变化、难以果断处理突然事故有很大关系。

中老年人看电视的注意事项

目前，电视机已广泛普及到我国千千万万个家庭。通过电视可以欣赏精彩的文娱节目，获取丰富的科学文化知识。但是，你可曾想到，过分迷恋电视，是会影响健康的。

1 诱发青光眼

观看电视时如果环境光线较暗，那么时间一长，就会使眼内房水分泌增加，瞳孔散大，房水排出减小，造成眼压急剧上升。长期如此，就会诱发青光眼。对于50岁以上的人来说，这种危险更大。所以，中老年人不要长时间在光线较暗的环境中看电视。

2 引起“电视眼病”

连续收看电视4～5小时，可出现视神经疲劳，视力暂时减退，经常如此，则易引起近视。另外，还会引起体内维生素A缺乏，使视网膜的感光功能失调，眼球干燥，严重时可发生夜盲症。

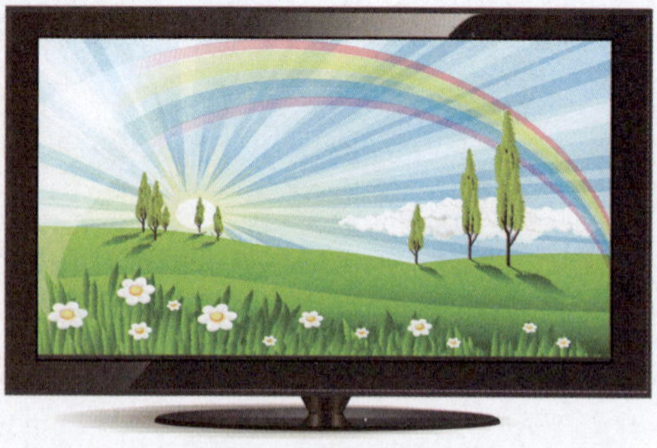

◎等离子电视就比液晶电视要更保护眼睛健康，对眼睛的刺激更小，可以很好地保护眼睛健康。

3 引起“电视胃肠病”

有些人几乎每天都是边吃饭边看电视，进食漫不经心，或是狼吞虎咽。长时间这样很容易导致消化功能紊乱，产生食欲不振、消化不良、恶心呕吐、腹胀腹泻等症状。

4 引起“电视兴奋症”

老年人容易对电视节目中的某些情节产生联想，过度兴奋、悲哀，致使中枢神经受到强烈刺激。天长日久，容易导致头昏头痛、失眠多梦、全身疲劳等症状。

5 引起“电视腿病”

老年人血液循环较差，长时间坐着看电视，可使下肢静脉受压，血流不畅，出现麻木、酸胀、疼痛、浮肿等，严重者下肢静脉会形成血栓。

为了避免上述病症和危险的发生，看电视时应注意：

（1）每次收看的连续时间不要太长，要注意中间休息。

（2）距电视机的距离不要太近，一般应在1.5米以上。电视机的屏幕越大，则距离要越远。

（3）电视机的亮度要合适，太亮刺眼，太暗看不清图像，都会伤害眼睛。

如何点眼药

① 点眼药水的方法

病人取卧位，或坐于椅子上，头轻轻后仰，眼朝上看，给药者或病人自己用左手食指与拇指分别扒着患眼上、下睑，并分别固定在上、下眼眶部，滴管与眼的距离约2厘米，注意勿使滴管碰到眼球，滴1～2滴药液后，将上眼睑轻轻拉起，使药液充满眼内，闭眼3分钟，以棉球压住泪囊部（眼内靠鼻侧的下角处）。

② 使用眼药膏的方法

病人眼向上看，用左手食指拉住患眼下睑，固定于眼眶部，将药膏顺眼裂方向轻轻挤入下睑穹隆部，拉开上睑闭合，轻揉眼睑两分钟，用棉球拭去外溢药膏。

③ 注意事项

点眼药前注意洗净双手，使用干净棉球。眼药水或药膏注意有效期，发现药液失效、变质、污染、沉淀或变色等情况，不要再使用。两眼都有炎症时，先点症状轻的一侧，后点重的一侧，避免交叉感染。此外，一般先滴眼药水，30分钟后，再用眼药膏；或日间用眼药水，睡前用眼药膏。

怎样保护鼻孔

① 不要挖鼻孔

经常用手挖鼻孔是一种不良习惯，它容易将手指上的病菌沾染在鼻腔黏膜上，引起黏膜发炎；如挖鼻孔用力太大，容易弄破鼻腔黏膜，引起鼻出血。所以要注意，不要随便用手挖鼻孔。

② 不要剪去鼻毛

鼻孔的毛有阻止灰尘或病菌侵入肺脏的作用，不要以为不好看把鼻毛剪去，更不能用镊子将鼻毛连根拔掉，这样既失去保护作用，又容易长疖子。如鼻毛已长到鼻孔外面时，可以剪短一些、不那么明显就行了。

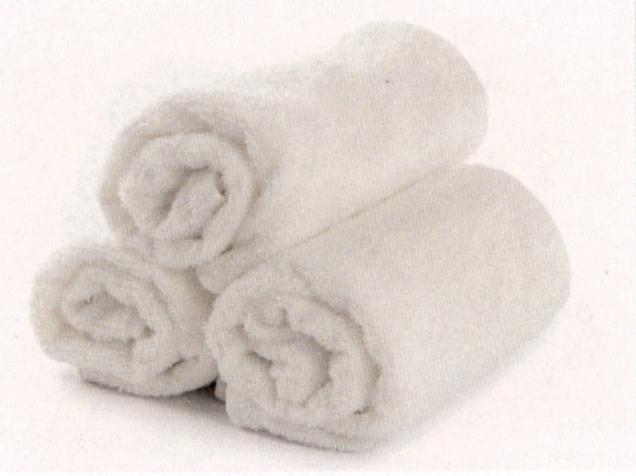

◎在劳动以后，由于鼻腔内堆积许多灰尘，可以擤出，或用湿毛巾轻轻将灰尘擦净。

老年人怎样保护口腔

中老年人最主要的口腔问题是：口腔卫生知识缺乏，自我口腔保健意识不强；良好口腔卫生习惯不够，口腔卫生较差；龋齿尤其是根面龋严重，并且大多没有得到有效治疗；牙周疾病普遍（造成老年人牙齿丧失的主要原因）。保护口腔主要有以下几个方面。

① 怎样消除口臭

口臭是一种令人讨厌的病症。它不仅使患者感到苦恼，而且还影响他人，造成社交方面的一些不愉快。

除因某种疾病而引起的口臭外，还有一些外来因素引起的口臭，如吃大蒜、生葱、韭菜等食物以及长期吸烟饮酒，都可产生各种令人生厌的臭味。

有了口臭该怎样办呢？

（1）应针对产生口臭的不同原因，进行针对性治疗。只有消除病灶，才可能消除口臭。

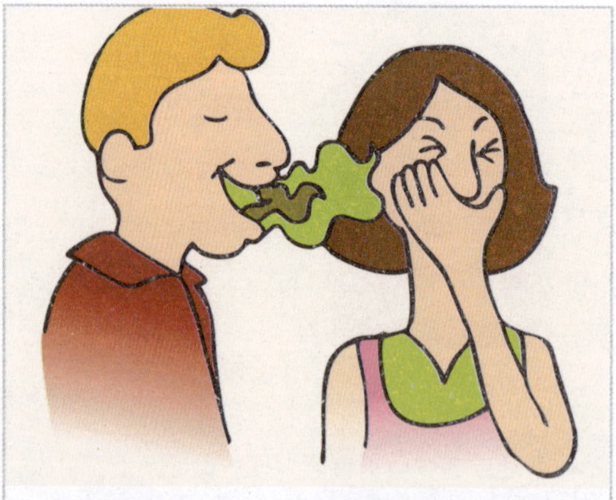

◎注意加强口腔卫生，养成每天刷牙的习惯，就有助于消除口臭。

（2）如果口腔内出现长期不愈的溃疡而同时伴有臭味者，应尽早到医院就诊，排除癌症的可能。

（3）加强口腔卫生。每天起床后和入睡前要养成刷牙的习惯，饭后要漱口，及时清理口腔内尤其是牙间隙的食物残渣和污物。

（4）对于一些一时找不到确切原因、无法对症诊治的口臭者，采用芳香型除臭、洁齿、爽口含漱剂经常进行漱口是一个好办法。

② 怎样清除牙斑

牙齿保健的中心内容之一就是除掉牙斑。用来除掉牙斑的武器有牙刷、牙膏、牙缝拉线、牙签和除掉牙斑的新式漱口法。为了消除牙斑，你得学会正确使用这些武器。但是，绝大多数人甚至还不能正确地使用对付牙斑的最好武器——牙刷。

正确使用牙刷是使牙刷和牙龈线成50度角，然后轻轻地将牙刷旋转。这样彻底地擦洗就能去掉牙斑。

与此同时，要注意以下几点：

（1）用柔软的牙刷至少每天刷1次牙，时间至少为60秒。每顿饭后刷牙更好。

（2）使用含氟化物的牙膏。

（3）用牙缝拉线在牙齿和牙龈之间进行清洁，或者使用牙签。

（4）请牙科医生清除沉积在牙面上的牙斑和牙垢，特别是牙龈下面的牙垢。每年至少清除1次。

（5）使用含有控制牙斑的杀菌剂漱口液漱口。

3 老年人如何保护假牙

牙齿凋落的老年人，镶配了一副合适的假牙，顿时欣慰万分。但是，如果不注意保护假牙，假牙将会给生活带来很多痛苦。

假牙毕竟是假的，对人体来说仍然是一个异物。刚刚镶配的假牙是没有绝对合适的，轻微的不合适需要一个适应的过程。明显的不合适应及时进行修理，不能马虎勉强。尤其是应用1～2年后的假牙，即使无明显痛苦，也要到口腔医院去检查、调整或修理一下。

对待假牙也要养成经常刷洗的习惯，每次餐后最好摘除假牙进行漱口，清除假牙的牙缝、牙托中间的食物残渣；每天晚上入睡前，将假牙浸泡在洁净的水碗或水杯中，使牙床得以休息。为了防止假牙变形，假牙不可随意乱放，更不要放在靠近火炉及暖气的地方。

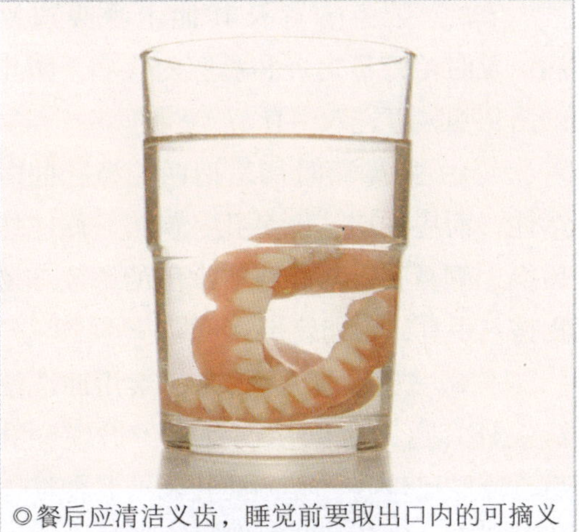

◎餐后应清洁义齿，睡觉前要取出口内的可摘义齿，并浸泡在清水或义齿清洁液中。

假牙的设计、制作均要求相当高的工艺水平，因此，自己不要轻易修理与拨弄。通常情况下，假牙必须经常戴用，每次吃饭时才戴假牙的习惯需要克服。搁置太久，牙槽容易变形，假牙也容易破损及丢失。

4 如何注意口腔卫生

老年人还要注意口腔卫生，这似乎有点多此一举。但是，“病从口入”仍是发病的基本特点，而老年人免疫功能低下，抵抗力差，更应严加把住这重要“关口”。口腔是食物进入人体的门户，又是呼吸的通道之一，食物和空气中的细菌、毒素及有害物质，也就是通过这“关口”危害人体的。老年人牙齿多有松动、龋齿或脱落，还有些多年因病卧床或依靠鼻饲维持生命的病人，不能主动漱口，口腔里易存留较多的食物残渣或细菌。因此，老年人的口腔卫生格外值得讲究。

说起来也简单，如果能注意到每天晨起、睡前及饭后都刷牙、漱口，口腔卫生的大部分工作也就做完了。但是，一般人只重视晨起漱口、刷牙，少部分人还能想到睡前刷牙，饭后刷牙的习惯就更少了，其实，这都是不全面的。如果要将饭后存留在牙缝里的食物残渣及时去除，刷牙的最好时刻是在每餐饭后。睡前刷牙更利于一天活动后的口腔卫生，晨起刷牙也很有必要。

怎样防治嘴唇干裂

发生嘴唇干裂后，不要涂紫药水，也不要用舌头舔。嘴唇着口水后，虽然一时湿润，但其因水分极容易蒸发，水分蒸发后带走热量，局部温度降低，会加重干裂。正确的处理方法是：涂些凡士林膏或其他油脂，同时注意及时喝水，多吃蔬菜、水果。必要时可内服：维生素B，每次2片，1日3次；维生素C，每次300毫克，每日3次；鱼肝油丸，每次2丸，每日3次。

为了防止嘴唇干裂，平时不要用舌头舔嘴唇；洗脸后，嘴唇上可涂些油脂，如唇膏、香油或其他食用油；风天外出时戴口罩，可保持嘴唇的湿润；平时，尤其是风天更要多饮水，补充足体内水分，有利于嘴唇的湿润。

怎样保护耳朵

耳朵的功能主要是听觉和保持平衡。耳朵内的前庭器官与眼睛、肌肉、关节的感受器一起作用，保持着身体的平衡。前庭器官就在内耳，内耳疾病容易造成眩晕和平衡失调。听力好坏与耳朵有密切关系。

要保护好耳朵必须做到以下几点：

（1）纠正挖耳的不良习惯，尤其不能用发卡、火柴或毛衣针乱挖外耳道。耳朵内有少量耵聍是正常现象，不需随时挖出。如耵聍太多造成外耳道堵塞，应请医生处理。

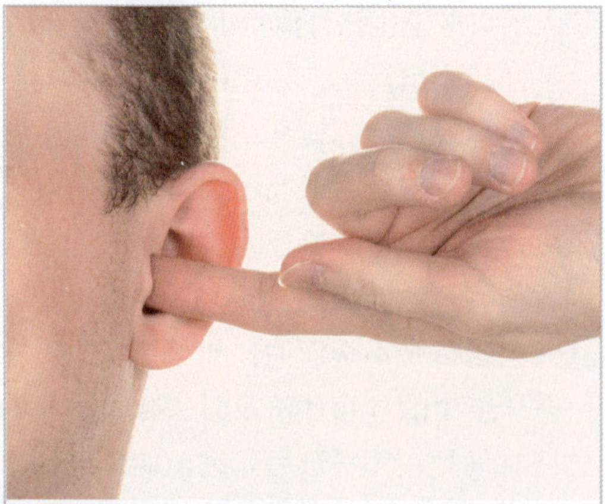

◎掏耳容易损伤外耳道皮肤，把细菌带入外耳道，引起发炎，不仅痛苦而且难治。

（2）游泳时应戴耳塞，防止耳内进水。一旦进水可把头侧向进水耳一方跳动数次，水便自行流出，然后用清洁干棉球轻轻擦拭耳朵。

（3）避免感冒及其他上呼吸道疾病，及时治疗鼻窦炎和鼻腔内疾病，防止细菌从咽鼓管进入中耳。

（4）擤鼻涕时切忌把两侧鼻孔同时堵住，而应先堵住侧鼻孔，擤另一侧。然后换一侧鼻孔。防止将带细菌的鼻腔分泌物挤入中耳，引起发炎。

（5）鼓膜外伤穿孔时，禁用冲洗法清洗外耳道，也禁用滴耳药。鼓膜穿孔后，流脓已停止，必须防止水或其他液体流入耳内，应及时做鼓膜修补术。

在生活中怎样预防抽筋

严寒的冬天虽然已经过去，但北方的春天一早一晚还是很冷，有些人过早脱去棉衣而发生了抽筋现象。在体育锻炼中，有时也会发生抽筋。

抽筋（肌肉痉挛）是肌肉长时间不自主收缩的现象，局部肌肉疼痛、有坚硬感觉。这种现象常见的是腿后面的肌肉，脚底下的肌肉也容易引起抽筋。

1 为什么会引起抽筋

引起抽筋的原因多种多样，最常见的是正常生理性抽筋。引起正常生理性抽筋的原因很多，大致有以下几种：

（1）由于体内盐分含量过低造成。例如在高温环境中劳动或运动，由于大量出汗，盐分随汗水大量流出体外，造成盐分含量骤然减少，引起抽筋。

（2）肌肉的收缩变慢。身体过度劳动、运动和长时间走动使得肌肉的收缩变慢，中枢神经系统“指挥”肌肉收缩的能力变差，也会引起抽筋。

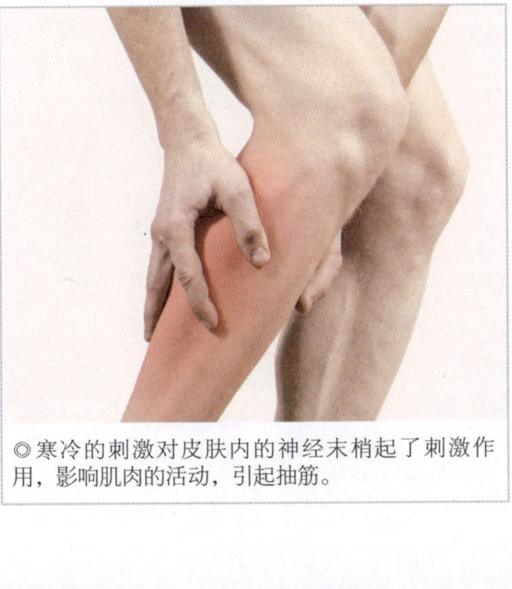

◎寒冷的刺激对皮肤内的神经末梢起了刺激作用，影响肌肉的活动，引起抽筋。

2 如何预防抽筋

平时应注意饮食中的钙和氯化钠的充分供给。在高温环境下工作、运动或劳动，应多喝些盐水或服用食盐片；不能喝白开水，因为喝白开水不但不能增加盐分的含量，反而更会冲淡它，对症状消退是没有好处的。

发生了抽筋，首先不要慌张，立即用抽筋的腿站立，抽筋的现象就会消退。如果还不消退，患者应平卧休息，使抽筋部位保暖，并拉引抽筋的肌肉，也可使抽筋消失。腿后面或脚底的肌肉抽筋时，可用力使脚掌上翘向上勾脚尖，同时按摩患部，可用推、揉、捏和扣打的方法，使抽筋现象消退。

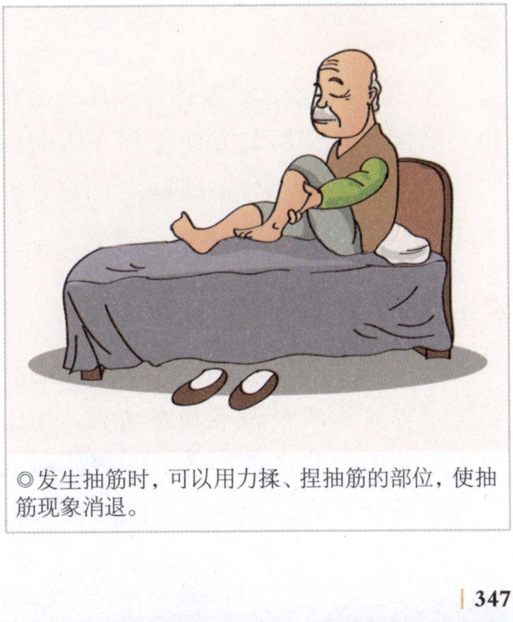

◎发生抽筋时，可以用力揉、捏抽筋的部位，使抽筋现象消退。

健康的生活方式需要友谊

友谊不会像野花那样盛开，它需要像玫瑰一样培育。你像对待玫瑰般地滋养它，它就会长开不败。以下告诉你如何结交各种朋友，并从朋友那里获得爱和友谊来抗御衰老。

❶ 友谊不会在一夜间产生

友谊需要长时间来培养彼此间的信任和信赖，你必须真诚地展示与别人长期交往的兴趣。不要只说一句“你好吗”之类的话就没了下文，你应关注对方的反应，然后告诉对方现在你都做了些什么。

❷ 尝试新活动

你应常常把朋友吸引到他感兴趣而你又正在做的事情上来。有句格言说：“积极尝试能把你和日后成为好朋友的人联系在一起的活动。”

❸ 坦率而真诚

肯尼迪博士说：“友谊应彼此分享和相互交流。在交朋友方面不存在所谓模式，只需你展示真我，对别人表明你是一个什么样的人。”

❹ 宠物有益于健康和长寿

澳大利亚墨尔本市的调查结果表明：喂养宠物的人同不养宠物的人相比血压和胆固醇要低一些——即使两组人群都有着吸烟和高脂饮食等对心脏有害的生活习惯。

尽管各种伙伴性的动物已被证明具有治疗作用，但狗看起来是最好的，尤其是能给老年人提供安慰和帮助。洛杉矶市加利福尼亚大学公共卫生学院的一份调查表明：未养宠物且近期失去亲人的老人就诊次数比养宠物者高16%，比养狗者高20%。养狗的人少看病的原因与他们同宠物间的亲密感情有关。研究人员认为养狗的另一个好处是狗经常带着主人作有益健康的散步。

❺ 保持朋友间的交流

现今时代，人们总是很忙，很难抽出时间陪陪朋友。但你可以通过电话、传真以及旧的通信方式和朋友保持联系，巩固你们之间的友谊。

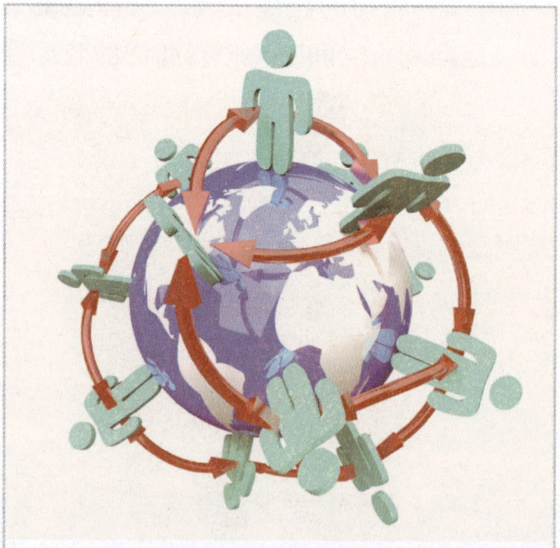

◎对于人生的幸福来说，所有一切，都远不如健康的交往与良好的人际关系重要。

日常怎样科学养身

这里介绍的是中外科学健身养身的要诀，供大家参考和运用。

（1）发要常梳。每日十指干洗、干梳头部可达到明目祛风、稳固发根的目的。

（2）面要常擦。用双手掌浴面可使脸部生光，少生皱纹。

（3）目要常运。两眼经常活动，以防近视、远视。

（4）耳要常弹。用手掩耳，使耳活动并轻拍耳部，可防耳鸣、头晕，并益补丹田。

（5）齿要数叩。每日上下齿互叩数十下，达到固齿健齿的目的，利于消化。

（6）舌要抵腭。以舌尖轻抵颚上，使生津液。

（7）津要数咽。将新生津液咽下，一日多次，可利于消化。

（8）浊要常厕。大小便均用力排出，不使积聚，以免膀胱、直肠病变。

（9）腹要常擦。每天要经常用手掌按正、反时针方向摩擦腹部，能使腹部脂肪消散，加强腹肌力量，减少发生胃下垂病变。

（10）谷道要常提。每天将肛门收缩数十下，免生痔疮，收缩括约肌不生便秘。

（11）肢节要常摇。四肢会因此而灵活，血液流通顺畅。

（12）皮肤要常擦。常在身体各处作干沐浴，能运行气血，使肌肤生辉。

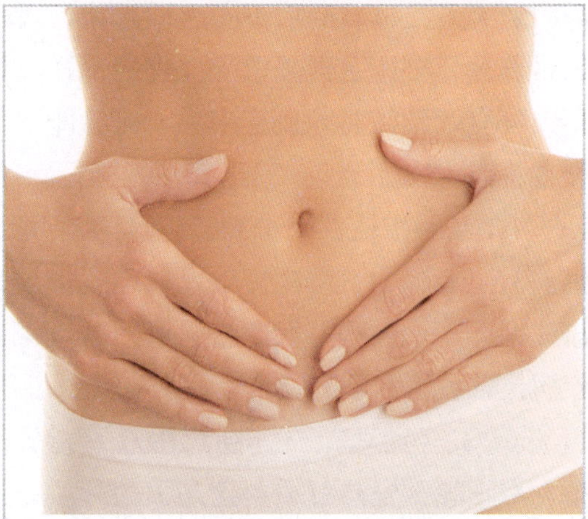

◎保养胃肠，是完全可以通过腹部自我按摩来实现的。

（13）运动要坚持。使自己养成四季皆不断运动的习惯。要设法使“运动”成为自己日程表上的早晨第一件事或睡前的最后一件事。

（14）喝水要充足。每日至少要喝8杯水（约2升），这样才能更好地满足人体对水分的需要。

（15）睡眠要适宜。每晚至少要睡8小时，这样才能更好地保持第二天的精神和身体的健康。

（16）用药要注意。尤其是不要服用强烈的泻药。如果便秘，可取一点橄榄油代替，因为泻药常会刺激肠的膜状腺，而油则无害。

（17）玩耍要适度。玩耍以及工作、运动等方面都要掌握“度”，这是保存精力的最可靠方法。

5个“一分钟”，老年保健好轻松

老年人在早晨醒后不必立即起床，可闭目养神，在床上慢慢做一些保健动作，不仅可有效预防心脑血管疾病，而且能增强各器官功能。

（1）手指梳头一分钟：用双手手指由前额至后脑勺，依次梳理，增强头部的血液循环，增加脑部血流量，可防脑血管疾病，且可使发黑又有光泽。

（2）轻揉耳轮一分钟：用双手指轻揉左右耳轮至发热舒适。这是因为耳朵布满了穴位，这些穴位通向全身。这样做可使经络疏通，尤其对耳鸣、目眩、健忘等症，有防治之功效。

（3）转动眼睛一分钟：眼球可顺时针和逆时针运转，能锻炼眼肌，提神醒目。

（4）叩齿卷舌一分钟：轻叩牙齿和卷舌，可使牙根和牙龈活血并健齿。卷舌可使舌活动自如且增加其灵敏度。

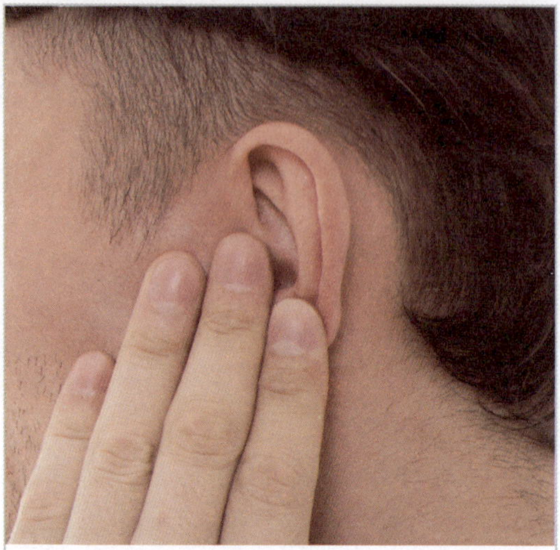

◎每天早晨醒来揉搓耳轮一分钟，可以防治耳鸣、健忘等。

（5）伸屈四肢一分钟：通过伸屈运动，使血液迅速回流到全身，供给心脑系统足够的氧和血，可防急慢性心、脑血管疾病，增强四肢关节的灵活性。

小心谨慎，减少生活中的意外

老年人由于特殊的体质所以要慎对生活中的意外，特别是以下情况最易发生意外。

（1）排便：排便时切不可操之过急，不可用力过猛，不宜久蹲。老人最好用坐式便器，还应重视对便秘症的防治。

（2）情绪变化：老年人必须时时注意调节稳定自己的情绪，避免愤怒、悲伤、恐惧等七情突变。既需防大怒而“气死人”，更要防“乐极生悲”。

（3）饮食不节：吃饭过饱，特别是中午或晚餐进食高脂肪、油腻食物过多，不但难以消化，更会增加胆固醇等沉积在血管壁上，加重冠状动脉病变，增加心脏负担。若同时再过量吸烟饮酒，更容易使血压猛增、损害肠胃、肝、胆及胰腺功能，诱发心、脑血管疾病及胆囊炎等症，使肝硬化等病情加重，甚至会导致死亡。

人老腿不老

人老了，腿脚就不灵活了，这是众所周知的。但有些人年老了仍然腿脚灵便，这是怎么回事呢？

在《黄帝内经》看来，腿脚变老是因为肾气降低、肾精不足的缘故，所以防治腿脚衰老要注意养肾。这里推荐一套锻炼腿脚的保健动作：

（1）倒退行走益循环：倒退有利于静脉血由末梢向近心方向回流，更有效地发挥双足“第二心脏”的作用，有利于循环。另外，倒退时，改变了脑神经支配运动的定式，强化了脑的功能，可防止因废用而致脑萎缩。每次倒退百步为宜。

（2）四肢爬行降血压：用四肢爬行50米。爬行时，躯体变成水平位，减轻了下肢血管所承受的重力作用，血管变得舒张松弛，心脏排血的外周阻力下降，有利于缓和高血压，这已为大量实践所证实。

（3）踮脚走路练屈肌：踮脚走路，就是足跟提起完全用足尖走路，行走百步，这不但可锻炼屈肌，从经络角度看，还有利于通畅足三阴经。

（4）足跟走路练伸肌：即把足尖翘起来，用足跟走路，这样是练小腿前侧的伸肌，行百步，可以疏通足三阳经。

每周洗澡一两次

老人洗澡的频率要看皮肤的情况和具体的季节来决定，一般冬天洗澡一周一次就够了，春秋天一周两次为宜。夏天天热出汗多，如果是体质较胖、皮脂腺分泌旺盛、出汗较多的老年人，洗澡次数可适当增多；但体瘦出汗少的老人则最好控制次数，特别是冬天和春秋天不出汗的时候，可以用擦澡等方式来代替泡澡。

老人每次洗澡时间不要太长，一般以15～20分钟为宜，洗完澡后，需休息片刻再离开。

另外，值得注意的是，老年人或者心脏不好的人宜洗“半身浴”。因为长期浸泡在水中，水压会加重心脏负担，影响血液循环易导致意外。

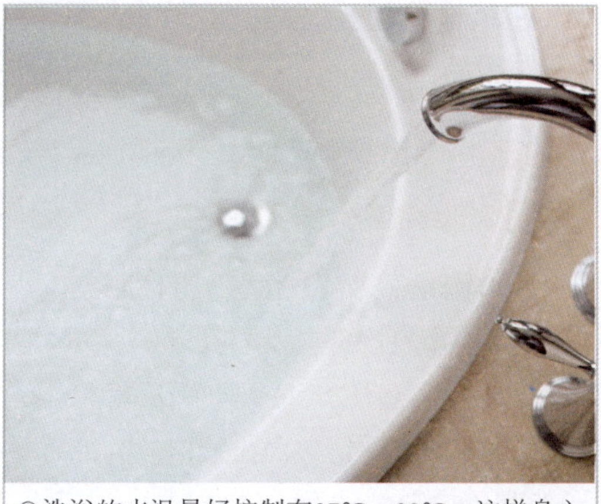

◎洗浴的水温最好控制在37℃～39℃。这样身心很容易得到放松，血压和心跳也很正常。

健康听力让晚年更精彩

人到60岁左右，大约有30%会对高频的尖细声产生听力困难，到了80岁左右，50%～70%的老人高频听力损失达到50～70分贝。延缓老年性耳聋的方法有以下几种：

（1）保持良好的精神状态：积极参加社会活动，保持乐观向上、不急不躁的情绪。当人情绪激动或着急之后，可使人的肾上腺素分泌增加，使内耳小动脉血管发生痉挛，小血管内血流缓慢，造成血液中的红细胞与血小板相互黏着，发生血行障碍，内耳供氧不足导致突聋的发生。

（2）养成良好的饮食习惯：调整饮食结构，多食含锌、铁、钙丰富的食物，可减少微量元素的缺乏，并有效地扩张微血管和软化红细胞，从而有助于内耳的血液供应，有效地防止听力减退。切忌长期食用高盐、高脂肪、低纤维素类食品。

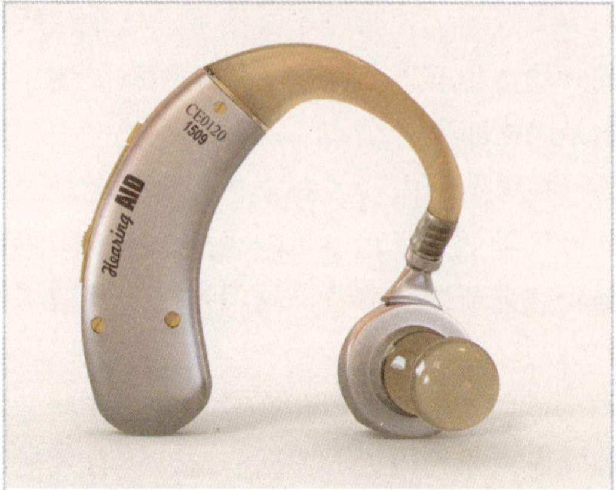

◎助听器应该双耳佩戴，增加方向感，提高对声音的分辨率，听到更清晰的声音。

（3）慎用或禁用对听神经有损害的药物：为防止药物性耳聋的发生，用药之前应仔细阅读药品说明书或向医生询问是否有耳毒性，要严格掌握药物使用的适应证。氨基糖苷类抗生素为并发耳蜗损害最多的一种耳毒药物，因此避免滥用此类抗生素将是降低药物性耳聋的一项重要措施。家族中有耳毒药物过敏史者也应当慎重用以上类型药物。

用好老年人的“膳食金字塔”

《中国居民膳食指南》明确指出，（1）食物多样，谷类为主；（2）多吃蔬菜、水果、薯类；（3）每天吃奶及豆类、豆制品；（4）常吃适量鱼禽蛋瘦肉，少吃肥肉及荤油；（5）吃清淡及少盐膳食；（6）食量和体力活动相适应，保持适宜体重；（7）饮酒限量；（8）吃清洁卫生的食物。此外做到三餐合理，一般早中晚餐的能量，分别占总能量的30%、40%、30%为宜。

世界上好多国家都有居民膳食“金字塔”来指导人们的膳食。其实老年人也有适合自己的膳食金字塔。近年来，美国托福大学研究人员对70岁以上老年人的膳食“金字塔”做了修订和补充。

（1）原有金字塔的底部由占份额最大的谷物组成，包括玉米、米饭、面包和面条等。现今，金字塔的基底部以8个份额的水、果汁或汤组成，与谷类粮食仅占6个份额的上一层相比，水分占的位置更为重要。因为老年人的生理特点是即使口渴对水分的要求也不如年轻人那样明显，时常有体内缺水的危险。新的金字塔强调老年人应多饮水，以防止大便秘结和机体缺少水分。

（2）充足的特殊营养物质。老年人活动量与食入量日渐减少，为了保持老年人的体重和健康状态，金字塔严格要求每日必须提供充足的特殊营养物质，例如抗氧化物质以防止伴随老年产生的自由基损害；提供足够的维生素D和钙质来保护骨骼的健壮；提供丰富的叶酸来维护脑力活动的充沛并减少脑卒中和心脏病的发生。金字塔还提醒老年人要注意摄入营养密度高的食物，主要指蔬菜、水果，如菠菜、橘子、黄色的甘薯和南瓜、色泽鲜艳的水果等。水果往往含有大量的维生素A、维生素C和叶酸，如草莓、芒果等。

（3）高纤维素的摄入。在新的金字塔中，几乎每层都尽可能加入纤维素的象征性标志。多吃全谷类粗粮，选择糙米而不是精米，多吃胡萝卜、橘子而不仅是喝胡萝卜汁和橘子汁，每周至少两次吃豆荚类食物，用大豆、扁豆来代替肉类食品。由于老年人大多数存在肠功能逐日衰退的问题，这些高纤维食物同时含有较低的胆固醇，从而减少了老年人患心血管疾病和癌症的危险性。

（4）某些营养素需要额外补充。由于老年人机体代谢功能的减弱而影响了部分老年人所必需营养物质的摄入和吸收，因此老年人额外补充一些机体需要的营养素是必不可少的。比如钙和维生素D的补充对防止骨质疏松是必要的。补充维生素B_2能帮助机体维持正常神经功能以及减少痴呆的发生。有1/3的老年人会逐渐出现萎缩性胃炎和胃酸、胃蛋白酶的分泌减少，并由此导致对食物中维生素B_2吸收减少，而纯维生素B_{12}补充剂则能很好被吸收。但大多营养学家都认为维生素的补充不能取代健康食物的选择，如每日一杯牛奶是钙、钾和维生素B_{12}最好的来源。

（5）和传统金字塔相同的是，塔的顶尖部分是份额最小并提倡限制的脂肪、油类和甜食的摄入，如蛋糕、饼干、快餐和各种小吃。这些食品热量高但营养物质少，老年人不宜多吃。蛋白质的供给要注意相互搭配，如谷类、豆类、瘦肉、蛋禽的相互搭配以减少饱和脂肪和胆固醇的摄入，从而做到平衡膳食。

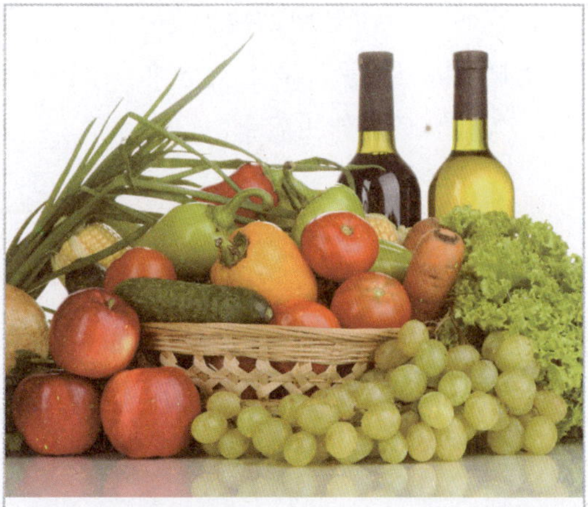

◎每日吃500克蔬菜和水果，保持身体处于弱碱性，有助于防病防癌。

老年人常染发，健康受威胁

为了保持美观，很多出现白发的中老年人，常用染发剂染黑头发。然而，近年来，医学研究发现，经常用染发剂染黑头发，对健康是有威胁的。

这是因为，常用的氧化型染发剂中约含二十多种化学成分，其中有9种能使头发细胞产生突变活性，促使细胞增生，进而诱发癌变。而且这种染发剂若连续使用10年，只要人的皮肤吸收1%，就会诱发癌症。

此外，有人用过它后可能会过敏，出现头皮痒、皮屑多等现象，这实际就是皮炎的先兆。如果再重复使用，就会引起皮炎发作，出现头皮潮红、水肿等。

老年人如何预防白发

健康状况直接影响头发的状态。因此，老年人要预防过早出现白发，可以采取以下保健措施：

避免精神紧张，经常参加适当的体育锻炼，积极治疗全身性疾病，如各种慢性病、内分泌失调等。

日常饮食中可适量进食黑芝麻，或者常吃富含泛酸钙的食品，如香瓜子等。另外首乌片具有乌发作用，也应在医生指导下长期服用。初老期，每到冬至节令可服用生晒参，或每天早上空腹服人参粉适量，久服有乌发作用。

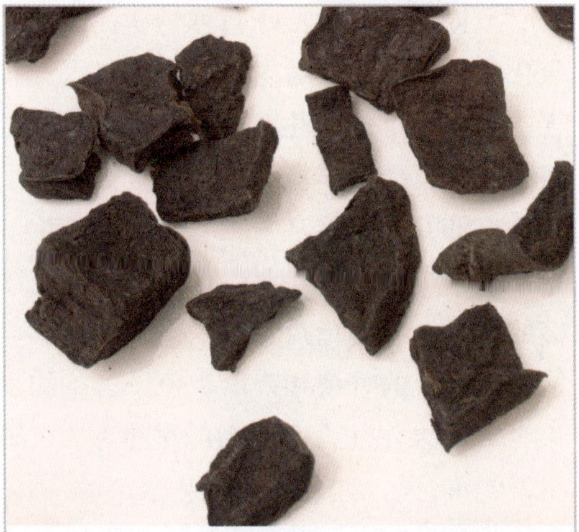

◎何首乌有补肝肾、益精血、乌须发、强筋骨之功效。

老年人不宜常穿平底鞋

一些退休在家的老年人因为觉得穿拖鞋方便，所以便经常穿。然而这是有害无益的。

因为拖鞋大都是平底。老年人由于足部肌肉与韧带的退行性变化，足弓弹性差，负重能力也差，这使得老年人站立或行走稍久，就会出现足、踝、膝髋和腰部疼痛。而穿平底鞋虽然轻便，但却不利于负重和行走，尤其是抗震荡能力低。

挑选老年用品应以需要为原则

老年人的用品应以适合老年人的需要为原则，那么，如何为老年人挑选手杖等老年用品呢？

（1）手杖：为老人挑选手杖时，要让老人穿鞋站立，手臂肘关节屈曲150°，手背朝上，脚的小趾前外侧15厘米处至手掌之间的距离就是手杖的长度。测定时，老人要穿常穿的鞋子站立。手杖长度合适有利于老人保持平衡，更好地支持体重，增强肌力。最好让老人拿着手杖反复试试，根据自身的要求增减长度。

（2）便利生活类：放大镜、老花镜、穿针器、假牙清洁剂、定时提醒药盒、快速干发、方便杂用品、老年假发。

（3）休闲锻炼类：练功剑类、跳舞及扇类、练功扇、健身球、双节棍、快板、钓鱼用品、门球。

（4）按摩器类：天然木质按摩器、电动按摩器。

热敷法助老年人耳聪目明脑健

在中医里，有一种外部治疗方法叫热敷，它可以使局部肌肉松弛，血管扩张，起到消炎、消肿的作用，还对因寒湿聚集、气滞血淤引起的疼痛等有较好治疗效果，老年人常对头部进行热敷，还能起到防病保健的效果。热敷的方法是，把毛巾放入到水温在60℃～70℃的热水中浸泡一会儿，然后轻轻绞去水，把毛巾放在需要热敷的部位。老年人常采用头部热敷，还能起到防病保健的效果。

老年人在进行热敷时，应该主要对眼睛、耳朵、小脑这三个部位重点热敷。

眼睛，将毛巾放入稍烫手的热水中，浸透折叠。然后将其放在合闭的双眼上，双手在毛巾上轻柔地揉眼，毛巾稍冷后，用热水重浸再热敷摩揉。每次做时保持呼吸自然，心情放松，每次可做3～5遍，每天1～2次。能起到消除疲乏、保护视力的作用，对预防老花眼、近视也有效果。

耳朵，用热水浸透过的毛巾掩盖在耳上，先掩左耳或右耳均可。每次交替重复做3～5遍，每天1～2次，可以增加耳部的气血流量，预防耳部疾病及老年人常见的耳聋。

小脑，将热毛巾放于小脑上（枕骨左右两侧，俗称“后脑勺”），两侧同时热敷或左右交替热敷均可，每次进行4～8遍，每天1～2次。能起到健脑作用，提高反应力和思维能力，对老年人常见的头晕、高血压等有一定防治效果。

老年人应该注意的是，热敷法必须长期进行，才能取得满意的效果。

老年人打盹三不宜

老年人爱打盹，虽说是正常身体机能老化的表现，但还与各人不同的身体状况有关。这些身体状况，有生理和病理两方面原因。从生理方面来说大致有两个因素，一是随着年龄的增长，人体大脑细胞会逐渐衰老和减少，而大脑神经细胞减少后，通常就不能再生。在这种情况下，大脑功能会慢慢退化和萎缩，这样就会造成大脑神经之间的交互联系减少，从而容易出现大脑氧不足，这样也会影响大脑的正常功能，从而出现经常打盹的情况。

从病理方面来说，一些脑部受过损伤，出现过老年痴呆的人，也有可能因为脑组织受损，或大脑发生病变等原因，使大脑正常功能受到影响，出现经常睡着的情况。

许多老年人喜欢用白天小睡片刻的方法来补充夜间的睡眠不足，打盹几分钟后自动醒来。这种现象一般出现在下午和晚上21：00左右。

有关研究认为，老年人有打盹习惯是健康的标志，对长寿有益。白天有打盹习惯者，晚上睡意来临时更易进入梦乡，也更容易进行深度睡眠。

但是，老年人打盹也要有讲究，白天打盹的次数不宜多，一般2～3次。打盹的时间也不宜太长，以每次10～15分钟为宜。

老年人手脚麻木，是营养不良

中老年人手足麻木分多种不同的类型，有双侧发病，也有单侧的，其原因各不相同。

比较常见的是由脑血管疾病引起的。人上了年纪，多半开始出现脑动脉硬化，这会减缓神经的传导速度，使脑的局部供血、供氧减少，并出现中枢功能障碍。而短暂的脑缺血，更可引起一侧肢体甚至半身麻木，往往呈一侧性、阵发性特点。一般会持续几小时至数天不等。手足麻木还有可能由糖尿病性周围神经病变引起。最早表现为足部发麻，也有少数病人先出现手麻，严重时出现四肢麻木、灼热感、虫爬感，还有部分病人会有手足或四肢剧烈疼痛症状。

有一部分老人由于长期营养不良，缺乏B族维生素，使神经营养与代谢功能受阻，引起末梢神经炎造成手脚麻木，不过这时，会伴有严重的营养不良全身症状。

专家们指出，营养不良的老年人可增加饮食中蛋白质的含量，少食多餐。及时补充营养素也是必要的选择，在进行营养素补充的时候要注意营养素的种类齐全，搭配科学均衡、合理的补充原则。

老年人保健，从“头”做起

人到老年，皮脂腺萎缩，尤其是头部和外界环境接触最多，因而不少疾病都是从“头”而生的。所以老年人养生应从“头”做起。

（1）头发：“发，血之梢也”，经常梳头有益于促进头部血液循环，增加头发的营养，平时应多吃含铁较多的食物。此外，老年人皮脂分泌相对减少，平时一星期洗一次头就可以了，不宜使用碱性过多的肥皂。

（2）面部：经常用双手按摩面部，可促进血液循环，增加机体的抵抗力。最好每天早中晚各以双手按摩面部一次，这样持之以恒，可以减少面部皱纹的产生。

（3）口腔：老年人应每天早晚各刷牙一次，每天上下叩齿15次左右。

（4）鼻部：每天用双手大拇指按摩鼻翼，一天两次，每次50下左右，坚持不懈，可防感冒或减轻感冒症状。

（5）眼部：为保持眼部活力，古人早就把“目宜常运”用为养生要则之一，故仅仅“闭目养神”是不够的，应坚持有意识的视力锻炼。“目宜常运”的“运”，最简单的就是将眼球向左右、上下转动，坚持眨眼，可延缓视力衰退。其次，在室内可在4米以内看着窗角眨眼，反复多次；在室外则可凝视远处，有目的地观察某一景物。

先醒心后醒眼的老年保健之道

老年人很容易得脑溢血、心脏病，其中一个重要原因是起得过猛，对此中医提出先醒心后醒眼的保健方法，即早上醒来的时候不要急着睁眼起床，先闭眼躺上一两分钟，待心完全醒来后再起床。

老年人要注意做到三个半小时，即早上起来运动半小时，打打太极拳、散散步，或者进行其他运动，要因人而异，运动适量；中午睡半小时，这是人生物钟的需要，中午睡上半小时，下午上班时精力就特别充沛，老年人更是需要补充睡眠，因为晚上老人睡得早，早上起得早，中午非常需要休息；晚上18：00~19：00慢步行走半小时，老年人晚上睡得香，可减少心肌梗死、高血压发病率。

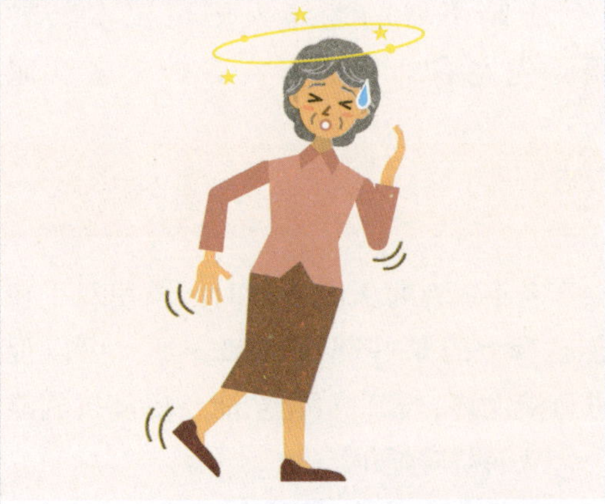

◎忌醒后立即起立解小便。否则很容易因膀胱排空而引起头晕，甚至会出现排尿性晕厥。

人到老年，眼睛、耳朵、腿脚要特护

人老了，身体机能大不如以前了，耳朵、眼睛也开始不好使了，最典型的问题就是：听力下降、耳聋、老花眼、腿脚不灵活。

中医认为，肾开窍于耳。人上了岁数以后，精血就会不足，肾精不足耳朵就不好。肝开窍于目，肝血不足，眼睛就会花，就会干涩。

耳朵不好的老年人可以试试鸣天鼓的保养法：双手对搓，发热后用两手掌心捂住两耳，手掌将耳朵完全封闭，慢慢夹紧，然后两掌突然松开即可。鸣天鼓还可以这样来进行：掌心向前，然后用中指插进耳朵里，塞进去以后，手指在里面转180°，让掌心向后，然后让手指轻轻地在里边蠕动，注意不要用力杵，而是轻轻地蠕动，就像小虫子一样在里面轻轻地动，按摩二三十秒后，突然将手指向前外方猛地拔出来即可。

眼睛不好的老年人则可以多转转眼：先左右，后上下，各转十多次眼珠，记住运转眼珠要慢，不可过急。经常转眼睛有提高视神经的灵活性和减少眼疾的功效。

另外，老年人在日常生活中可以经常干洗脚，用双手紧抱一侧大腿根，稍用力从大腿根向下按摩之足踝，再从足踝往回按摩之大腿根。用同样的方法按摩另一条腿。重复10～20遍。这样可使关节灵活、腿肌能力增强，还可预防小腿静脉曲张、下肢水肿及肌肉萎缩等。

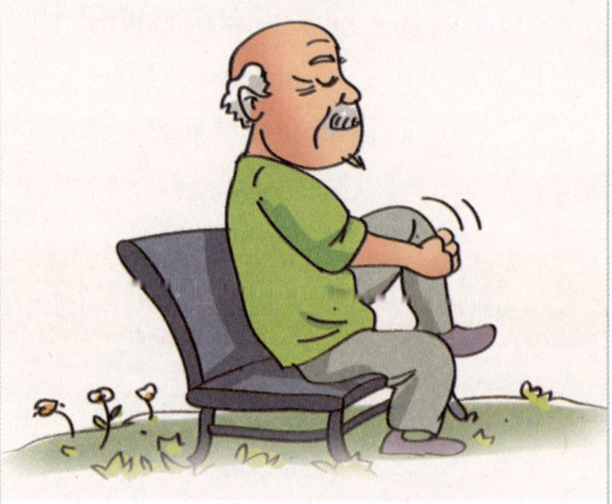

◎经常按摩双腿，可以增强腿肌能力，防治肌肉萎缩。

闲时搓搓摩摩，益寿又延年

老年人在每天的不同时间段用双手在自己身上的某些部位按摩一下，可以促进血液循环，改善消化功能，提高抗病能力，从而益寿延年。

如果老年人能坚持每天临睡前按摩双耳3分钟，然后再按摩颈部、眼眶和整个发根部3分钟，最后用双手搓摩面部3分钟，可以改善脑部血液循环，增强脑供氧量，治疗头闷胀痛，也可以起到催眠的作用。

早晨起来后，在家人的帮助下做5分钟的胸背按摩，可以起到促进肺叶张力的作用，还可以增强抗御外邪的能力而少患感冒。需要注意的是搓摩时应该由上至下，必要时可沿脊柱行至椎尾，以增强效果。

每天饭后用右掌心紧贴腹部，从右下腹开始，绕脐作顺时针按摩，同时摒弃杂念，意留丹田，使元气回转，每次按摩3分钟，可以促进消化功能，预防和治疗便秘。

在任意时间段自行搓摩手足，先分别用左右手互相搓摩肩、肘、腕和指尖，再顺大腿至膝、踝、脚心和脚趾，四肢各20次。由于手足上经穴较多，经常按摩可促进气血流通，增强脏腑机能，而且还有助于减肥。

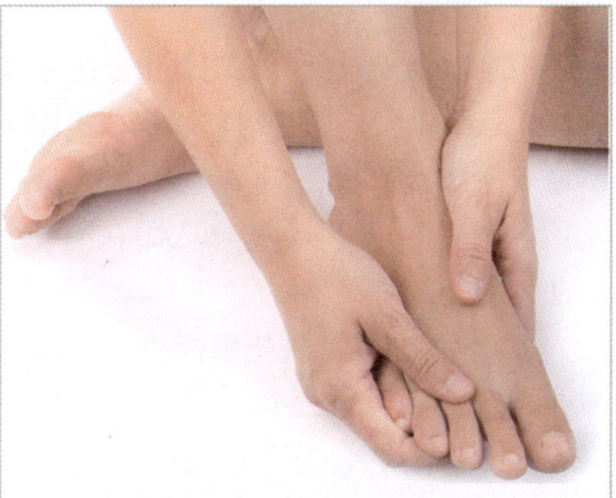

◎由于手足上经穴较多，经常按摩可促进气血流通，增强脏腑机能，而且还有助于减肥。

老年人要尽量减少寒气的侵入

在日常生活中，老年人的身体会在不知不觉中就受到寒气的侵袭。以下是帮助老年人防止寒气侵入的几个主要方法：

① 家中常备暖饮

除了休息之外，也可以适当服用中药，加速寒气的驱出。比较简单的方法是服用市场上很容易买到的一些传统的配方。当确定是肺里的寒气时，可以服用姜茶；如果确定是膀胱经的寒气，则可以服用桂圆红枣茶来协助身体把寒气驱出。

② 避免淋雨

经常淋雨的人，头顶多半会生成一层厚厚软软的“脂肪”，这些脂肪就是寒性物质。等身体哪一天休息够了，血气上升，就会开始排泄这些寒气，身体需要借助不断地打喷嚏、流鼻水的方式将之排除，这时又会因为频繁打喷嚏、流鼻水而被医生认定为是过敏性鼻炎，所以切忌淋雨。

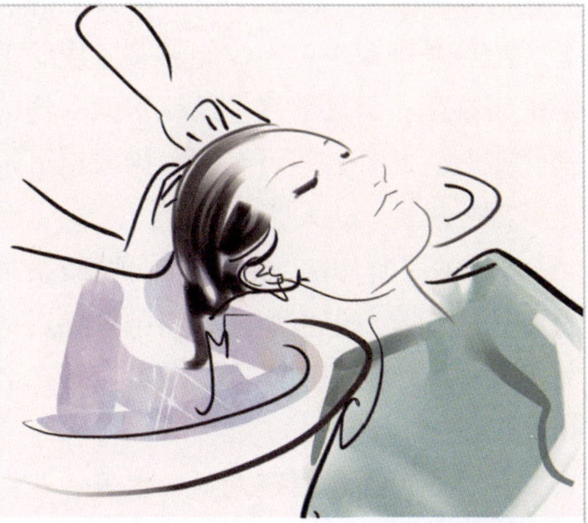

◎许多人洗头都有懒得吹干的习惯，会促使头顶吸入过量的寒气，结果和淋雨是相同的。

老年人治疗眼疾重在养肾补肝

中医认为，老年人眼花是由于上了年纪后，气血渐衰，肝肾精气亏损，不能荣养眼目所致，因此治疗眼疾应以补肾养肝为主。现介绍一些能治老年人眼花的食疗方法。

（1）枸杞蛋：枸杞子20克，与两只鸡蛋调匀，蒸熟，服用。此方对头昏眼花、多泪者有显效。

（2）酱醋羊肝：将羊肝洗净切片，勾芡、素油爆炒，调以酱油、醋、料酒、姜。此菜可为中心性视网膜炎、视神经萎缩者常吃。

（3）红肝丸：取红花10克，与250克猪肝共剁为泥，加芡粉少许，做成丸子蒸食。此方对肝阴虚兼淤者适宜；对白内障术后眼中血丝，可起到促进消散的作用。

（4）胡萝卜粥：取胡萝卜100克，粳米200克。先将胡萝卜洗净切成小碎粒，再与粳米一起加水适量煮成稀粥，每天早晚食用。此粥若经常食用，持之以恒，还可防治高血压，增强老年人体质。

老年人度夏季不妨“以热攻热”

中老年人如果无心脑血管疾病、体质较好者，不妨用“以热攻热”的办法度夏，效果不错。具体方法如下：

（1） 热茶降温：盛夏每天喝2～3杯（约600毫升）、温度在40℃～50℃的热茶（最好是绿茶），不仅能够刺激皮肤毛细血管扩张，促进散热，还能帮助食物的消化吸收。此外，茶可利尿，排尿也可带走一部分热量，使人感到凉爽。

（2）三餐加热：在夏季，吃面条是许多人的最爱。但应注意，面条煮熟后最好不要过凉水；面汤温度要适宜，过热会烫伤食道。

夏天还可适量用些大葱、生姜、花椒之类的调味品，这些性味辛温的调料，可以助阳气，除湿邪。

（3）洗热水澡：夏天洗热水澡虽然会出很多汗，但热水会使毛细血管扩张，有利于人体的散热。老年人1～2天可沐浴一次，最好不要泡浴，体质较差的可以坐

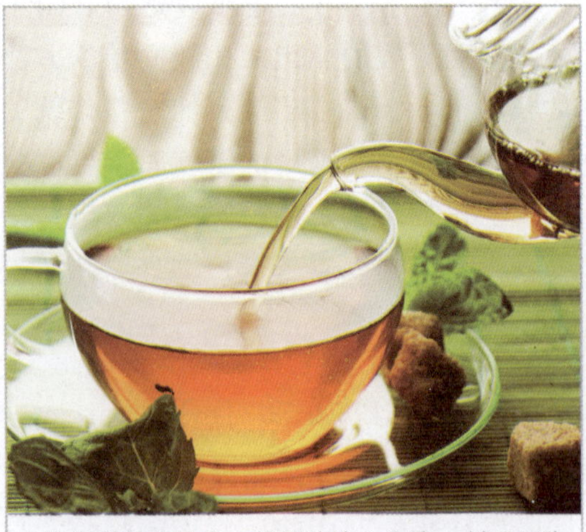

◎热饮料单分子多，能迅速渗入细胞，纠正细胞缺水的状态。

在椅子上洗浴。水温控制在40℃左右，每次10～15分钟即可。少用或不用香皂，可用带润肤成分的沐浴露来清洁皮肤。最好用柔软的毛巾擦拭胸背部。

（4）热水泡脚：热水泡脚、按摩足部等良性刺激，对于神经系统功能失调引起的头昏头痛、失眠，消化系统的腹泻、腹胀、食欲低下等病症，以及泌尿生殖系统的尿频、尿痛、遗精、痛经等疾病，能起到良好的治疗作用。

（5）耐热锻炼：每天抽出1小时左右的时间进行跑步、打拳、跳健身舞、散步等体育锻炼，每次锻炼都要达到出汗的目的，以提高机体的散热功能。但要注意，锻炼不可过分，尤其当气温高于28℃、湿度大于75%时，为避免中暑应减少运动量。

老年人安全度夏有讲究

盛夏季节人的火气一般都比较旺盛，因此老年人在精神、心理等方面就应息其怒，静其心，安其神，使神经系统处于宁静状态，不能烦躁激动。

老年人衣服要勤换勤洗，衣服的颜色以浅色为主，通风散汗性能要好，外出时要带上遮阳帽或打遮阳伞，不要在紫外线最强的时间段（上午十点到下午三点）外出。

所住的居室应该有防止阳光直射的装置，可以在窗外搭个凉棚或挂上带网眼的窗帘，在室内吹空调或电扇时，风口不要正对着自己，以防受风着凉。

在夏天时老年人的消化功能比较差，因此应以温软易消化、清淡有营养的食物为主，少吃油条、烤饼、肥肉等厚味之物，以防生痰、生热、生湿。尤其应该忌食生冷食物，如冰砖、冷水、凉粉、冷菜等，以免损伤脾胃，诱发疾病。

晚上睡觉时，不能贪凉而卧，睡于露天、窗前等处，更不能迎风而卧，避免风邪侵入人体，引起头痛头晕、腹痛腹泻、关节酸痛和面神经麻痹等症状。

要多喝热茶，避免贪吃冷饮。各类冷饮虽能在极短的时间内解热，但会对消化道黏膜产生不良刺激。相反，采取“以热制热”的方法，喝杯热茶或温开水能更好的解暑止渴。茶中还富含钾，能及时补充流失的微量元素，消除疲乏。

此外，在夏季常感到倦怠、气血双虚的老人，可服用西洋参等补气药物。

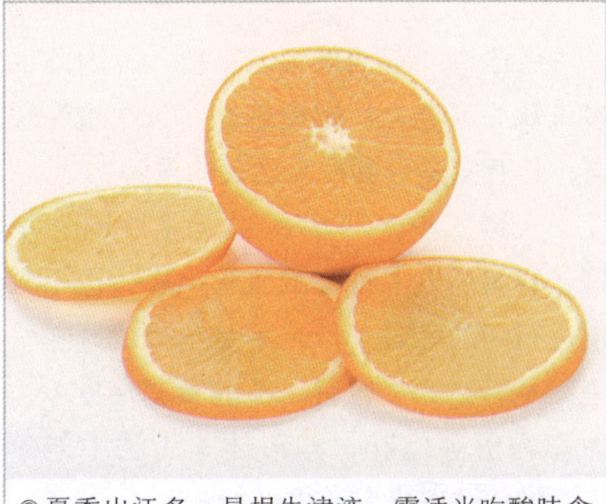

◎夏季出汗多，易损失津液，需适当吃酸味食品，酸味能敛汗止泻、生津解渴、健胃消食。

人老不等于脑老

相比年轻人，老年人更容易忘事，思维能力也似乎要差，于是很多人甚至老年人自身都认为“人老脑就老”，有时还会用“上了年纪”来作为记忆力和思维能力差的理由。不过，现代研究表明，认为人老脑就老是没有根据的。

实际上，人的大脑功能与人的年龄增长并没有十分密切的关系，暮年老人和处于壮年的青年相比，脑容量相差基本不大，其功能并没有出现人们所认为的那样大的退化。

不过，老年人的脑力的确是不如青壮年，这主要是有两个原因：首先，是由于某些疾病导致神经和大脑的敏感度下降。其次，也是最主要的原因，是老年人用脑的水平大大低于中青年人，老年人在退休后，一般就很少进行主动学习，大脑长期处于闲置的状态，久而久之，就会“生锈”，甚至出现退化，以至于脑力下降。

研究表明，“人老脑就老”，需要休息养脑的老年人，往往会越养脑力越差。

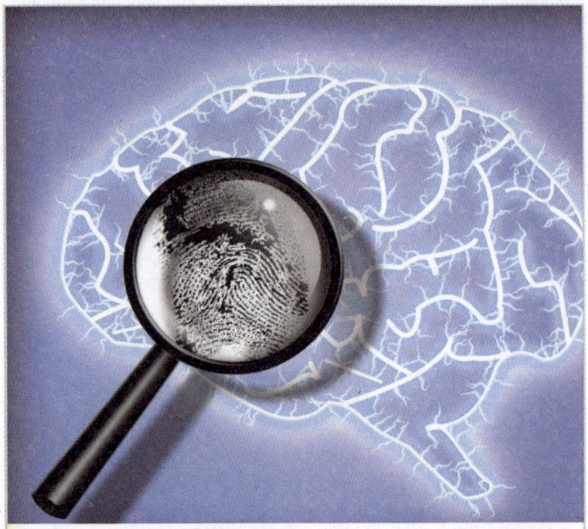

◎人的大脑是越用越灵活的，只有多刺激大脑，才更能增加大脑的活力。

老人并非越瘦越好

俗语讲“有钱难买老来瘦”，因此很多人认为人老之后越瘦越好，越瘦越能长寿，这其实是一种由来已久的误解。

人进入中老年后，过于肥胖固然不好，容易引发多种心脑血管疾病，也不方便进行运动锻炼。但是不是越瘦越好呢？答案是否定的。曾有一项健康调查显示，体态在中等偏胖，即形体丰满的中老年人，健康状况最好，也最长寿。

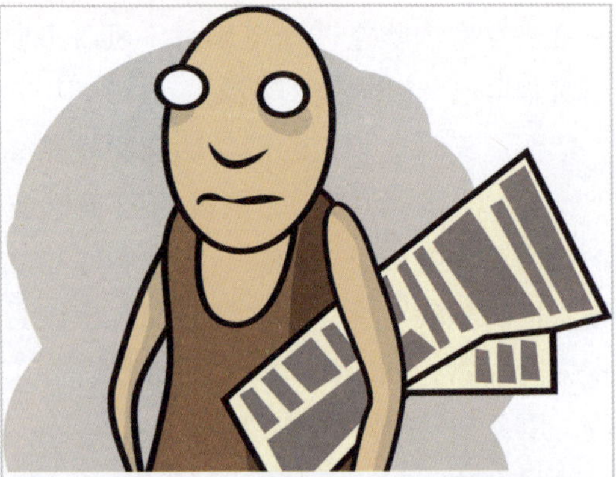

◎过瘦的人免疫力同样很低，对有些疾病的抵抗力就会减弱。

这是因为，丰满的人营养状况一般都

会比较良好，对疾病和恶劣环境的抵抗力、免疫力都较强。而如果人过瘦，虽然心血管的压力小，但是营养状况比较差，机体免疫力不高，就容易患有疾病，而且瘦人的耐力和恢复能力也比较差，患有一些小病如感冒等不易康复，还容易诱发其他疾病。

老年人应少吃甜食

尽管糖分是提供人体热量的主要能量来源，是人体不可或缺的营养物质，但是过多食用就会促使肝脏产生过量的中性脂肪，并进而转化为皮下脂肪，使人产生肥胖。而肥胖是引发多种心血管疾病、糖尿病的一个重要因素，老年人心血管功能本来就大大降低，又比较缺乏锻炼，多吃甜食就更容易引发肥胖，导致疾病。

因此，老年人应当尽量少吃甜食，并保证清淡的饮食。

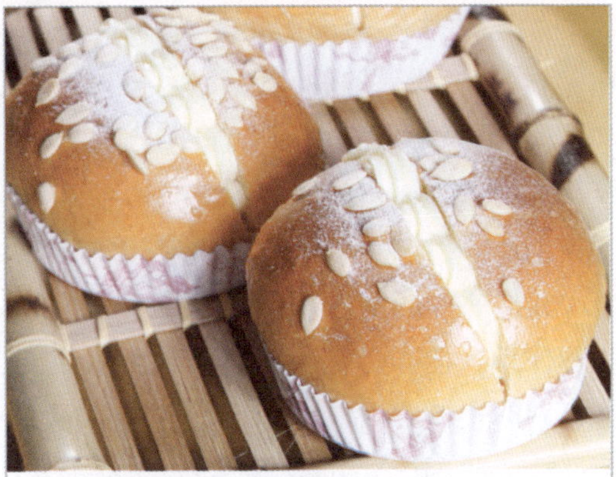

◎老年人生活中如果经常吃甜食，会身体发胖，容易引发心血管疾病。

老年人饮食宜清淡

老年人的味觉退化，吃东西总感到没有味道，喜欢多放盐，这是不对的。盐分是人体必需的营养成分之一，不过老年人的饮食，应当尽量保证清淡，不宜过咸。

中医认为：盐入肾经，适量可补肾，为人所必备；而多食则伤肾损肾，使人早衰。食盐过多会导致多种疾病，如心脏病、肾脏病、高血压、肝硬化等。老年人肾功能降低，多吃盐更容易损害健康，会引发水肿和加重心肾负担，更易患上以上疾病。

因此，老年人应当慎吃咸食，尤其是患有脏器疾病的人，更以少食盐为宜。

老年人不宜过多食用脂肪

脂肪能够提供给人体热量，还有着保护脏器、维持体温、促进消化吸收的作用，为人体所必需。不过，人在上了年纪之后，就应当尽量地少吃脂肪含量丰富的食品。

这是因为，老年人活动量较少，摄入脂肪后不容易分解消耗，如果食用过多脂肪类食物，容易导致高脂肪症的发作，引发高血压、冠心病、动脉硬化等，影响健康。

老年人适量吃鸡蛋有好处

由于鸡蛋中胆固醇含量较高，所以很多人都认为老年人不能吃鸡蛋。其实这种说法是没有科学根据的。

首先，体内胆固醇的含量只有在长期超过正常水平的情况下，才会对人体产生危害，如影响血脂、危害心血管系统等。只要摄入量适当，一般不会造成不良影响。

其次，胆固醇在人体内发挥着重要的生理作用。胆固醇是生物膜的重要组成部分，同时也是合成肾上腺素、性激素的主要原料，并参与维生素D的合成。

再次，除了胆固醇外，鸡蛋中还含有其他多种人体所必需的营养成分，如优质蛋白、多种维生素、矿物质等。而且，鸡蛋中含有丰富的卵磷脂，对维持记忆力、分析及思维能力具有重要作用。

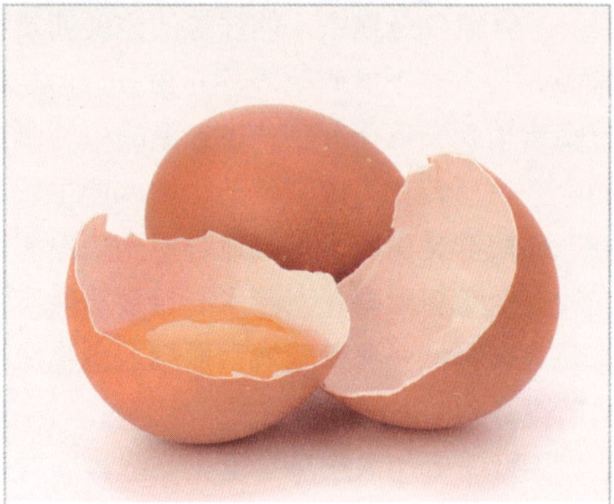

◎鸡蛋中还含有光黄素和光色素，可预防癌症和老年痴呆症。

老年人不宜多喝酒

有些人喜欢饮酒，进入老年后，这一嗜好仍然保持，并且由于空闲较多，经常自斟自酌，自得其乐。不过健康专家提示，老年人常喝酒、多喝酒对健康不利。

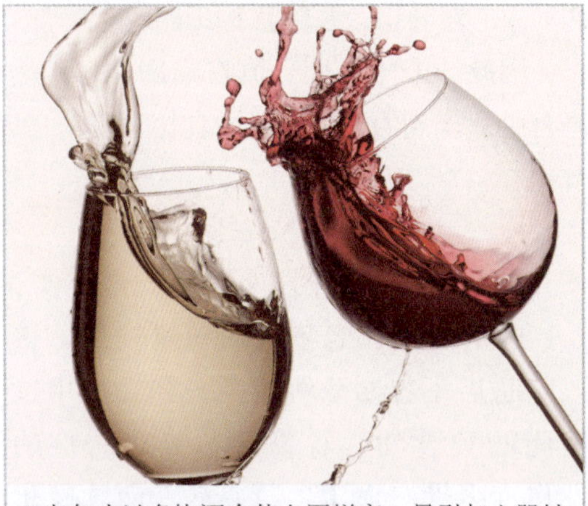

◎老年人过多饮酒会使血压增高，易引起心肌缺血及心肌梗死等。

这是因为，酒精对人体有一定的伤害作用，对老年人尤甚。它可以使血压增高，心跳加快，增加心脏的耗氧和负担，容易引发心肌缺血，使人出现心绞痛、心律失常和心肌梗死等病症，还可能导致体质较弱或患有心脏病的人发生心脏衰竭。

老年人多喝啤酒危害更大，因为啤酒中尽管酒精含量较低，但是却含有一定量的铝成分，过量喝啤酒，会造成铝质在体内的堆积。老年人肾功能下降，排毒能力弱，就更导致精神异常和痴呆。

老年人多喝咖啡对健康不利

有的老年人由于年纪大了，记忆力明显下降，老是忘事。为了使大脑保持清醒，并使精神振奋，就经常喝咖啡。其实，喝咖啡对老年人的身体健康十分不利。

研究表明，人在一生中都面临缺钙的问题，尤其是到了老年时期缺钙更加严重。这主要是由于老年人消化功能衰退，而且每餐进食量很少，每天从饮食中吸收的钙不多，但机体对钙的需求量却逐渐增多，从而导致体内的钙远远不能满足机体代谢的需求。

咖啡会将人体吸收的钙减少一半。如果老年人经常喝咖啡，就会加剧体内钙的缺乏，加速骨质疏松症的发生，引起骨硬度下降，容易发生骨折。据有关统计资料表明，经常喝咖啡的人容易在55岁之后发生各类骨折，其中60岁以上的女性约有25%患有骨质疏松症。

老年人应注意清晨饮水

有的老年人不太注意清晨饮水，认为早上刚起床，也不口渴，没有必要喝水。其实不然，早晨起床后喝一杯水，对老年人的身体健康具有重要的意义。

这是因为，老年人随着年龄的增长，体内固有的水分含量越来越少，皮肤干皱，肌肉萎缩，本来就有生理性的脱水现象。而在经过一夜的睡眠之后，由于新陈代谢的作用，通过呼吸和体表蒸发，身体又会丧失大量的水分，就会使身体的脱水现象更加严重。这就会导致血液黏稠度上升，流动缓慢，很容易造成血管的堵塞，形成血栓和粥样硬化，从而引发心脑血管疾病。有调查显示，早晨7点钟左右刚刚起床的时候，是心脑血管疾病的“高发期”，也是老年人一天中最危险的时期。而起床后喝一杯水，就能够相当有效地稀释血液，降低血液黏度，促进血液的循环，防止心脑血管疾病的发生。

另外，清晨饮水后能通过排泄大小便将废物排出体外，避免对身体造成毒害。

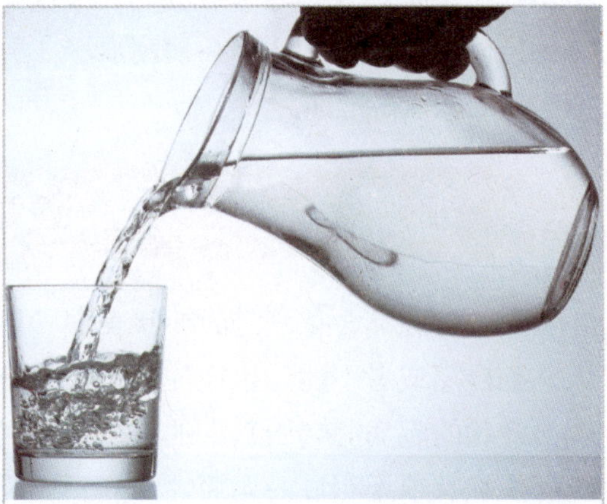

◎清晨饮水，有助于排泄，促进肠胃蠕动，能够缓解便秘。

老年人不宜睡眠过多

老年人体质较弱，平常活动少，所以不少老年人喜欢没事就在床上躺着，认为多睡觉、多休息对健康好。这其实是一个认识上的误区，老年人不宜睡眠过多。

因为久卧不利于新陈代谢的进行，并会使血流减慢、血液的黏稠度增加，从而容易诱发脑血栓、心肌梗死等心脑血管疾病，危害老年人的健康。而且，睡眠时间过长，相应地就会减少运动的时间，缺乏锻炼会使本来就弱的体质健康状况更加不好，容易导致各种疾病的发生。

另外，老年人睡眠时间太多，睡眠质量就会不好，还容易造成全身酸懒、精神不振，起床后会无精打采。

老年人睡觉时不宜仰卧

老年人睡觉时仰卧是一种不正确的睡眠姿势。

这是因为，人上了年纪，口腔中咽喉处的软组织就会变得十分松弛，在仰卧睡觉时，就会随着人的呼吸气流堵塞呼吸道，从而导致出现呼吸困难。老年人在睡眠中处于这种缺氧的状态，不但影响睡眠质量，而且会使动脉壁的内皮细胞通透性增强，血管壁内膜下的脂质沉积，促使动脉粥样硬化的形成，从而会使高血压、冠心病的发病概率增加。

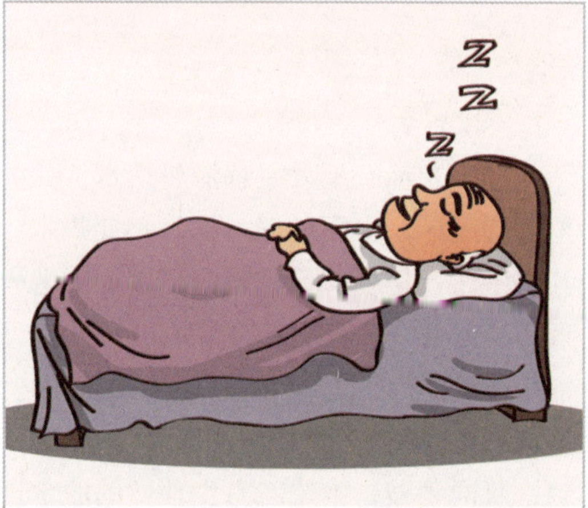

◎老年人要注意，睡觉时仰卧，对健康不利。

老年人不应忽视无痛性疾病

一般疾病都会有一定的症状表现，使人感到疼痛或者不适，也往往只有这种有明显症状的疾病能够引起人的重视，而对于那些症状很不明显的无痛性疾病，人们大都不太在意。其实，这是很危险的。

老年人由于生理功能的衰退，对疾病的反应也会变得迟钝。有一些病症，在早期是无痛性的，中晚期就开始引发人体的不适，而由于老年人痛感的消退，等到意识到这类疾病时往往已经进入晚期，治疗难度已经比较大，贻误了治疗的时机。

老花眼突然不花不是返老还童

有的老年人戴了一段时间老花镜后，忽然发现摘掉眼镜一样能看得清楚，由此往往误认为这是返老还童般的奇迹，十分高兴。其实不然，这不但不是返老还童的标志，反而可能是老年性白内障的信号。

老年性白内障有比较长的潜伏期，一般在中年以后发生，并逐渐加重。在早期的时候，它不易被察觉，向中晚期过渡的时候，反而还会出现视力暂时提升的现象，这是由于白内障会引发晶体吸水膨胀，晶体增厚之后，本身就能起到老花镜的作用，因此人会感到视力“突然好了”。然而很快，膨胀的晶体会把虹膜向前推，使前房变浅，前房角变窄，并伴生青光眼，最终可能导致失明。

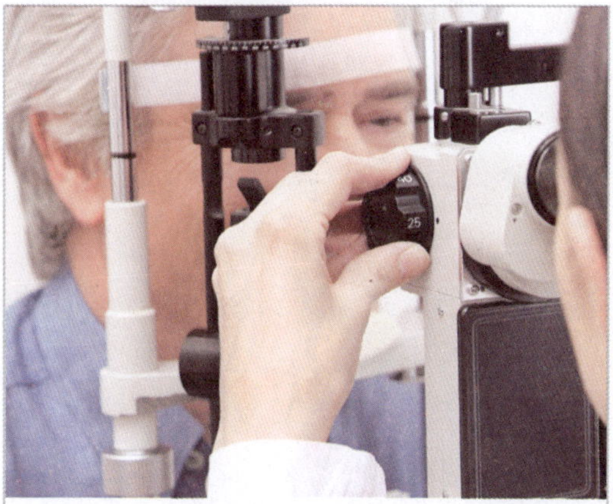

◎如果老年人碰到老花眼突然不花了，应到医院进行检查，以防有其他更严重后果。

老年人也可以过性生活

有人认为，进入老年再继续过性生活会导致精力衰竭，影响健康，因此主张老年人“绝性”。这其实是一种错误的认识，老年人过性生活不但对健康无害，反而还会有利于身心的健康。

人在进入老年后，身体功能的确会出现一定的衰退，但是性欲作为人的两大欲求之一，并不会消失，而且人的性功能在进入老年后衰退的速度也是相当缓慢的。就男性而言，睾丸的萎缩速度很缓慢，而且精子的数量与成活率仍很高，性能力与青年人相比，也只是勃起缓慢，硬度稍差而已；而在女性方面，由于绝经后可以不再担心怀孕，往往性欲还会更强一些。

而且，老年人定期过性生活，并不像有些人担心的那样，会导致精力耗竭，相反会激发老年人的生命活力，使精力更加充沛，也有益于心理的健康和增添生活的快乐。

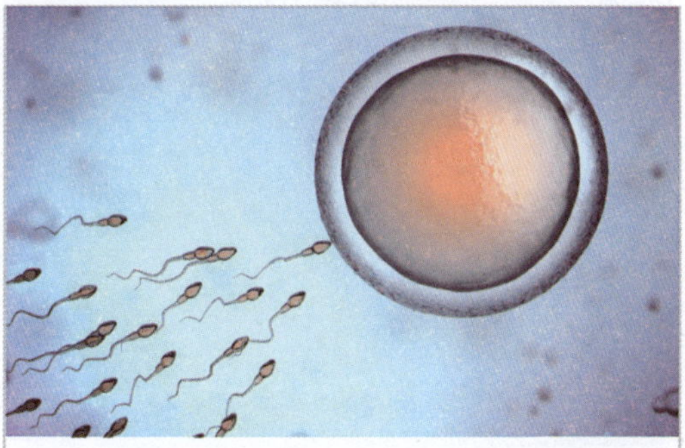

◎老年人适当地过性生活，可以有效地提高老年人的生命活力。

老年人阳痿可以治疗

很多患有阳痿的老年人，往往认为人老了性功能自然下降，阳痿是一种自然现象，无法治疗。这实际上是一种错误的认识，其实老年阳痿是完全可以治愈的。

不过治疗老年阳痿需要注意方法，不能单纯依靠药物治疗，更不宜使用药效猛烈的催情药物。实际上，很多老年人性功能的下降与不正常的心理有关，他们往往认为人老了就不应该过性生活，否则就是“老不正经”，久而久之，这种认识和对性生活的主动回避，很大程度地促进了阳痿的发生。因此，老年人治疗阳痿，应当首先从心理上入手，树立正确的性观念。

其次，适当的药物治疗也是必不可少的。老年人治疗阳痿，适宜用药性温和、易于坚持的中成药，而不太适合用西药。如属肾阳虚衰者，可选用补肾益气的“全匮肾气丸”或“龟龄集”；属于肾阴虚者的，可服用益肾凝神的“大补元煎”等。

另外，老年人治疗阳痿，还可以辅以按摩以疏通血脉，平时还应当加强锻炼，这对于扶正祛邪、生血益精、强身健体都有良好功效。

老年人应避免过度大笑

笑对人体健康是有益的，精神上能够排遣不良情绪、放松心情，身体上还能够增强器官活力，增加肺活量，从而达到延缓衰老的目的。

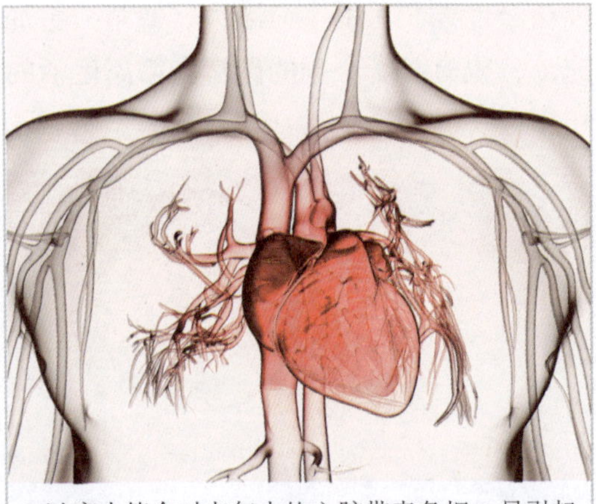

◎过度大笑会对老年人的心脏带来负担，易引起各类疾病。

但是，应当明确的是，笑对人体有益，是建立在适度的基础上的。如果大笑无度，则不但不会延缓衰老，还可能损害健康。

尤其是老年人，更不宜大笑无度。这是因为老年人的心血管往往较为脆弱，而经常大笑则会由于情绪激动而导致血压升高，从而导致突发一些心脑血管疾病，相当危险。本身就患有心肌梗死、脑血栓、心脏病的老人就更不可过分激动，大笑不止。

老年人应重视口腔卫生

不少人进入老年后，对口腔卫生的重视程度就大大降低，认为人老牙衰是正常现象，是不可抗拒的。这种认识其实并不正确。

随着年龄的增长，老年人的牙齿釉质磨损、牙龈退缩，牙齿变得松动，这样就更容易在牙齿缝隙间积存一些食物的残渣，更容易滋生细菌。如果不注意及时清理，就会导致牙周炎等口腔疾病，不但会使口腔状况更为恶化，使牙龈红肿出血化脓，甚至可能导致牙齿早脱，而且也会影响老年人的食欲，不利于进食。

老年人不可大量用降压药

有的老年人患有高血压，为了尽快使血压降下来，就大量服用降压药。这种做法是很不正确的。

因为高血压患者血压长时间保持在较高的水平上，久而久之，身体会做出一定的调整，使血液流动适应这种血压状态。而如果大量服用降压药，使血压短时间内陡然下降，就会使血液流动发生急剧变化，可能导致脑部供血不足，而且血流缓慢，还易于凝聚，进而诱发缺血性脑卒中，十分危险。

老年人骨质疏松不能只补钙

骨质疏松是老年人的常见病，它是由于缺钙引起的，因此很多老人在患上骨质疏松之后，往往认为只要大量补钙，吃钙片，就可以缓解病情。这实际上是一个误区，单纯补钙并不能有效治疗骨质疏松。

这是因为，人体对钙的吸收是否充分，并不仅仅在于摄入钙质的多少，还需要维生素D的参与。人体中只有含有了丰富的维生素D，才能够促进小肠对钙的吸收，维持人体内钙的正常浓度，并进而促进钙在骨骼中的沉积，增强骨质。如果维生素D缺乏，即使服用再多的钙片，也只会造成钙质的大量流失，补钙效果不显著。很多老年人正是因为营养不均衡，缺乏维生素D，才导致骨质疏松。

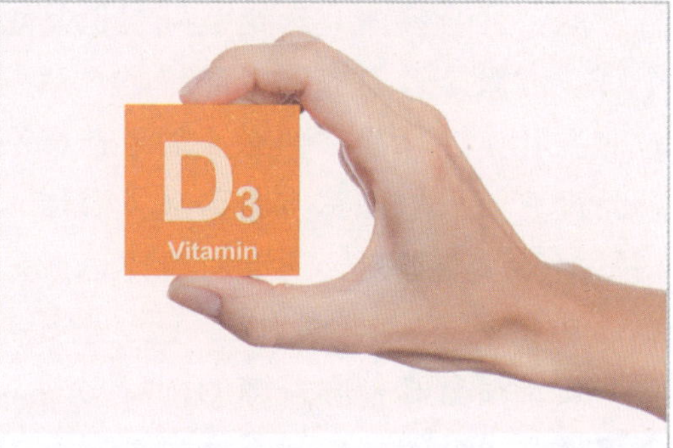

◎老年人治疗骨质疏松，不但要补钙，更要注意维生素D的补充。

老年人便秘吃泻药不足取

老年人活动量少，肠胃蠕动缓慢，食物和残渣不易向下推进，故而容易发生便秘。有的老年人习惯通过吃泻药来缓解便秘，这其实不利于健康。

这是因为，尽管吃泻药可以暂时缓解便秘，清空肠胃，但是老年人的身体中水分含量本来就少，如果常吃泻药，随着排泄的增多，最终排出的大部分都是水分，这就会造成体内水分的进一步损失，使肠胃更加秘涩，从而更会加重便秘，导致恶性循环。

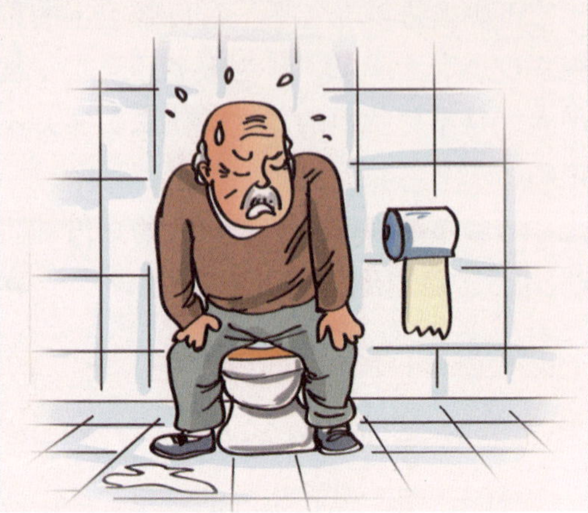
◎老年人患了便秘，若吃泻药，会导致便秘加重。

老年人不宜滥补营养

现在送礼都兴送健康，逢年过节，家里的老人都会收到很多补品，儿女们往往认为老人吃补品越多，补充的营养就越多，身体也会越健康。实际上，这可能是好心办了坏事，老年人多吃补品未必对健康有利。

这是因为，尽管补品对人体健康有益，能够强身健体、延年益寿，但是这个有益健康是有前提的，那就是必须要对症滋补，缺什么补什么。如果选择滋补品没有明确的补养方向，乱补滥用，则不但会浪费钱财，还会对身体造成危害。比如人参具有大补元气、止渴生津、安神增智和补脾益肺的良好功效，能够增强人体的气血运行和多种器官的功能，对久病体虚、元气亏损的人滋补大有裨益。但是，如果血气旺盛的健康人吃了，却会适得其反，虚火上升，会造成脱发、水肿、口舌生疮、鼻出血、胸闷厌食、二便焦躁等症状，甚至还有导致血压升高的危险。

老年人体虚，体内营养本来就不太均衡，如果乱吃补品，很可能适得其反，危害健康。

另外，老年人身体各器官功能减退，尤其是消化吸收功能，进补的时候也须注意循序渐进地缓补，而不是补品吃得越多越好。因为如果吃得太多，但消化吸收不了，即使补品对症，进补的效果也未必好，反而过犹不及。

第七章

疾病预防治疗的常识

●对于一些常见的疾病，我们完全可以预防。我们应该在疾病未生之前就要注意治理，而不是等到生病之后才去救治。

怎样保护胃

胃有暂时储存食物和消化食物的功能，为保养好胃及其消化功能，我们平时应该做到以下几点：

第一，进食要定时、定量，以保证胃有规律地收缩、蠕动、排空及分泌消化液。这不仅有利于胃的消化功能，还能防止溃疡病和胃炎的发生，

第二，进食前可适当喝口汤或水，但不能过多，这对促进消化液的分泌，帮助消化有益。

第三，进食时情绪要放松，要少说话，要细嚼慢咽，避免粗糙食物对胃的机械性损伤。

第四，进食后应喝一些汤或水，一方面可以冲洗口腔、食道和胃，另一方面也有利于食物与消化液的混合，对消化有益。

第五，饭后不要立刻作剧烈运动，否则会使消化道的血液流量减少，不利于消化。

第六，不要吸烟。吸烟可引起幽门括约肌松弛，使胆汁容易返流入胃内。而高浓度的胆盐对胃黏膜是一种化学性损害，可引起胆汁反流性胃炎。

怎样保护呼吸道

保护呼吸道对人体的健康十分重要。以下方法可以做为参考：

第一，搞好室内卫生。要湿性扫除，同时要戴好口罩，防止过多灰尘吸入，刺激呼吸道黏膜。

第二，改善劳动条件。凡粉尘及有毒气体的操作都应密闭化。不能密闭也应降低其浓度，达到国家的卫生标准以下。

第三，在有毒有害气体或粉尘较大环境中作业，应采取个人保护措施，如戴防毒面具、加厚口罩，防止这些物质吸入呼吸道内。

第四，喷洒农药及有呼吸道传染病流行时，一定要戴4～6层的纱布口罩，有效地防止农药及病菌吸入。

第五，戒烟。长期的烟雾刺激除可引起尼古丁等中毒外，还可引起慢性气管炎、肺癌等疾病。

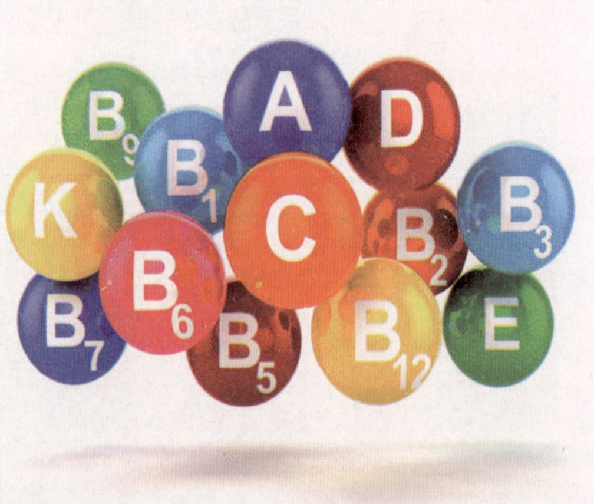

◎维生素A、维生素B及维生素C，有利于增强呼吸道抗感染的本领。

怎样保护心脏

心脏是人体内最重要的器官之一，可以说没有心脏跳动就没有生命。心脏自胎儿时期始，直到生命最后一息，始终不停地跳动，必须很好地加以保护，才能使它强健有力。

①怎样保持心脏跳动强健有力

（1）心脏的力量来自于运动。不断运动，能使心脏发达有力。另外，长期运动可以降低血脂，使血压正常，减轻心脏负担。

（2）注意饮食清淡、少油少盐。少吃脂肪多的食物，多吃蔬菜、水果，可防止血内胆固醇升高，有预防冠状动脉硬化的作用，因而不会发生冠心病。另外，维生素B_6及维生素E不足，也能促使人的血管发生粥样硬化、血脂升高等。同时，吃盐过多可造成血压升高，而血压升高会增加心脏负担，久之发展成高血压性心脏病。因此，应少吃盐。尤其是家庭中有高血压、动脉硬化的病人，更应注意饮食宜清淡、少吃动物性脂肪及食盐。

（3）生活上要有规律。要养成有规律的作息习惯，饮食要有规律，忌烟酒，少饮浓茶及浓咖啡等刺激性强的饮料。

（4）情绪要稳定、性格应开朗乐观。大喜大悲、情绪激动，都会损心脏健康。而心情抑郁，更是对健康不利。这些都要避免。

（5）预防感染。一些病毒性感冒常可并发病毒性心肌炎、扁桃体炎、关节炎、脓痂疹等，链球菌感染又是风湿性心脏病的病因。因此，预防这些感染是对心脏的有力保护措施之一。

②心律失常的症状

老年人的心律失常症状无特异性，很容易被自己忽视。有的人频发期前收缩，自己并没有不适的感觉。阵发性的心悸、疲乏、气短，可能被认为是年老体衰的特点；在出现眩晕、昏厥或抽搐时，甚或误认为是其他重病，其实，这都可能是出现心律失常的一种表现。有些人心律失常，还可能导致心绞痛和心力衰竭的发生。尽管心律失常的症状表现没有明确的特征性，但有些病人，对自己经常发作的心律失常有独特的预感和不适。假如老年人感觉不适时，随时数一下脉搏，那就很容易觉察出脉率的快慢及其规律性。这是识别心律失常最简单的方法。

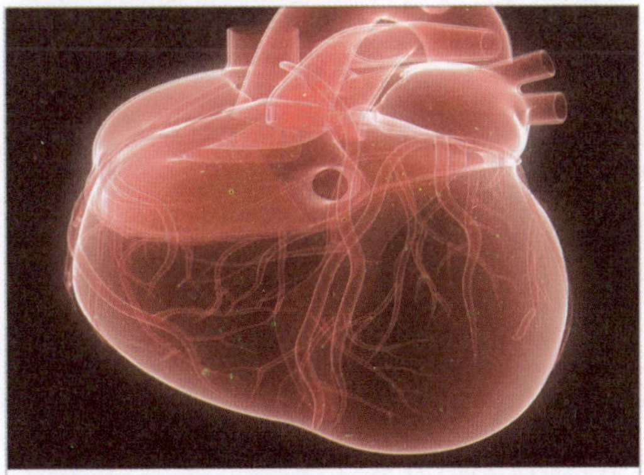

◎每天有规律地锻炼有助于心脏的泵血功能和抗衰老。

③ 心力衰竭有哪些早期表现

心力衰竭是老年心脏病病人常见的危重病症之一。能否早期识别、及时予以纠正，是能否延长老年心脏病病人寿命的关键。有下列表现者应警惕心力衰竭发生。

左心衰竭的早期表现有：在做一般活动时易疲劳、有倦怠感，夜间睡眠常要垫高枕头，一般登楼梯、爬山坡或跑步时感觉呼吸困难较前加重，不明原因的咳嗽也常常是左心衰竭的早期表观。

右心衰竭的早期表现有：常有右上腹饱胀不适、食欲下降、易疲倦、颈静脉膨胀，体重增加、浮肿和尿量减少也常是较早期的表现。

④ 心力衰竭如何治疗

一般慢性心力衰竭的老年病人，治疗上大体同青年人一样。但是当发生急性心力衰竭时，症状格外凶险，及时和妥善的治疗尤其重要。

怎样保护肝脏

肝脏除去能制造胆汁直接参加食物的消化外，还能把血液中的多余葡萄糖变成肝糖原储存起来；当血液中的葡萄糖减少的时候，再把肝糖原分解成葡萄糖，排放到血液中供各器官使用。因此，必须注意对肝脏的保护。

① 预防中毒性肝炎

服用某些药物，如四氯化碳、镇静安眠药、抗癫痫药等，对肝脏都有毒害作用；误服磷、砷等毒物，均可引起中毒性肝炎。因此，不能乱服药，更不能滥服药物。服药必须听从医生的意见。还要防止误服有毒物质。

② 预防肝硬化的发生

预防肝炎是预防肝硬化的重要措施，因肝硬化多由肝炎转变而来。一旦发生肝炎应积极治疗，防止发展成肝硬化。另外，少饮酒，禁止长期大量饮酒，更不能酗酒，因为酒精可造成肝硬化。

③ 预防肝癌

预防肝炎、肝硬化的发生。饮食上多加注意，并养成良好的个人生活习惯，如防止便秘、不贪烟酒等，有利于预防肝癌的发生。

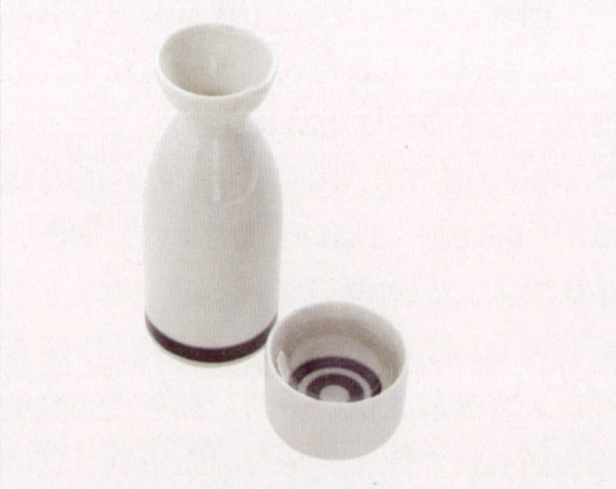

◎酒精是肝脏的“克星”，长期大量饮酒，酒精会损伤肝细胞，导致酒精肝。

怎样保护肾脏功能

❶ 预防尿路感染

老年人因为肾血流量不足，肾脏的抵抗能力降低，容易发生感染。尿路感染会使肾脏的结构遭到破坏，而排泄废物的能力明显减退。如肾盂肾炎可使肾脏组织充血水肿，加重肾小球滤过率的降低。

老年男性发生感染的机会更多，这是因为前列腺正好位于排尿的通道上，一旦前列腺肥大就可压迫尿道而产生尿路梗阻、尿流排出不通畅，就容易感染，因此，老年男性应经常检查前列腺有无增大，以便及时发现而加以治疗。老年膀胱肌力减退，排尿功能也受影响，因排尿困难而发生尿潴留的情况比较多见，而且短时间不易恢复。许多人经常要插导尿管，有的更为了方便而长期将尿管保留于膀胱内，这是造成尿路感染的最大危险，应当尽量避免。

❷ 用药要慎重

许多药品都需经肾脏排泄，因而加重肾脏的负担；有些药品可能有肾毒性，会破坏肾功能。加之老年人肾小管再吸收能力低，体液容易流失。体液量不足，血液就浓缩，药性增强，肾损害更会加重，于是轻则尿液中出现蛋白及管型，重者可造成肾衰竭。如庆大霉素、卡那霉素等抗生素对肾脏都有毒性。用药前都应慎重选择。

❸ 要注意体内电解质的平衡

老年人手足不便，活动减少，尤其是有病后长期卧床，骨质中的钙就会游离入血液而使血钙增高。老年人对体内钾的调节功能差，空易发生血钾过低，低血钾可造成肾小管病变。故老年人应争取多活动和锻炼；对于腹泻、呕吐等易于失钾的情况，应及时补充含钾药物或饮料。

❹ 要预防尿路结石

老年人血中钙含量最高，故容易发生尿路结石，引起尿路阻塞，因而导致肾功能不全。尤其是老年人浓缩尿液的能力差，当尿路不完全梗阻时，尿量可能反而比正常人多。

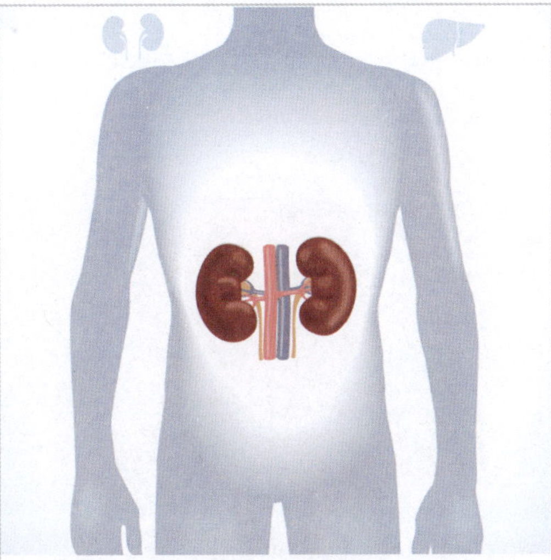

◎定期做血液中的尿毒、肌酐清除率等肾功能试验，可以避免发现过晚肾功能病症。

怎样防止过早出现老年斑

人过中年，有些人在面部和手背长出一些豆大的褐色斑片，表面光滑，逐渐增大，不痛不痒，人们都知道这叫老年斑；若斑片颜色深褐、稍稍凸起、界限清楚、表面有一层油腻性的痂，就叫老年疣，又称为脂溢性角化。

老年斑顾名思义应该老年人才长，是皮肤老化的表现。但有些中青年人，特别是长期从事户外作业的人，身强体壮，却过早出现老年斑，这与过度风吹日晒、皮肤长期受到不良刺激的影响、不注意皮肤保养等因素有关。

外界因素对皮肤的损害是长期积累的结果，因此，防止老年斑的过早出现，应该从年轻时做起。要避免过度日光暴晒；夏季外出要打遮阳伞、戴草帽，暴露部位的皮肤上搽一些防晒霜，在野外工作的人更应注意个人防护；到海边游泳和进行日光浴，最好避开中午强烈的阳光；在寒冷干燥季节及大风天气，洗脸后要搽一些润肤的香脂或雪花膏；平时多吃新鲜的蔬菜水果，不要吸烟，这样可以延缓皮肤的衰老。

若已经出现老年斑，要坚持服用维生素E及维生素C，以减缓老年斑的发展。用液氨冷冻疗法，能把已经长出来的老年斑及老年疣祛除掉。

食疗防止老年斑就要多吃：

（1）橘子，其具有润肺、止咳、化痰、健脾、顺气、止渴的药效，特别对老年人、急慢性支气管炎以及心血管病患者来说更是不可多得的健康水果。但是，橘子不可空腹食用，而且胃肠、肾、肺功能虚寒的老人则不可多吃。

（2）木瓜，经常食用具有平肝和胃、舒筋活络、软化血管、抗菌消炎、抗衰养颜、抗癌防癌、增强体质之功效，是一种营养丰富，有百益而无一害的水果。

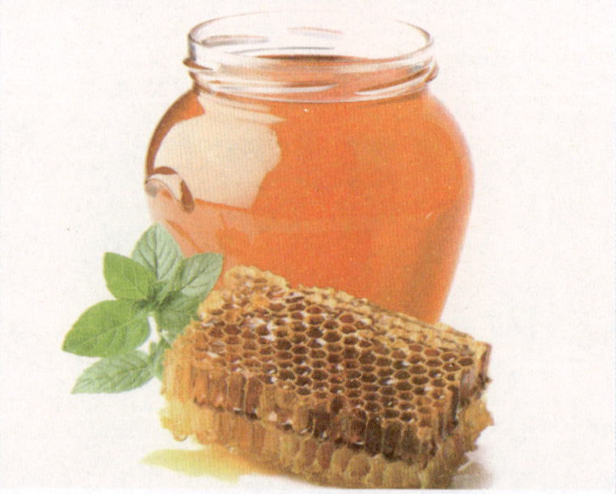

◎饮用生姜蜂蜜水——天天饮用1杯，可明显减轻老年斑。

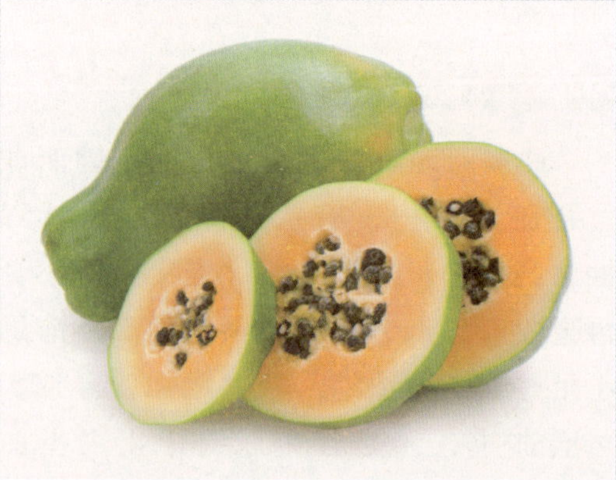

◎老年人可以多吃点木瓜，对抗衰养颜、防止出现老年斑有好处。

怎样防止脱发

（1）精神要保持愉快，生活作息要有规律。要有充足的睡眠和适当的休息，以保证活动、工作时精力充沛。要形成有规律的作息、饮食习惯，加强身体锻炼。

（2）头痒、头屑多的人勿用手指甲抓挠。抓挠容易伤害头皮和发囊。排除卫生清洁外的头痒、头屑多的，要及时请皮肤科大夫治疗。因为头痒、头屑多可能是脱发前兆。

（3）勿用纯碱或碱性大的肥皂洗头。碱性伤发，使头发易发黄、焦枯、脆断。避免洗发液损伤发质和发根。

（4）饮食要多样，克服偏食的不良习惯。少吃辛辣食物和肥肉，少吃甜食，以新鲜清淡的食物为好。最好多吃一些水果、干果、胡萝卜、葵花子、豆芽、芝麻、胡桃、卵黄、燕麦、骨汤（含胶）、海带和紫菜等。

（5）头发上不宜长期涂抹油脂。因油脂分解时，会刺激头皮，发生不良反应，引起脱发。不要滥用市场上出售的那些所谓健发美发的化妆品。

怎样防止“华发早生”

头发的盛衰由血、肾主宰，受脑之影响，因此养发之本，亦在于补血、强精、健脑。

（1）饮食疗法。对于精血不足而导致头发变白、脱发等症，可以服用下列食疗处方：胡桃仁1000克、桑葚500克、黑芝麻250克，共为末，加蜂蜜2500克，拌匀备用。每次服50克左右，日服2次，温开水送下。此方平补精血，发白返黑，长期服用效果显著。再者，适当吃些牛奶、鸡蛋、鱼和芝麻之类食物，对头发有滋养作用。

（2）中药防治。我国传统医学博大精深，很早就对补血强肾有过深入研究。因此，可以通过中医中药防止华发早生的问题。比如中药中的何首乌，对防止或延缓白发的生成和发展就有一定的疗效。

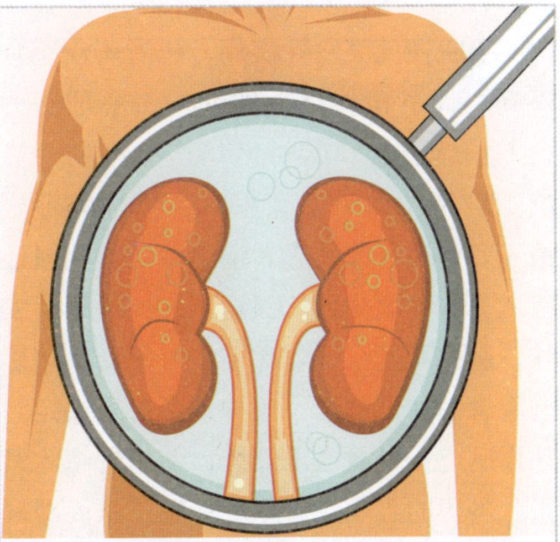

◎肾的精气主宰着人体的生长、发育、衰老的过程。养好肾能有效防止“华发早生”。

急性心肌梗死有哪些早期表现

老年人心肌梗死的早期表现可能不典型，可能没有心绞痛发作，可能出现昏迷。但是，通常情况下可能有下列几种早期临床表现，值得注意。

症状一：全身症状发热、心动过速、白细胞增高和血沉增快等。发热多在疼痛发生后24～48小时后出现，体温多在38℃左右。

症状二：疼痛最先出现，多发生于清晨，疼痛部位和性质与心绞痛相同。但程度重，持续时间长，休息或硝酸甘油无效，可伴濒死感，少数人一开始就休克或急性心衰。

症状三：心力衰竭主要是急性左心衰竭。为梗塞后心肌收缩力减弱或收缩不协调所致。心律失常多发生在起病1～2周内，而以24小时内最多见。以室性心律失常最多，尤其是室性期前收缩。

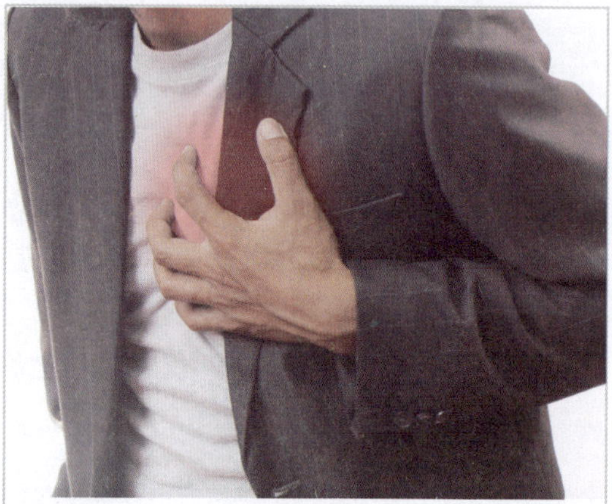

◎若老年人心区出现长时间疼痛、程度重，要考虑是否是急性心肌梗死。

怎样救治急性心肌梗死病人

心肌梗死突发性疾病，患者不仅感觉疼痛，而且精神也受到创伤，心理压力大，情绪波动，会对病情产生不利的影响。应亲切倾听患者主诉，恰当解释病情，安慰患者，使患者情绪稳定。同时还应做好家属的思想工作，使家属保持安静，避免其紧张、焦虑不安等不良情绪影响患者而加重病情。医护人员必须镇定，动作迅速，抢救准确熟练，使患者解除紧张、恐惧的心理，解除濒死感，从而减轻血管痉挛，减少心肌耗氧量。

疑似或明确诊断的急性心肌梗死病人，首先应立足于就地抢救。发病后立即原地休息，减少心脏工作量及心肌耗氧量，可显著地缩小心肌损伤的范围；立即给氧气吸入，增加供氧量，亦可减少心肌梗死面积。有效地止痛，解除病人的主要痛苦及焦虑，可减少耗氧量，常取杜冷丁或吗啡注射。密切观察脉搏、心率、心律及血压，条件允许时，应采取持续心电图监护，有利于早期发现心律失常并给予及时治疗。给病人建立静脉通路十分重要，可保证及时静脉用药，并备好同步除颤器及急救药，及时转送医院治疗。

怎样治疗高血压病

高血压病是一个不容易彻底治愈的病症，但如果能长期坚持合理用药，并辅以适当活动、生活规律、饮食控制等综合措施，高血压病还是可以得到控制的。

❶ 合理用药

轻型和无症状的病人，可以服用利尿降压药，如双氢克尿噻、环戊甲噻嗪等，或服用利血平或降压灵等，治疗一段时间血压不下降者，可加入镇静药、甲基多巴、心得安等。对于中度高血压，通常选用利尿降压药、肼苯哒嗪与心得安三种药物联合使用。重度高血压可选用利尿降压药与胍乙啶联合应用。用药要请医生指导。

❷ 适当运动

参加适当的医疗体育活动，可以减轻自觉症状。可根据不同情况选用散步、慢跑、太极拳、气功、广播操、保健按摩等，肌肉有节奏的收缩、舒张，对大脑是个良性刺激，能改善心功能和大脑对血液循环的调节，降低血压。但要注意循序渐进，量力而行，更要长期坚持。

❸ 生活规律

要养成良好的生活习惯，心情舒畅，劳逸结合、早起早睡，戒烟酒，防止身心过度紧张，精神易畅快，情绪勿激动，排除烦恼，避免忧愁。要保证足够的睡眠时间，要有充分的休息。饮食要清淡，不宜食动物油，食用盐不宜过多。

怎样治疗老年神经官能症

老年人随着生理、心理及工作生活状况的变化，在家庭、社会中地位、威望的改变，使情感、语言、行为等均有不同程度的减少，当合并为长期的思想矛盾与精神负担时，可表现出类似青年人群中所发生的那些神经官能症样反应。

病人主诉繁多，症状复杂，常表现为：精神活动能力下降，记忆力减退，易激动，对外界事物反应迟钝，活动后极易疲劳。老年人会怀疑自己有心、肺或胃肠道疾病，甚至背上恐癌的精神包袱，神经过敏，忧心忡忡，百虑不解。还有部分老人变得孤独或焦虑，痛苦可波及全身所有器官，但多次由医生检查，没有器质性病变。

神经官能症是在急性精神创伤，长期脑力劳动及体力劳动过度的情况下，由于兴奋和抑制过程的过度紧张所引发的高级神经活动的慢性障碍，本症为临床上极常见的机能性疾病，但亦可与器质性疾病同

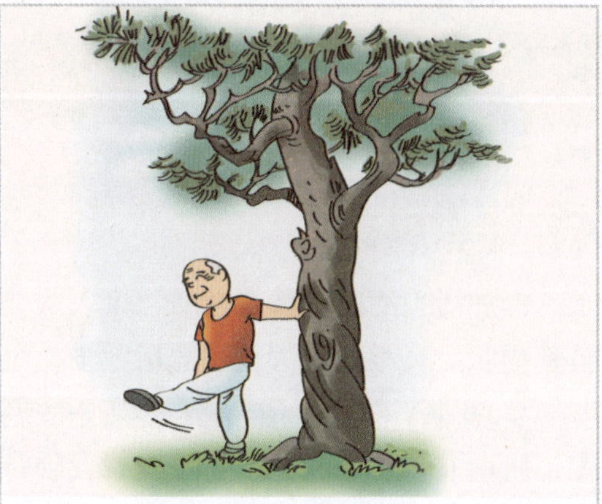

◎通过户外活动和体育锻炼，能防治因植物神经紊乱引起的神经官能症。

时存在，临床主要表现各种躯体或精神的不适感，常伴有情绪低落、胡思乱想、焦虑、抑郁、强迫、失眠、注意力不集中、记忆力下降等症状，疾病性症状或植物神经功能紊乱，如心慌胸闷、呼吸困难、浑身无力、耳鸣、厌声怕光等。

老年神经官能症的治疗，主要是进行心理治疗，生活上要关怀体贴，合理安排休息，尤其要注意脑力与体力劳动的调节。可以请老人所信任的亲友、医务人员解除思想顾虑，使老人精神上得到安慰，提高对生活的兴趣，在欢乐中消除忧忡心理，解除病人的焦虑。与此同时，不少病人需要用小剂量的镇静药，如安他乐、安定、安眠酮等进行辅助治疗。精神疲劳的患者可用少量兴奋药，早、中午分服，如咖啡因、利他林等，有时可取得显效。

怎样治疗老年肺炎

老年人抵抗力差，呼吸功能减退，老年肺炎又多是重症，因此，应尽早地安排病人住院治疗。仅能在家治疗的老年肺炎病人，应采取综合措施积极治疗。首先选用足量的有效的抗生素，常选用青霉素、链霉素、卡那霉素、庆大霉素、先锋霉素等。合理的氧气治疗对维持老年人的呼吸功能很有必要，根据病情取面罩、氧帐或低流量持续给氧。重视老年人的排痰状况，用叩打胸背、合理翻身、鼓励深呼吸等方法促进排痰。同时注意老年人必要的营养及水、合理地进行补液。

一般治疗：精心护理及保暖对老年人肺炎颇为重要。进食以富含营养、易消化、清淡的食物为宜，适量地多饮水；昏迷患者应给鼻饲流质。老年人咳嗽痰多者，宜用祛痰剂，不宜镇咳，经常翻身拍背以助排痰；伴有高热者，宜采取物理降温，如酒精擦浴，冰袋敷前额等处，不宜用解热剂，以免退热时大量出汗导致虚脱或低血容量性休克。

老年人肺炎容易发生并发症，需注意防治。由于老年人体液总量和细胞内液较青壮年为少，肾小管的重吸收功能减退，故老年患者容易发生脱水、低离子血症及心律失常，应密切监测，发现异常及时处理。

此外，老年糖尿病患者发生肺炎，应积极控制糖尿病，否则单纯治疗肺炎疗效欠佳；对于体质弱、营养不良、低蛋白血症或贫血的老年人，应特别重视加强营养支持疗法。

怎样防止老年人早聋

在老年时期发生了早聋，要抓紧时间，及早采取适当的防治措施，以避免病情的进一步发展。具体措施可从以下几方面着手。

①尽早发现和治疗

如发现与别人交谈时，虽然能听到对方讲话的声音，却听不清讲话的内容，或听电话时感到比较费劲，就要及时检查耳朵，以便及早发现和治疗。

用药越早，效果越好。目前常用的西药有：三磷酸原苷，硫酸软骨素，维生素A、维生素B、维生素D、维生素E，烟酸和铁剂等。中药可用耳聋左磁丸，复方丹参片；也可以补肾益精为主要原则进行辨证施治。针灸和耳部按摩以及高压氧舱治疗亦有一定的效果。

②避免噪声

噪音会损害内耳，加速老年性早聋的发生和发展，因此，要避免接触噪声，特别要避免接触鞭炮声、爆炸声和强烈的锣鼓声等。条件可能的话，居处应远离闹市和工厂，住在乡村或比较安静的环境中。

③不用耳毒性药物

耳毒性药物是指特别容易毒害听觉神经的一类药物，如链霉素、庆大霉素、卡那霉素等抗生素以及速尿、奎宁水杨酸制剂等药物都须禁忌。

咯血与哪些病有关？如何治疗

一般把咽喉部以下的呼吸道出血、由口腔咳出时统称为咯血，咯血可和许多病有关，最常见的是呼吸系统疾病，心力衰竭及其他血液病人都可能引起咯血。

凡是咯血的病人，必须留痰检验，老年人要特别注意肺癌的可能。少量咯血时，主要做病因治疗并适当用止血药即可；咯血较多的病人，常要住院抢救。但是，首先应让病人平卧位，头偏向一侧，家属与病人均要保持镇静，并让病人喝一些冷盐开水。千万不要叩打背部，也不要将咳到口腔的血又咽到肚

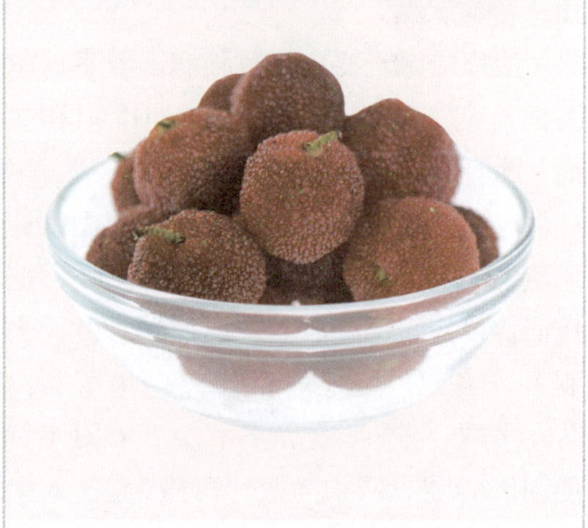

◎日常生活中咯血患者不可吃杨梅，性温，易助热上火，促使咯血加剧。

里。迅速到附近医疗单位，找医生急救治疗是当务之急。

一般疗法：

①镇静、休息和对症治疗。

②中量咯血者，应定时测量血压、脉搏、呼吸。鼓励患者轻微咳嗽，将血液咯出，以免滞留于呼吸道内。为防止患者用力大便，加重咯血，应保持大便通畅。对大咯血伴有休克的患者，应注意保温。对有高热患者，胸部或头部可置冰袋，有利降温止血。须注意患者早期窒息迹象的发现，做好抢救窒息的准备。

大咯血的紧急处理：

①保证气道开放 。

②安排实验室检查：包括全血计数，分类及血小板计数；血细胞容积测定；动脉血气分析；凝血酶原时间和不完全促凝血激酶时间测定；X光胸片检查。

③配血：在适当时间用新鲜冰冻血浆纠正基础凝血病。

④适当应用止咳、镇静剂：如用硫酸可待因，每次30mg，肌注，每3～6h一次，以减少咳嗽。用安定以减少焦虑，每次10mg，肌注。

⑤应用静脉注射药物：慢性阻塞性肺疾患者用支气管扩张剂；如有指征，用抗生素；止血药物的应用。

怎样防止眼睛迎风流泪

在秋冬季节，经北风一吹，易引起流泪不止。这种迎风流泪症，是几种眼病的综合病症，应根据不同的情况及时就医、及时加以治疗，以免贻误时机，拖长病程，影响疗效。

治疗措施主要应从解除病因着手。中医把流泪的症状分为两种，即冷泪和热泪，两者的治疗方法也不同。

冷泪：眼不红不肿，但不时流泪，迎风更甚，流泪时无热感。治宜补肝，益止泪，可用止泪补肝散：白蒺藜（炒，去刺）、当归、熟地黄各60克，川芎、白芍、木贼、防风、羌活各30克，香附（童便利）60克。研末为散，每服9克，入生姜3片，红枣1枚，水煎，去滓热服。胖人加夏枯草30克；瘦人加桂枝30克。

热泪：眼有红肿，怕光，流泪时有热感。治宜祛风清热平肝，可用止热泪方：菊花、羌活、山栀、黄芩、车前子各9克，细辛1.5克，生石膏、蕤仁各1.2克，黄连3克。

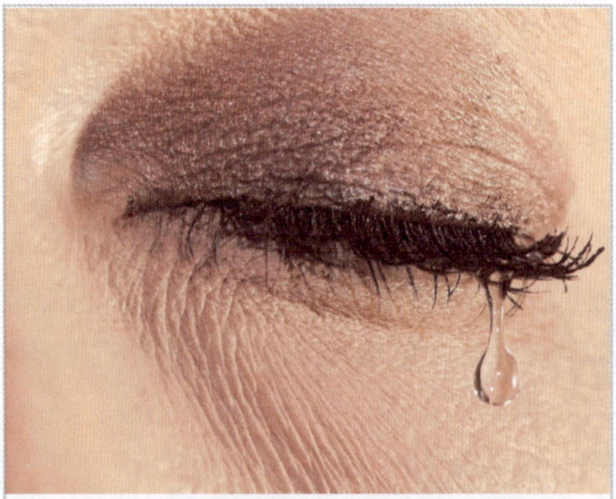

◎迎风流泪多由肝肾两虚，精血亏耗，招引外风所致，也可由鼻部疾病引起泪道不畅而发。

老年人的尿路感染如何治疗

老年人的尿路感染较多，芬兰及英国曾有人分别调查了405例及511例60岁以上老年人的尿路感染发病率，女性达20%；60岁男性只有1%～3%，当70岁以上亦达到20%以上。

尿路一般指尿道、膀胱、输尿管、肾盂这样的尿流通道。尿路感染的病人可有尿频、尿急、尿痛、排尿不净的症状，亦可发热、腹痛、腰痛。

尿路感染的治疗，主要在于应用足够的抗生素，常用庆大霉素、吡哌酸、呋喃坦啶、啶酸等。

老年人尿失禁见于哪些病

尿失禁是指尿液不由自主地经尿道排出的现象。有人认为，40%的老年人有尿失禁，其中女性为多。

老年人膀胱量小，加之膀胱括约肌及骨盆组织的老化，老年人行动缓慢，尿失禁常随年龄增高而增多，而患有糖尿病、泌尿系统感染的老年人，更易发生尿急乃至尿失禁。此外，患有前列腺疾病及其手术后并发症、痴呆、脑动脉硬化的病人也易出现尿失禁。

如果属于年老体弱引起的尿失禁，主要加强护理工作，保持外阴清洁卫生。有人提出，老年妇女发生尿失禁时，可适当应用雌激素，可能有一定的帮助。

怎样诊治泌尿系统结石

泌尿系统结石是老人的又一危害，老年人泌尿系统结石的形成，可能与尿路梗阻、长期卧床引起的尿液停滞、感染，骨折，骨质疏松等有关，常以剧烈的绞痛而发病，痛感向后背、下腹、大腿两侧放射，病人活动后疼痛加重，可见有血尿。

泌尿系统结石的治疗，根据结石所在部位及结石大小不同而用不同的方法。如果结石小、部位低，尽量保守治疗，适当多饮水，调整饮食，多食维生素A、维生素B_6，长期卧床病人适当下床活动。

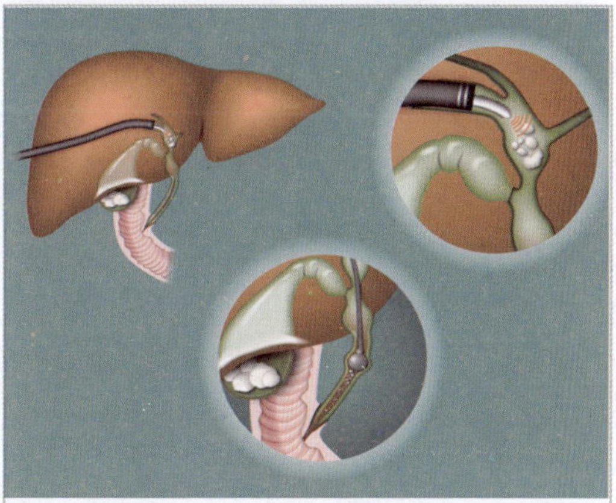

◎如果结石大、位置高，经常发作绞痛，梗阻症状重，应争取住院手术治疗。

酒渣鼻是什么病

不少人把酒渣鼻认为是嗜酒者的一种标志，其实并不尽然。酒渣鼻是指鼻部局限性的红斑损害，它是鼻部毛细血管扩张以至增生的结果。有的人发病时，在颜面中部，特别是鼻和两颊部均可出现暗红色斑片。严重的病人，由于鼻部结缔组织和皮脂腺增生，表面可见许多叫做鼻赘的瘤状丘疹。

酒渣鼻的发病原因还不太清楚，但多见于有脂溢性皮肤病的高血脂病人。往往同时有胃肠功能障碍，内分泌功能紊乱，或高温、寒冷的刺激，或进食辛辣刺激性食物等。由于饮酒可以诱发酒渣鼻的病情加重，因而就此得名。

患有酒渣鼻的病人是一定要戒酒的，当然还须避免刺激性食物以及克服上述病因。可选3%硫黄霜外用、内服氯化喹啉。

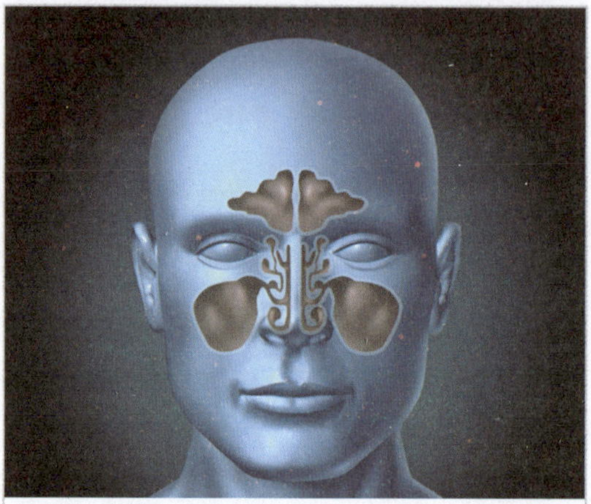

◎如形成鼻赘，可做整形手术治疗。

痛风如何治疗

痛风又称“高尿酸血症”，嘌呤代谢障碍，属于关节炎一种。痛风是人体内嘌呤的物质的新陈代谢发生紊乱，尿酸的合成增加或排出减少，造成高尿酸血症，血尿酸浓度过高时，尿酸以钠盐的形式沉积在关节、软骨和肾脏中，引起组织异物炎性反应，即痛风。

当血中高浓度的尿酸沉积于肾脏，则引起肾结石，使肾功能减退；如沉积于关节周围或皮下组织，就会形成痛风结节。发病时可有全身症状，最常见的是急性痛风性关节炎，可发生在第一足趾关节、踝关节、膝关节、肘关节等处，发作时关节剧痛、红肿，可反复发作，引起关节畸形，造成永久性损害和功能障碍。

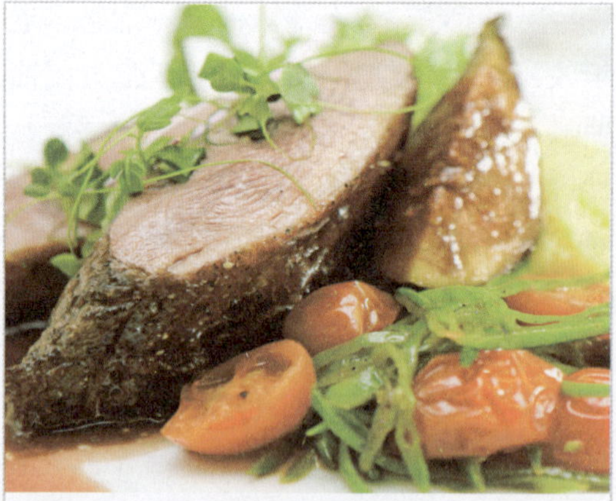

◎平常饮食要特别注意，避免摄入过多的肉食及含嘌呤较多的食物。

老年皮肤瘙痒怎么办

老年皮肤瘙痒是老年人常见的一种皮肤病，然而，病人和医生都感到极为难办。此病多发生在冬天，与饮酒、情绪变化、饮食、接触某些物品有一定的关系。老年皮肤瘙痒常常是一些其他病的皮肤表现，如肝脏病、糖尿病、甲状腺病、低蛋白血症、痛风、神经衰弱甚或恶性肿瘤。

患老年皮肤瘙痒的人，要应用一些药物减轻症状、消除痛苦，如止痒酒精、炉甘石洗剂或肤轻松软膏等。影响睡眠时，睡前可服少量安神镇静剂。此外，还要注意全面检查身体，找出病因，及时进行治疗。

心、脑血管疾病的治疗与预防

心脑血管疾病是一种严重威胁人类特别是中老年人健康的常见病，即使应用目前最先进、完善的治疗手段，仍可有50%以上的脑血管意外幸存者生活不能完全自理。心脑血管疾病具有“发病率高、死亡率高、致残率高、复发率高、并发症多”，“四高一多”的特点，目前，中国心脑血管疾病患者已经超过2.7亿人。

❶ 动脉粥样硬化

动脉粥样硬化临床表现为触之体表动脉变硬，受累器官有不同程度的缺血，如冠状动脉粥样硬化可出现心绞痛、心肌梗死；脑动脉粥样硬化可有脑缺血表现；肾脏动脉粥样硬化可出现肾性高血压等。化验检查时，可有血脂增高现象。因此，患者需要到医院做系统检查，及时确诊，并及时发现由此而引起的其他各器官的疾病。

在治疗方面，应该由医生提出系统治疗方案，主要治疗方法有：

（1）合理配膳，科学饮食。

（2）降血脂药有月见草油胶囊、藻酸双脂钠等。常用中药有泽泻、山楂、何首乌等。

（3）劳逸适度，生活规律，注意体育锻炼，防止肥胖。

（4）积极治疗与本病有关的疾病，如高血压病、肥胖症、痛风、糖尿病等。

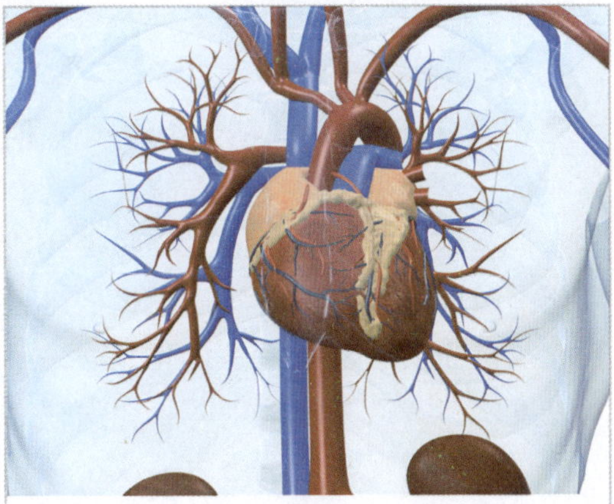

◎烟酒过度、生活无规律者，较易血管痉挛、血流不畅、往往过早患心脑血管疾病。

预防措施：

（1）注意饮食，食物总热量不宜过高，以防超过正常体重。避免食过多的动物脂肪和富含胆固醇的食物，如肥肉、肝、脑、肾等内脏；限制蔗糖、甜食的摄入；提倡饮食清淡，多食含有丰富维生素C的食物，如蔬菜、水果，多食植物蛋白，如豆类及其制品；食用油尽量采用豆油、菜油、玉米油等。

（2）加强体育锻炼，参加一定的劳动和体育活动，消耗热能，减少体内脂肪和胆固醇沉积血管壁，对预防动脉粥样硬化是有益的。50岁以上不宜参加高负荷的活动，提倡散步、打太极拳、打羽毛球、打乒乓球等。

（3）合理安排生活和工作，生活要有节奏，工作要劳逸结合。

有人认为预防本病从儿童期开始，因此，青少年也应采取以上预防措施。

❷ 冠心病

冠心病是冠状动脉粥样硬化性心脏病的简称。临床常见的主要类型有隐性冠心病、心绞痛和心肌梗死。

（1）隐性冠心病。隐性冠心病无明显症状，常常做心电图检查时才发现。本病很有可能转为心绞痛、心肌梗死或猝死。因此，当发现此病后应积极进行治疗。首先要严禁暴饮暴食和酗酒，不要过度疲劳，避免精神刺激。在治疗上可根据医生嘱咐，给予潘生丁或小剂量阿司匹林以及中药丹参、川芎、赤芍、葛根等药物治疗，中成药可用冠心舒或首乌片等。

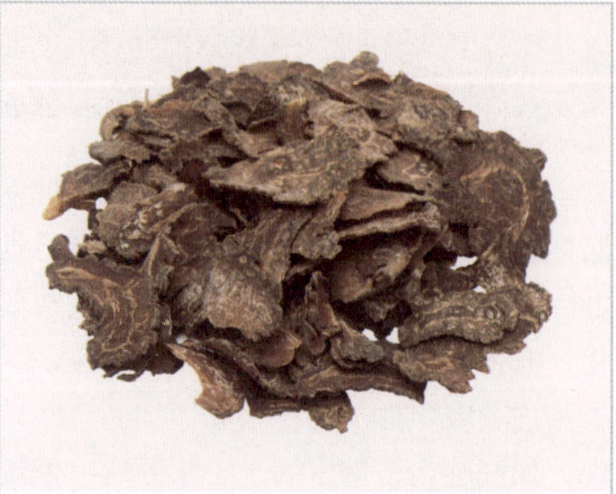

◎川芎具有活血祛瘀、行气开郁、祛风止痛的功效。

（2）心绞痛。心绞痛是心肌急性缺血和缺氧而引起的症候群，主要临床表现为胸骨后或稍左疼痛，可向肩背及剑突下放射，有的表现为牙痛等。心绞痛分为稳定型心绞痛、不稳定型心绞痛、卧床型心绞痛和中间型综合征。当出现心绞痛后可先进行应激性处理，疼痛缓解后应到医院做进一步检查和治疗。条件允许，到医院就诊越早越好。

一般的处理有：

①发病时应原地休息，不要惊慌，先舌下含硝酸甘油片，或亚硝酸异戊酯鼻吸入，也可以口服镇静药稳定情绪。

②在医生指导下，可以选用心痛定或消心痛、异搏定，硝酸甘油制剂等药物，中成药还可以选用苏合香丸或宽胸丸等。

③当出现稳定型心绞痛反复发作治疗无效，或不稳定型心绞痛进行性加剧时，应住院治疗。必要时，考虑外科手术治疗，如做冠状动脉搭桥手术。

预防措施：

①饮食合理，节制脂肪摄入，晚餐不宜吃过多脂肪食物，因吃过多脂肪食物睡觉后易出现游离脂肪酸和甘油三酯增高。另外，吃饭不宜吃得过饱。

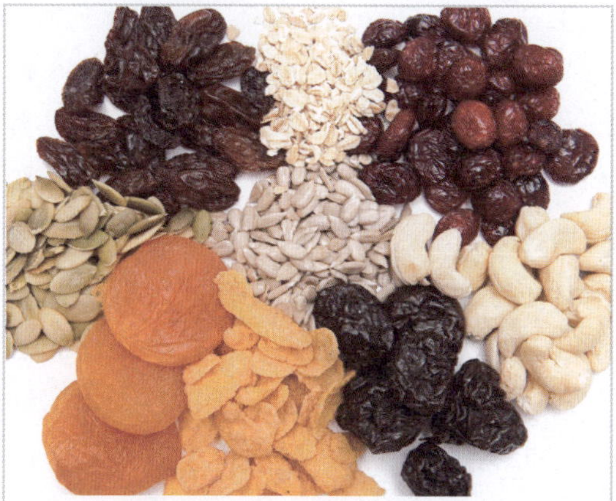

◎膳食中纤维有降低血清胆固醇浓度的作用。每日摄入纤维量35~45克为宜。

②生活要有规律。上午是心绞痛容易发生的时间，尤其是上午10～11点发病率最高。因此，在生活、精神、工作等方面要顾及这一规律。特别是上午不宜饮酒，因为上午体内对酒分解慢于下午，更易诱发冠心病。

③活动适度。体育锻炼对预防冠心病有四大功能：改善心肌供血；提高心肌代偿；提高血液中纤溶活性；减少冠心病诱发因素威胁。做一些适当运动对预防心绞痛发作大有益处，如散步、练气功、打太极拳等。但活动要适度，不要做剧烈的运动，尤其是饭后不宜做过度的活动。

④情绪避免过于激动、忧伤、烦躁，这些易导致血压增高，血小板凝集增加。少参加过于悲伤或激动人心的活动。忌烟酒，心胸要豁达。

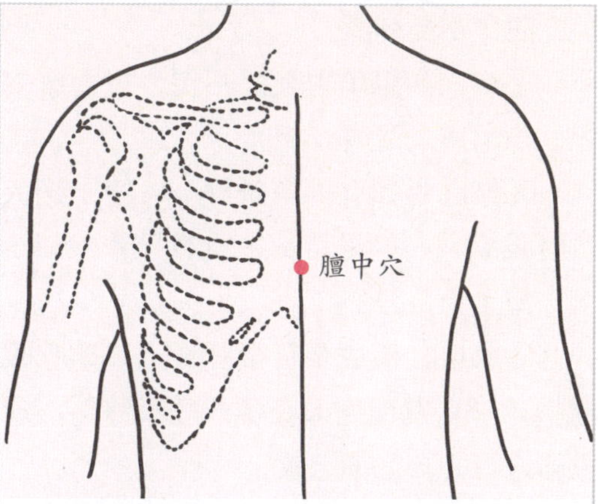

◎冠心病患者日常生活中经常采用保健按摩来缓解和治疗冠心病。

⑤保健按摩：揉膻中穴，膻中穴在胸前两乳头正中，将两手拇指一起点按膻中穴位上，先顺时针揉30次，再逆时针揉30次，动作轻而均匀，共揉时间2～3分钟。按揉内关，内关穴在掌畹横纹正中直上2寸的两筋之间，先以右手拇指点按左内关轻揉30～40次，再以左手拇指按右内关轻揉30～40次，共揉3分钟。

⑥积极治疗与冠心病发作有关的慢性病，如高血压、糖尿病等。

⑦有冠心病、心绞痛发作史者，应常备装有治疗心绞痛药物的急救盒，以防发病之用。

（3）心肌梗死。及时抢救对挽救心肌梗死病人的生命极为重要，尤其是在家庭现场抢救，对保证心肌梗死就地抢救成功起着关键作用。因此，凡疑心肌梗死发作应及时拨打120，请医务人员赶赴现场救治，医务人员到来之前可进行下列处理：

①让病人绝对卧床休息，保持安静环

境，防止不良刺激。

②病人如果出现烦躁不安，可内服安定，稳定病人情绪。

③家庭中如有供氧条件，可给予病人及时吸氧，一般采用鼻塞或鼻导管持续给氧，流量为每分2～3升。

④家庭其他成员可数脉搏，观察呼吸频率，一旦发现病人心跳或呼吸骤停，应立即进行心肺复苏急救。

⑤可舌下含速效硝酸甘油一片，内服消心痛、中药救心丹等药扩张冠状动脉，缓解心前区疼痛。

⑥家中备有罂粟碱药可让病人内服30毫克止痛，病情重者可请医务人员肌肉注射杜冷丁。

预防措施：

①根据季节变化，加强预防。天气凉易诱发心肌梗死，尤其是冬春两季，气候变化大，寒冷可以引起心脑血管痉挛，容易引起心肌梗死。因此，这两个季节，特别是4月和11月季节变换时期要注意保暖。

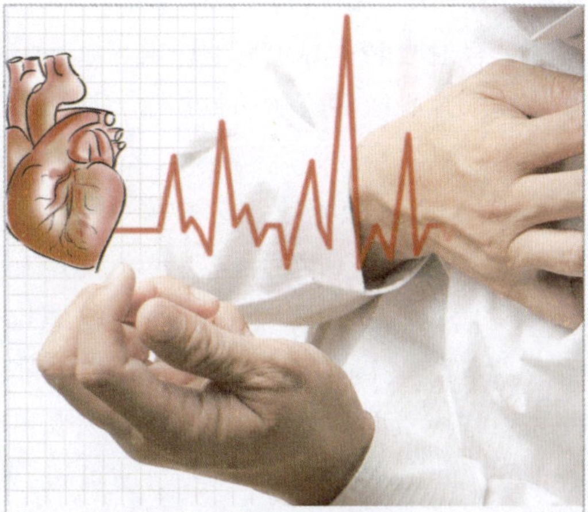

◎冠心病发作时，要稳定患者情绪，请医务人员施救。

②注意制怒，稳定情绪。遇无端之事，切勿激动；遇顺心之事，不要过度兴奋；防牢骚，忌愤世。反之，将使体内过多分泌睾丸酮和肾上腺皮质酮，诱发心肌梗死。

③及时发现心肌梗死先兆，据资料统计：急性心肌梗死有先兆症状者占20.6%～84. 6%。常见的先兆有：心绞痛短期内发作频繁；心绞痛发作时间延长，口含硝酸甘油不缓解；心绞痛伴有恶心、呕吐、出大汗、心跳快；平时血压高的病人，在短期内突然血压下降；心绞痛出现心功能不全。病人一旦出现上述症状，应提高警惕，及时治疗。

④控制饮食，切勿暴饮暴食和酗酒，更不要吸烟。

⑤内服阿司匹林，降低血黏度，预防心肌梗死，但要适量。

❸ 心律不齐

心律不齐主要表现在心跳的速度和节律出现异常变化。临床一般可无症状，也可出现心慌、胸闷或晕厥等。诊断此病的主要依据是心电图显示。因此，出现可疑症状，应到医院做检查，明确诊断。关于治疗方法应遵医嘱执行，有些药物需长时间服用，应注意副作用。根据不同心律不齐，可有以下治疗方法：

（1）窦性心动过速。脉搏跳动过快，窦性心律每分钟超过100次即称窦性心动过速。窦性心动过速临床治疗主要是针对病因治疗。

（2）窦性心动过缓。窦性心律每分钟低于60次称为窦性心动过缓。窦性心动过缓也随其病因而实施治疗，如病人出现头晕时，可给阿托品。

（3）过早搏动。过早搏动是中年人中较常见的一种心律失常，病人自感心前区突然跳动或心跳似乎暂停的感觉。元器质性心脏病的过早搏动大多数无须治疗。情绪紧张时可用利眠宁等镇静药，发作频繁可根据病因进行治疗。

4 脑出血

脑出血主要表现为突然出现头痛、呕吐和昏迷；当脑出血发生在左侧脑半球，可出现失语；当出血发生在右侧脑半球，可有偏瘫及偏盲。

脑出血是一种危重急症，需立即送医院抢救。在没有送医院之前，可做如下处理：

（1）绝对卧床，尽量减少搬动病人。

（2）室内光线宜暗，减少探视和室内噪声。

（3）当出现发热，尤其是高热时，用冰敷头部局部降温。降低脑代谢率，减少耗氧量。

（4）当病人烦躁不安时可给予小剂量镇静药，如安定或利眠宁等。

（5）记录水电解质出入量，有条件的可鼻饲给予营养流食。控制水的入量。

（6）密切观察血压、脉搏、呼吸，根据血压情况，给予适当降血压的药，如利血平等。

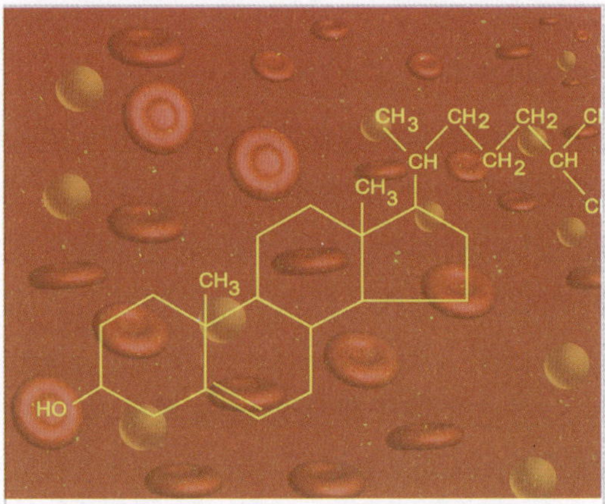

◎危险对象，应定期(至少每年一次)检查血脂、血压等指标。

（7）在医务人员指导下，可以应用药物止血，抗感染，减轻脑水肿，降低颅内压等治疗。

预防措施：

（1）控制血压：首先要消除脑出血的病因。有人对高血压病人随访1～5年，统计其中未经治疗高血压而发生脑出血者比经治疗控制高血压而发生脑出血者高出10倍。由此可见，预防脑出血必须有效地控制高血压。

（2）控制情绪：千万不要极度愤怒，保持乐观、豁达和欢快，坚持保健体操活动。

（3）忌酒戒烟：连续吸2支烟，将使收缩压和舒张压较吸前增高10毫米汞柱，使血压升高。

（4）控制腹压：患有高血压病者切勿过度用力解大便。大便秘结，可先服缓泻药。每天早上吃一点蜂蜜和多食含纤维多的蔬菜，均利于润便。

⑤ 蛛网膜下腔出血

蛛网膜下腔出血的临床表现的主要特点是剧烈头痛、频繁呕吐、可有昏迷。

（1）治疗方法。本病属急危重症，应即送医院抢救，在没有送医院前，可做下列处理：

①急性期应绝对卧床休息，保持安静，防止搬动和震动。

②控制脑水肿，降低颅内压，降低过高的血压和头部降温，控制继发感染，止血等和脑出血基本相同。

③剧烈头痛是因血液在蛛网膜下腔引起的刺激所致，可用适量的止痛药。

④躁动不安时，可给予安定或异丙嗪、利眠宁等镇静药，尽量避免使用抑制呼吸中枢的药物。

⑤经脑血管造影证实为单发先天性动脉瘤或动脉畸形，医院可以手术，但一般在蛛网膜下腔出血发病后3天之内或3周之后进行。

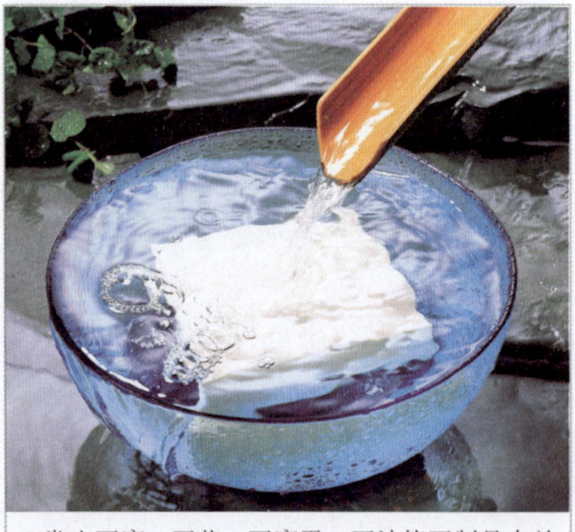

◎常吃豆腐、豆芽、豆腐干、豆油等豆制品有益于人体健康，能够预防心脑血管疾病。

（2）预防措施。引起蛛网膜下腔出血的常见原因是先天性动脉瘤和血管畸形。因此，当检查发现有动脉瘤和血管畸形时，应由医院尽早做手术。动脉硬化也是蛛网膜下腔出血的一个原因，积极实施脑出血的预防措施对预防蛛网膜下腔出血也有作用。

⑥ 短暂性脑缺血

短暂性脑缺血发作表现为突然发生眩晕头昏，偶有呕吐，可持续数分钟或数小时，不超过24小时，即症状消失不留后遗症。因此，当出现上述症状后，可做对症处理，但事后应去医院检查，明确诊断。

治疗原则：

（1）根据全面检查所见的病因和诱发因素进行针对性的病因治疗。

（2）在治疗过程中病情没有缓解或终止，而考虑微栓为主要诱发因素时，可在医生指导下采用抗血小板凝集药物抗凝治疗。

预防措施：

（1）消除病因，治疗动脉粥样硬化、糖尿病和高血压病。

（2）注意防止可能引起血压骤降的情况，如避免服用降压药过量、严重腹泻、感染发烧等。

（3）短暂性脑缺血发作患者有25%～40%在5年内将发生完全性脑梗死。因此，对一旦发生短暂性脑缺血的病人，要进一步检查，积极治疗，警惕脑梗死的发生。

中老年人用药要注意哪些问题

老年人各系统脏器的功能都有不同程度的减退，特别是心、脑、肝、肾等主要脏器的老化，对药物的代谢、排泄、解毒功能降低，因而容易造成药物过量和中毒。老年人胃酸分泌减少，消化酶活性降低，对一些药物的吸收能力也会减弱，如对维生素B、葡萄糖、钙、铁等吸收减少。老年人用药至少要注意以下几点：

❶ 剂量要适当

我国药典规定：60岁以上的老人用药剂量应为成人的3/4。老人如用APC（复方阿司匹林）退热，有时会产生出汗过多而虚脱；老年人对麻醉药、肾上腺素等比较敏感，亦应减小剂量；应避免使用可待因；吗啡应取成人剂量的2/3；消炎痛可引起心律失常、胃肠出血；保太松可引起难治性贫血，均应注意。

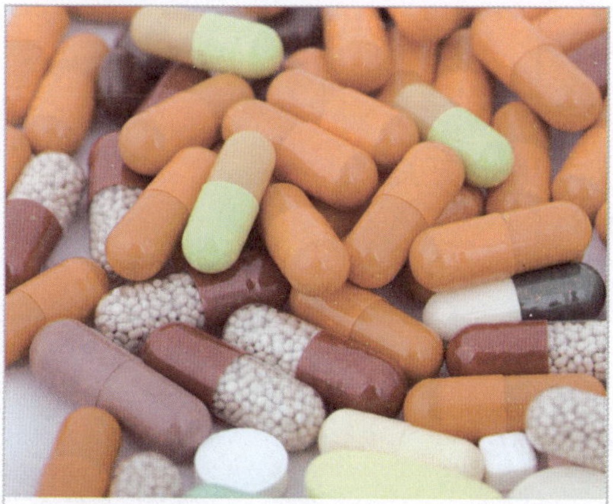

◎老年人因各系统脏器的功能有不同程度的减退，因此要注意用药的剂量。

❷ 品种不宜过多

老年人一般患有多种慢性病，并有长期服药史。用药品种不要太多，一般以四五种为宜。几乎所有体内用的药物因代谢、排泄延迟而半衰期延长，使老年人的血液内药物浓度增高，有人统计80岁的老人服用地高辛的半衰期由成年人的50小时延长为80小时。因此，用药应选择高效、低毒、安全性大的药物；如使用抗生素时，注意对肝、肾的毒性作用，要适当减少剂量或缩短疗程。

❸ 不要滥用新药

一定要在医生指导下使用新药，不要仅根据某人的介绍或是某广告的宣传，不分病情就滥加使用。新药虽有新的疗效，但新药的副作用、毒性往往也不太清楚。追求或滥用新药，可能造成不良后果。

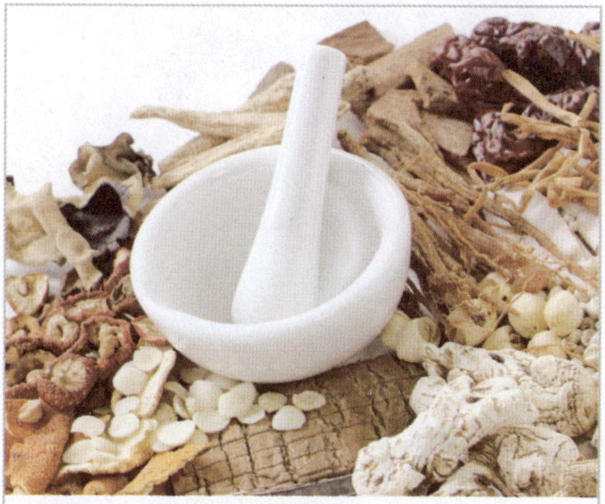

◎滥用“补药”易引起失眠、欣快感、神经衰弱、咽喉刺痒、高血压等异常现象。

男性更年期综合征

男性更年期综合征十分复杂，学者们研究认为有36种之多，这样还不可能都包括进来。有专家认为前列腺肥大、逐渐发生的女性化等症状也应包括在内。在日常生活中应注意如下护理:

① 从事户外活动

多进行一些户外活动,不要没事一个人闷在家中，有条件的话可以参加一些体育锻炼，如打球、跳舞、打太极拳等。户外活动不仅可以呼吸到新鲜空气，还可以通过各种活动来调节植物神经，达到心理愉悦的目的。

② 及时进行心理发泄

遇到令人头痛的事情产生不良情绪时，不要憋闷在心里，而应想办法将其发泄出来，心理疏泄有两种方法，一种方法是自我劝导，自我解脱，就是换一个角度思考可以得出一个完全新的结论；另一种方法是借助他人进行情绪释放。心里有郁闷，可以找自己的同乡、同学、知心朋友发泄，或者大哭一场，把心里的忧郁发泄出来，会顿觉轻松。

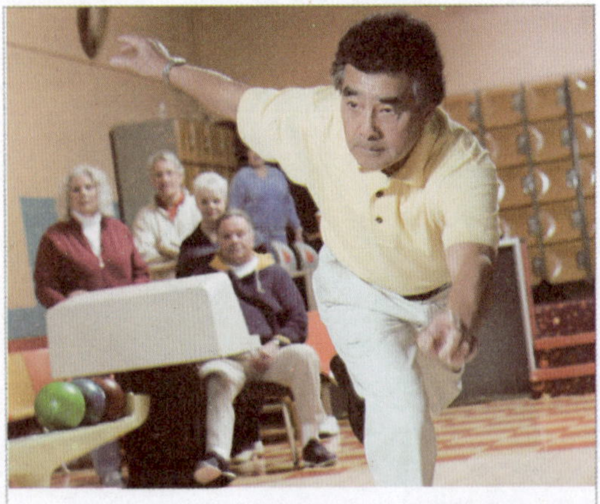

◎多参加一下 体育锻炼，有助于缓解更年期综合征，愉悦心理。

③ 规律的生活习惯

吃饭、睡觉、活动都要讲究科学性。吃饭要规律，不可暴饮暴食；饮酒要适量，不可贪杯；睡觉最好是早睡早起,晚上看电视要有选择性，不要一坐就是数小时，在看电视过程中要多活动。早晨不要睡懒觉，要尽量早起，到室外参加一些活动。事实表明，规律性的生活习惯，不仅有助于人的身体健康，而且有助于培养自己的良好心境。

正确科学的护理对于男性更年期综合症起着十分重要的作用，所以当更年期综合症向男性朋友发出进攻时，一定不能忽视一些保健工作。

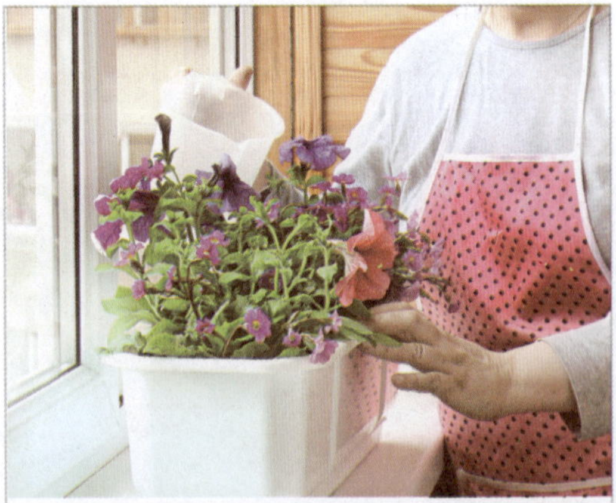

◎适当控制自己的情绪，培养多种爱好，如种花养鸟、听歌跳舞、外出旅游，以陶冶情操。

男性更年期综合征症状表

症状	发生率（%）	症状	发生率（%）
不安、无主见感	33.7	眩晕	43.9
被细小琐事缠绕	27.1	自汗	15.3
心悸、呼吸不舒畅	50.4	热感	29.3
记忆力下降，不能集中	59.3	焦躁	49.0
勃起减弱或消失	90.1	头痛	31.8
性欲减退或消失	80.5	孤独	23.8
睡眠不稳定	58.9	痒感	31.8
四肢冷凉感	32.9	恐惧症	40.9
烦躁易怒	80.2	破灭感	7.4
精神压抑	75.8	肥胖	24.5
后头部痛	41.9	冷感	6.2
兴趣降低	51.2	失去自信	27.1
麻木刺痛感	17.5	易呼叫	10.6
头顶部痛	17.3	耳鸣	40.3
眼前黑点	26.0	自责感	2.4
精神异常	2.4	神经质	90.5

表中的症状可以归为三大类。

一是精神神经系统症状，二是循环系统和全身症状，三是性功能和生殖器官等方面的症状。其中第三类症状最主要，比其他症状更受到人们的重视，可以看做是男性更年期综合征的核心症状。

阳痿的饮食疗法

中医学对阳痿有着详尽的论述，历代医家更是积累了丰富的治疗经验，应用中医中药治疗阳痿病有很好的疗效。中医治此病，绝非一味助阳，而是根据辨证施治原则，每个人和每个人都不一样。

饮食疗法也是中医药宝库中的一个重要组成部分。在防治性功能障碍中，也积累了食疗经验。有哪些食物可以增强性功能，恢复性能力，增添男性的阳刚之气呢？

肉食海鲜类：海马、鹿肉、鹿鞭、狗肉、羊肉、牛肉、鸡肉、麻雀、蚕蛾、虾、海参、鳗鱼、甲鱼、蛤蚧等。

食物各有偏性，阳痿也是由多种原因引起的，因而食疗也各有侧重。如因体弱、精气肾气不足引起的阳痿者以鹿肉、鹿鞭、羊肝、核桃为食物。如因肾阳虚损、命门火衰导致阳痿的，以羊肉、狗肉、虾、蚕蛾、韭菜、麻雀等为食物。如因血气亏损致阳痿者则以黑木耳、红枣、桂圆肉、莲子、桑葚、山药为食物。

另外，还可以药膳形式进行治疗，不仅味道鲜美，而且营养价值高，对性功能障碍、阳痿病的防治与康复效果会更好。下面介绍几种。

锁阳粥：锁阳30克、粳米50克。将锁阳切碎，加粳米及清水适量煮粥，随膳服食，可不吃锁阳。治肾阳虚引起的阳痿。

羊肉粥：羊肉100克、粳米150克。将羊肉切碎片，将粳米入锅加水煮半熟时加羊肉末，煮烂，即可食用。治阳虚型阳痿。

鸡肉粥：母鸡肉60克、粳米50克。加水煮，熟透即成。随意食用，可补肾壮阳。

蜻蜓汤：蜻蜓4只、锁阳15克、肉苁蓉15克。共煎汤，每日一次，连服10天。可治功能性阳痿。

附睾结核的治疗

附睾结核是男性生殖系统比较常见的结核病中的一种。继发于前列腺、精囊结核的多，也有少数为血行感染的。前者病变一般是从附睾尾部开始，形成干酪样病变或纤维化，也可形成冷脓肿，最后发展到整个附睾，再延及输精管和睾丸。后者的病变从附睾头部开始。

附睾结核多发生于青壮年男性。起病缓慢，症状开始偶有阴囊酸胀感，先无全身症状，后期可有午后低热、夜里盗汗、腰痛等不适表现。局部附睾硬结肿大，触摸时微痛，输精管增粗并呈串珠样结节，如果形成了冷脓肿，可能会与阴囊皮肤粘连；若破溃流脓，则形成窦道，经久不愈合。发病初期大约2/3为一侧附睾病变，病情迁延后，约3/4双侧有了病变。

附睾结核是要与慢性附睾炎相区别的。主要的不同是附睾结核有肺、肾的结核史，附睾的硬结质地很硬，输精管呈串珠样，阴囊壁粘连，或溃破后有窦道，有全身的结核症状，可能造成不育，抗痨药物治疗有效。

其治疗方法是抗痨治疗，选用异烟肼、链霉素、利福平、PAS、乙胺丁醇等，多为几种抗痨药的联合配用。但当附睾结核结节的直径大于0.5厘米时，而且向四周浸润较广泛、使用抗痨药物后结节不见缩小时，可考虑使用附睾切除术，并继续使用抗痨药物。

前列腺增生症的治疗

前列腺分内外两层：内层为尿道周围的粘膜和粘膜下腺体；外层为前列腺体。后者构成前列腺的主体，两层之间有纤维膜隔开。前列腺增生主要发生在内层，在膀胱颈至精阜一段后尿道的腺体间质中，现称该部分为移行。腺体间质有轻度增生组织，结构以增生的结缔组织和平滑肌为主，并有增大的腺囊、增生腺管上皮呈乳头状向囊腔内突出，形成间质腺样组织的混合性结节。

所谓增生是指由于实质细胞数量增多而造成的组织、器官的体积增大，是各种原因引起的细胞有丝分裂活动增强的结果。人的前列腺亦不例外，自出生后到青春期前，前列腺的发育、生长缓慢；青春期后，生长速度加快，约至24岁左右发育至顶峰，30～45岁间其体积较衡定，以后一部分人趋向于萎缩，腺体体积变小，另一部分人则可趋向于增生，腺体体积逐渐增大，若明显压迫前列腺部尿道，可造成膀胱出口部梗阻而出现排尿困难的相关症状，即前列腺增生症。

前列腺肥大（增生）者的治疗有非手术治疗和手术治疗两类。非手术治疗又称保守疗法或药物治疗。轻度前列腺肥大症又不引起梗阻者无须特殊治疗。但当前列腺明显增大时，排尿困难成为老年人的一大痛苦；发生尿潴留，可诱发心血管疾病急性发作；重度前列腺肥大还可能发生癌变。

因此，无手术禁忌证时，可考虑作前列腺切除术。然而有些老年人体弱多病，一般可作保守治疗，通常采用口服乙烯雌酚的治疗方法。急性尿潴留如导尿困难，且情况紧急，可用耻骨上膀胱穿刺排尿。

❶ 非手术治疗

适用于轻度排尿困难，无残余尿，或一般身体情况较差、心肺功能不全、不能耐受手术者。

抗雄激素或雌激素类药物有乙底酚、乙烷雌酚、戊酸雌二醇、甲基氯地孕酮、羟基黄体素己酸、澳醋乙烷雌酚等。雌激素有强烈抑制前列腺增生作用，但有引起男性乳房增大的副作用。安尿通是由三种氨基酸组成的胶囊制剂，可减轻前列腺及其周围组织充血及肿胀。前列康是一种花粉制剂，可减轻前列腺增生。酚苄明、哌唑嗪是α－受体阻断剂，减轻因交感神经

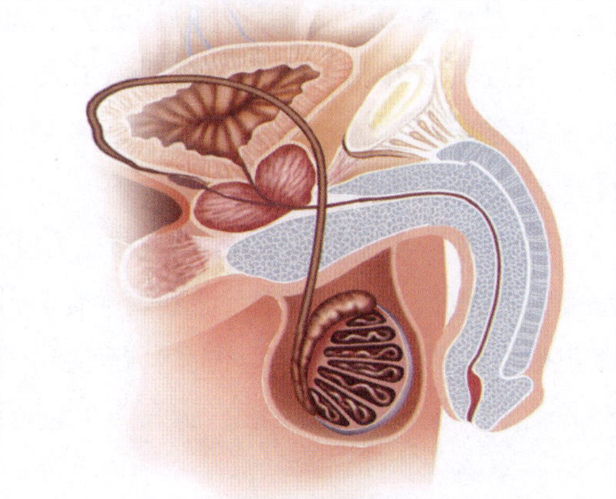

◎前列腺增生一般为慢性前列腺炎症未彻底治愈，或尿道炎、膀胱炎等使前列腺组织充血而增生。

兴奋、平滑肌收缩引起的尿道阻力增高，使尿流量增加、残尿减少、夜尿和尿频症状改善。石碳酸、冰醋酸直接注入前列腺，使增生的前列腺结节组织软化，体积缩小，改善排尿情况。

中药：车前子9克、扁蓄9克、瞿麦9克、木通15克、山楂9克、滑石9克、炙甘草15克、大黄12克，水煎服，也有疗效。

② 手术治疗

手术是前列腺增生症的主要治疗手段。适用于尿路梗阻严重，药物保守治疗无效者；膀胱残余尿超过60毫升，有肾积水、肾功能损害者；有尿潴留，伴膀胱结石、感染、肿瘤者应考虑手术治疗。前列腺切除并不是将真正的前列腺切除，而是把增生部分切除。所以，手术切除后前列腺仍存在，肛诊时仍可摸到增大的前列腺外壳。手术前应做好全面检查，了解心、肺、肾功能情况，以便决定患者能否耐受手术。手术方法很多，经尿道使用电切镜切除增生前列腺手术，对病人打击小、痛苦少。年老体弱不能耐受手术者，可以考虑实行睾丸切除或永久性膀胱造瘘办法。

阴囊瘙痒的几种常见原因

阴囊瘙痒症是很常见的症候，由于经常搔抓，便出现了阴囊皮肤的水肿、糜烂、渗液，经久不愈。病因还说不清楚，但常与潮湿、局部摩擦刺激或穿过紧的化纤内裤有关。

引起阴囊瘙痒的另外一些病因还有：

阴囊处神经性皮炎，该病与情绪密切相关，情绪波动时，阴囊瘙痒的症状加重，强烈搔抓方能解除痒感。抓后局部皮肤出现丘疹，继之慢慢连成一片，逐渐皮肤增厚变硬。

阴囊湿疹也是阴囊的皮肤病患，引起瘙痒，病程长，反复发作。股癣传染于阴囊皮肤，有剧烈痒感，皮肤上有环状和半环状红斑，并有脱屑现象。病人多同时患有足、手癣。

阴囊药疹常在服药数小时出现圆形水肿性红斑，有灼热与瘙痒感。停药一周后消退。再次误服用类似药物时再次发作。

维生素B_2缺乏性阴囊炎，是比较常见的阴囊皮肤病，常同时合并口角、舌尖等炎症。只要服用一周的维生素B_2，症状便可好转。但如果不改变食用精白米、精白面、洗米搓擦过分、青菜切碎泡洗或挑食、偏食等习惯，此病会再发作。

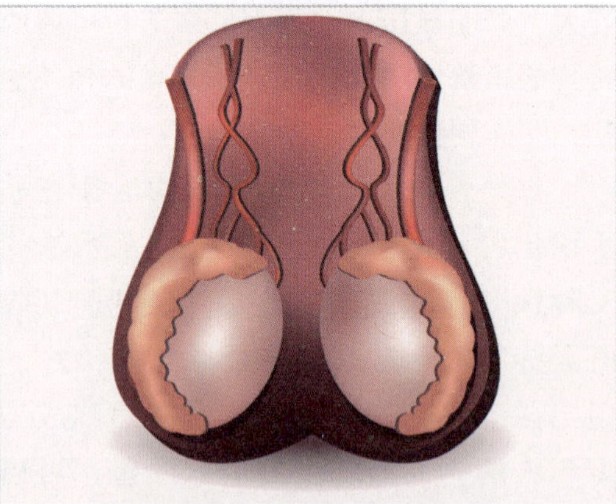

◎得了阴囊瘙痒的人，应该穿棉制的宽松的内外裤，使阴部通风透气，使阴囊保持干燥。

女性更年期综合征

更年期的妇女对于自身卵巢功能的衰退，大多数没有明显的异常感觉，但是，有一小部分女性出现一系列由于雌激素减少引起植物神经功能失调的症状，医学上称为更年期综合征。

❶ 更年期综合征有哪些具体症状

这些症状主要表现为潮热、头晕、头痛、耳鸣、心悸、失眠和情绪不稳、腹胀、便秘等。其中潮热是比较普遍的。这是由于植物神经功能失调引起，发作时感到阵阵热浪自胸部涌向颈面部，伴皮肤发红。继之汗出，有凉意。轻者一日数次，重者数十次，严重者影响生活、工作及睡眠。潮热可出现于绝经期或绝经后，持续数月至数年不等。

对于更年期综合征，轻者经自身调整适应后，随着时间推移，症状即可逐渐消失，重者需就医治疗。更年期妇女对自己更年期变化应消除顾虑，因为它毕竟是一种生理性变化，不是什么严重疾病，应该保持规律的生活，积极参与自己喜爱的各种活动。也可在医生指导下采用激素替代治疗，可以迅速地消除症状，不能使用激素者可采用中药调理或酌情使用镇静剂等。

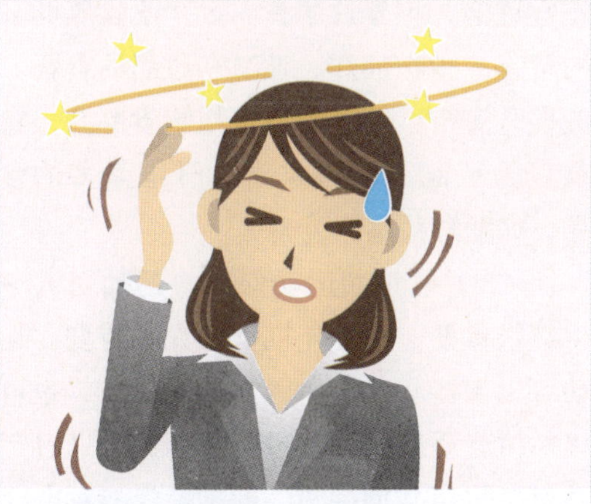

◎更年期综合征主要表现为潮热、头晕、头痛、失眠和情绪不稳、腹胀、便秘等。

❷ 如何治疗更年期综合征

对更年期的老人首先要进行精神卫生教育，说明更年期的生理特点，减轻病人的思想顾虑，给予精神安慰，消除病人的消极情绪。

症状繁多的更年期综合征病人，可适当应用药物治疗。对于焦虑、忧郁症状重者可给予泰尔登、多虑平、丙咪嗪等；对有紧张不安的病人可酌情服用安定、利眠宁、安宁片等；对植物神经功能紊乱症状为主的病人可选用谷维素、益康宁或应用中医药进行治疗。

❸ 要重视更年期保健

人们常说更年期是多事之秋，也有一定道理，因为更年期的女性必须要经过这个使人身体受到诸多影响的绝经过程。但是，此时的女性，儿女已长大成人，自己也已事业有成，是可以尽情享受生活的阶段，因此，也有人把更年期比喻为女性“第二个春天”，或“十月金秋”，认为

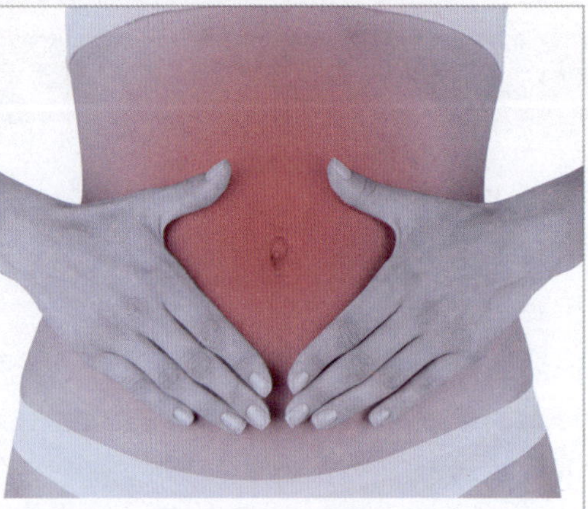

◎更年期时月经经常延迟，甚至几个月才来潮一次，经量也逐渐减少。

是女性收获的季节。不管怎样，女性只要认真作好更年期保健，不仅可以顺利度过绝经过程，而且还可健康、愉快地享受老年之前的这段长达10～20年的美好时光。

（1）更年期心理保健。女性更年期由于体内激素的不稳定，使女性在绝经前后出现焦虑、急躁，情绪不稳定。这种情况下，更需要正确处理周围不顺心的事，否则会火上加油，长期情绪不佳，可导致许多其他身心疾病。因此，处于更年期的女性要保持“知足常乐”的心态，有意去调节自己的心理状态。

（2）更年期饮食保健。遵循均衡饮食的原则：各种食物都吃一些，主食多样，谷类为主，粗细搭配。副食多样，荤素搭配，蛋白质、维生素、纤维素不能少。

食物要富含蛋白质：更年期月经不规则，因经血量多，而出现经期延长，失血过多，这就可能引起贫血。应多吃一些含优质蛋白质的食物，如肝、鸡蛋、牛奶、瘦肉和鱼类等。这些食物不仅供给人体必需的氨基酸，而且还含有维生素A、维生素D、维生素B_1、维生素B_2、维生素B_{12}等，猪肝中含有丰富的铁和叶酸，可补充造血原料。

多吃富含B族维生素的食物：更年期由于内分泌的改变，影响大脑皮层的功能，容易引起植物神经系统功能的紊乱，出现血压增高、头晕、心烦失眠等症状。因维生素B_1能起到维持神经健康，防止神经性头痛、眩晕的作用。所以，饮食上要多吃含有维生素B_1和烟酸丰富的食物，如粗面、糙米、土豆、木耳、蘑菇、豌豆和其他荚类豆类食物。

多吃富含钙质食物：更年期以后由于雌激素的减少，使体内骨钙流失大大增加。因此要多吃富含钙质食物，如牛奶、豆类、海产品，必要时还要吃一些钙和维生素D制剂，以减少骨质流失，防治骨质疏松症。

避免饮食高热量：妇女在绝经期后容易出现体内脂肪堆积、身体发胖、胆固醇增高、血管硬化，应着重从饮食上来加以预防和治疗。日常饮食要定时定量，进食不宜过饱，不暴饮暴食。要少吃含脂肪多的食物，少吃油炸、油腻和过甜的食物。应多食海带、紫菜等海生植物食品及多食黄豆、豆制品，多吃富含纤维素多的食品，如新鲜蔬菜、薯类等。

（3）更年期运动保健。运动对人一生都很重要，对更年期女性尤其重要。运动可以保持心脏、血管系统的功能，也可以对抗骨质疏松，促进骨质合成。通过运动可抵抗更年期关节的僵硬，保持关节灵活性。

为什么要警惕停经后的再次出血

妇女绝经后，通常情况下月经不再来潮，但妇女的卵巢中仍有少量卵泡继续成长，分泌少量雌激素，刺激子宫内膜增生，引起少量阴道流血。这种出血，经过各种检查无异常发现，仍属于正常生理现象。

如果停经后的老年妇女，离绝经期已有较长时间，反复多次不规则阴道出血，这并非是经血，多半是子宫颈或子宫内息肉或肿瘤所致，应及时检查治疗。因此，必须警惕停经后的再次出血。

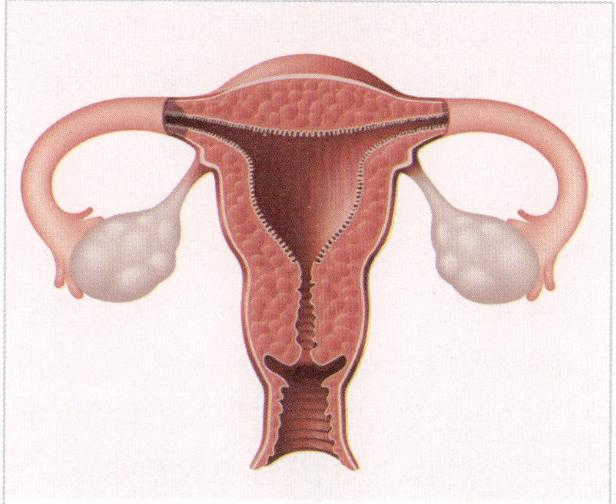

◎老年性阴道炎、尿道肉阜等，也可引起停经后阴道出血。

激素替代疗法的适应证和禁忌证是什么

研究发现，雌激素除对女性生殖系统及第二性征有促进生长发育并维持生理功能外，对全身各系统如心血管、骨骼等亦有明显的保护作用。雌激素参与胆固醇的代谢，有助于改善血脂，减少动脉硬化，预防冠心病的发生；雌激素有助于减少骨钙量的丢失，延缓骨质疏松症的发生。近年来，医生对卵巢功能低下的绝经期妇女应用适量性激素进行替代治疗（主要是雌激素）来防治某些疾病，提高中老年妇女的健康水平和生活质量。这种治疗称为激素替代疗法。

① 激素替代治疗的适应证

明显的绝经期症状：潮热、出汗、烦躁、易怒、抑郁、失眠等神经症状；泌尿生殖器官萎缩所致阴道干涩、性交困难，甚至反复发生老年性阴道炎等；排尿困难或反复泌尿系感染等。

还可治疗绝经期骨质疏松症、先天性卵巢发育不全、40岁以前即绝经、双侧卵巢切除术后、长期使用某些药物导致低雌激素状态等。

② 激素替代治疗的禁忌证

由于雌激素有促进某些肿瘤生长的作用，雌激素可导致一些凝血因子增加，雌激素分解代谢在肝脏中进行，因此下列情况禁用激素替代疗法：患有子宫内膜癌、乳腺癌或乳癌家族史；原因不明的阴道出血；肝脏疾病；急性期心肌梗死、脑血管意外、血栓性疾病。

哪些原因可以引起妇女外阴瘙痒

外阴瘙痒可能是多种疾病的共同症状，也可能只是单纯的瘙痒，并无病因。

（1）异常白带的刺激。由于妇科疾病导致白带异常、白带的量过多、白带内含有刺激性成分，尤其是由滴虫或真菌感染引起的阴道炎，排出大量异常的白带刺激外阴部，使外阴发痒。

（2）药物刺激。如果用消毒药液冲洗外阴、阴道，或阴道内放置某些药物，如磺胺类、呋喃西林、洗必泰栓等，造成外阴部皮肤过敏或发生皮炎，亦可引起外阴瘙痒。

（3）月经期不良刺激。月经期未能时常清洗外阴部，致使经血或阴道分泌物长时间积存于外阴部，或平时穿化纤内裤，使外阴部经常处在湿热的环境中，常可引起外阴刺痒。

（4）外阴皮肤干燥。有的人经常用碱性过强的肥皂清洗外阴，致使外阴皮肤干燥，缺少油脂而发痒。

（5）阴部寄生虫。患有蛲虫病的人，由于蛲虫常常由肛门爬出，并刺激肛门周围及外阴部引起瘙痒，尤以夜间为重，甚至影响睡眠。

（6）外阴部皮肤疾病。如外阴湿疹、神经性皮炎、外阴皮炎等，这些疾病不但可以引起不同程度的瘙痒，同时外阴部皮肤也可能有不同程度的变白、萎缩或增厚的变化。

（7）全身性原因。糖尿病排出带糖的尿液刺激外阴部，使外阴发痒；如果并发真菌感染，则奇痒难忍。患有黄疸性肝炎、核黄素缺乏症、贫血或慢性肝炎等疾患时，全身都发痒，外阴也痒。

（8）神经精神因素。找不到原因的外阴瘙痒，很可能是由于高度精神紧张、过度疲劳、精神创伤或者条件反射等原因引起的。

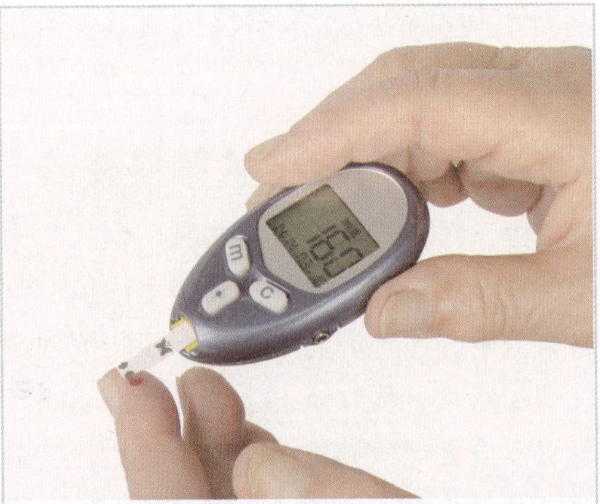

◎因糖尿病所致的外阴瘙痒症，积极控制糖尿病，瘙痒常可缓解。

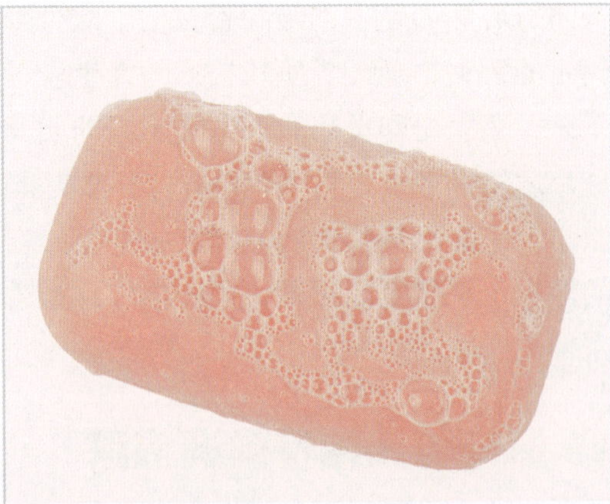

◎注意外阴部的清洁卫生，保持外阴清洁、干燥，不用肥皂等刺激性清洁品清洗外阴。

哪些原因可引起妇女白带异常

在正常情况下，妇女时常有一些无臭味、无色透明或白色黏滑分泌物由阴道流出，这就是白带。白带在两次月经中间的排卵期增多。如果白带的量经常很多，或失去其白色或透明变成黄色、绿色、红色，有臭味等等，都是异常现象。白带异常原因可归纳为以下几方面：

第一，妇科炎症。妇女生殖器官不论哪一部分发生炎症，如阴道炎、子宫颈炎、子宫内膜炎、输卵管炎、盆腔炎等，都可引起白带异常，表现为白带增多、发黄、臭味等。

第二，盆腔肿瘤。盆腔肿瘤也可使白带出现异常变化，如白带量多、血性白带等，甚至出现恶臭气。

第三，局部刺激因素。阴道或子宫内异物，物理、化学性因素的刺激，药物过敏等，均可使白带量增多。

怎样根据异常白带的性状初步判断病因

正常妇女的白带是透明或白色微混，黏滑无臭味，没有刺激性，除了排卵期、经前期白带量增多外，平常只有很少量。

如果白带呈淡黄色、脓性、量较多、有臭味，多为非特异性阴道炎、慢性子宫颈炎或子宫颈管内膜炎等引起的。

白带稀薄、淡黄或黄绿色，其中混有很小的气泡，有臭味，刺激阴道外阴发痒，是滴虫性阴道炎的特征。

白带呈坏牛奶状或豆渣样，提示是阴道或外阴的霉菌感染。

白带量多，呈淘米水样，混浊而有恶臭，有时混有血液，呈淡粉色，出现这种白带多可能为子宫或阴道的恶性病变，如宫颈癌、阴道癌、子宫体癌等。

如果白带呈清水样，一阵一阵地从阴道向外流出，应当考虑为输卵管病变。如果是白色、清亮的水样液体，多为输卵管积水；如果流出的液体混有血液，又不那么清亮，可能是输卵管癌。

霉菌性阴道炎怎样治疗

在一定的时间内，感染了阴道炎之后，直接给正常的性生活带来不良影响，甚至因阴道炎感染造成性生活不和谐、阴道内疼痛，更有甚者，因细菌感染而引发不应引发的病症，给夫妇带来不应有的烦恼，影响夫妻性生活质量。

根据典型的临床表现及目检阴道排泄物，诊断霉菌性阴道炎，通常并无困难。但对非典型病例，为了证实诊断，凡疑为带霉菌者，或了解治疗效果，必须作阴道分泌物检查，可靠性可提高至80%。最可靠的方法是进行霉菌培养。此外，亦要注意相关的诱因，如有应用大剂量甾体激素或广谱抗生素史，及糖尿病患者需做尿糖及血糖检查等。

❶ 引起阴道霉菌感染的原因

（1）由外界感染造成。如果与患有真菌感染的男性发生性行为，女方便可感染本病。

少数情况下，在厕所、浴池、游泳池、潮湿衣服和被褥上的真菌，如不注意，也可以感染外阴及阴道，而发生真菌性阴道炎。身体其他部位如口腔或肠道的真菌感染，或皮肤上的真菌，用手搔抓后，沾染在手指上，均可于不注意中带入阴道内，造成感染。

（2）自身抵抗力降低。正常妇女阴道内可有少量白色念珠菌，但并不引起症状。当女性身体抵抗力降低时，如使用肾上腺皮质激素治疗时、患有严重传染病、糖尿病、消耗性疾病、维生素B族缺乏使机体免疫力下降，这些霉菌得以大量繁殖，导致发病。

（3）阴道内糖原增多。妊娠期女性、糖尿病患者，阴道内细胞糖原增多，也可促进霉菌大量繁殖，导致阴道霉菌感染。

❷ 怎样治疗霉菌性阴道炎

霉菌性阴道炎一经发现就应当立即治疗，而且治疗必须彻底，否则容易反复发作，长期不愈。治疗方法及注意事项如下。

（1）消除诱因。比如患者正在治疗有关疾病，如治疗糖尿病、口腔或肠道真菌病。如果正在应用广谱抗生素或肾上腺皮质激素治疗，应停止用药，改用其他疗法。

（2）使用阴道栓剂。使用前先用2%～3%的苏打液冲洗外阴及阴道，以改变阴道酸碱度，然后再放阴道栓剂。常用的栓剂有制霉菌素栓（每枚含药量25万单位），每日睡前自行放入阴道1枚，连用7日。

米可定泡腾栓，用法同上，但每个疗程为15日。此外还有曲古霉素片、霉康唑或克霉唑栓等，均为睡前放1枚于阴道深部，连用7日。

如果有肠道真霉感染，应在上述用药的同时，口服制霉菌素片，剂量为每次50万单位，每日4次，连用10日。

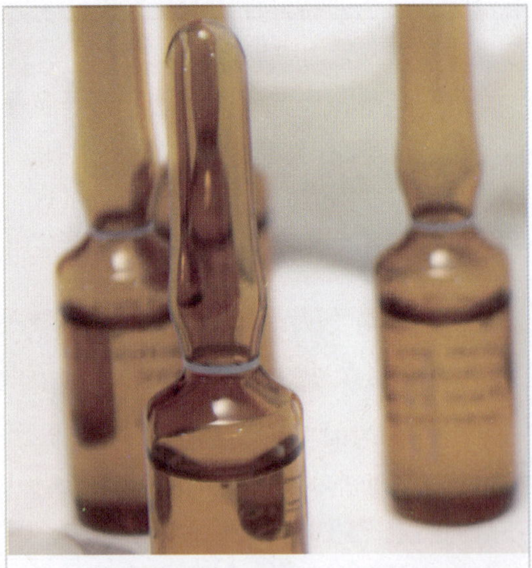

◎治疗霉菌性阴道炎可以用特比萘芬（疗霉舒）250毫克，每日1次口服，连用7天。

非特异性阴道炎如何治疗

非特异性阴道炎，常见的病原体多为一般化脓性细菌，如葡萄球菌、链球菌、大肠杆菌等。

❶ 非特异性阴道炎

既不是由滴虫、真菌、阿米巴等特殊病原体引起感染，也不是性病而引起的阴道炎，统称为非特异性阴道炎。

非特异性阴道炎的病因是多方面的。例如阴道壁损伤、阴道内异物、过度的阴道冲洗、手术损伤或放入避孕工具等感染而发生的阴道炎，都属于非特异性的。流产或产后感染的子宫分泌物增多，长期子宫出血发生的感染等也属本病。上述各种情况，都可使阴道的正常防御机制遭到破坏，为病原菌的生长繁殖创造条件而发生阴道炎。

❷ 非特异性阴道炎的治疗

首先应当找出发病诱因，并针对诱因进行治疗。进行一般性治疗，并应保持外阴部清洁、干燥。每日用1%乳酸或醋酸溶液冲洗阴道1次，以纠正阴道的酸碱度，增加抵抗病菌的能力。阴道壁内还可以涂撒抗生素粉等，每日1次，7～10次为一疗程。在未治愈以前，要禁止性生活。

为什么老年妇女容易发生阴道炎？怎样治疗

❶ 老年性阴道炎的易发原因

妇女绝经后，由于卵巢功能衰退，体内雌激素缺乏，阴道黏膜萎缩，阴道壁变薄，其上皮内的糖原含量减少，抵抗力减弱，因此容易受细菌感染而发生老年性阴道炎。

治疗前，除妇科医生给予双合诊检查外，还要做宫颈刮片找癌细胞，以排除宫颈癌。同时也要检查白带中有无滴虫、真菌。必要时还要进行诊断性刮宫，以排除子宫内膜病变。

❷ 老年性阴道炎的治疗措施

阴道局部用药。如用1%乳酸或醋酸溶液或1∶5000高锰酸钾溶液冲洗阴道，每日一次，提高阴道酸度。冲洗后每晚塞入阴道内乙芪酚片剂或栓剂0.25～0.5毫克，共7～10天。严重者可加用磺胺粉或抗生素，如金霉素、氯霉素粉剂或软膏局部涂搽。

激素替代疗法。在医生指导下，采用小量雌激素口服。可用炔雌醇0.01毫克，每日1次，1周后改为隔日1次，共服药20次。也可用尼尔雌醇片口服。其他雌激素类，如利维爱、倍美力也可采用。注意用药前要检查有无此疗法的禁忌证。

健康自测：怎样预知脑血管疾病

脑血管疾病是人类健康的一大杀手，那么，如何知道自己是否有患脑血管疾病的风险呢？当身体出现下列征兆时，就是在提醒你，可能会患脑血管疾病，应引起注意！

（1）眩晕。眩晕类似严重的头晕，突然发生，视外界景物有转动感、晃动感，程度不一，并且持续时间较长。不一定伴有耳鸣，有时恶心。如果同时发生视物成双、说话舌根发硬，应警惕。

（2）短时间语言困难或偏身无力。常突然发生，短者一二十秒即过，长者十几分钟至数小时而自行恢复。恢复后不留任何后遗症。这是脑缺血的征兆，可能导致半身不遂。

（3）突然发生剧烈头痛。患高血压的老年人如果突然严重头痛，伴呕吐，甚至短时神志不清，即使这些症状短时间自动消失，也应立即测量血压，检查是否有血压骤升现象。血压骤升会破坏自动调节而引起脑组织缺血。如果患有周身动脉硬化而且头痛愈演愈烈、不断呕吐、神志迷糊，更应及时检查，这时很可能已脑血管破裂出血。

三类食物脑梗死患者不要碰

我们常听医生在开完药方后告诉病人要忌口，比如不能吃刺激性的食物。那么，脑梗死患者在饮食上应该注意什么呢？下面我们将介绍脑梗死患者不能吃的三类食物：

（1）高脂肪、高热量食物。

若连续长期吃高脂肪、高热量饮食，可使血脂进一步增高，血液黏稠度增加，动脉粥样硬化斑块容易形成，最终导致血栓复发。此外，肥肉、动物内脏、鱼卵等也不要吃。少食花生等含油脂多、胆固醇高的食物；忌用或少用全脂乳、奶油、蛋黄、肥猪肉、牛油、羊油、椰子油；不宜采用油炸、煎炒、烧烤烹调。

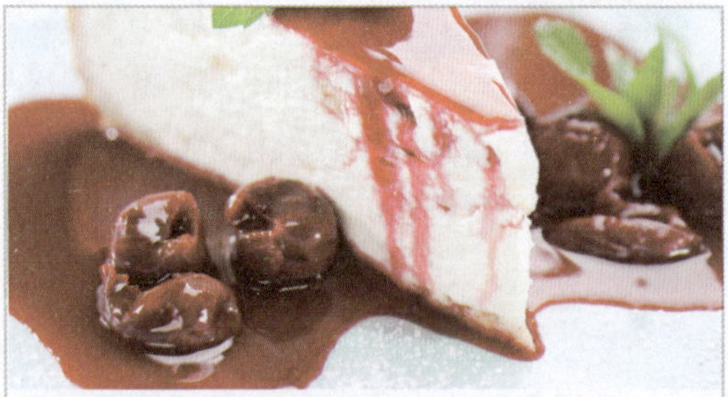

◎减少肥甘甜腻、过咸刺激助火生痰的甜味饮品、奶油蛋糕的摄入；忌食过多酱、咸菜等。

（2）生、冷、辛辣刺激性食物。

如白酒、麻椒、麻辣火锅等，还有热性食物如浓茶、绿豆、羊、狗肉等。

（3）嗜烟、酗酒。

烟毒可损害血管内膜，并能引起小血管收缩，使管腔变窄，因而容易形成血栓；大量饮用烈性酒，对血管有害无益，因为酗酒也能引起脑血栓。

隐性脑梗死，也能测出来

在因脑卒中死亡的患者中，有60%~70%起因于脑梗死。其中，初期只表现为小块血栓的隐性脑梗死患者所占比例较多。如果能在早期发现并及时治疗，就有可能避免危重状态的发生。有关专家根据这种现象，推出以下简便的自测方法，患者可据此判断自己有无隐性脑梗死。

（1）直线前行。在地板上划一条5~10米长的直线，左右脚交替踩在上面向前走，不能准确踩线或身体摇晃者，表明小脑或脑干可能有异常。

（2）画螺旋线。在纸上以5毫米间隔画螺旋线4圈，然后用另一种颜色的笔在5毫米间隔中间加一条线，要求10秒钟完成。如果添上去的线有两处以上与螺旋线碰到一起，就有可能存在隐性脑梗死，要引起注意。

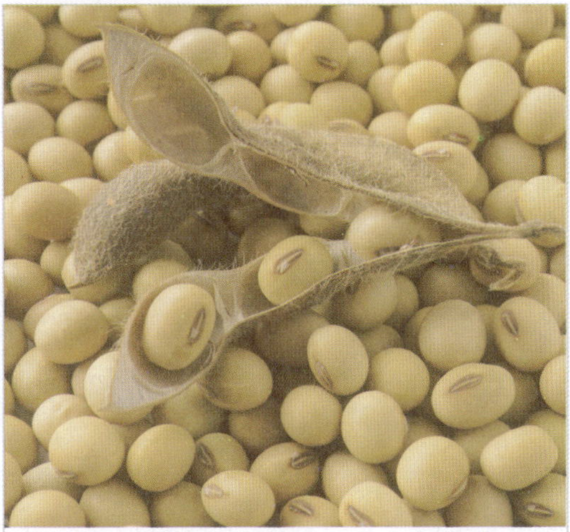

◎夹豆粒。大豆30粒和2厘米大小的豆腐若干块置于小碟内，用筷子交替夹，反复5次。如果需时30秒以上，就要引起注意。

脑梗死患者的食疗方

预防脑梗死主要在平时，从饮食上讲，葛根就是不错的选择。

中医认为，饮食不节、脾失健运、聚郁化热、阻滞经络也会引起脑梗死，因此，患有脑梗死患者，在恢复期更应该注意饮食，以防病情加重和复发。可以选择下列食疗方辅助治疗：

（1）黑木耳6克，用水泡发，加入菜肴或蒸食。可降血脂、抗血栓和抗血小板聚集。

（2）芹菜根5个，红枣10个，水煎服，食枣饮汤，有降低血胆固醇的作用。

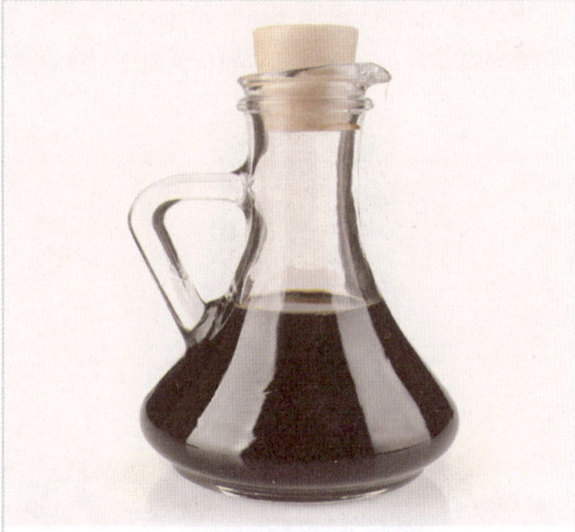

◎脑梗死病人饭后饮食醋5~10毫升，有软化血管的作用。

调整饮食——脑动脉硬化患者康复的首要任务

如果一个人患有脑动脉硬化，那么在此基础上，他很可能发生缺血性中风或者形成血栓，所以，要降低缺血性中风的发生率，就要防治脑动脉硬化。医生告诉我们，适当调整饮食可以延缓脑动脉硬化进展。如果饮食中存在较多的动物脂肪和胆固醇，那么大量脂类物质就会在血管壁中沉积，从而加速动脉硬化的发生和发展。

许多老年人十分担心自己患有脑血栓，在这里向大家推荐一种保健食物，那就是在李时珍的《本草纲目》中有着详细记载的豆豉。李时珍说："黑豆性平，作豉则温，既蒸署，故能升能散。得葱则发汗，得盐则能吐，得酒则治风，得蒜则止血，炒熟则又能止汗，亦麻黄根节之义也。"这段话的意思是说，豆豉可以开胃消食、祛风散寒、治疗水土不服。

豆豉有黑豆豆豉和黄豆豆豉，一般为黑褐色或黄褐色，咸淡适中，味道鲜美，

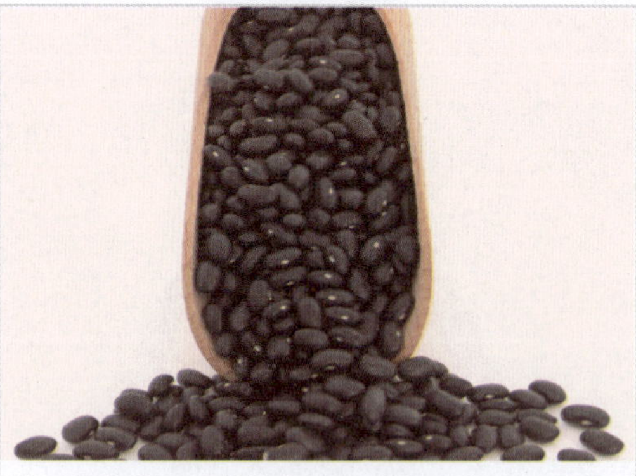

◎黑豆中微量元素如锌、铜、镁、钼、硒、氟等的含量都很高。

平时我们常用作厨房里的调味品。其实它还可以入药，历史上，中医对它十分看重，在国际上，它也有着"营养豆"的美名。不仅可以预防脑血栓，还可以预防老年痴呆症。

除了常吃豆豉，医生还建议脑动脉硬化病人在饮食上注意以下几点：

（1）多吃蔬菜，少吃动物脂肪，常用植物油。蔬菜和水果中含有大量维生素C和钾、镁元素。维生素C可调节胆固醇代谢、防止动脉硬化，同时增加血管的致密性。植物油含不饱和脂肪酸，可促使血清胆固醇降低，而动物脂肪如猪油、奶油、肥肉、动物内脏、蛋黄等含胆固醇较高。

（2）饮食清淡不过饱。因为咸食中钠含量较高，易引起血压增高。饮食过饱加重心脏负担，还会导致身体过胖。

（3）蛋白海味不能少。饮食中缺乏蛋白质同样会造成血管硬化。蛋白质包括动物蛋白和植物蛋白，能供应身体必需的氨基酸，饮去脂牛奶为佳。海产品如海带、海鱼等含有丰富的碘、铁、硒、蛋白质和不饱和脂肪酸，具有降低胆固醇、防止动脉硬化之功效。

（4）戒烟限酒常吃醋。过量饮酒会增加脑血管病变风险，但饮少量红酒对脑血管病的发生并无影响。每天吸烟超过20支，是脑血管病尤其是缺血性脑血管病的一个重要诱因。醋有降压、降脂功效，因此可以常吃醋。

脑卒中患者的饮食要“高低有致”

脑卒中其发病率、致残率较高，严重影响中老年人的健康。脑卒中患者合理调配饮食对病情的康复具有重要作用。那么脑卒中患者吃什么效果比较好呢?

（1）高蛋白。

蛋白质是构成机体的根本要素，可保证机体的能量供给。蛋白质内的多种氨基酸又是人体及脑代谢的必需物质。

（2）高维生素。

维生素参与营养物质的吸收和代谢过程，可预防和治疗疾病。由于脑卒中患者多伴有高血压、动脉硬化等疾病，所以维生素C占有更重要的地位，饮食中应保证足够的数量。

（3）高纤维素。

纤维素本身无营养，但可促进肠管蠕动，保持排便的规律，增加粪便体积，防止便秘，保证机体消化功能的正常运行。

（4）低糖。

糖是提供能量的，脑卒中患者的活动量减少，因此热量消耗也比较少，不需要过多的糖来提供能量。而且糖摄入过量，可能导致心血管发病，因此脑卒中患者的饮食中应少糖。

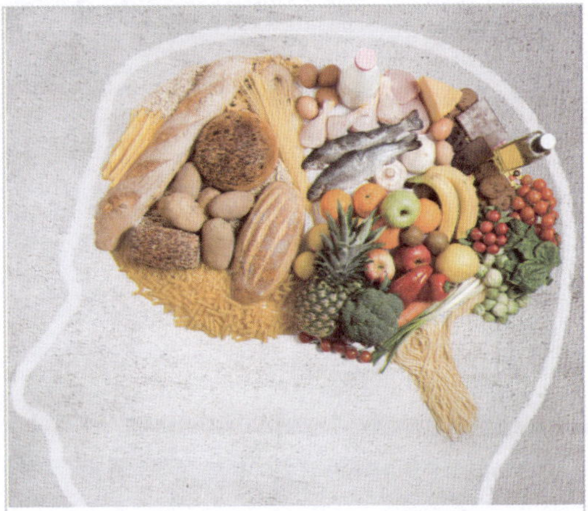

◎脑卒中患者如果在饮食上做到“高低有致”，就能大大减少疾病加重和复发的机会，健康地生活。

防脑卒中，常吃富含叶酸食物

脑卒中，俗称脑血管意外、脑中风，是一种突然起病的脑血液循环障碍性疾病，也是脑血管疾病最严重的并发症。它包括脑血栓具有发病率高、致残率高、死亡率高和复发率高的“四高”特点。

叶酸是一种水溶性B族维生素，研究发现，常吃含有叶酸的食物，可降低脑卒中的发生率。那么，哪些食物富含叶酸呢？下面我们就分类说一说。

绿色蔬菜：莴苣、菠菜、西红柿、胡萝卜、青菜、龙须菜、油菜、小白菜等。

新鲜水果：橘子、草莓、樱桃、香蕉、柠檬、桃子、李、杏、杨梅等。

豆类、坚果类食品：黄豆、豆制品、核桃、腰果、栗子、杏仁、松子等。

谷物类：大麦、米糠、糙米等。

脑卒中是可以预防的，只要吃对了食物，疾病自然不会来敲门。

食治脑卒中，简单又安全

脑卒中就是我们通常所说的脑中风，多见于老年人，是指突然发病的脑血液循环障碍性疾病，表现为猝然昏迷、不省人事。冬季是此病的高发期。下面介绍一些食疗方：

（1）大枣粥。

《本草纲目》记载，枣具有益气养肾、补血养颜、补肝降压、安神壮阳、治虚劳损之功效。

材料：去核大枣7枚，橄榄5枚，大米适量。

做法：大枣、橄榄煮水取汁，放入大米煮粥食用即可。

功效：治中风、惊恐心悸、四肢沉重。

（2）山楂糖水。

李时珍认为，山楂具有消积食、散淤血的作用。

材料：山楂20克。

做法：煎水，加糖适量服用。

功效：用于动脉硬化及中风辅助治疗。

（3）葛根粉饭。

根据《本草纲目》的记载，现代中医认为葛根有生津止渴、清热解毒、降压退火、抗病解毒、防癌抗癌之功效。

材料：葛根粉200克，大米250克。

做法：将大米煮至半熟，加入葛根粉拌匀，用急火煮熟即可食用。

功效：治中风、心神恍惚、言语失志。

（4）夏枯草瘦肉汤。

李时珍认为，夏枯草味苦辛，性寒，有清肝火、散郁结的作用，长于明目。

材料：夏枯草10克，猪瘦肉80克。

做法：同煮汤服用。

功效：治中风、肝阳上亢。

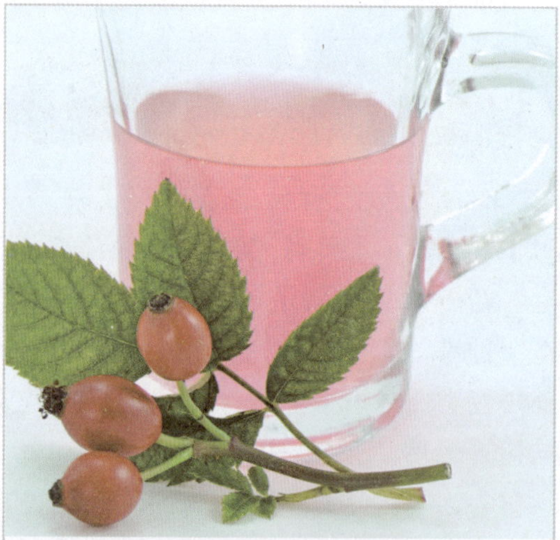

◎山楂糖水具有消积食、散淤血的作用，适用于动脉硬化及中风辅助治疗。

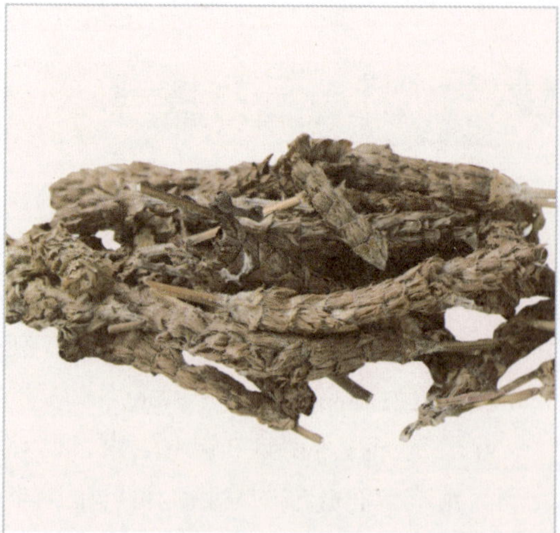

◎夏枯草具有清火、明目、散结、消肿的功效。治目赤肿痛、目珠夜痛、头痛眩晕等症。

健康自测：你的肝脏是否藏了过多脂肪

由于各种不良的生活方式，很多人患有不同程度的脂肪肝，那么，怎样知道自己的肝脏是否藏有过多脂肪呢？下面介绍一个简单的方法。患有脂肪肝的危险系数随分数增高而增大，如果得分超过6分，就有患脂肪肝的危险，建议你去医院检查一下。

（1）用体重（公斤）除以身高（米）的平方：

A.大于28（2分）

B.24～28（1分）

C.小于24（0分）

（2）男性腰围大于90厘米，女性腰围大于80厘米：

A.是（2分）

B.否（0分）

（3）有无糖尿病史：

A.自己有（2分）

B.父母或兄弟姐妹有（1分）

C.都没有（0分）

（4）体检时发现：

A.血脂高（2分）

B.血脂不高（0分）

（5）例行检查发现转氨酶：

A.升高（2分）

B.没有升高（0分）

（6）父母等直系亲属是否有脂肪肝：

A.是（2分）

B.否（0分）

（7）饮酒情况：

A.饮酒超过5年以上，男性每周饮酒精量多于210克，女性多于140克（2分）

B.饮酒，但未达到5年及上述指标量（1分）

C.不饮酒（0分）

（8）经常食欲不振、恶心、呕吐：

A.是（1分）

B.否（0分）

（9）右侧上腹部感到肿胀，有隐痛：

A.是（1分）

B.否（0分）

（10）体重波动情况：

A.一月内体重增加或减少超过5千克（含运动或药物减肥）（2分）

B.一月内体重增加或减少大于2千克，小于5千克（1分）

C.无波动（0分）

（11）有睡觉前喝牛奶或吃水果的习惯：

A.是（1分）

B.否（0分）

（12）肉类占日常所吃食品中的比例大于70%：

A.是（1分）

B.否（0分）

（13）一生病就吃药：

A.是（1分）

B.否（0分）

饮食有方，让脂肪肝患者不再为难

脂肪肝是指由于各种原因引起的肝细胞内脂肪堆积过多的病变。脂肪肝可以是一个独立的疾病，也可以是某些全身性疾病的并发表现。

正常人在摄入结构合理的膳食时，肝脏的脂肪含量约占肝脏重量的3%～5%，但在某些异常情况下，肝脏的脂肪量明显增加。当肝脏的脂肪含量超过肝脏重量10%时，就称脂肪肝。

脂肪肝多与进食不当有关，如摄取过多脂肪、胆固醇或甜食以及长期饮酒等。

控制热量会使体重逐渐下降，有利于肝功能恢复。忌用肉汤、鱼汤、鸡汤等。

高蛋白可保护肝组织并促进已损害肝细胞的再生。控制碳水化合物摄入比减少脂肪更有利于减轻体重和治疗脂肪肝。特别要控制进食蔗糖、果糖、葡萄糖和含糖多的糕点等。

脂肪肝患者的饮食不宜过分精细，主食应粗细粮搭配，多吃蔬菜、水果及菌藻类，以保证摄入足够数量的食物纤维。这样既可增加维生素、矿物质供给，又有利于代谢废物的排出，对调节血脂、稳定血糖水平有良好效果。

脂肪肝患者如何在饮食上去脂

近年来，随着人们生活水平的不断提高，脂肪肝发病率呈上升趋势，我们应认识到脂肪肝的危害。饮食会导致脂肪肝，同样，脂肪肝也可以通过平衡膳食来预防和控制。

过高的热能摄入可使人的体重增加、脂肪合成增多，从而加速肝脏细胞脂肪变性；而当肝功能减弱，脂肪代谢能力下降，也会引起脂肪的累积引起脂肪肝；比如由于节食减肥引起的脂肪肝等。

制定并坚持合理的饮食制度，瘦肉、鱼类、蛋清及新鲜蔬菜等富含亲脂性物质的膳食，有助于促进肝内脂肪消退，高纤维类的食物有助于增加饱腹感及控制血糖和血脂，这对于因营养过剩引起的脂肪肝尤其重要。

李时珍在《本草纲目》中介绍了许多舒肝和气的食物，下面，我们来看看脂肪肝患者吃些什么才能有效去脂护肝。

玉米须冬葵子赤豆汤

材料：玉米须60克，冬葵子15克，赤小豆100克，白糖适量。

做法：将玉米须、冬葵子煎水取汁，入赤小豆煮成汤，加白糖调味。分2次饮服，吃豆，饮汤。

功效：有舒和肝气、消痰化浊之功。

鲤鱼炖豆腐

材料：豆腐100克，鲤鱼1条（约250克），姜、葱、食盐适量。

做法：豆腐切小块，鲤鱼去鳞洗净，入水煮汤，加姜、葱、食盐调味，分2次食完。

功效：舒肝和气，有利于肝脏早日康复。

除了上面介绍的食疗方，民间流传的几个方子对防治脂肪肝也十分有效，附在这里，可作为参考：

（1）白萝卜200克，切丝；鲜蒿子秆100克，切段。植物油80毫升，烧热后放花椒20粒，待炸焦后捞出，加白萝卜煸炒，烹入鸡汤少许，炒至七成熟时加蒿子秆、食盐、味精，出锅前用淀粉勾芡，淋香油少许，即可食用。适用于脂肪肝或肝病兼有胸腹胀满、痰多的患者。

（2）西瓜皮200克，刮去腊质外皮，洗净；冬瓜皮300克，刮去绒毛外皮，洗净；黄瓜400克，去瓤心，洗净。均切成条块或细丝，用盐腌12小时后，取出三皮加味精、香油食用。对脂肪肝或肝病口臭、小便不利有功效。

（3）紫菜蛋汤：紫菜10克，鸡蛋1只，按常法煮汤。

（4）冬瓜皮、西瓜皮、黄瓜皮洗净一同入锅，加入适量水，熬煮取汁当茶饮。有利水消肿之功效。

（5）金钱草砂仁鱼：金钱草、车前草各60克，砂仁10克，鲤鱼1条，盐、姜各适量。将鲤鱼去鳞、鳃及内脏，同其他三味加水同煮，鱼熟后加盐、姜调味。

（6）黄芝泽香饮：黄精、灵芝各15克，陈皮、香附各10克，泽泻6克。将以上各味加水煎煮，取汁。分2～3次饮服。

（7）当归郁金楂橘饮：当归、郁金各12克，山楂、橘饼各25克。将上述4味同加水煎煮取汁。分2～3次饮服。

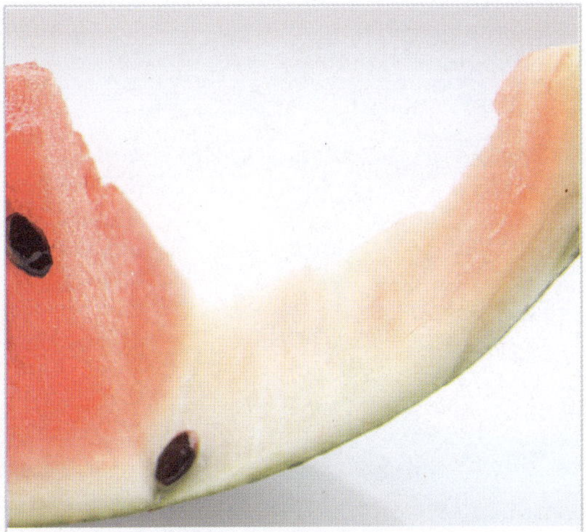

◎西瓜皮解暑清热、开胃生津，其含糖不多，适于各类人群食用。

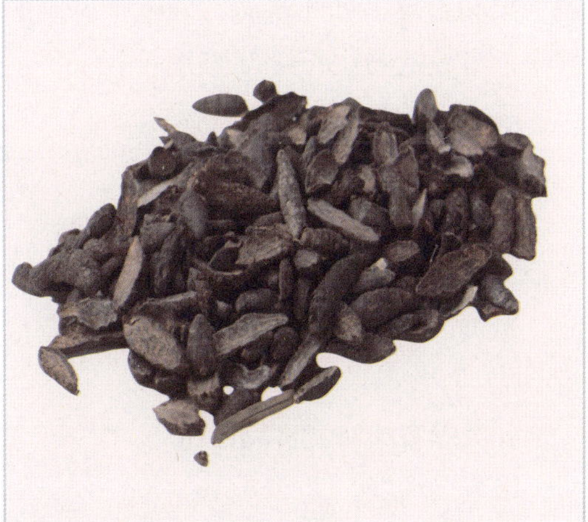

◎香附具有理气解郁的功效，可用于治疗肝郁气滞，胸、胁、脘腹胀痛，消化不良。

脂肪肝的饮食禁忌

脂肪肝食疗很重要，但是脂肪肝患者还应注意，不要因为疏忽而吃错了食物，这样不仅让食疗的功效大打折扣，还会加重病情。那么，脂肪肝患者应该少吃或者不吃哪些食物呢？

（1）少食刺激性食物，如葱、姜、蒜、辣椒、胡椒等；严禁喝酒、咖啡和含酒精的饮料。

（2）脂肪肝患者不宜食用蔗糖、果糖等纯糖食品。

（3）不宜食蛋黄、甲鱼、葵花子。

（4）低脂低糖低盐饮食：选用脱脂牛奶，少食动物内脏、肥肉、鱼子、脑髓等高脂肪、高胆固醇的食物，少食煎炸食物，少吃甜食，每天盐的摄入量控制在5克之内。

（5）忌用动物油；植物油的总量也不能超过20克。

脂肪肝的人应该坚决改掉不良的饮食习惯，应坚决戒酒。同时，当各类保健药、营养药等没必要服用时就不要服用。三餐要规律，大力提倡少食多餐。因为过量地摄食以及过分追求高品位高热量的食物，会引起肥胖并诱发脂肪肝。

清肝饮食，让肝炎乖乖投降

要预防肝炎，人们首先要注意饮食及饮水卫生，不抽烟、喝酒，少吃臭豆腐、豆豉等发酵食物，少吃油腻食物，多吃新鲜水果和蔬菜，如此就能有效维护肝脏的健康，有效抵御住肝炎的袭击。

肝炎患者要忌吃以下食物：

绝对禁酒。

忌食辛辣刺激性食物，生冷、油腻、腥膻、咸寒之物也应禁忌。

蛋黄内含脂肪和胆固醇，肝炎患者尽量不吃。

肝炎患者的保健食品：

田鸡煲鸡蛋。

材料：田鸡30～60克，鸡蛋2个。

做法：将二者一起入锅同煲，饮汤吃蛋。

功效：具有清热利湿、退黄疸、滋阴润燥、扶正化邪等功效。

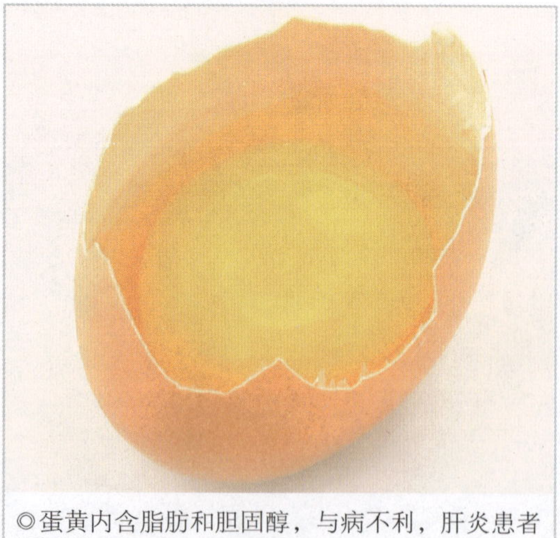

◎蛋黄内含脂肪和胆固醇，与病不利，肝炎患者尽量不要吃。

吃对食物，让你的硬肝软下来

肝硬化患者忌吃以下食物：

忌进食酒、坚硬生冷和刺激性食物，也不宜进食过热食物以防并发出血。胆汁性肝硬化应禁食肥腻多脂和高胆固醇食物。有腹水时应忌盐或低盐饮食。肝昏迷时，应禁蛋白质。食道静脉曲张时应忌硬食，食用流质或半流质食物。消化道出血时应暂时禁食，以静脉补充营养。

肝硬化患者的保健食品：

（1）软肝药鳖。

材料：鳖一只，枸杞子50克，淮山药50克，女贞子15克，熟地15克，陈皮15克。

做法：将众多食材一并放入锅中，加水煎汤，鳖熟后去药渣，加调料食用即可。

（2）牛肉小豆汤。

材料：牛肉250克，赤小豆200克，花生仁50克，大蒜100克。

做法：混合加水煮烂，空腹温服，分两天服完，连服20～30天。

功效：滋养、利水、除湿、消肿解毒，治疗早期肝硬化。

清胆利湿，食物是胆结石最佳的“溶解剂”

胆结石是胆管树内（包括胆囊）形成的凝结物，是临床最常见的消化系统疾病之一。但大部分患者可无任何症状。

预防胆结石应注意饮食调节，膳食要多样，此外，富含维生素A和维生素C的蔬菜和水果、鱼类及海产类食物则有助于清胆利湿、溶解结石，应该多吃。每晚喝一杯牛奶或早餐进食一个煎鸡蛋，可以使胆囊定时收缩，排空，减少胆汁在胆囊中的停留时间，有效预防胆结石。坚果类食物也是预防胆结石的绝佳选择。

多补充维生素E、维生素A、维生素C和高纤维，多吃粗粮、水果蔬菜和动物内脏等食物。

胆结石患者忌吃以下食物：

绝对不吃内脏、蛋黄等富含胆固醇的食物。脂肪含量多的高汤也在胆结石患者禁忌之列。

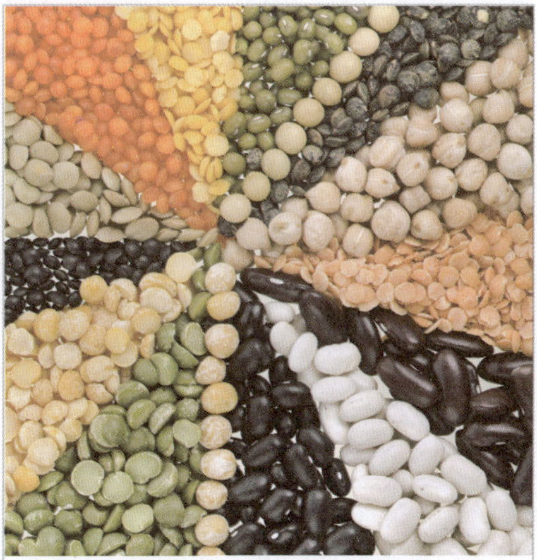

◎平时多吃点粗粮，可以有效预防胆结石。

健康自测：哪些症状是胃肠疾病的征兆

可以根据测试结果来选择治疗办法。

测试办法很简单，根据你最近三个月的身体状况，在符合自己情况的项目上打对号，检查自己是否患了胃肠道疾病。

（1）常常感觉食物堵塞在胸口，迟迟不肯下去。

（2）吐酸水，有烧心的感觉。

（3）口臭明显，饭后常打嗝。

（4）经常呕吐。

（5）经常腹痛或心窝痛。

（6）大便如板油样，呈黑色。

（7）虽然没有便秘，但是大便变短变细，或扁平状。

（8）反复出现腹泻或便秘。

（9）便中混血。

以上这些症状，即使只有一项符合你也要注意，如果有2～6项打了对号，那就要接受胃部检查，7～9项符合，就要做肠道检查。

治疗胃溃疡的"美食法"

据《本草纲目》记载，桂花蜜能"散冷气，消淤血，止肠风血病"，对胃溃疡有不错的疗效。因此，胃溃疡患者可以根据自己的身体状况适量食用桂花蜜。此外，下面介绍的一些食疗方对胃溃疡也有不错的疗效。

（1）花生米浸泡30分钟后捣烂，加牛奶200毫升，煮开待凉，加蜂蜜30毫升，每晚睡前服用，常服不限。此法对胃溃疡有不错的疗效。

（2）蜂蜜100克，隔水蒸熟，每天2次，饭前服，2个月为1个疗程。饮食期间禁用酒精饮料及辛辣刺激食物。

（3）鲜藕洗净，切去一端藕节，注入蜂蜜仍盖上，用牙签固定，蒸熟后饮汤吃藕。另取藕一节，切碎后加适量水，煎汤服用。对溃疡病出血者有效，但宜凉服。

（4）新鲜马兰头根30克，水煎服，每日1剂。

（5）大麦芽（连种子的胚芽）、糯稻芽33克，水煎服。

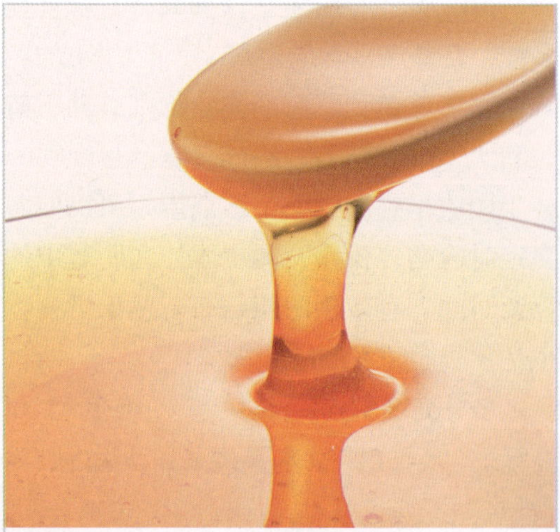

◎隔水蒸熟的蜂蜜，有助于治疗胃溃疡。

胃溃疡的饮食禁区

饥一顿饱一顿。饥饿时，胃内的胃酸、蛋白酶无食物中和，浓度较高，易造成黏膜的自我消化；暴饮暴食又易损害胃的自我保护机制，胃壁过度扩张，食物停留时间过长等都会促成胃损伤。

晚餐过饱。有些人往往把一天的食物营养集中在晚餐上，或者喜欢吃夜宵或睡前吃点东西，这样做不仅造成睡眠不实，易导致肥胖，还可因刺激胃黏膜导致胃酸分泌过多而诱发溃疡产生。

狼吞虎咽。食物进入胃内，经储纳、研磨、消化，变成乳糜状，才能排入肠内。如果咀嚼不细、狼吞虎咽，食物粗糙就会增加胃的负担，延长停留时间，可致胃黏膜损伤。另外，细嚼慢咽能增加唾液分泌，而使胃酸和胆汁分泌减少，有利于胃的保护。

溃疡患者忌饮牛奶。牛奶鲜美可口、营养丰富，曾被认为是胃溃疡和十二指肠溃疡患者的理想饮料，但研究发现，溃疡患者饮牛奶会使病情加重。因为牛奶和啤酒一样，可以引起胃酸的大量分泌。牛奶刚入胃时，能稀释胃酸的浓度，缓和胃酸对胃溃疡、十二指肠溃疡刺激，可使上腹不适得到暂时缓解。但片刻之后，牛奶又成了胃黏膜的刺激因素，从而产生更多的胃酸，使病情进一步恶化。

特效饮食让胃炎不再找麻烦

《本草纲目》中记载了山药的功效，“益肾气，健脾胃，止泻痢，化痰涎，润皮”。而且，山药煮粥或者用冰糖煨熟后服用，对慢性胃炎、慢性肠炎、慢性肾炎属脾胃虚弱者均有良好的疗效。

用山药治胃炎，关键是要坚持。山药的做法很多，可以根据个人口味变换花样，当然，治胃炎的话最好选用较清淡的做法。

❶ 急性胃炎应该怎么吃？

（1）桂浆粥：肉桂2～3克，粳米50～100克，红糖适量。将肉桂煎取浓汁去渣，再用粳米煮粥，等粥煮沸后，加入肉桂汁和红糖同煮。

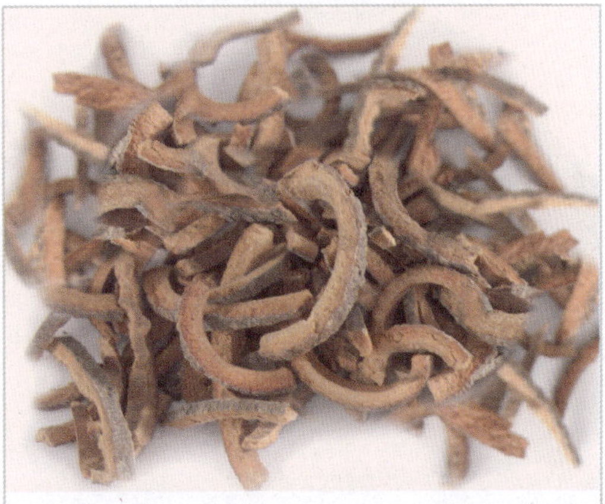

◎肉桂具有补火助阳、引火归源、散寒止痛、活血通经的功效。

（2）柚鸡方：柚子1个（留在树上用纸包好，等霜后摘下）切碎，童子鸡1只（去内脏），放入锅中，加入黄酒、红糖适量煮到烂熟，1～2天内吃完。适用于寒冷胃痛。

（3）炒扁豆山药粥：将炒扁豆100克、淮山药100克、大米70克一起煮粥，分次服用。有健脾益胃的功效，经常服用可以预防胃病。

（4）白米50克，生姜粒、陈皮各5克，加水1000毫升，煮成稀粥，调味后，分次少量温服，以生津增液和胃。适用于平素脾胃亏虚而感寒邪的患者。

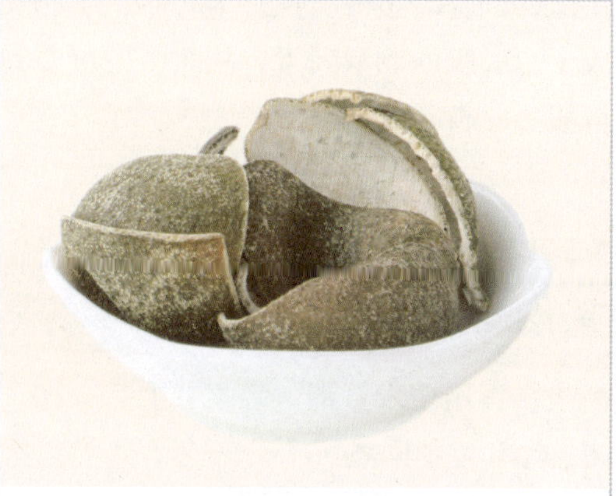

◎陈皮也是治疗肝脾不和的重要药物。

（5）鲜藕粥：鲜藕适量，粳米100克，红糖少许。将鲜藕洗净，切成薄片，粳米淘净。将粳米、藕片、红糖放入锅内，加清水适量，用武火烧沸后，转用文火煮至米烂成粥。每日2次，早晚餐食用。

❷ 慢性胃炎应该怎么吃？

（1）桂花心粥：粳米50克，桂花心2克，茯苓2克。粳米淘净，桂花心、茯苓放入锅内，加清水适量，用武火烧沸后，转用文火煮20分钟，滤渣，留汁。粳米、汤汁放入锅内，加适量清水，用武火烧沸后，转用文火煮，至米烂成粥即可。每日1次，早晚餐服用。

（2）牡蛎火煅研细末，每次6～15克，以布包后煎，饭前服下。或将牡蛎研极细末，用米汤送服，每次服1克，日服2～3次，对防治胃酸过多的慢性胃炎有效。

（3）核桃绿皮，治胃炎、胃及十二指肠溃疡疼痛。

在农历六月上旬，采集刚生带绿皮核桃3千克，打碎装入广口瓶内，加烧酒5千克（60%），在阳光下连晒20～30天，待酒与核桃由橙黄色变为黑色为止，纱布过滤，滤液加糖浆1350毫升，每日1～2次，或痛时服，10分钟见效。

（4）鲜石斛30克，粳米50克，冰糖适量。取石斛30克，加水200毫升，用文火久煎取汁约100毫升，去渣；再加冰糖、粳米，同入砂锅内，加水400毫升左右，煎至粥稠停火。分早晚两次温热服下，7天为一个疗程，主治胃热阴虚型慢性胃炎。

（5）姜汁适量，大米100克。先将大米用水浸泡后，用麻纸5～6层包好，烧成灰，研细末，早晚2次服完。饭前用姜水冲服，轻者1剂，重者连服3剂，服药后1周内以流食为主，勿食生冷油腻之物。本方对慢性胃炎有较好疗效，对病情轻、病程短者疗效更佳。

饮食战略打退肠炎的进攻

肠炎是肠黏膜的急性或慢性炎症。肠炎不是一种独立性疾病，它常涉及胃和结肠。因此，所谓的肠炎，实际上是胃炎、小肠炎和结肠炎的统称。肠炎的发病原因较多，但无论哪一种都离不开饮食的调养。

虽然说“得了肠炎，命丢了一半”，但大可不必太担心。李时珍在《本草纲目》中记载了很多保护胃肠的食物，加上现代医学对此也十分有研究，只要在医生的指导下运用下面的食疗方，就一定能打退肠炎的进攻：

（1）紫皮蒜1～2头，面粉50克。大蒜去皮洗净，捣成蒜泥，面粉加清水和成糊状。锅内加水200毫升，烧开，将面糊缓缓搅入，边倒边搅，然后放入蒜泥、食盐少许调味。

（2）石榴皮蜜膏：鲜石榴皮1000克、蜂蜜300克，石榴皮洗净切碎，加水煎煮；每30分钟取煎汁1次，再加水煎煮，共取2次煎汤；合并煎汤以小火煎熬至黏稠时加蜂蜜至沸停火，冷后装瓶待用。每日2次，每次服1汤匙，用沸水冲服，连服1周，理气舒肝为主，适用于腹部胀痛、腹泻患者。

（3）黑木耳50克，加水2大碗，文火煮至烂熟，约存1碗，放少量盐及醋。食木耳，再服汁，每日2次。本品性甘、平，有凉血止血之功效，适用于便血伴腹痛、胸闷者。

（4）枣仁粥：酸枣仁30克，粳米200克，炒熟酸枣仁，加水适量煎煮，滤取药汁，放入洗净的粳米，加水煮成粥，分3～5次服。用此法煮成的粥有养阴、补心安神之功效。适用于久病体虚、心悸失眠的患者。

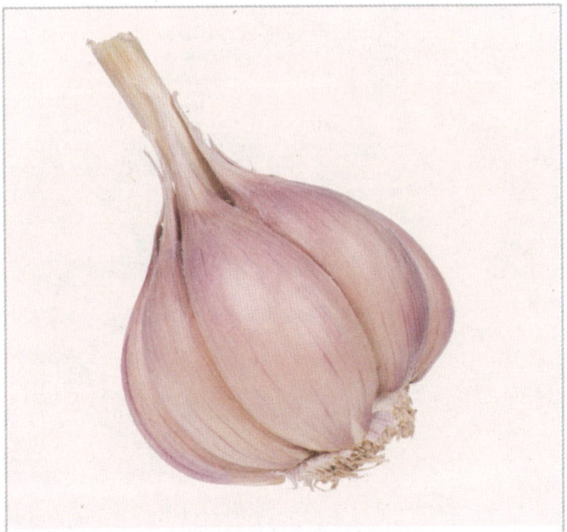

◎紫皮蒜温中行滞、解毒、杀虫。

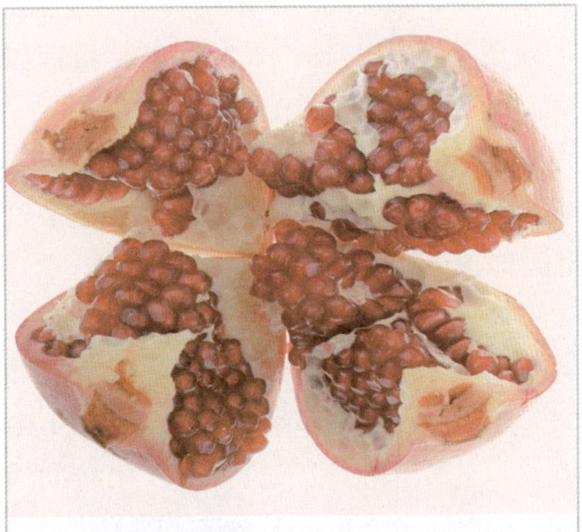

◎石榴皮能涩肠止泻、止血、驱虫，治痢疾、肠风下血、崩漏、带下。

饮食禁忌，从“肠”计议

肠炎患者要注意蛋白质及维生素的摄入。在日常饮食中适当多选用一些易消化的优良蛋白质食品，如鱼、蛋、豆制品以及富含维生素的嫩绿叶蔬菜、鲜果汁和菜汁等。慢性肠炎病人的消化吸收功能较差，宜采用易消化饮食，一次进食量不宜过多。由于腹泻便血，长期过少和吸收营养不良等因素，患者可能有缺铁、叶酸缺乏或贫血，应给予适量补充。一般可经口服或注射补充，运用益气健脾、养血补肾中药也可达增加体质和补充营养的目的，但不要滥补，要辩证用药。长期腹泻者，要补充钙及镁、锌等微量元素。另外，要注意给身体提供足够的热量、蛋白质、无机盐和维生素，尽可能避免出现营养不良性低蛋白血症，以增强体质，早日康复。

消化不良，找“本草牌”健胃消食方

如果一个人消化不良，那么可能出现胀气、腹痛、腹胀、恶心、呕吐和饭后烧心，也会有胃灼热或口腔出现酸液、苦味等现象，还可能经常打嗝。

引起消化不良的原因很多，包括胃和十二指肠部位的慢性炎症，使食管、胃、十二指肠的正常蠕动功能失调。患者的精神不愉快、长期闷闷不乐或突然受到猛烈的刺激等均可引起。胃轻瘫则是由糖尿病、原发性神经性厌食和胃切除术所致。

老年人的消化功能减退，易受情绪影响，有时食物稍粗糙或生冷及食物过多过油腻时也可诱发。

日常生活中，当我们消化不良时，老人们常让我们吃一块萝卜，说萝卜能顺气。李时珍在《本草纲目》中说，萝卜生吃可以止渴消胀气，熟食可以化淤助消化。那么，萝卜应该怎么吃才既美味又有治疗作用呢？下面我们来介绍一款健脾养胃、消积化滞的猪肚萝卜汤。

材料：猪肚150克，萝卜120克，调料适量。

做法：按常法煮汤服食，每日1剂。

功效：脾胃虚弱所致的消化不良。

此外，山楂也可治疗消化不良，有消化不良的老年人可以吃点山楂。

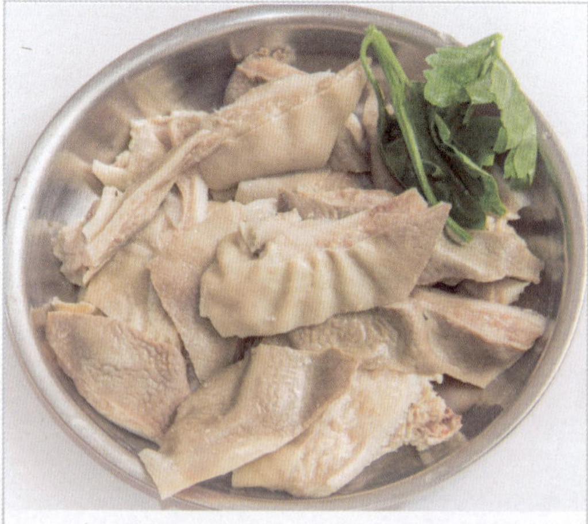

◎猪肚具有治虚劳羸弱、泄泻、下痢、消渴、小儿疳积的功效。

《本草纲目》中的腹泻食疗方

李时珍在《本草纲目》中记载了以下几种治疗腹泻的食疗方：

（1）乌骨鸡。

《本草纲目》记载："治脾虚滑泄：乌骨母鸡1只，洗净。用豆蔻一两，草果二枚，烧存性，掺入鸡腹内，扎定煮熟，空腹食之。"可补虚劳羸弱，能治脾虚滑泄。

（2）花椒方。

李时珍在《本草纲目》中说："花椒，纯阳之物，散寒除湿，补右肾命门，止泄泻。一妇年七十余，病泻五年，百药不效，予以感应丸五十九投之，大便二日不行，再以平胃散加椒红、茴香、枣肉为丸与服，遂瘳。"所谓椒红，是指花椒的果皮呈红色者而言，色红者为佳。可用椒红60克，炒后研末，每日服3次，每次服2～3克，浓米汤送服。花椒适宜阳虚型腹泻和寒湿（风寒）型腹泻。

食疗帮你甩掉烦人的便秘

如果一个人排便次数减少，每2～3天或更长时间一次，而且无规律性，粪质干硬，常伴有排便困难感，那么，他很可能出现便秘了。一年中，秋天气候干燥，是便秘的高发期。

便秘的人要多吃一些滋阴润燥、能够促进肠蠕动的食物。据《本草纲目》记载，蜂蜜具有滋阴润燥的功能，最适合便秘者食用。

此外，新鲜蔬菜，加食糠皮、麦麸、粗粮等，可增加饮食中纤维的摄取量，以促进肠蠕动，减少便秘发生。大量饮水对保持肠道清洁通畅、软化粪便大有益处。

适量食用易产气蔬菜，如土豆、萝卜、洋葱、黄豆、生黄瓜等。气体在肠内鼓胀能增加肠蠕动，可下气利便。食用果胶含量多的食品，如苹果、香蕉、胡萝卜、甜菜、卷心菜、柑橘等可软化大便，减轻症状。下面推荐简单有效的食疗方。

香蕉粥

材料：香蕉200克，粳米50克。

做法：香蕉切成薄片，粳米淘洗干净后煮粥，粥成时加入香蕉皮，再煮约10分钟即可。

功效：适用于大便干结、小便短赤、身热、心烦、腹胀腹痛，口干口臭。不要同时吃大量的鱼、肉、蛋等高蛋白食物，以免造成胃石症。

简单食疗胃痛消

胃痛又称胃脘痛，是以胃脘近心窝处常发生疼痛为主的疾患，胃痛是临床上常见的一个症状，多见急慢性胃炎，胃、十二指肠溃疡病，胃神经官能症。也见于胃粘膜脱垂、胃下垂、胰腺炎、胆囊炎及胆石症等病。

胃是人体的消化器官，如果饮食不当，或者因为气候变化而让胃部受损，胃就会发出警告或者抗议，它会让我们感觉疼痛，以提醒我们它受到伤害了，赶紧采取措施保护它。

当我们胃痛的时候该怎么办呢？有的人说吃药，但是大多数药物只能治标而不能治本。那么，有什么办法能从根本上把胃养好呢？

养胃贵在平时注意饮食，除了前面讲到的一些养胃食物，比如《本草纲目》中提到的山药、小米等，这里再介绍几种专治胃疼的食疗方。

萝卜生姜汁

材料：萝卜、生姜各适量（萝卜10份，生姜1份），食盐少许。

做法：将萝卜、生姜洗净捣烂，取汁，加食盐调匀。每次服150毫升，每日2～3次。

功效：宽中下气、和胃止痛。适用于胃脘部阵发剧痛、腹胀等。

老姜红糖膏

材料：老姜、红糖各610克。

做法：将老姜洗净，捣烂取汁，隔水蒸沸，加入红糖溶解即成。每日1剂，2次分服。

功效：温中散寒、和胃止痛。适用于胃寒疼痛。

佛手茶

材料：鲜佛手12～15克。

做法：将佛手洗净切片，放入杯中，用开水冲泡，代茶饮用。每日2剂。

功效：芳香理气、健胃止呕、止痛。适用于肝胃气痛（包括慢性胃炎、胃神经痛等）。

大茴香酒

材料：大茴香9克，黄酒适量。

做法：将大茴香加酒煎服。每日1~2剂。

功效：行气暖胃、调中止呕。适用于胃气痛。

以食为药，赶走霍乱

霍乱是一种急性肠道传染病，轻者腹泻，重者剧烈吐泻大量米泔水样的排泄物，并引起严重脱水、酸碱失衡、周围循环衰竭及急性肾衰竭。夏季是霍乱的高发期，因此夏季一定要注意保护好胃肠。下面介绍一款《本草纲目》中记载的防治霍乱的食疗方。

丁香汤

材料：丁香14枚。

做法：将丁香加水煎汤，顿服。

功效：温脾胃、止霍乱。适用于霍乱呕吐。

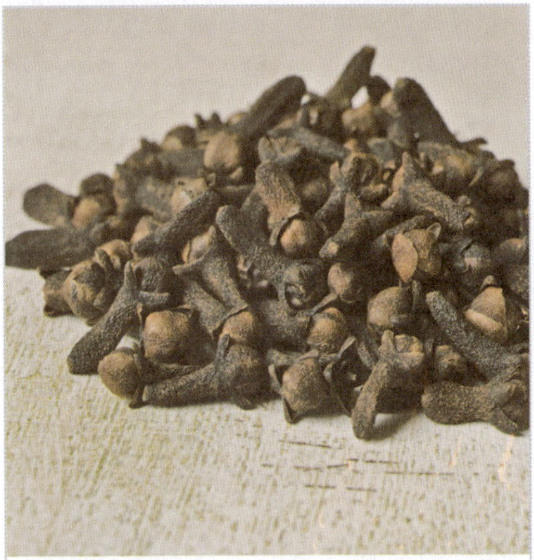

◎丁香治呃逆、呕吐、反胃、痢疾、心腹冷痛、痃癖、疝气、癣症。

本草食疗，提升你下垂的胃

现代人生活忙碌，工作压力大，饮食不当，长期过度劳累，很容易出现胃下垂。一旦得了胃下垂，除了要调整自己的作息时间和心态，还应在饮食上下点工夫。

黄芪枳壳炖鲫鱼

材料：鲫鱼500克，黄芪40克，炒枳壳15克，调料适量。

做法：将鲫鱼宰杀，去鳞及肠杂，洗净，与黄芪、枳壳同置锅内，加水炖烂，拣出黄芪、枳壳，调味服食。每日1剂，2次分服。

功效：补中益气、升阳固脱。适用于胃下垂、脱肛等。

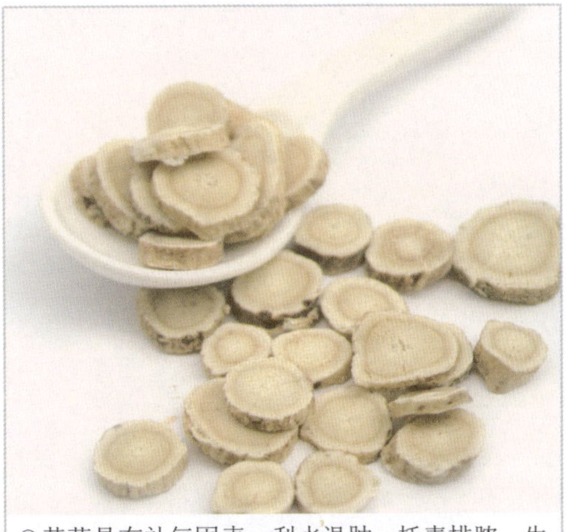

◎黄芪具有补气固表、利水退肿、托毒排脓、生肌等功效。

为肾盂肾炎患者开出的食疗单

肾盂肾炎是由各种病原微生物感染直接引起的肾小管、肾间质和肾实质的炎症。在治疗上常规治疗配以食疗效果会更好。下面就介绍几种食疗的方法。

黄芪鲫鱼汤

材料： 黄芪7克，鲫鱼1条（200克）。

做法： 将鲫鱼去鳞、鳃及内脏，洗净，与黄芪共置砂锅内，加水煮熟，不加盐，淡食。每日1剂。

功效： 益气补肾、利尿消肿。适用于脾肾亏虚型肾盂肾炎。

甘蔗鲜藕饮

材料： 鲜甘蔗、鲜藕各500克。

做法： 将甘蔗洗净，去皮切碎，捣烂取汁；鲜藕洗净，去节，切碎，捣烂取汁。将二汁合并，调匀饮服。每日1剂，3次分服。

功效： 养阴清热、止血。适用于肾阴亏虚型肾盂肾炎。

急性肾炎患者共享饮食疗法

说到肾炎，许多人也许不以为然，殊不知肾炎一旦演变成肾衰竭尿毒症，它对人类的危害程度就不亚于某些癌症。肾炎可以发生于任何年龄阶段。

如果患了急性肾炎，除了配合医生的药物治疗以外，还应该在饮食上注意保养。下面是一些对急性肾炎十分有效的食疗方。

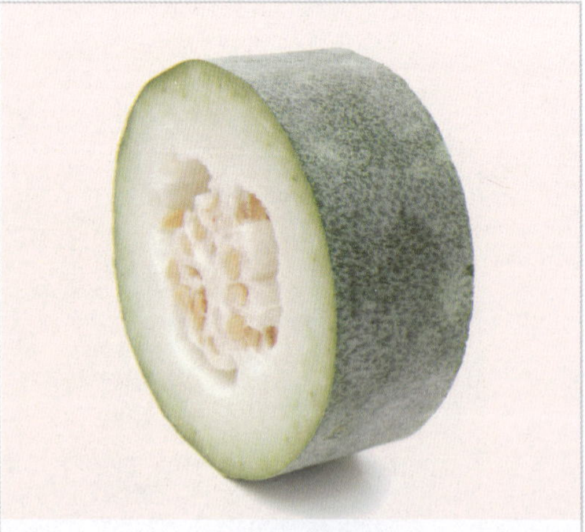

◎冬瓜适宜肾病、水肿、肝硬化腹水、癌症、脚气病、高血压、糖尿病以及缺乏维生素C者多食。

三鲜冬瓜汤

材料： 冬瓜500克，水发冬菇100克，罐头冬笋100克，菜油50克，鲜汤1000克。

做法： 将冬瓜削皮，去瓤洗净，切成0.5厘米厚的片；冬笋切成0.2厘米厚的片；冬菇去蒂，切成薄片。锅洗净置旺火上，倒入菜油烧至七成熟时，放入冬瓜微炒，掺入鲜汤。将冬瓜煮到快熟时，下冬笋片、冬菇片同煮至冬瓜变软，加入精盐调味起锅，入汤盆上桌即可。

功效： 有利尿消肿之功。

给慢性肾炎患者的食疗方

上面讲了急性肾炎，那么，慢性肾炎又应该怎样食疗呢？下面这些食疗方，其原料大多选自《本草纲目》中记载的有补肾益肾功能的食物，对慢性肾炎均有良好的效果。

车前子粥

材料：车前子30克，糯米50克。

做法：车前子布包煎汁后，放入糯米同煮为粥。

功效：利水消炎，养肝明目，祛痰止咳。

熟地山药汤

材料：熟地60克，山药60克，蜂蜜500克。

做法：将熟地、山药洗净倒入砂锅中，加冷水1200毫升，用小火煎煮约40分钟，滤取药液加水复煎，合并两次药液，倒入盆中，加蜂蜜，加盖不让水蒸气进入，用旺火隔水蒸2小时，离火，待冷装瓶，备用。日服2次，每次10克，饭后温开水送服。

功效：对慢性肾炎病人、体弱者有调养作用。

以食养肾调虚，走出尿毒症这片险滩

尿毒症的病因繁多，故此应注意饮食营养的均衡搭配，养成良好的饮食习惯，才能有效预防尿毒症。

尿毒症患者忌吃以下食物：

限制摄入含镉量高的食物，如由动物肝和肾制成的食物、比目鱼、蚌类、扇贝、牡蛎以及在污泥中长成的蔬菜。

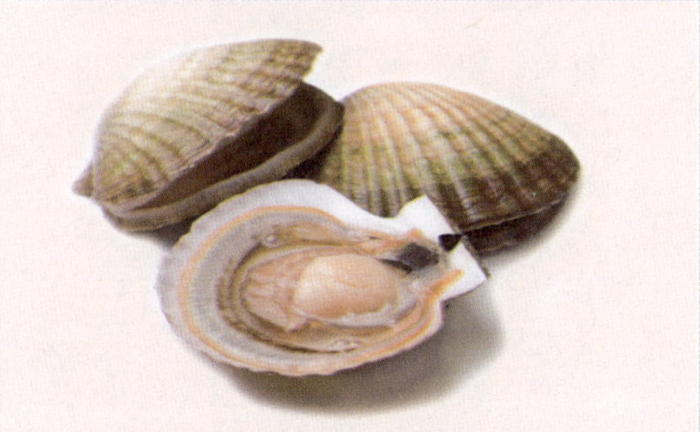

◎预防尿毒症应忌吃比目鱼、蚌类、扇贝、牡蛎以及在污泥中长成的蔬菜。

忌食含磷高的食物，如动物的内脏、脑。避免高尿酸食物：如海鲜、小鱼干及豆类。忌吸烟，烟对肾脏有害无益。尿毒症患者保健食疗方：

生姜大枣粥

材料：鲜生姜12克，大枣6枚，粳米90克。

做法：生姜洗净后切碎，用大枣、粳米煮粥。每日2次，做早晚餐服用，可常年服用。

功效：适用于轻度水肿，面色萎黄者。

用食物护卫你的“娇脏”——肺

肺是我们身体内的重要器官，保护我们的肺是我们的职责，那么怎么才能更好地保护它呢？首先就要从吃开始。

（1）银耳。

《本草纲目》认为，银耳味甘淡，性平，归肺、胃经，具有滋阴润肺，养胃生津的功效，适用于虚劳干咳、少痰或痰中带血丝、口燥咽干、神经衰弱、失眠多梦等。

（2）梨。

梨性味寒、甘、微酸，无毒。果实含有机酸（为苹果酸、柠檬酸）、糖类（葡萄糖、蔗糖等，B族维生素、维生素C）。能润肺，清心，止热咳，消痰水。生梨用为化痰止咳药。

（3）玉竹。

《本草纲目》记载，玉竹性味甘、平，无毒。含生物碱，强心甙、铃兰苦甙等。玉竹的铃兰甙有强心作用，小剂量可使心搏增速和加强，大剂量则相反。玉竹主治时疾寒热，内补不足，止消渴，润心肺。

以食养肺益气，让支气管炎知难而退

《本草纲目》中说，支气管炎患者要依据病情的寒热选择不同的食物。如属寒者用生姜、芥末等；属热者用茼蒿、萝卜等。体虚者可食用枇杷、百合等。饮食宜清淡、低钠，能起到止咳平喘、化痰的功效。常见的食品有梨、莲子等。要补充维生素，多吃一些新鲜蔬菜和水果。多补充蛋白质，瘦肉、豆制品、山药、鸡蛋、动物肝脏、绿叶蔬菜等食物中含优质的蛋白质，应多吃。

支气管炎患者忌吃以下食物：

忌食腥发及肥腻之物。腥发之物，特别是海鲜类，如带鱼、黄鱼等，多食损伤脾胃，易助湿生痰。

支气管炎患者保健食品：

大葱糯米粥

材料：大葱白5段（长3厘米），糯米60克，生姜5片。

做法：共煮粥，粥成后加米醋5毫升，趁热食用。

功效：适用于急性支气管炎。

南瓜大枣粥

材料：南瓜300克，大枣15枚，大米150克，蜂蜜60克。

做法：将南瓜洗净，切成小块，大枣、大米洗净备用。锅内加水适量，放入大枣、大米煮粥。五成熟时，加入南瓜，再煮至粥熟，调入蜂蜜即成。

功效：南瓜有消炎止痛，补中益气，解毒杀虫等功效。适用于慢性支气管炎咳嗽痰喘。

以食理虚润肺，拒绝哮喘来访

《本草纲目》中记载，年老体弱者，宜食补肺益肾、降气平喘的食物，如老母鸡、乌骨鸡、猪肺、甲鱼、菠菜、南瓜、栗子、白果、枇杷等。平时亦可用冬虫夏草蒸肉，白果炖猪肺，或山药、萝卜煮粥，都可减轻症状，增强体质。

哮喘患者忌吃以下食物：

饮食忌过甜、过咸，甜食、咸食能生痰热，可以引发哮喘病。

不喝冷饮及含气饮料，易诱发哮喘。

忌吃刺激性食物，如辣椒、花椒、茴香、芥末、咖喱粉、咖啡、浓茶等。

忌吃产气食物，如地瓜、芋头、土豆、韭菜、黄豆、面食等。

哮喘患者保健食品：

薏米煮猪肺

材料：猪肺1个，薏米150克，萝卜150克。

做法：将猪肺洗净切块，萝卜洗净切块，和薏米一起放入砂锅，加水文火炖煮1小时，加调料即可食用。

功效：理虚润肺，止咳平喘，适用于支气管哮喘、慢性支气管炎。

消气解肿，肺气肿的食疗王道

肺气肿患者因病人血液偏酸性，应增加食用含碱性的食物，如蔬菜和水果。供给充足的蛋白质和铁，饮食中应多吃瘦肉、动物肝脏、豆腐、豆浆等，提高抗病力，促进损伤组织的修复。

肺气肿患者忌吃以下食物：

避免吃容易引起过敏的食品，如鱼、虾、蛋等。急性发作期，应禁饮酒和浓茶，忌食油腻辛辣之物，还要予以低盐饮食。每顿饭不宜过饱，以免增加心脏负担。限制牛奶及其制品的摄入，奶制品可使痰液变稠，不易排出，从而加重感染。

肺气肿患者保健食品：

核桃仁糖

材料：核桃仁30克，萝卜子6克，冰糖适量。

做法：先将冰糖熔化，掺入药末，制成糖块，每日嚼食。

功效：适用于上盛下虚，气逆喘咳症。

虫草炖老鸭

材料：老鸭1只，冬虫夏草15克。

做法：将老鸭去毛及杂肠，再将冬虫夏草置于鸭腹内，加水适量，隔水炖烂，加作料食之，每周1次，连服1个月。

功效：适用于肺虚症。

清凉素淡食物，轻轻松松为肺“消炎”

预防肺炎要注意调养饮食，补充足量优质蛋白、维生素、微量元素食物，适当多吃些滋阴润肺的食物，如梨、百合、木耳、芝麻、萝卜等。

《本草纲目》中记载，肺炎患者饮食上应注意补充矿物质，多吃新鲜蔬菜或水果，同时有助于纠正水和电解质的失调；多吃含铁丰富的食物，如动物肝脏、蛋黄等；多吃含铜量高的食物，如牛肝、麻酱、猪肉等，也可吃虾皮、奶制品等高钙食品。

高热病人宜进食清凉素淡、水分多、易吸收的食物，如果汁、米汤、绿豆汤等；退热后，体质虚弱，但无呕吐、腹泻的病人，可给予流质饮食，同时增加瘦肉、猪肝、新鲜蔬菜、水果，以加强营养；食欲渐好者，可给予半流质饮食，如粥、软面、菜泥等。

肺炎患者忌吃以下食物：

戒除吸烟，避免吸入粉尘和一切有毒或刺激性气体。

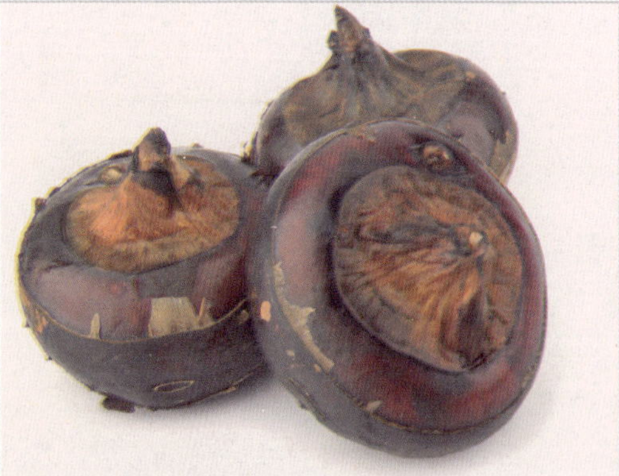

◎荸荠治阴虚肺燥、痰热咳嗽。

肺炎患者不要吃大鱼、大肉、过于油腻之品，油腻之品可以生内热，湿滞为痰，不利于肺气的早日康复。

肺炎高热期，患者应忌食坚硬、高纤维的食物，以免引起消化道出血。

禁食生葱、大蒜、洋葱等刺激性食品，防止咳嗽、气喘等病状的加重。

肺炎患者保健食品：

绿豆荸荠粥

材料：绿豆60克，荸荠100克，大米100克。

做法：将荸荠洗净去皮，切成小块；绿豆、大米均去杂，洗净，备用。锅内加水适量，放入绿豆、大米煮粥，六成熟时加入荸荠块，再煮至粥熟即成。每日1～2次，可长期服食。

功效：绿豆有清热解毒、利尿消肿、润肤解暑等功效；荸荠有清热解毒、祛风化痰、利湿止渴等功效。适用于急、慢性肺炎。

雪梨汁饮

材料：雪梨250克。

做法：将雪梨洗净，去皮，切薄片。用凉开水浸泡2小时。然后用洁净的纱布包裹绞汁即成。一次饮完，每日1～3次。

功效：生津润燥，清热化痰，对肺炎咳嗽、消渴、便秘有一定作用。

健康自测：你的骨质疏松了吗

骨质疏松症主要分为原发性骨质疏松症和继发性骨质疏松症，原发性骨质疏松症除特发性外，分为I型和II型，I型又称为绝经后骨质疏松，为高转换型，主要原因为雌性激素缺乏；II 型又称为老年性骨质疏松，为低转换型，由于年龄的老化。

骨质疏松症由多种因素所致，它的基本病理机理是骨代谢过程中骨吸收和骨形成的偶联出现缺陷，导致人体内的钙磷代谢不平衡，使骨密度逐渐减少而引起的临床症状。

因为快节奏的生活和工作的压力，骨质疏松症的侵袭对象不再是老年人，许多年轻人也患有骨质疏松症，尤其是缺少户外活动的人。骨质疏松症一般没有明显的症状，早期时会出现下肢乏力，腰、背、腿酸痛，然后会出现驼背、身高降低、下肢变形等情况。大多数人对此不以为意，直到骨折后才追悔莫及。

那么，怎样才能知道自己是否骨质疏松呢？做完了下面这道骨质疏松简单自测题你就知道了。

（1）父母是否曾因轻微撞击或跌倒而发生髋部骨折？

（2）自己是否曾因轻微撞击或跌倒而发生髋部骨折？

（3）自己（男）是否缺乏性欲、患有阳痿或因体内睾酮含量过低而出现过其他症状？

（4）自己（女）是否在45岁以前绝经？

（5）自己（女）的月经是否曾因妊娠或绝经以外的其他原因停止1年以上？

（6）是否曾服用类固醇药物（可的松、泼尼松等）6个月以上？

（7）身高是否减少5厘米以上？

（8）是否经常过量饮酒？

（9）是否经常腹泻？

以上问题中如有任何一项回答“是”，就有患骨质疏松的可能，最好去医院做具体的检查。

骨质疏松症并不可怕，只要医生和病人一起配合好，一定能解除你的烦恼和痛苦。另外，还需要作一些配合，比如保证足够的睡眠，每天晒1小时的太阳，每天运动锻炼半小时或更长时间。

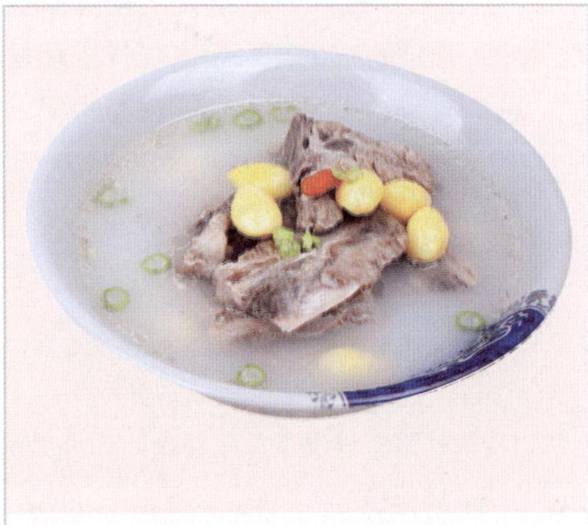

◎老年人在日常生活中可经常食用骨头汤，用来防治骨质疏松症。

防治骨质疏松，食物是最好的“钙源”

俗话说：“民以食为天。”要补钙，多吃些富含钙的食物才是最佳选择。《本草纲目》中就记载了许多含钙的食物，例如红薯、虾等。

下面，我们就来看看哪些日常的食物含钙比较丰富。

（1）乳类与乳制品：牛、羊奶及其奶粉、乳酪、酸奶、炼乳。

（2）豆类与豆制品：黄豆、毛豆、扁豆、蚕豆、豆腐皮、豆腐乳等。

（3）水产品：鲫鱼、鲤鱼、鲢鱼、泥鳅、虾、虾米、螃蟹、海带、紫菜、蛤蜊、海参、田螺等。

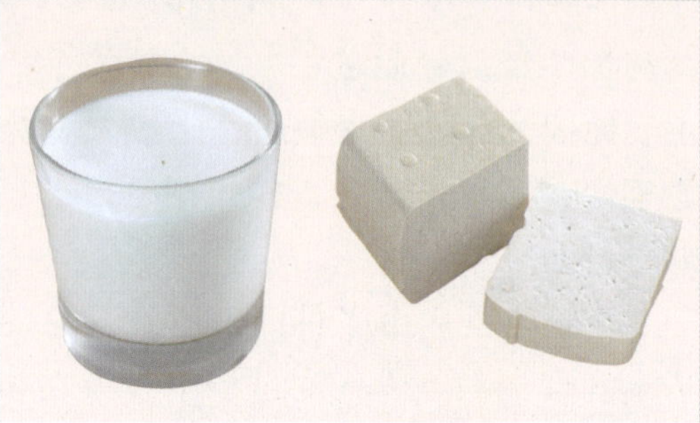

◎乳制品和豆制品都是很好的钙源，对防治骨质疏松很有帮助。

强筋健骨，还属食疗最有效

骨质疏松困扰着老年人和绝经后的妇女，其特征为骨头变得疏松脆弱，容易骨折和劈裂。同时营养因素的缺乏也不同程度地导致骨质疏松的发生，低钙、低维生素D，高蛋白、高磷，微量元素缺乏的饮食易导致骨量的减少，从而出现骨质疏松症。这个时候，注意饮食上的营养搭配十分重要，能起到缓解骨质疏松的作用。下面的食疗方，是根据《本草纲目》所记载的一些补钙健骨的食物，加上现代医学的研究成果所组成，对骨质疏松具有十分显著的疗效。

姜附狗肉煲

材料：熟附子6克，干姜少许，狗肉250克。

做法：将狗肉洗净，切块，红烧至半熟后，加入附子、干姜煨烂，调味后食用。

功效：温肾壮阳、益气补虚。适用于肾阴虚型骨质疏松症患者。

牛肉粥

材料：新鲜牛肉100克，粳米250克，调料适量。

做法：新鲜牛肉洗净，切成小块，加水及调料煮熟，再放入粳米，加水煮粥，待肉烂粥熟，加作料煮沸即可。每日早餐热食。

功效：有滋养脾胃、强筋壮骨之功效，对防治骨质疏松症有良好疗效。

2017-10-1日 买

SF東風書店 $31.54

3本書

東風書店

Eastwind Books

1435 Stockton Street, San Francisco, CA 94133
Tel 圖書部 (415) 772 5877 音像部 (415) 772 5899 Fax (415) 772 5885
http://www.eastwindbooks.com
contact@eastwindbooks.com

NO REFUND/NO EXCHANGE FOR GOODS
貨物出門 概不退換

Sales Receipt

10/1/2017 5:26:32 PM

Article	List Price	Qty	Amount
50歲以後的健康生活全書（超值全彩白金版）	14.90	1	14.90
9787546620121		-35%	-5.21
			9.69
全彩精繪本《本草綱目》（超值全彩白金版）（精）	14.90	1	14.90
9787530885222		-35%	-5.21
			9.69
你不可不知的藝術常識（超值全彩白金版）（精）	14.90	1	14.90
9787511351647		-35%	-5.21
			9.69

$10.51 本

50歲以後的健康生活。

Ttl. Qty.	3
Grs. Amt.	44.70
Deduct Amt.	15.63
Net Amt.	29.07
TAX (8.500%)	2.47
Net Amt. After Tax	31.54
Cash	31.54
REF	1-SF01-001-7-003979

共3本

2017-10-1日買

SF東風書店 3本書一套

THANK YOU FOR SHOPPING WITH US